小儿实体肿瘤分子诊断学

主　编　陈　辉

副主编　黄　山　罗　蕾　许　健　罗光艳

编　者　（以姓氏汉语拼音为序）

陈　辉　陈　洁　冯勤颖　黄　山

黄芃铖　罗　蕾　罗光艳　林贵州

刘　丽　聂　杰　秦韶阳　宋晓钰

田　禾　王欲舟　许　健　张维贞

赵　强

科学出版社

北　京

内 容 简 介

本书共分三篇,第一篇总论,详细介绍了小儿实体肿瘤的流行病学、病因学、遗传学、分子生物学研究基础与进展。第二篇诊断技术与应用,重点介绍了分子生物学诊断技术在临床的应用,以及小儿实体肿瘤的常规诊断方法。第三篇常见小儿实体肿瘤分子诊断,分别介绍了13类小儿实体肿瘤的病因及发病机制、病理改变特点、临床表现及最新诊治进展,详细阐述了各种基因的定位、致病突变类型、发病分子机制、分子诊断与防治等,为小儿实体肿瘤的早期诊断、疗效观察和预后评估提供相关的分子诊断指标,以促进小儿实体肿瘤遗传基因标志物的临床应用。

本书适合儿科、肿瘤科、检验科临床工作者学习,也可供从事遗传免疫学、细胞生物学及分子生物学等相关学科科研工作人员和高等医药卫生院校师生参考。

图书在版编目(CIP)数据

小儿实体肿瘤分子诊断学/陈辉主编.—北京:科学出版社,2017.9
ISBN 978-7-03-054375-2

Ⅰ.①小… Ⅱ.①陈… Ⅲ.①小儿疾病－肿瘤－分子生物学－实验室诊断
Ⅳ.①R730.4

中国版本图书馆 CIP 数据核字(2017)第 216564 号

责任编辑:程晓红 / 责任校对:张小霞
责任印制:徐晓晨 / 封面设计:吴朝洪

科 学 出 版 社 出版
北京东黄城根北街 16 号
邮政编码:100717
http://www.sciencep.com

北京虎彩文化传播有限公司 印刷
科学出版社发行 各地新华书店经销

*

2017 年 9 月第 一 版 开本:787×1092 1/16
2018 年 6 月第二次印刷 印张:20 1/4
字数:465 000

定价:80.00元
(如有印装质量问题,我社负责调换)

前 言
Preface

早期诊断、早期治疗是提高肿瘤治愈率及降低死亡率的关键措施。对于小儿实体肿瘤的诊断，常规方法包括影像学、内镜、细胞学及病理学等检查手段，存在着费用昂贵、有创伤性和不易普及等缺点。随着现代诊断治疗仪器和技术的发展以及分子水平科研技术在肿瘤研究上的应用，人们对肿瘤发生的认识和诊断治疗的水平都有所提高。然而，小儿恶性实体瘤多为胚胎性肿瘤，具有生长快、病程短、不易发现的特点，但预后相对较好，其病因、病理、生物学特性、治疗原则及预后均与成人肿瘤有很大的不同。因此，编写本书旨在正确了解小儿恶性实体瘤的发病情况和提高诊治水平，为医学科研提供新的思路及方法，为临床提供早期诊断、疗效观察和预后判断的理论依据，其学术价值相对可观。

癌症是严重危害人民生命和健康的常见病、多发病，我国每年癌症发病人数约160万。小儿恶性肿瘤占所有肿瘤的0.8%～1.0%，但其发病率却呈持续上升趋势，小儿恶性肿瘤已成为小儿主要病死原因之一。小儿恶性肿瘤的发生与遗传物质受环境因素作用发生畸变有关。通过分子生物学方面的研究，人们已经认识到抑制细胞生长的抑癌基因和促进细胞生长的原癌基因调节着正常细胞的生长。由于原癌基因的激活或抑癌基因的失活，均可产生生长失控的肿瘤细胞。这为肿瘤的早期诊断和基因治疗提供了理论根据。通过分子水平的研究，发现基因结构或功能的改变，以及具有一定生物学功能的基因产物的非正常表达均与肿瘤的发生、发展有密切关系，从而为分子诊断技术的临床应用提供了广阔的天地。现阶段有关小儿实体肿瘤的专业书籍多侧重于临床应用，介绍肿瘤基础理论、肿瘤临床及肿瘤样病变。本书的特点是从小儿实体肿瘤各种基因的定位、致病突变类型、发病分子机制、分子诊断与防治等方面系统阐述了"小儿实体肿瘤分子诊断学"，重点在于分子诊断的临床实用性，为小儿实体肿瘤的早期诊断、疗效观察和预后评估提供相关的分子诊断指标，以促进小儿实体肿瘤遗传基因标志物的临床应用。

贵州省人民医院副院长、主任医师　陈辉

2017 年 6 月

目 录
Contents

第三篇　常见小儿实体肿瘤分子诊断

第一篇

总　论

第1章 小儿实体肿瘤流行病学

第一节　小儿实体肿瘤的概述和特点

一、小儿实体肿瘤的概述

随着科学的发展和社会的进步,近20年来,妇幼保健工作在世界范围内得到普遍加强,儿童预防接种得到普及;同时,抗生素在临床的及时、正确的应用,使过去严重威胁儿童生命健康的感染性疾病的发病率和病死率明显下降。另一方面,环境的污染、人口的急剧增长导致人类生存环境的不断恶化,使得小儿恶性肿瘤的发病率逐年上升,成为继意外事故之后,致儿童死亡的第二位原因。小儿肿瘤学是肿瘤学的一个重要组成部分。小儿肿瘤在发生、发展、病理、临床和预后等方面有其特点,与成年人肿瘤有很大差异。在肿瘤的遗传学研究、肿瘤的胚胎发育过程、肿瘤的分化和逆转等研究领域中,小儿肿瘤更有特殊的学术地位;小儿肿瘤的治疗,由于小儿生长发育因素和生存后的长期生存质量,更要顾及对患儿的骨骼生长、智力发育及其心理健康等的影响。

1. 发病概况　小儿肿瘤发病率明显低于成年人。在流行病学研究中,小儿肿瘤仅占肿瘤总发病人群的0.8%～1.0%。不同的国家、地区、种族有一定的差异:根据美国的儿童肿瘤统计资料表明,其在白种人儿童中的发病率约为13/10万,而在黑种人儿童中发病率约为10/10万;美国每年的儿童恶性肿瘤发生率达到6500多例;中国儿童恶性肿瘤发生率为(9～12)/10万,意味着每年约有3万多例恶性肿瘤发生。诸多报道显示,儿童恶性肿瘤的发病率略有上升,其中尤以胚胎性肿瘤、肝细胞肝癌、白血病、恶性淋巴瘤的上升速度更为明显。根据上海市1988～1992年肿瘤统计资料,总的恶性肿瘤年发病率分别为男性288.7/10万,女性221.7/10万。14岁以下患恶性肿瘤的年发病率男性儿童是11.2/10万,女性儿童是9.6/10万。总的小儿年发病率为9.9/10万。

另外,小儿肿瘤的发病随着年代的变迁、环境的变化,以及诊断水平和统计工作方法的改进等因素,各种肿瘤的发病情况也有可能会发生变化。许多国家的儿童肿瘤登记中心发现,在20世纪70～80年代儿童肿瘤的发病率平均每年约增加1%。美国比较了1973～1974年和1987～1988年的由SEER方案得到的小儿肿瘤发病率统计,发现总的发病率提高了4.1%。其中小儿中枢神经系统肿瘤增加了30.5%,非霍奇金淋巴瘤增加了19.5%,肾肿瘤增加了4.7%,骨肿瘤增加了2.9%;而软组织肿瘤却减少了14.0%。

2. 构成特点　小儿肿瘤构成,在不同年龄有较大区别。据美国1975～1995年统计资料,年龄小于15岁的小儿肿瘤以白血病发病率最高(约占总数的31.5%),其次是中枢神经系统肿瘤(约占20.2%),之后依次是淋巴瘤(10.7%)、神经母细胞瘤(7.8%)、软组织肉瘤

(7.0％)、肾肿瘤(6.3％)、骨肉瘤(4.5％)、生殖细胞肿瘤(3.5％)、视网膜母细胞瘤(3.1％)、肝肿瘤(1.3％)和其他(约4.0％)。不同年龄组儿童肿瘤类型也有较大差异:例如新生儿期,发病率最高的是神经母细胞瘤(约占新生儿肿瘤的54％),其次为白血病(13％)、肾肿瘤(13％)、各种组织肉瘤(11％)和中枢神经系统肿瘤(仅占3％)。小于1岁婴儿,神经母细胞瘤仍占首位(但比例降至27％),其次是中枢神经系统肿瘤(15％)、白血病(14％)、视网膜母细胞瘤(13％)、肾肿瘤(11％)、恶性畸胎瘤(6％)和肉瘤(5％)。15～19岁儿童肿瘤与其他年龄在构成比差别较大,与成年人肿瘤也有本质的不同。国内外统计资料显示,男性儿童肿瘤发病率稍高于女性儿童。美国1975～1995年资料,男性儿童肿瘤发病率几乎都高于150/100万人,而女性儿童发病率在130～150/100万人;中国内一些地方资料也显示同样的结果。

20世纪60年代以来,由于早期诊断率明显提高,以及新技术、新疗法的应用,小儿肿瘤的生存率有了明显的提高。

二、小儿实体肿瘤的特点

1. **基本特点** 小儿实体肿瘤在发生、发展、病理、临床和预后等方面有其特点,与成年人有很大的差异,小儿实体肿瘤的发生多与胚胎期细胞变异有关,如畸胎瘤、神经母细胞瘤;小儿肿瘤细胞源于间叶组织,以肉瘤多见,如横纹肌肉瘤;小儿实体肿瘤的治疗方法、药物选择及预后等与成年人也有差异。

儿童肿瘤有其自身特点:①良性肿瘤所占比例较高,良性肿瘤与恶性肿瘤之比约为2.1:1,良性肿瘤最常见者为血管瘤和淋巴管瘤;而成年人以恶性肿瘤更为常见,相对常见的良性肿瘤多为软组织肿瘤,尤以脂肪瘤多见。②儿童恶性肿瘤多为原发性肉瘤和胚胎性肿瘤(约占92％),属于非上皮性肿瘤,多源于胚胎残留组织和中胚层,常侵犯造血系统、中枢神经系统、交感神经系统、骨和软组织等;而成年人则以上皮源性肿瘤为主(87％),常侵犯肺、乳腺、胃肠道、肝和头颈部等。这两大类肿瘤的比率在患儿年龄15～19岁年龄组时,会出现交叉(各占50％左右)现象。③发生在儿童,尤其是婴儿期的肿瘤,不论是良性或恶性,均有自行消退的可能性。如毛细血管瘤大部分可自行消退;婴儿期的神经母细胞瘤部分也可自行消退。④环境因素不是儿童肿瘤发病的主要病因,主要致病因素与遗传有关。大多数儿童肿瘤发病早,常伴发多种先天性畸形和常呈双侧或多发性发病;染色体异常较为常见,且多集中分布在若干条染色体上,如第11－15对染色体,主要表现为缺失、重复、移位、倒位、极端重排列、单体断裂等。⑤儿童肿瘤少见成年人肿瘤的典型征象,由于其恶性肿瘤生长速度很快,即使肿瘤已生长得较大,也很少见明显的消瘦、贫血、恶病质。

2. **组织类型与年龄特点** 小儿恶性肿瘤的发病率与年龄、性别及组织类型密切相关,但很难看出规律。地区和种族也有差异。肾母细胞瘤的发病率亚洲国家(中国、日本、印度、新加坡)比美国低50％,比北欧高30％。可能与基因区不同及环境不同有关。美国白种人比黑种人的癌的发生率高25％。黑种人儿童很少患急性白血病,尤因肉瘤(Ewing tumor)、睾丸瘤、黑色素瘤也少见。

3. **病理学特点** 胚胎性肿瘤是一组以未成熟胚胎细胞为主要组织学特点的肿瘤,可发生在器官,但常见于结缔组织、骶尾部、腹膜后及纵隔,例如,神经母细胞瘤、肾母细胞瘤、横纹肌肉瘤、视网膜母细胞瘤、肝母细胞瘤。胚芽细胞瘤是一组以胚芽细胞为主要组织学特点的儿童肿瘤。主要包括无性细胞瘤和内胚窦瘤(卵黄囊瘤)。畸胎瘤是一种胚芽细胞瘤,包括成熟型及未成熟型、恶性胚胎性腺瘤、多发性胚胎瘤、性腺胚细胞瘤等。

"小圆细胞瘤"是一组细胞结构相似的、以小圆细胞为主的小儿肿瘤,较难鉴别诊断,约占儿童肿瘤的20%。此类肿瘤包括神经母细胞瘤等。其组织学特点是细胞核与细胞质比例高。检测特异性生化标志物,已经成为"小圆细胞瘤"临床鉴别诊断的重要依据之一。

异质性是儿童肿瘤的显著病理特点,来源于残留胚胎细胞,分化低的恶性程度高,分化高的恶性程度低。来源于同一原始组织但细胞成分不同,可表现为不同性质的肿瘤。例如,来源于神经嵴的肿瘤可分为神经母细胞瘤、神经节母细胞瘤和神经节细胞瘤。

多个原发性肿瘤同时发生是儿童肿瘤的又一特点。由于原始胚胎细胞衍化转移异常,具有潜在发生肿瘤的细胞团分离,而出现多个原发性肿瘤病灶,如7%肾母细胞瘤为双侧肿瘤,12%出现多个原发肿瘤病灶。神经母细胞瘤、横纹肌肉瘤也可发生多个肿瘤病灶。

4. **肿瘤分级**　根据肿瘤细胞分化程度的高低决定,未成熟细胞分化程度低,成熟细胞分化程度高。通常分为三级:1级,分化良好,低度恶性;2级,分化中等,中等恶性;3级,分化差,高度恶性。

5. 分期与预后(staging and prognosis)

(1)成年人按病理的分级或分型:按肿瘤扩散的分期,基本上也用于小儿。但是因为多数小儿就诊时太晚,几乎全部都有转移或潜在转移,因此分期、分级已经失去估计预后的意义。目前,小儿肿瘤的分期、分级已根据各个肿瘤在不同治疗方案下分别有各自的划分标准,如肾母细胞瘤、神经母细胞瘤。而病理分级只在回顾性科研中作为确定预后的参考。

(2)小儿肿瘤治愈标准:过去,Collins以患儿年龄加9个月无瘤为治愈。由于化疗的使用可以延长肿瘤潜伏期并推迟复发,使Collins保险期失去实际意义。目前,一般按不同肿瘤性质分别以无瘤期2~5年为治愈。具体期限根据临床统计制定。

Pinkel提出小儿肿瘤治愈条件:①停止一切治疗;②临床检验无瘤;③无复发危险;④身心健康。实际上复发情况很复杂。

(3)小儿恶性瘤预后因素:目前,肿瘤治疗的目标似乎分为三等,一般是争取长期无瘤生存,如达不到则求带瘤长期生存。但是治病目的是提高生命质量,包括身体健康、心态正常、社会认可。目前社会谈癌色变,小时患癌,以后教育、工作、结婚都受歧视。因此,为获得良好的预后,尚待努力争取。长期无瘤的因素也是因不同肿瘤而异。肾母细胞瘤则以组织病理分为预后好、坏两类,但事实上肾母细胞瘤治疗是否有效已成为预后的唯一条件。神经母细胞瘤常以年龄及治疗时的分期为依据。肿瘤大小、患儿年龄与病史长短等因素都已成为过去条件。

三、小儿实体肿瘤基础及临床研究进展

小儿实体肿瘤包含位于中枢神经系统的神经肿瘤与位于中枢神经系统外的非神经肿瘤。小儿非神经肿瘤包括骨与软组织肉瘤(STS)、成神经细胞瘤、肾母细胞瘤、肝母细胞瘤与系统性生殖细胞肿瘤等。现对部分实体肿瘤的基础和临床做一综述。

(一)肉瘤

最常见的小儿肉瘤包括骨肉瘤、尤因肉瘤与STS。

1. **骨肉瘤**　骨肉瘤是儿童及青少年中最常见的恶性骨肿瘤。骨肉瘤细胞起源于含有类骨质成分的间充质干细胞。约每100万人中有4.5例患者,其中超过50%的患者是年龄<25岁的青少年。骨肉瘤多发生于黑种人,且男性易发。尽管多数骨肉瘤患者的病因未知,但是骨

肉瘤的易发性与 3 种基因突变有关：$RB1$、$TP53$ 与 $RECQ4$。其中，$RB1$ 突变与视网膜母神经瘤相关，$TP53$ 突变与 Li-Fraumeni 综合征相关，$RE-CQ4$ 突变与 Rothmund-Thomson 综合征相关。骨肉瘤的典型症状为患者感觉原发肿瘤病灶疼痛。发病部位多数位于股骨远端的长骨、胫骨近端、肱骨近端。约 20% 的患者在诊断为骨肉瘤时会发生骨转移或肺转移。对患者进行身体检查时软组织肿块可能特别明显。原发肿瘤的活检通常由整形外科医师完成。小儿骨肉瘤没有标准的分期系统，通常划分为局部性与转移性两种类型。综合治疗包括 10 周的新佐剂化疗，然后进行局部手术加以控制，接着是 20 周的佐剂化疗。通常情况下放疗对骨肉瘤无效，只有在肿瘤无法手术的情况下医师才推荐使用剂量为 60~68 Gy 的放疗。在儿童或青年人中，60%~70% 的患者能够无疾病生存或者治愈。转移性骨肉瘤患者中，25%~40% 的患者预后较差。肺转移的患者总存活率较高。

2. 尤因肉瘤　尤因肉瘤是儿童及青少年中第二大骨肿瘤。尤因肉瘤细胞起源仍然未知，有科学家认为其起源于神经外胚层细胞，而神经外胚层细胞起始于神经元或上皮细胞。尤因肉瘤中最常见的基因易位是(11;22)的平衡易位，该平衡易位在分子水平涉及 22q12 上尤因肉瘤断裂点区域 1(EWSR1)与 11q24 上弗罗德白血病病毒整合 1(FLI1)基因的融合。85% 的尤因肉瘤患者中发现有这种基因融合。然而，近来科学家已经发现了这两种基因间多种可变的融合。尤因肉瘤的发病率为每 100 万人中有 3 例患者，并且尤因肉瘤主要发生在青少年中。尤因肉瘤最大的患病群体是白种人与男性。最初，患者感觉原发病灶疼痛。骨盆、股骨与肋骨是最易发的部位。然而，有 25% 的患者发病于软组织，而不是骨组织。与骨肉瘤类似，尤因肉瘤可以转移到肺和其他骨组织。不同的是，该病也可以发生于骨髓中。在诊断时，25% 的患者会发生转移。尤因肉瘤没有标准的分期系统，通常划分为局部性与转移性两种类型。综合治疗包括化疗、放疗与手术。使用手术与放疗对尤因肉瘤进行局部控制，两者比较并无优劣之分。在美国，医师通常选择手术治疗。局部尤因肉瘤患者的存活率在 60%~70%，原发病灶较小的患者预后较好。转移性尤因肉瘤患者的存活率仅为 20%~30%。相对于肺转移的患者，骨转移的患者预后较差。

3. 骨与软组织肉瘤　骨与软组织肉瘤(STS)是儿童与年轻人中最常见的颅外实体肿瘤，占小儿肿瘤的 7%。STS 是由一系列恶性结缔组织组成，主要包括横纹肌肉瘤(RMS)与非横纹肌肉瘤软组织肉瘤(NRSTS)。RMS 几乎占 STS 的 50%，每年每 100 万人中有 4 例或 5 例患者。RMS 来源于未成熟的骨骼肌，最大的两个亚组是胚胎横纹肌肉瘤(ERMS)与肺泡横纹肌肉瘤(ARMS)。这两组是根据它们的组织学与生物学特征来划分。ERMS 与 11 号染色体上等位基因的缺失有关，在年龄较小的儿童患者中更易发现此种缺失，而这往往预示着较好的预后。ARMS 有两组普通的基因易位：t(2;13)与 t(1;13)，并且 ARMS 在儿童及青少年中均衡分布。RMS 与遗传因素相关：多发性 1 型神经纤维瘤、鲁宾斯坦-泰比综合征、贝-维综合征、Costello 综合征、努南综合征、痣样基底细胞综合征与 Li-Fraumeni 综合征。RMS 具有很强的异质性特征，在诸如口腔与膀胱等非骨骼肌组织上发生。RMS 中 40% 位于头颈部，20% 位于泌尿生殖系统，20% 位于四肢，20% 位于其他部位。最常见的转移部位是肺，紧接着是骨组织，在骨髓中极为罕见。RMS 的预后由多种因素决定：起始部位、分期与类别、病理学与年龄。国际横纹肌肉瘤研究组(IRS)制定了一套分类系统用于评估肿瘤的范围。在美国，IRS 分类分级法与修改的 TNM 分期系统及组织学联合使用，将患者按照其危险等级划分为低级、中级与高级。RMS 的治疗包括化疗、放疗与手术。医师通常会建议患者进行肿瘤的全切除。

然而,大部分肿瘤患者无法进行全切除,因为许多肿瘤部位在进行全切除手术之后将产生严重的功能缺失与容貌缺陷。对于病灶在四肢上的肿瘤患者或年龄＞10 岁的睾丸旁肿瘤患者,应进行局部淋巴结活检,因为这种活检可能对患者有利。所有Ⅱ～Ⅳ类 RMS 患者和Ⅰ类 ARMS 患者可以采用放疗进行治疗。对低危险级的患者可以采用低剂量化疗,对于中高危险级的患者则采用加强剂量的化疗。低危险级的患者无疾病存活率高达 90％,中危险级的患者无疾病存活率达 70％,而高危险级的患者,即使经过强化治疗,其无疾病存活率也仅达到 20％。NRSTS 包括纤维肉瘤、脂肪肉瘤、平滑肌肉瘤、血管肉瘤、恶性血管外皮细胞瘤、滑膜肉瘤、软骨肉瘤与恶性外周神经鞘瘤。由于患这类肿瘤的患者相当稀少,因此它们统一被划分到婴儿及年轻人中最高发病率的 NRSTS 一类。在成年 STS 患者中,NRSTS 具有相似的组织学,然而其临床表现却并非完全相同,并且许多 NRSTS 患者具有特异的细胞遗传异常。＜5 cm 的肿瘤只需行全切除手术并且不需进行其他治疗就可表现出最好的预后效果,此类患者的存活率高达 85％ 左右。然而,肿瘤 ＞5 cm 的患者或不能进行手术的患者,其存活率仅为 50％,已经发生转移的 NRSTS 患者存活率仅为 10％。一些 NRSTS 患者也尝试用化疗和放疗进行治疗,但由于 NRSTS 对放疗、化疗不敏感,因此放疗、化疗的治疗效果仍不得而知。

(二)神经母细胞瘤

神经母细胞瘤是第二大颅外实体肿瘤,大部分发病于婴幼儿。每年每 100 万人中有 4～5 例罹患此病。神经母细胞瘤是一种自主神经系统胚胎瘤,发生于交感神经系统。多数成神经细胞瘤病例呈散发性,一小部分病例具有家族遗传性。这一小部分病例与间变性淋巴瘤激酶癌基因上酪氨酸激酶的突变及 PHOX2B 基因上功能突变的缺失有关。患者的临床表现取决于肿瘤部位和(或)转移扩散程度。大部分原发病灶位于患者腹部。约 50％ 的患者会发生肿瘤转移。转移部位包括骨组织、淋巴结、肝与骨髓。相对于局部性成神经细胞瘤儿童患者,罹患转移性神经母细胞瘤的儿童患者肿瘤负担更大,并且临床表现更差。

疾病分期根据肿瘤手术标本的大小按照国际神经母细胞瘤分期系统进行实施。患者的疾病分期必须考虑其危险状况的等级。现行的危险分级制度将要被修订,因为国际神经母细胞瘤危险组织已经制定出新的分类系统,这些系统以后将会在全球进行推广应用,而美国已经开始使用该系统。目前,低危险级患者仅需要手术治疗,且其存活率达到 98％ 以上。中危险级患者需要手术与中度化疗,其存活率达到 90％～95％。高危险级患者即使经过强化治疗,其存活率也仅达到 40％～50％。通常,高危险级患者须经过三阶段治疗:诱导性治疗、巩固性治疗与维持性治疗。①诱导性治疗包括手术与化疗;②巩固性治疗包括根治性化疗与干细胞拯救,以及原发病灶的放疗;③维持性治疗包括异维甲酸与免疫治疗(抗 GD2 单抗)。免疫治疗用于清除微小病灶。二唾液酸神经节苷酯 GD2 表达于成神经细胞瘤细胞上。抗 GD2 抗体包括 3F8 与 ch14.18 两种药物,它们在临床试验中均表现出可提高患者的总存活率。儿童肿瘤组织完成了一项关于 ch14.18 的Ⅲ期临床试验,结果显示,联合使用抗体与白细胞介素-2(IL-2)和粒细胞-巨噬细胞集落刺激因子(GM-CSF)的患者,相对于对照组患者总存活率的 46％,其总存活率提高到 66％。

(三)肾母细胞瘤

肾母细胞瘤又称 wilmg 瘤,是最常见的儿童恶性肾肿瘤,占儿童肿瘤的 6％。在北美,每年每 100 万 ＜ 15 岁的儿童中有 8 例罹患此病。Wilms 瘤易发生于黑种人与女性中。Wilms 瘤包括胚芽细胞、间质细胞与上皮细胞。包含有间变性细胞的肿瘤往往更有侵略性,并且预后较差。很小比例的 Wilms 瘤患者往往与一些综合征相关,这些综合征包括 WAGR 综合征(Wilms 瘤、虹膜缺失、生殖器畸形与智力迟钝)、Denys-Drash 综合征与贝-维综合征。一些特异的遗传改变与 Wilms 瘤的肿瘤发生相关。肿瘤抑制基因 *WT1* 是 Wilms 瘤发育过程中第一个被鉴定出来的基因。在一些具有侵略性的 Wilms 瘤中,染色体 16q 与 1p 的杂合性发生了缺失。临床上婴幼儿通常表现为无疼痛腹部肿块、高血压和(或)血尿。疾病分期在北美与欧洲不同,北美主要取决于组织学、遗传学与最初的手术切除标本活检,欧洲则需要在最初的化疗 4～6 周后才能确定分期结果。Wilms 瘤的治疗手段包括手术、放疗与化疗。双侧 Wilms 瘤患者(Ⅴ期)将采取新辅助疗法化疗,进而减小肿瘤大小并保护尽可能多的正常肿瘤组织。肿瘤组织形态较好的患者预后较好,即使对于转移性 Wilms 瘤患者,预后效果也是如此。2010 年,儿童肿瘤组织研究发现,肿瘤组织形态较好的儿童患者与Ⅰ、Ⅱ、Ⅲ期的儿童患者 4 年存活率＞90％,Ⅳ期与Ⅴ期的儿童患者 4 年存活率＞79％。Ⅰ期与Ⅱ期的患者仅需要进行化疗,而Ⅲ期与Ⅳ期的患者则需要进行加强型的化疗与放疗。局部型间变性的 Wilms 瘤患者预后效果优于弥散型间变性 Wilms 瘤患者。然而,即使是弥散型间变性 Wilms 瘤患者,Ⅰ、Ⅱ、Ⅲ期患者的存活率也超过 70％。而处于Ⅳ期的患者,不论是局部还是弥散型间变性 Wilms 瘤,存活率均＜30％。

(四)肝母细胞瘤

原发性肝肿瘤在儿童中很罕见,仅占儿童肿瘤的 1％。肝母细胞瘤是最常见的肝肿瘤,多发生在 4 岁以下的儿童中。此病在婴幼儿中发病率最高。随着年龄增长,发病率迅速降低。肝母细胞瘤易发生于未成年人与女性中。肝母细胞瘤是一种胚胎肿瘤,分为五种组织类型。其中,纯胚胎型预后最好,小细胞未分化型预后最差。肝母细胞瘤与多种遗传学综合征和家族性遗传缺陷相关。这些综合征包括贝-维综合征、Li-Fraumeni 综合征、偏身肥大、家族性腺瘤息肉。肝母细胞瘤的发病机制涉及 11～15 基因的印记变化及后天的染色体改变。婴儿及儿童在临床上通常表现为无疼痛的腹部肿块。大于 90％ 的肝母细胞瘤患者血清中甲胎蛋白(AFP)升高。AFP 呈阴性的肿瘤更具侵略性,且患者预后更差。当用 AFP 进行评估时,儿童的年龄必须考虑在内,因为 1 岁的婴幼儿通常 AFP 偏高。与 Wilms 瘤类似,肝母细胞瘤的分期在北美与欧洲也不相同。北美,分期依据诊断时手术切除的范围;欧洲,仅利用疾病的预处理范围判定患者为标准级或高危险级。北美,多数研究机构遵从儿童肿瘤组织的规程,依据手术标本及肿瘤的生物学特性进行危险性评级,分为低危险级、中危险级和高危险级。肝母细胞瘤的治疗手段包括手术与化疗。完全手术切除对患者的存活率至关重要,全手术切除的儿童患者不需要进行其他方式的治疗。纯胚胎型肝母细胞瘤患者也仅需要手术治疗。对于无法手术的患者,将进行 4 个周期的顺铂化疗。随后,患者将进行部分肝切除手术或肝移植手术。之后,再进行 2 个周期的化疗。肺转移的儿童患者也需要对转移病灶进行手术切除。在欧洲与北美的临床试验中,Ⅰ期与Ⅱ期低危险级的患者预后存活率＞90％,中危险级的患者预后存活率为 70％ 左右,发生肿瘤转移的高危险级患者预后存活率＜30％。

(五)系统性生殖细胞肿瘤

系统性生殖细胞肿瘤起源于配子发生的原始细胞,并且在人体的多部位组织中发生,包括胚胎瘤、卵黄囊瘤、绒毛膜癌与畸胎瘤。恶性生殖细胞肿瘤通常发病于中枢神经系统,占小儿及青少年癌症的 2％～4％。＜20 岁的年轻人中每年每 100 万人中有 8 例罹患此病。在＜14 岁的儿童及青少年中,女性的发病率较高;在＞14 岁的儿童及青少年中,男性的发病率较高。隐睾症及其他综合征,例如睾丸发育异常、失天性睾丸发育不全、XY 完全型性腺发育不全等,皆会增加睾丸生殖细胞瘤的危险性。在青春期及青春期后的青少年期及成年期,等臂染色体 P12 在大部分生殖细胞肿瘤中都能检测到,而在青春期前的儿童时期,P12 却很罕见,揭示这两组患者具有清晰的细胞遗传学差异。患者的临床症状与肿瘤部位相关。例如,睾丸瘤或卵巢癌通常表现为疼痛、便秘、尿潴留。在婴幼儿及儿童中,生殖细胞肿瘤最常见的发生部位是骶尾骨与卵巢,其次是睾丸。生殖细胞瘤通常转移到肺、肝及与其邻近的淋巴结;骨转移非常罕见。在大部分恶性生殖细胞肿瘤患者中,AFP 与 β-人绒毛膜促性腺激素(β-HCG)均升高。同时,乳酸脱氢酶(LDH)也升高。因此,在手术之前进行诊断时,须检测 LDH、AFP 与 β-HCG。AFP 在肝肿瘤婴儿患者中也会升高,因此在诊断肿瘤时必须考虑到这一点。由于成年人生殖细胞肿瘤分期系统与小儿生殖细胞肿瘤分期系统并无确切的关联性。因此,成年人生殖细胞肿瘤分期系统无法应用于小儿生殖细胞肿瘤。北美,儿童肿瘤组织制定的分期系统被广泛应用。所有的生殖细胞肿瘤需要进行手术治疗,并且首次手术时通常尽可能采用全切除术。如果肿瘤是畸胎瘤,则无须进行其他治疗。如果恶性肿瘤无法完全切除,则需要进行化疗与第 2 次手术治疗。根据儿童肿瘤组织的研究,化疗取决于肿瘤的危险等级及肿瘤部位。包括Ⅰ期睾丸生殖细胞瘤与卵巢癌在内的低危险级患者,如果血清肿瘤标志(AFP、β-HCG)未下降,则需进行化疗。中危险级生殖细胞肿瘤包括Ⅱ~Ⅳ期睾丸瘤、Ⅱ~Ⅲ期卵巢癌、Ⅰ~Ⅱ期性腺外恶性肿瘤。高危险级生殖细胞肿瘤包括Ⅳ期卵巢癌与Ⅲ~Ⅳ期性腺外恶性肿瘤。中高危险级肿瘤患者需要进行铂类药物的化疗。临床试验中,Horton 等对中危险级的患者采取减少化疗周期的方案,而对高危险级患者则采取加强型化疗的方案。恶性生殖细胞瘤的治疗手段中并不包括放疗,因为绝大多数生殖细胞肿瘤对化疗,特别是对铂类敏感。睾丸生殖细胞瘤、卵巢癌与骶尾骨生殖细胞瘤预后较好,Ⅰ~Ⅲ期患者的存活率＞85%,Ⅳ期患者的存活率＞80%。纵隔生殖细胞瘤非常罕见,临床数据有限,通常这些肿瘤患者的预后较差。在一份儿童肿瘤组织的研究中,纵隔生殖细胞瘤患者的总存活率为 71%。

总之,小儿肿瘤的诊断与治疗等取得了一定的进步,但仍有一些小儿肿瘤的病理类型与临床分期需要进一步深入研究。小儿肿瘤应做到早诊断与早治疗,以利于患者病情的控制与预后存活率的提高。另外,在采用手术、放疗与化疗等传统治疗手段的基础上,联合免疫治疗等新型治疗方法,可以进一步提高患者生活质量,有效延长患者的生存期。

第二节　小儿实体肿瘤流行病学概述

肿瘤的流行病学是研究恶性肿瘤的分布和发生频率的一门科学。应用最多的两个频率参数是发病率和死亡率,这些在全球五大洲和某些地区出现的分布情况,以及通过研究对象(年龄、性别等)和癌症类型的主要特性来了解它们的分布情况,同时又不忽视在一段时间内这些参数的动态变化。小儿肿瘤在许多方面有区别于成年人癌症的特殊性:15 年的整体发病率很低,不同国家之间仅有轻微变化(为 $1.0/10^3$ ~ $2.5/10^3$)。世界人口年龄分布标准化的发病率为 $75/10^3$ ~ $140/10^3$。此外,这些肿瘤组织学差异很大,在这些组织学类型中癌症是很罕见的。

许多儿童肿瘤的组织学类型与胎儿不同发育时期的组织相类似,因此被指定为胚胎性的。儿童肿瘤往往有短的潜伏期,但是比成年人的典型肿瘤对化疗的敏感性更强。关于儿童肿瘤的前瞻性流行病学研究要求在相同的治疗策略下实施。

儿童肿瘤的分类应该依据肿瘤的组织学而不是原发部位。在发达国家儿童肿瘤的发病率仅是成年人的 2%,而在发展中国家这个数据是 3%。基因倾向性在病因学中可能占有很大作用。在发展中国家,儿童肿瘤发病率和死亡率的可靠数据是从仅有的少数几个区域中得到的。对特殊类型肿瘤的分析表明发病率和死亡率存在明显的地域差异,这种情况是数据中的发育缺陷不能解释的。儿童肿瘤与成年人肿瘤存在着明显的区别,因此在同一地区不同的民族生活之间或在相同的民族不同的环境之间比较,可能存在着显著差异。

在对小儿肿瘤的研究中,其相关的频率参数,如儿童的年龄(0~14 岁)、年龄分段和肿瘤分类都是国际肿瘤研究机构(IARC)公布定义的。

一、临床流行病学

(一)常见肿瘤发病率

根据美国 1990 年国家肿瘤发病、转归、监督研究所(SEER)报道,美国 104 万人、新登记肿瘤患者中 15 岁以下仅占 0.6%,说明小儿肿瘤发病率很低。但其死亡率却很高,20 世纪中期,肿瘤与创伤、畸形共称为小儿三大杀手,占小儿肿瘤总死亡率的 2/3。虽然到 2000 年肿瘤死亡率已大幅度下降,特别是霍奇金病与肾母细胞瘤,但长期无瘤生存率也不过 60%~80%。此外,急性淋巴细胞白血病(acute lymphoblastic leukemia,ALL)、非霍奇金淋巴瘤(non-Hodgkin lymphoma,NHL)、横纹肌肉瘤病死率也有较大幅度下降,而脑瘤、急性粒细胞白血病(acute myeloblastic leukemia,AML)及散发性神经母细胞瘤 1 岁以上患儿仍最难治,丝毫未改变人们"谈癌色变"。因此,小儿肿瘤仍是当前急需攻克的医疗难题之一。另外,小儿实体瘤中,还有大量的良性瘤与非瘤或瘤样肿物混在一起,加重家长的忧虑。

(二)小儿肿瘤的分类

由于儿童肿瘤组织类型的多样性,用于成年人的国际疾病分类肿瘤学专辑不能用于儿童。被 WHO 认可的 Birch 和 Marsden 分类是最常用的分类方法。它基于肿瘤的组织学和肿瘤的原发部位将儿童肿瘤分为 12 个类型:①白血病;②淋巴瘤和其他网状内皮瘤;③中枢神经系统、各种颅内和脊髓内肿瘤(包括非恶性肿瘤,统计许多癌症范畴中);④交感神经系统肿瘤;⑤视网膜母细胞瘤;⑥肾肿瘤;⑦肝肿瘤;⑧恶性骨肿瘤;⑨软组织肉瘤;⑩生殖细胞滋养层的和其他生殖腺肿瘤;⑪癌和其他恶性上皮肿瘤;⑫非特异性和其他恶性肿瘤

12 个类型中每一类都可再细分为更多的类型。这个分类在 1996 年被修订和改进,结合了最近的流行病学和病理学研究进展。这个工作是 IARC 和国际小儿肿瘤学协会(SIOP)协作完成的。这种修订仅适用于亚型。在这些修订中,肾肿瘤亚型现在包括 3 类:①肾母细胞瘤,透明细胞肉瘤和杆状瘤;②肾癌;③非特异性恶性肾肿瘤。

属于第二类型的组织细胞类,已经完全从这个分类中排除。颅内非恶性肿瘤和脊髓内生殖细胞肿瘤已经不再是第三类了,而是分到了第十类。

应用 ICD 已经建立了相应的表格,但是还不完善,特别是对于神经系统的肿瘤,例如,神经母细胞瘤有时会根据受累的器官、结缔组织和软组织肉瘤及神经系统归类。

(三)发病率登记

目的是编制所有新发癌症病例的档案。一份高质量的登记表,必须有一个基本的流行病学框架,连续和全面记录了某一特定区域人群中新发癌症病例。这些登记表被称作以地区人群为基础的登记表。由于儿童肿瘤非常罕见,因此基于编制登记表的人群数要足够大,这对于

积累足够的病例以得出可信评估结论是至关重要的。

当前,几乎没有哪一个国家完全进行了癌症发病率的登记。丹麦是首个开始登记的国家(1942 年),之后是北欧的一些国家(瑞士、芬兰、挪威,1952 年)、英国(1962 年),再后来是加拿大和澳大利亚(1977 年)。美国国家癌症研究所(NCI)SEER 计划(监测、流行病学和最终结果)的登记工作覆盖了约 10% 的人口。非洲和某些亚洲国家,仅以医院为基础的登记和组织病理学登记是可用的,并且这些原始资料在风险人群的规模及新发病例的数量上包含了不可信的信息。

在每个登记中,需要对肿瘤位置的分类和诊断的质量进行评估,以确定数据的可靠性。

国际肿瘤登记协会(IACR)创建于 1966 年,支持成员发展和应用癌症登记和发病率鉴定技术去研究明确人群。IARC 在 1982 年发表的统计数据是基于约 50 个国家的登记资料完成的,更多最新的数据在其他国家得到了发表。

(四)癌症死亡率数据

自从 20 世纪 50 年代起,多数国家都能获得死亡率的数据。WHO 在世界卫生统计目录中每年对每个国家都公布这些数据。

实际上,死亡的登记往往不能得到所有人的接受。WHO 关于死亡登记的建议不能适合各个地方。国家之间某些程序是不同的,这就导致关于死亡原因的信息不准确或不可获得。

(五)生存数据

一些发病率登记还记录生存数据,以能够比较不同类型癌症的生存率。一项始于 1990 年的欧洲研究(EUROCARE)汇集了 30 个欧洲登记处的数据(近 80 万例患者,其中儿童不足 8000 例),对国家间的生存率进行了比较。

(六)发病率和发病率参数

1. 粗略率

(1)粗发病率(IR):这个参数可估计一定时期一定人群中新发病例的数量。最常见的是提供每 100 万人群的年度图。从每个国家的癌症发病登记处提取的数据被用来计算粗发病率。分母是在某个时期某个人暴露于癌症危险因素的累计时间,也就是众所周知的人年数。这些估计的质量显然有时会高于登记的质量。

(2)粗死亡率(MR):用同计算发病率相似的计算方法来计算,但要记录死亡的人数。分母是一定时期(每年)受癌症威胁生命的人群数。自从在人口调查中登记所有死亡人数,并且记录易患癌症人群数以来,死亡率的计算变得详尽无遗。

2. 分组别率 可依据年龄、位置、局部地理环境等来计算分组别率。如我们可以研究分年龄死亡率,是四个率,即 IR0、IR1、IR2、IR3 可从儿童的不同年龄段计算获得,1 岁以下是 IR0,1~4 岁是 IR1,5~9 岁是 IR2,10~14 岁是 IR3。

3. 标准化率 为了能够在人群之间比较癌症的发病率和病死率,必须用标准的方法估计多种因素,如年龄、性别、部位等。

4. 直接标准化法(标准人口法) 这个方法是以每个年龄组病例数计算为基础的,这些病例数是从每年相应提供的标准人口中每一个年龄组中得到的,可用在人口估计率的研究中。期望病例总数除以理论人口每年的总数就产生年龄标准化率(ASR)。ParKin 还用这种方法来计算发病率和死亡率。累计发病率(CUM)还能够通过用相应分组别率计算出来,就是用 0~14 岁的全部儿童在每年内癌症新发生例数与观察开始时总人数之比。

5. 间接标准化法 标准化发病率(SIR)是新病例的总数与期望的新病例的总数之比,它从属于每个年龄组标准人口的分组发病率。同样的方法可以计算标准化死亡率(SMR)。

小儿肿通常是男性多于女性,恶性肿瘤中约40%是由胚胎源性实体肿瘤构成。神经母细胞瘤、Wilms 瘤、视网膜母细胞瘤、中枢神经系统神经胶质瘤及横纹肌肉瘤,均集中发生在5岁以下儿童,其他一些肿瘤,如骨肉瘤及绝大多数脑肿瘤则常见于青春期患者。

二、特殊年龄阶段小儿恶性肿瘤的流行病学特点

新生儿是儿童期中一组特殊群体,研究新生儿期实体瘤往往包括早产儿及胎儿的肿瘤。小儿恶性肿瘤中有相当一部分是在新生儿期就可出现的,但也有些肿瘤往往因症状不典型等原因拖延到婴儿期。近20年来,由于产前诊断技术的普及和提高,许多肿瘤在胎儿期得以诊断。所以,新生儿肿瘤应是指在围新生儿期诊断的所有良、恶性肿瘤的统称。其来源可以是不同的组织,发生的时间不同、诊断的早晚也各异。

英、美国家报道,新生儿期肿瘤发病率占 1/(12 500~27 500)成活儿。但据文献报道,全球多变化在 17~121/100 万成活儿。新生儿期恶性肿瘤相对少见,仅占整个儿童期肿瘤的2%。相对大龄儿童和成年人,新生儿期恶性实体瘤具有以下特点。

1. 二重性 既有实体瘤的肿物又表现新生儿外科畸形,如骶尾部畸胎瘤,常见于小儿外科疾病。

2. 自然消退 这是成年期肿瘤绝无所有的特征,在新生儿的神经母细胞瘤中具有自然消退现象。

3. 地域性 新生儿、婴儿期肿瘤发病率随地域不同而不同。日本发病率较高,可能与广泛筛选神经母细胞瘤有关;同样,神经母细胞瘤在以色列也十分常见,而视网膜母细胞瘤在瑞典发生率增高。

4. 病理学组织类型不同 曼彻斯特儿童肿瘤登记中心记载,经病理证实的新生儿期实体肿瘤共 285 例,其中恶性肿瘤畸胎瘤(占 24%)、神经母细胞瘤(占 23%)两种肿瘤在新生儿期最常见,其次分别为软组织肿瘤(占 8%)、肾肿瘤(占 7%)、脑肿瘤(占 6%),肝肿瘤(无论良性还是恶性占 7%)、脑肿瘤(占 6%),肝肿瘤无论良性还是恶性在这一组中均不常见。

5. 生物行为 有趣的是肿瘤的生物行为在新生儿期始终不能预估。

6. 新生儿肿瘤与遗传 恶性肿瘤大多数遗传是基于细胞水平,遗传因子分为可遗传和不遗传两种。新生儿肿瘤中有一部分存在高发生率的染色体改变及某些特殊基因的突变。正因为如此,有学者提出用基因治疗来预防恶性肿瘤。现代基因技术能用于阐明新生儿肿瘤病因学、病原学和基因治疗的可行性。

7. 环境因素的易感性 具有重要意义的发现是环境因素对新生儿期肿瘤发生率的影响,特别是母体。Poter 报道(1970 年),在母体中肿瘤经胎盘传播,但十分罕见;Prose 报道(1987年),黑色素瘤自母体转移到胎儿。曾有报道,母亲妊娠期服用雌激素导致女儿于学龄前发生颈部腺癌,但尚未见于新生儿期。而 Worsham 报道(1978 年),母体摄用醋唑磺胺后,胎儿出生时合并骶尾部畸胎瘤。

妊娠期感染与新生儿肿瘤的关系:尽管病毒感染的作用机制尚不明确,但至少可以作为一种与新生儿肿瘤发生相关的因素,已发现在许多肿瘤中有 EB 病毒出现,直接侵袭作用罕见;在幼年儿童肝细胞瘤中有肝炎病毒 B 出现,推测可能是经胎盘感染。

新生儿实体瘤的种类:国内外资料统计中大致相同,其中以畸胎瘤(包括部分恶性)最为常见,神经系统和肾肿瘤次之。就恶性肿瘤的发病率而言,则依次为神经母细胞瘤、白血病、肾恶性肿瘤、肉瘤、视网膜母细胞瘤和中枢神经系统肿瘤。目前,我国小儿外科肿瘤统计中均未包括白血病和视网膜母细胞瘤,新生儿常见实体瘤仍然依次为畸胎瘤、神经母细胞瘤、肾肿瘤、肝母细胞瘤及各种间胚层肿瘤。畸胎瘤中良性者占绝大多数。在全部新生儿良性肿瘤中则以血管瘤(主要是体表的)和淋巴管瘤最常见。

在国外,也有学者认为,在先天性实体肿瘤中以良性和恶性生殖细胞肿瘤最常见,其后依次常见的有神经母细胞瘤、不同种类的间叶性肿瘤、肾肿瘤及良性脑肿瘤;少见的有组织细胞瘤、肝母细胞瘤和视网膜母细胞瘤。

三、小儿恶性肿瘤发生的危险因素分析

小儿恶性肿瘤发病年龄仅在出生后数月至数岁,常伴发多种先天性畸形,呈双侧或多发性病变。如白血病,伴发先天性睾丸发育不全症;肾母细胞瘤,合并单侧肢体肥大和尿道下裂,还可表现为双侧同时发病;骶尾部畸胎瘤,合并腭裂或脊柱畸形等。这些发病特点均提示为一种遗传性肿瘤,追问病史,整个家族均没有肿瘤的发病史,其发病仍可能与遗传因素密切相关。

部分医学家认为,小儿恶性肿瘤的发生,是因二次细胞突变而导致遗传性肿瘤发病。即患儿在母亲怀孕时,胚胎的生殖细胞中已经携有突变基因,但携带者可能不会发生肿瘤;只有在某些因素作用下,发生第二次体细胞突变后,才会发生单个或多发肿瘤。此外,一些患儿在出生早期,尽管细胞中携带有已突变的基因,但并不发病,而是在出生后的一段时间受到刺激,发生二次突变后才发病。

由于诱发基因突变的因素在不断增加,如环境污染、药物滥用、生物刺激等,所以遗传性恶性肿瘤在近年来发病年龄提前,也就成为一种必然。

(一)胚胎发育——怀孕与生育过程中的潜在危险

小儿恶性肿瘤的发生,多数是胎儿在母亲怀孕时期,发生了基因突变所致。所以,常有学者把小儿恶性肿瘤归为先天性恶性肿瘤或胚胎性恶性肿瘤。

父母在生育时期若患有某些疾病或者长期受到某些物理、化学因素刺激,这对后代将产生重大影响。如父母在生育期间接触过苯类化学物品或接受过电离辐射及放射治疗,其孩子的白血病发生率会明显增高;小儿肝母细胞瘤的发生,常与母亲长期服用避孕药有关;母亲长期应用雌激素,会导致新生儿先天性腺癌。

孕妇在妊娠期,尤其在妊娠早期,病毒感染、电离辐射、化学药物是导致婴儿发生恶性肿瘤的危险因素。比如母亲在妊娠期患有梅毒,其生育的女婴发生阴道腺癌的可能性非常大;服用激素的孕妇,婴儿发生肝母细胞瘤的概率是正常者的数十倍。

因此,患有某些慢性或感染性疾病者,应在完全康复后再考虑生育;尽可能避免在服用某些药物时或长期服药后停药不久即受孕。孕妇千万要注意妊娠时期的卫生保健,预防各种感染的发生,避免不必要的放射性核素、超声等检查,服用药物时必须要谨慎,就诊时应主动告诉医师自己正处于妊娠期。

(二)环境影响——现代社会与不良习惯的隐患

世界卫生组织指出,人类恶性肿瘤的 80%～90% 与环境因素有关,其中最主要的是环境化学因素,目前已证实可使动物致癌的有 100 多种,对人类有致癌作用的达 30 多种。城市大

气污染物苯并芘与肺癌有密切关系,约有 10% 的肺癌病例由大气污染(包括与吸烟的联合作用)所引起。

电离辐射可引起人类多种癌症,如急性和慢性粒细胞白血病、多发性骨髓瘤、恶性淋巴瘤、肺癌、甲状腺癌、乳腺癌、胃癌、肝癌等。

与成年人肿瘤的发生一样,儿童出生后的环境污染,尤其在现代社会中十分泛滥和被人们所忽视的某些电离辐射、医源性放疗、化学药物,以及病毒感染、免疫缺陷,甚至饮食习惯等,都与小儿恶性肿瘤的发生有关,尤其是学龄期和青春期的某些恶性肿瘤。

流行病学研究资料表明,小儿恶性肿瘤的发生,常在某些儿童中形成高发危险人群。如婴儿期病毒性肝炎患者,常易发生肝细胞性肝癌;幼时接受过放射治疗的患儿,青春期发生皮肤癌、白血病的比例明显增高;青春期骨肿瘤的发生,常与婴幼儿期的反复轻微损伤有关;孩子偏食,吃过多的乳制品、烧烤、高蛋白质饮食、巧克力等高脂肪少纤维素饮食者,易发生消化道腺癌等。

另外,一些先天性畸形或良性肿瘤,如不及时治疗,发生恶变的概率很高。例如有例出生时即发现背部有一块黑色毛痣的女孩,在她高兴地背着书包上学的第 2 天,发现腋下长出一个鸡蛋样肿块,经诊断为恶性黑色瘤;原来是背部黑色毛痣恶变并已导致淋巴结转移。一朵尚未盛开的鲜花随之早早地夭折了。

除此之外,先天性骶尾部畸胎瘤,如在新生儿期不切除,5 岁以上的恶变率达 80%;家族性多发性结肠息肉病,至成年发生结肠癌病变的机会,是正常人的 80 倍;先天性胆管扩张症,如不在儿童时期进行手术根治,在成年人时期发生胆管癌的概率可达 70% 以上。其他,如先天性黑痣、甲状腺腺瘤等,均被认为具有恶变可能的疾病。

第三节 儿童常见恶性肿瘤的流行病学现状

儿童恶性肿瘤发病率、病死率呈逐年上升趋势,已成为儿童第二大常见死亡原因,仅次于意外事故。儿童恶性肿瘤的发病特点,做好肿瘤的早期防治有助于制订早期肿瘤控制计划,对恶性肿瘤患儿的预后尤为重要。

一、地区分布特点

儿童恶性肿瘤具有地区分布差异性,从各大肿瘤登记机构发布的儿童恶性肿瘤发病率来看,各地区的发病率不尽相同。国际癌症研究中心(IARC)早期资料显示,发病率最高的地区为美国洛杉矶(160.6/100 万),发病率最低的地区为英格兰和威尔士(122.1/100 万),多数北美地区发病率为 144.5/100 万～150.3/100 万。美国国家癌症登记计划(NPCR)及美国监测、流行病学和结局数据库(SEER)资料统计了 2001～2003 年的肿瘤患病数据,儿童恶性肿瘤年发病率为 165.92/100 万。欧洲儿童肿瘤信息系统(ACCIS)提供的欧洲儿童肿瘤发病率数据显示,不列颠群岛和北欧的发病率为 131.1/100 万和 160.1/100 万,发病率最高的是芬兰(173.2/100 万)。中国上海市 2002～2004 年儿童恶性肿瘤发病率为 120.3/100 万,提示上海市儿童肿瘤发病率较欧美发达国家低。但与美国、欧洲各国等相比较,中国尚缺乏完善的肿瘤登记体系,因此报道的统计数据可能并不能真实反映中国儿童肿瘤的发病情况。非洲因缺乏重要的医院统计及国家癌症登记体系,儿童恶性肿瘤的总体发病率也很难估计,整个非洲大陆恶性肿瘤增加的模式和 HIV 感染增加情况类似,特别是 Burkitt 淋巴瘤及卡波西肉瘤。由此可见,儿童恶性肿瘤发生存在着地域分布差异性,其主要原因可能与当地的地理环境、生活习性和种族特征等因素有关。

二、不同类型肿瘤发病率特点

儿童恶性肿瘤多发生于间叶组织、胚胎残留组织和生长活跃且代谢旺盛的淋巴造血组织,与成年人好发于上皮组织截然不同。除白血病外,儿童常见恶性实体肿瘤为中枢神经系统肿瘤、淋巴瘤、神经母细胞瘤、肾母细胞瘤、软组织肉瘤、骨肉瘤和视网膜母细胞瘤等。从发病率统计,儿童急性白血病最为常见(26.25%),中枢神经系统肿瘤列第三位(17.57%),淋巴瘤列第三位(14.57%),其他依次为上皮性肿瘤、软组织肉瘤、生殖细胞肿瘤、恶性骨肿瘤、神经母细胞瘤和肾肿瘤等。来自德国肿瘤登记(GCCR)的数据显示,白血病(34.1%)、中枢神经系统肿瘤(22.6%)及淋巴瘤(11.5%)是最常见的肿瘤类型,其他依次为神经母细胞瘤及交感神经系统肿瘤(7.6%)、软组织肉瘤(6.1%)和肾肿瘤(5.6%)等,研究同时显示儿童胚胎性肿瘤(如神经母细胞瘤、视网膜母细胞瘤、髓母细胞瘤、胚胎性横纹肌肉瘤和生殖细胞肿瘤等)占所有恶性肿瘤的25%以上。上海市儿童恶性肿瘤发病调查显示,2002～2004 年,白血病是最常见的儿童恶性肿瘤(约占 30.9%),第二位常见肿瘤为中枢神经系统肿瘤(21.9%),第三位为淋巴瘤(9.6%),恶性骨肿瘤位居第四位(6.9%),交感神经系统恶性肿瘤位居第五位(6.5%),其中93.1%为神经母细胞瘤和神经节母细胞瘤,此外为软组织肉瘤(6.3%)、其他恶性上皮肿瘤(6.3%)、生殖细胞恶性肿瘤(5.6%)、肾恶性肿瘤(2.7%)、视网膜母细胞瘤(1.8%)、肝恶性肿瘤(0.7%)和其他未特指类型的恶性肿瘤。北非,常见的恶性肿瘤为白血病、脑肿瘤、肾母细胞瘤或神经母细胞瘤;撒哈拉以南的非洲地区,Burkitt 淋巴瘤最常见,其次是肾母细胞瘤、非霍奇金淋巴瘤和横纹肌肉瘤等。因此,白血病发病率仍为儿童恶性肿瘤第一位(约占全部儿童恶性肿瘤的 33.3%);中枢神经系统肿瘤则为第二位,且近年有持续上升的趋势;恶性淋巴瘤排第三位;其他类型恶性肿瘤分布各家报道不一。

三、人种与种族分布特点

从全世界范围来看,肿瘤的发病率在不同种族中存在显著差异。美国的一项调查显示,成年黑种人的肿瘤发病率比白种人高,而儿童肿瘤发病人群以白种人为主。Johnson 等一项纳入 10 534 例肿瘤的队列研究显示,所有儿童肿瘤发病人群中白种人的发病率(173.21/100 万)显著高于黑种人(117.87/100 万);拉美裔儿童白血病发病率(53.71/100 万)显著高于非拉美裔(41.37/100 万),而中枢神经系统肿瘤中拉美裔儿童发病率(25.01/100 万)低于非拉美裔(30.31/100 万),差异显著($P<0.05$)。不同种族的肿瘤发病情况也有明显不同。Henderson 等一项纳入 3549 例神经母细胞瘤的研究显示,黑种人、亚裔及美洲土著人发病率比白种人高,且对化疗不耐受,提示不同种族人群的药物代谢及生物利用度存在差异。针对肾母细胞瘤的发病特征调查显示,肾母细胞瘤患者的种族差异较地理环境和国籍更显著。Parkin 研究显示,瑞典儿童、美国非洲裔儿童及巴西圣保罗地区儿童的肾母细胞瘤发病率较高,其中在北美,拥有非洲血统的 15 岁以下儿童中,肾母细胞瘤发病率约为 11/100 万,白种人约为 8/100 万,而亚裔发病率最低,仅为 3/100 万。种族差异,特别是遗传因素及生活方式的不同与儿童恶性肿瘤发生的相关性已经越来越被人们所重视,但需要更多大样本和多中心研究支持。

四、年龄分布特点

恶性肿瘤在不同年龄段的分布不一,几乎所有的流行病学调查均显示 0～4 岁为儿童恶性肿瘤好发年龄段,且各个年龄组肿瘤好发类型也不一致。GCCR 统计显示,0～1 岁年龄组中神经母细胞瘤发病率约占 33.3% 且神经母细胞瘤、肾母细胞瘤和视网膜母细胞瘤的发病率之和约占该组的 50%;白血病主要发生在 2～4 岁年龄组(约占 44.9%),5～9 岁及 10～14 岁年龄组白血病、中枢神经系统肿瘤及淋巴瘤的发病率之和占该年龄段所有肿瘤的 75% 以上,胚胎性肿瘤在这两个年龄组中少见;此外统计还显示,4 岁以下儿童肿瘤例数为 5～14 岁肿瘤例数的 2 倍,提示,4 岁以下儿童为儿童恶性肿瘤高发人群。SEER 及 ACCIS 统计显示,青少年期(15～19 岁)白血病及中枢神经系统肿瘤较其他年龄段少见,而生殖细胞瘤多见。上海市儿童不同年龄段肿瘤发病率不同,调查显示,0～4 岁年龄组发病率最高,为 148.7/100 万;5～9 岁和 10～14 岁年龄组发病率基本相同,分别为 103.1/100 万和 101.6/100 万,并且不同年龄段与肿瘤的发生有一定相关性:最小年龄段(0～4 岁)发病率最高,5 岁后急剧下降;除婴幼儿阶段好发肿瘤以外,青春期后又是肿瘤的好发年龄段。其结果与国外报道一致。

五、性别分布特点

性别与肿瘤的发生也有相关性。研究显示儿童肿瘤中,男性发病率高于女性,尤其是急性淋巴性白血病(ALL)、非霍奇金淋巴瘤、Burkitt 淋巴瘤、肝母细胞瘤、尤因肉瘤、骨肉瘤、颅内及椎管内生殖细胞瘤等以男性多见,而肾母细胞瘤、颅外和性腺外生殖细胞瘤、甲状腺癌和恶性黑色素瘤则好发于女性。2002～2004 年上海市儿童恶性肿瘤发病率统计结果显示,男性、女性发病率基本相仿,但不同性别间各类肿瘤的发病率略有不同,其中淋巴瘤发病率男性明显高于女性、恶性上皮肿瘤发病率女性明显高于男性。不同年龄组中各性别肿瘤发病率的对比显示,5～9 岁年龄组男性明显高于女性(1.6:1);0～4 岁年龄组女性高于男性,但差异无统计学意义;10～14 岁年龄组男性和女性基本相同。

综上所述,儿童恶性肿瘤在地区、肿瘤类型,以及种族、年龄和性别分布上呈现各自的规律。随着国内恶性肿瘤监测数据的不断完善与更新,将发布更具说服力且真实反映我国实情的流行病学统计信息,这将为肿瘤病因、临床治疗和预后研究提供可靠的基础。

第四节　分子流行病学

肿瘤分子流行病学(cancer molecular epidemiology)是应用先进的分子生物学检测技术,结合传统的流行病学现场调查方法,探讨肿瘤生物标志物在人群中的分布和影响因素,对机体致癌物质暴露、生物学效应,以及个体遗传易感性进行测量和评价,筛选对特定致癌因子敏感的个体和亚群,从而为阐明肿瘤发生、发展的机制,更有效地评价预防或治疗措施的效果,以及为临床和卫生决策的制订提供科学依据。近年来,随着人类基因组计划的完成及功能基因组学研究的进展,肿瘤分子流行病学在人类肿瘤病因揭示、疾病预防和诊断、治疗及其预后等方面发挥越来越重要的作用。

一、肿瘤分子流行病学发展简史

有关肿瘤的记载可以追溯到公元前 470 余年,但是直到近 100 多年来,人们才开始逐步揭示肿瘤的发生机制。20 世纪 50～90 年代,传统的肿瘤流行病学在探讨肿瘤的病因、研究肿瘤的危险因素,以及对肿瘤进行预防和控制等方面都发挥了十分重要的作用。尤其是在肿瘤病因学研究方面,人们认识了大量的环境致癌物并进行了系统的评价和生物性致癌因素。然而,仅依靠传统流行病学研究手段难以对人类肿瘤的病因进行深入研究,肿瘤的形成过程及其机制的阐明仍需要实验研究。

分子流行病学的主要研究内容是探讨与疾病或健康相关的不同生物标志物,包括暴露标志物、效应标志物及易感性标志物,从而将群体研究与个体研究、宏观研究与微观研究的方法有机地结合起来。分子流行病学的理论和方法为研究环境致癌物及探讨肿瘤的防治提供了非常有利的工具。随着分子流行病学的发展,研究者们开始能够在流行病学研究和分析中采用生物标志物作为客观评价指标,来解决关于肿瘤发生发展过程中的中间结局/事件及易感性的测量问题。此外,随着人类肿瘤遗传学研究的进展,人们也认识到肿瘤的发生是基因和环境相互作用的结果。在此过程中,如果能够对致癌因素与机体和细胞相互作用的生物学标志及早进行定量估计,就可以提高流行病学研究的灵敏度,有利于致癌机制的研究、肿瘤高危个体的早期筛查和检测、临床治疗效果的准确评价等。

近 20 年来,肿瘤分子流行病学研究取得了巨大进展,诸多研究进一步证实,肿瘤的发生发展过程涉及多种分子/遗传学改变,并且这些改变可以通过生物标志物进行测量。例如,研究发现外暴露与生物有效剂量标志或早期生物效应标志之间存在相关性;DNA 或蛋白加合物的水平与致癌物的环境暴露(如吸烟、职业环境、大气环境等)之间存在相关性,并且不同个体间的加合物水平差异较大;一些 DNA 加合物(致癌剂残基与 DNA 共价结合形成的加合物,提供了特殊致癌剂暴露和 DNA 原始损伤的证据,并能反映外源性致癌剂暴露、吸收、代谢和 DNA 修复等相关易感性因素互相作用后的综合效应),以及染色体改变可以预测肿瘤的发生;特定的遗传学改变(如单核苷酸多态性)可以修饰个体患肿瘤的风险等。突变谱是指诱变剂作用后,基因内突变体的分布情况,主要是由突变热点所决定。热点的产生是由于特定密码子对某种致突变因子的易诱变性或是某种突变细胞存在选择生长优势的结果。若一种致癌因子诱发的肿瘤总产生同样的突变谱,则支持该因子的病因作用。这些证据为肿瘤病因学研究和原发措施评价开辟了新的途径。此外,研究者们在一些较易量化的环境效益,如吸烟和相关代谢酶基因、DNA 损伤修复基因变异的交互作用与常见恶性肿瘤病因学联系方面已经积累大量的研究数据。

二、肿瘤分子流行病学的概念

1982 年,Perera 和 Weinstein 在 *Journal of Chronic Diseases* 上发表题为《分子流行病学和致癌物 DNA 加合物的检测:研究人类癌症病因的新方法》的论文,指出了传统流行病学研究与动物实验各自的局限性,认为有必要同时利用高度敏感而特异的实验室方法来鉴定特异的环境致癌物及修饰易感性的宿主因素,为此提出了"肿瘤分子流行病学"这一术语,并定义为"肿瘤分子流行病学是一种方法,这种方法应用先进的实验室技术结合分析流行病学方法,在生化或分子水平确定人类肿瘤病因中起作用的特异性外源因素和(或)宿主因素"。Hulka

（1990 年）则认为肿瘤分子流行病学为在肿瘤流行病学研究中结合生物标记的研究。尽管对于肿瘤分子流行病学定义的描述有所不同，但其根本上是结合分子生物学的理论和先进技术补充传统流行病学方法的不足，用更加客观、敏感、准确、定量的方法反映个体体内接受致癌物质暴露剂量，深入研究由此引起细胞或分子水平上的改变。

20 世纪 90 年代起，肿瘤分子流行病学不断得到发展；近年来，随着人类基因组计划的顺利实施及进展，人们逐渐认识到，应该把基因组作为一个整体，研究其结构和功能及其与环境的交互作用等。在这样的背景下，Perera（2000 年）又提出应推动第二代肿瘤分子生物学研究，即应用自动化的分析技术，开展学科间大规模的协作研究，确定生物标志物的预测能力，检测基因间及其与环境间的相互作用，以及这种相互作用对于个体易感性的影响，并促进这些研究结果转化为肿瘤危险性评价和预测的策略。

三、分子流行病学主要研究内容及应用范围

随着分子流行病学的发展和进步，肿瘤分子流行病学研究的内容和方法也得到前所未有的发展。目前，肿瘤分子流行病学研究越来越多地触及从致癌因素暴露到肿瘤发生过程中一系列尚未知晓的奥秘。应用肿瘤分子流行病学方法可以研究癌症的启动（initiation）、促进（promotion）、转化（conversion）和发展（progression）等各阶段的生物学标志，对肿瘤危险因素进行精确评估，深入探讨肿瘤发生的病因机制，评估环境致癌物与肿瘤易感基因的危险性大小，评估环境-基因因素相互作用的危险性。通过对相应标志物的检测，可以评估特异环境暴露的肿瘤危险性大小，可以确定具有易感基因的高危人群对于特定环境暴露的危险性大小。因此，可以减少因易感性个体暴露于特异的环境中造成的肿瘤发生；即通过研究可以减少因职业因素而造成的肿瘤发生。研究用于肿瘤早期诊断的标志物，可以达到早期诊断或借以建立机体肿瘤早期预警系统，实现肿瘤的早期监控和诊断。对临床阶段的肿瘤，可以研究个体的相应易感性基因型，根据不同的基因型采取不同的临床决策。如具有对放疗敏感的基因型，可选择放疗；如对放疗存在抵抗基因型，则可选择手术或化疗其他方式等；如可以依据肿瘤患者的不同代谢酶基因型别，选择针对性好、更为有效的化疗药物。在肿瘤预后方面可以监测与肿瘤预后相关的生物学标志，以达到对肿瘤预后的监测和评估。

分子流行病学研究中很重要的一部分内容是分子标志物的选择，肿瘤分子流行病学研究也不例外。目前可供选择的标志物有几类：易感性（susceptibility）、体内剂量（internal dose，ID）、生物有效剂量（biologically effective dose，BED）、早期生物学反应（biological response，BR）和疾病标志（disease marker）。依据不同类型的研究和不同的研究目的，选择不同类型的肿瘤标志物。目前研究涉及标志物，很多来源于肿瘤分子生物学的研究领域，包括常用的癌基因、抑癌基因、染色体基因组的改变（转位、交换、突变、缺失）、微核、微卫星的多态性，此外，还有细胞的、生化的、免疫的蛋白和（或）因子、人类白细胞抗原（HLA）的亚型等。

肿瘤分子流行病学的研究目标，在早期的研究，是探索某些肿瘤的特异性基因与发病和流行的关系。目前则着重研究多基因改变与肿瘤发病的关系，主要研究发病率高、危害性大的常见肿瘤，如胃癌、肺癌、肝癌、食管癌、大肠癌、乳腺癌等。在探讨肿瘤的发病机制方面，更多的是基因-环境、基因-基因等方面交互作用的研究。肿瘤分子流行病学的现场研究方法，常常采用现况研究，病例-对照研究，队列研究，病例-病例研究，病例-队列研究和巢式病例对照研究等。其中，常用的是病例-对照研究，而队列研究结果最具有说服力，病例-病例研究容易实施，

巢式病例对照研究则效益最高。肿瘤分子流行病学研究中涉及临床诊断试验、治疗试验，是照按临床流行病学的原理和方法进行。

肿瘤分子流行病学的任务，通过对肿瘤不同阶段的生物学标志危险性评估，完善肿瘤病因学理论并为肿瘤各级预防提供理论依据，最终为减少肿瘤发生和（或）减轻因肿瘤给社会带来的损失做出相应的贡献。在过去的10余年间，伴随着基因组研究技术的突飞猛进，人类对基因组的认识日趋成熟，分子流行病学研究手段发展至目前的基因组芯片技术乃至高通量测序技术，研究策略也从最初的单基因单位点、多基因多位点的候选基因策略发展到如今的全基因组关联研究（GWAS）。应用中心最新的理论、技术和方法，分子流行病学研究在恶性肿瘤遗传易感机制研究中也取得显著的进展。GWAS至今已在20余种恶性肿瘤中发现数百个肿瘤易感基因（区域），这些发现不仅开创性地揭示了肿瘤发生的潜在遗传机制，还为今后肿瘤药物的开发提供潜在的新型靶标。更重要的是，GWAS发现的肿瘤易感位点可以作为遗传标志物用于个体肿瘤发病风险预测、筛选肿瘤高位人群，进而为高危人群的早期预防及定期筛选提供依据。

我国开展肿瘤分子流行病学研究始于20世纪90年代初期，2000年以后开始进入快速发展时期。虽然起步晚，但经过不断努力，我国肿瘤分子流行病学研究已经取得了较快的发展。尤其是近年来，我国科学家在我国常见肿瘤的全基因组关联研究方面也取得了重要进展和成果。

参 考 文 献

董式炎，张振国，李世娟，等.1992.新生儿肿瘤调查.天津医药,20:434.

高解春，金百祥.1990.新生儿期实体肿瘤.中华小儿外科杂志,1(2):1-5.

郭哲人.1982.新生儿肿瘤//北京儿童医院外科第二届全国新生儿外科学习班讲义.

胡明，陈其民，吴晔明，等.2008.婴儿腹腔实体肿瘤临床病理与预后分析.实用儿科临床杂志,23:1830-1832.

金百祥.1993.新生儿期肿瘤//金汉珍，黄德珉，官希吉.实用新生儿学.3版.北京:人民卫生出版社,811-814.

李凯，高解春.2002.新生儿实体瘤的发病特点和诊治结果演变.中华医学会上海分会第六届小儿外科学术会议论文汇编,43.

李穗生，刘唐彬.2005.新生儿腹部实体肿瘤.中华小儿外科杂志,26:461-463.

施诚仁.2006,儿童肿瘤外科学.北京:科学技术出版社,35-60.

郑继翠，马阳阳，刘江斌，等.2010.环境内分泌干扰物对神经母细胞瘤细胞周期蛋白表达的影响.儿童肿瘤,9:7-10.

Bresters D,Reus AC,Veerman AJ,et al.2002.Congenital leukemia:the Dutch experience and review of the literature.Br J Haematol,117:513-524.

Chakova L,Stoyanova A.1996.Solid tumours in newborns and infants.FoliaMed(plovdiv),38:39-43.

Hadley GP,Govender D,Landers G.Malignant.2002.Solid Tumours in neonates:an African perspective.Pediatr-SurgInt,18:653-657.

Halperin EC.Neonatal neoplasms.2000.Int J Radiat Oncol Biol Phys,47(1):171-178.

Pitman KM,Losken HW,Kleinman ME,et al.2006.No evidence for maternal-fetal microchimerism in infantile hemangioma:a molecular genetic investigation.JInvest Dermatol,126:2533-2538.

第 2 章 小儿实体肿瘤病因学

Chapter 2

第一节　小儿实体肿瘤病因学概述

恶性肿瘤严重威胁儿童生命,美国,全部小儿病死原因中,恶性肿瘤占第一位(事故死亡除外)。中国,据上海地区的调查,全部小儿病死原因中,恶性肿瘤占第三位。我国 13 亿人口中约有 3 亿儿童,按 12/10 万的发病率计算,每年约有 4 万儿童被诊断患恶性肿瘤,其中约 2 万多人为实体肿瘤。从临床实际来看,近几年来肿瘤患者逐年增多,这既有发病增多的原因,也与肿瘤患者对医疗需求的增加有关。社会经济发展后,儿童肿瘤患者不但要求治疗,而且要求更好的治疗。从目前小儿恶性肿瘤的治疗水平看,早期肿瘤患儿的生存率较高,但由于小儿恶性肿瘤发病初期常无症状,难于发现,而有些小儿恶性肿瘤远方转移又较早,所以到就诊时往往已是晚期。

肿瘤病因学(etiology)的研究是肿瘤研究的重要基础。近年来,随着分子生物学技术的迅速发展,肿瘤病因学的研究取得了巨大的进步,但距离完全阐明肿瘤的发病机制仍有很长的距离。恶性肿瘤以细胞的异常分化与生长为特征。在人体各脏器、各组织均可发生肿瘤;各年龄、各时期均可发生肿瘤。虽然肿瘤的治疗已取得很大进步,某些肿瘤甚至取得根治性效果,各基础学科的发展使得对肿瘤的认识越来越深入、越来越全面,但对肿瘤病因却未能完全阐明。人类肿瘤种类繁多,不同的肿瘤既各具特点,又有共同特征。肿瘤的发生必然经过了一个复杂的过程。目前较为一致的认识是所谓"多步多击"理论,即认为肿瘤是多种因素、多阶段作用的结果。

肿瘤的形成病因学认为,肿瘤主要是致癌因素作用于有遗传先决条件的个体所致。这一学说将近年分子遗传学对癌基因和抑癌基因的研究,致癌物在体内代谢的多型性(遗传因素或诱导增强)与外环境和内生性化学致癌性的作用统一起来,改变了以往将遗传与环境因素独立、对立地看待或仅强调外因(环境致癌因素)为主的观点。

肿瘤病因虽然很复杂,但也不外乎内因和外因两类。外因就是指机体所处的环境因素,包括工农业生产及日常生活中所接触的各种有害物质,例如,吸烟与肺癌有关、辐射可引起白血病等。内因则是机体自身的状态,如遗传、免疫、激素、营养与代谢等因素。内因与外因的辩证关系诠释了肿瘤病因的复杂性。某一种肿瘤可有不同的作用因素,而某一种作用因素又可引起不同肿瘤。质与量均达到一定水平的复杂外因还需恰逢内因处在一个易感的状态才能产生作用,最终形成肿瘤。这个癌变的过程极其复杂,有过许多的学说用以阐述,比较有影响的,如无氧酵解学说、丢失学说、两阶段学说、模板学说及现今的癌基因学说等。但无论其过程如何变化,作为外因的环境因素与作为内因的宿主机体因素始终是两个相互作用、缺一不可的主线。

第二节　环境因素与小儿肿瘤

环境因素的致癌作用包括两个方面:①环境中的致癌物与宿主之间的交互作用;②环境中的多个致癌物之间的交互作用。传统的流行病学研究的是暴露因素与疾病发病或死亡之间的关系,不涉及这个过程的中间步骤。分子流行病学则是研究环境中的致癌物与宿主基因 DNA 上的核苷酸结合形成的 DNA 加合物或是与某些蛋白结合形成蛋白加合物,导致 DNA 损伤,如果损伤的 DNA 在进入细胞增殖前不能修复,则会发生基因突变,增加癌发生的危险性。这种加合物是衡量宿主暴露于某危险因素的生物学指标。

一、物理因素与恶性肿瘤

引起儿童肿瘤的主要物理因素包括电离辐射和非电离辐射两大类,它们均属于电磁辐射。辐射致癌的细胞和分子机制的研究近年来取得了重大突破,包括辐射致 DNA 集簇性损伤与基因突变的启动事件、基因组不稳定性、细胞增殖调控的信号转导机制、旁效应引申出的辐射非靶效应等。对辐射致癌相关基因的分离鉴定和功能研究,也取得了重要进展。

(一)电离辐射

电离辐射是已知的环境致突变、致癌因素之一,主要来自于自然界的宇宙射线及地壳岩石层的铀等,也可来自各种人工的辐射源。它能直接穿透组织细胞,并将能量以随机的方式沉积在细胞中,因此对机体的基因毒性作用又不同于化学基因毒剂。机体的任何组织、细胞都可受到电离辐射的攻击,其造成损伤的严重程度和引发的生物学后果除与受照射剂量的大小有关外,与辐射源的物理参数也密切相关。辐射致癌的一个典型实例,第二次世界大战期间美国在日本的广岛、长崎投放的原子弹爆炸,不仅造成 20 万人短期内死亡,而且造成当地癌症病死率显著高于其他地区人群,并且这种效应一直持续至今。在人群中已经报道的与电离辐射有关的肿瘤有白血病、甲状腺癌、肺癌、乳腺癌、骨肉瘤、皮肤癌、恶性淋巴瘤和多发性骨髓瘤等。有报道显示辐射诱发小儿甲状腺癌有部分原因是 ret 癌基因激活的结果。出生后对射线的暴露可增加中枢神经系统肿瘤发生的危险。孕妇接受 X 线诊断性照射和父亲接受过照射的小儿,其肿瘤发病率明显增加。

(二)非电离辐射

非电离辐射包括射频辐射、红外线辐射、紫外线辐射和激光。射频辐射是指频率 100kHz 至 300MHz 的电磁辐射,也称无线电波,包括高频电磁场和微波。非电离辐射和肿瘤发生的关系尚无定论。与紫外线有关的皮肤肿瘤包括基底细胞癌、鳞状细胞癌及黑色素瘤,小儿过度接触日光,可能在成年后引起皮肤肿瘤。

通常认为紫外线增加黑色素瘤发病的生物学原理:太阳的紫外线照射和氯化副产物相结合所致。已被证实的有氯丙酮、三卤代甲烷、二卤代甲烷等。

1. 紫外线与癌　19 世纪末始知长时间日光暴晒是发生皮肤癌的原因,后证实紫外线(UV)是致癌的必要因素:①皮肤癌主要见于常暴露于阳光的部位,尤其是头、颈、手臂及手。②鳞状细胞癌好发于阳光照射最多的部位。③户外工作时间较长的人群中皮肤癌发病率较高。④在同肤色人群中,居住于低纬度地区者,皮肤癌和恶性黑色素瘤发病数显著增多,其他恶性肿瘤却无此倾向。⑤易感人种,尤以欧洲凯尔特族后裔比其他白种人易患皮肤癌;典型易感者皮肤色素少或有散在雀斑,易受阳光灼伤。⑥动物实验时,反复用波长 320～250nm 紫外线,尤以波长 320～280nm 紫外线照射,可诱发皮肤癌。一次大剂量紫外线照射亦可诱发肿瘤,一次中等剂量照射可启动细胞癌变,如加用化学促癌物质,则可诱发之。

紫外线对生物体有抑制细胞分裂、灭活酶、诱发细胞突变和杀伤组织或细胞的作用,对 DNA 有其特有的光化学作用。导致突变的最重要作用是 DNA 单链断裂时形成嘧啶水化物,而当 DNA 双链断裂时则不形成嘧啶水化物。形成嘧啶的环丁烷型二聚物,是紫外线在 DNA 内形成的化学上最稳定和最易发现的损伤。嘧啶损伤的 DNA 修复有 3 种形式:①受损的分子或部分分子可通过酶的作用在原位恢复功能;②除去损伤部分,以未损伤部分代之恢复功能;③损伤未及时修复,可以在以后 DNA 合成过程中,通过其他机制再将损伤部位进行修复。大量资料证明,DNA 损伤与致癌有一定关系,但不是致癌的基础。在 DNA 修复、复制时遗留某些缺陷,结果可能导致癌变。

2. 放射与癌 1895 年发现 X 线后,1902 年,一位使用伦琴管的技术员发生手部鳞状细胞癌合并淋巴结转移,于是提出放射致癌问题。以后不断出现放射致癌病例。原子弹在日本爆炸后,该地区白血病的发病率比正常人群至少高 2 倍。用放射性磷治疗红细胞增多症后,相当数量的患者出现白血病;治疗后骨髓细胞染色体异常者,白血病的发病率更高。接受过二氧化钍检查肝的患者,15 年后有些出现肝肉瘤。多次反复用 X 线摄片普查乳腺癌,可使受检人群乳腺癌发病率增高。放射引起肿瘤的类型,较常见的有白血病、骨肉瘤、软组织肉瘤、皮肤癌、甲状腺癌、消化道肿瘤和乳腺癌等。放射线是目前治疗恶性肿瘤有效手段之一。虽然总的放疗致癌率很低,远不足以影响放疗的应用,然而它仍是应深入研究的重要课题。放射致癌的原理至今尚未完全阐明。通过离体细胞观察,射线引起癌变主要是 DNA 链的损伤,造成单链或双链断裂,在修复过程中发生畸变或染色体碎片发生异常交换所致。当低剂量及低剂量率时,往往一个点突变或没有修复的 DNA 单链断裂,就可能成为致癌的始动因子,在促进因子作用下使细胞癌变。后者可能是更大的放射剂量,也可能是其他因素,如致癌病毒的激活或释放某些化学物质等。实验证明,放射致癌作用还同免疫抑制、内分泌紊乱、内环境稳定控制系统失调等因素有关。

X 线、γ 线、β 线等低线性能量传递(linear en-ergy transfer,LET)的射线,由于电离密度低,常需几个粒子的轨迹通过细胞核,才能导致一个 DNA 链的损伤,因此细胞癌变发生率和剂量呈平方关系,剂量-效应曲线是 S 形的。α 粒子、快中子等高线性能量传递的射线,因电离密度高,每个通过细胞核的粒子都能导致细胞的损伤,造成 DNA 双链断裂的机会也多,因此细胞癌变发生率与剂量呈线性关系,剂量-效应曲线是直线形的。放射致癌的剂量没有阈值,但各种实验动物照射致癌的剂量与发病率的关系因肿瘤类别、照射条件及其他因素而异。一般说来,低 LET 射线照射时,剂量及发病率关系呈曲线形,随剂量增加曲线斜率亦增加,在一定剂量时达最高峰,再增加剂量,曲线呈平坡状,甚或下降。这主要是因为放射线对细胞的杀灭作用开始占主要地位,大剂量照小体积组织比同剂量照大体积组织造成癌变的可能性小。当部分身体受照射时,如照射全脊椎或婴儿纵隔,因大部分造血组织受到照射,白血病发病率明显增高;如放疗时仅使小部分造血组织受到照射,则不会引起白血病。人类照射剂量与癌变率关系的曲线形状,有待进一步研究。实验证明,低 LET 射线照射时,高剂量率(单位时间的曝射量为剂量率)的致癌效应比低剂量率为大;高 LET 射线比低 LET 射线的致癌效应高。尽管高 LET 射线的照射效应受剂量率的影响较少,但在低剂量率时其相对生物效应增高,故高

LET 射线的致癌效应于低剂量率时表现更为突出。影响剂量与致癌关系的因素复杂。剂量与发病率的关系可因肿瘤类型、患者年龄等因素的影响而有不同,也与动物的素质(品系、生理状态等),环境(病毒、化学物质、饮食成分),照射条件等因素有关。放射致癌的潜伏期与剂量无关,剂量增高并不缩短潜伏期。人类放射致癌的潜伏期通常较长,需 20～30 年。白血病和皮肤癌的潜伏期较短,有低于 10 年的。其他几种实体瘤的潜伏期:胸腺肥大放疗后到形成甲状腺癌,超过 15 年;肺结核患者因气胸而多次做 X 线胸透到形成乳腺癌,平均为 17 年;颈部放疗后到出现咽部肿瘤,平均为 30 年;放疗后出现骨肉瘤,潜伏期约为 12 年;出现软组织肉瘤,平均为 16 年。

3. 辐射热与癌　辐射热是指从红外线辐射源,如电热灯泡、炼钢炉或灼热物体等,通过辐射作用于体表的热力。皮肤如果经常暴露于强烈辐射热中,产生慢性充血或炎症,有发生癌的可能。在辐射热条件下,常可同时接触煤焦油烟尘,后者含有化学致癌物。临床曾见三度烧伤后皮肤瘢痕发生癌(即灼伤癌)患者。

4. 创伤与癌　有报道阴囊被踢伤后出现睾丸肉瘤;有些骨肉瘤或乳腺癌患者曾有外伤史。很难想象,一次创伤即可引起肿瘤;一般认为,两者纯系偶合;由于创伤使患者得以发现原已存在的肿瘤,即所谓创伤决定论;原未觉察的肿瘤由于创伤刺激,生长突然加速而被查出。结扎小鼠宫颈后涂上致癌物质,癌的发生恰在结扎部位;单独结扎不涂致癌物质,只见到癌前病变,并不诱发癌。可见,创伤仅是一种促癌因素。

5. 慢性刺激与癌　慢性机械性和炎性刺激能否致癌,目前尚难证实。不少临床观察认为慢性刺激有促癌的作用,例如,宫颈癌多见于宫颈撕裂兼有慢性炎症患者,慢性胃溃疡约有 5% 的病例发生癌变,舌癌或颊癌常见于与锐齿或不合适的义齿托相摩擦之处,胆囊结石症有时并发胆囊癌等。但并不是所有慢性刺激最后都引起肿瘤。经常受到慢性机械刺激的部位,如手掌、足掌等却很少发生肿瘤。可见在慢性刺激过程中,还可能有其他致癌因素的参与。慢性刺激的长期作用可能使组织发生增生或不典型增生,这种组织如果接受外界即使是微量的致癌因素,就能通过协同作用而致癌。如慢性胃溃疡可发生癌变,而十二指肠溃疡则未见癌变,可能是由于十二指肠内并无有效的致癌刺激物之故。有学者用人的头发制成的小刷子,给恒河猴或小鼠子宫颈施以慢性刺激,小鼠经过 1 年,恒河猴经过 7 年,可引起宫颈上皮的癌前病变(上皮增生和角化过度),并未诱发肿瘤。可见长期机械性刺激可能只是促癌因素。

6. 异物与癌　某种异物(如片状物体、纤维等)进入机体使局部引起肿瘤,称为异物致癌。虽属罕见,但有重要临床意义。一些化学活性物质,如多种塑料所含的单体、自由基等,以粉末、碎片或筛状物形式置入体内并不致癌;而某些化学惰性物质,如玻璃、金属等却可致癌。其至化学上不活泼的移植物,如改变其表面性质、吸水性、静电荷、硬度等可明显影响癌的发生率。表面粗糙的移植物比光滑的较少引起肿瘤;嗜水的比疏水的异物更易引起肿瘤。异物的形状、大小对肿瘤的诱发率也有明显作用。凹陷塑料片比凸起者较多引起皮下肉瘤。异物上穿孔多或孔径大者肿瘤发生率低或不引起肿瘤。微孔滤器的孔径等于或大于 $0.22\mu m$,不引起皮下肉瘤。纤维的长度和直径与癌的诱发也有关系。就大鼠胸膜而言,直径小于 $3\mu m$ 而长度大于 $20\mu m$ 的耐久性纤维,比直径大于 $3\mu m$ 或直径小于 $3\mu m$ 而长度小于 $20\mu m$ 的纤维,具有更大的致癌性。直径小于 $0.5\mu m$(接近光学可见性限度)的纤维,具有高度的致癌作用。

各种动物对异物致癌的易感性不同,其发生率可能与各种动物寿命的长短也有关。豚鼠的异物诱癌未获成功;狗和田鼠的异物肉瘤曾有报道;大、小鼠的肿瘤发生率最高。人体异物肿瘤比较罕见,也许是潜伏期长(20 年或更长)的缘故。异物所致的肿瘤尽管组织类型有别,但都属肉瘤,多数为纤维肉瘤,少数为骨肉瘤或横纹肌肉瘤。此种肿瘤生长迅速,向邻近组织浸润,在数周内使动物死亡;多次传代后,性质更恶,可成为一种可移植的肿瘤。据推测,组织缺氧和营养物及代谢物交换不充分是异物致癌的主要因素。在异物表面形成毛细血管祥。血管的周皮细胞可能是诱发肿瘤的主要成分,因为它是一种具有多分化潜能的间叶细胞,增生活跃,形态上与异物肉瘤细胞相似。在早期,少数细胞恶性化,只有在这些细胞附贴于异物后,铺成单层,不形成血管系统,才能发展成异物肿瘤。进入人体的异物种类繁多,如外科置入的异物、未取出的弹丸或弹片、某些寄生虫(日本血吸虫)、沙砾、纤维或石棉等;两个世纪以来,移植的医用异物日益繁多,但异物肿瘤却极罕见,可能与异物肿瘤的潜伏期超过患者的寿命有关。只有使用路赛特(lucite)做肺膜外填充术者,曾有过少数肉瘤的报道。

纤维在日常环境中大量存在,如去污粉、化妆品、食物、药物或空气中的矿物纤维等。石棉或玻璃丝如果长期大量吸入肺内或置入胸腔,可诱发肺或胸膜的恶性肿瘤。约 50% 石棉肺患者后来发生肺癌;80% 的间皮瘤发生于曾接触石棉者。纤维致癌的潜伏期很长,如人的石棉肺癌平均约 40 年;纤维可长期存在于肿瘤组织中。据推测,它可引起细胞膜的改变或推动癌前病变向癌转化。

对异物致癌原理,国内有学者做过研究:将 1.2cm 直径的圆形玻片置入小鼠皮下,6 个月后玻片两面都附有多量生长活跃的多核合体细胞和纤维细胞,少数见核分裂和恶变。作者认为,异物最先被纤维包绕,使异物被隔绝,表面的细胞处于孤立与稳定的环境中生长,由于长期隔离的潜伏生长而发生恶变,形成肉瘤。片状异物致癌原理可能与体外单层细胞培养的恶变相似,主要是由于消除细胞间的接触抑制,致使细胞发生突变或转化。在异物引起的小鼠肉瘤中,发现 A 型与不成熟的 C 型病毒颗粒,其意义有待进一步阐明。

(三)辐射致癌主要机制

辐射致癌可以是 X 射线、γ 射线、中子等的外照射作用的结果,也可以是发生放射性内污染后由放射性核素发射 α 粒子等内照射作用的结果。环境中主要的辐射源是电磁波,包括不同波长和频率的 X 线、γ 线、紫外线、可见光、红外线、无线电波、电子波等。其中有些粒子能量大,击中靶原子后将电子从原子轨道上击出,产生电离,这种电离辐射可以致癌。而有些光子能量小,不能产生电离辐射,如可见光、红外线、无线电波、电子波等,均不致癌。

研究发现,辐射致癌的主要机制是损伤了细胞的 DNA,从而造成碱基损伤和糖—磷酸盐骨架键的破坏。正常情况下,细胞具有修复这些损伤的能力,单侧链断裂时可以对侧链为模板合成并连接,双侧链断裂时也可进行重接修复。如果这些损伤不能修复或在修复中发生错误,既可能造成染色体畸变、细胞突变,还可能涉及某些原癌基因的激活。人类某些遗传病造成机体缺乏对 DNA 损伤的修复能力,经辐射后肿瘤发生率较高。如着色性干皮患者日光照射后易患皮肤肿瘤,其他还有共济失调毛细血管扩张症、罗-汤综合征等。当然辐射对机体的影响与射线的种类、剂量、照射时间等因素有关,还与受照组织有关。辐射致癌最敏感的组织和脏器是胸腺、卵巢,其次是骨髓、垂体等,骨骼、皮肤、胃肠、肝等敏感最差。

上述资料表明了辐射对人体的致癌作用。但从总体上说,小剂量、低剂量率(DR)(Gy/h)的照射对人体是无致癌作用的。近年来,国内外学者甚至提出小剂量、低剂量率照射对人体有益的理论,认为在人类漫长的进化发展过程中,辐射是不可或缺的环境因素,它可提高人的生育力,增强抗感染、抗病毒免疫力,延长寿命、降低死亡率。然而,毕竟辐射具有致癌作用,且是一种随机效应,无剂量阈值,所以,还是应当避免任何不必要的照射。

二、化学因素与恶性肿瘤

(一)主要致癌化学物质

随着工业的发展,化工产品日益增多,目前经流行学调查和动物实验证明有致癌作用的化学物质种类很多,估计有 1000 种。约 80% 的人类肿瘤是由于接触外环境因素所引起,其中绝大多数为化学致癌物。国际癌症研究所组织进行的化学致癌物评定,到 1977 年已鉴定 368 种化学物品,其中 26 种确定与人类肿瘤有关,有 221 种至少对一种实验动物有致癌作用。目前已知能引起人类癌症的主要化学致癌物见表 2-1,未经确定的人类化学致癌物见表 2-2。

表 2-1　目前已知能引起人类癌症的化学致癌物

化学致癌物	癌的发生部位	主要接触的途径	发生癌变的时间(年)*
煤烟、焦油及矿物油	皮肤、肺	皮肤、吸入	9～30
香烟的烟雾	肺	吸入	
2-萘胺	膀胱	吸入、皮肤、口服	13～30(16)
联苯胺	膀胱	吸入、皮肤、口服	13～30(16)
4-氨基联苯	膀胱	吸入、皮肤、口服	13～30
金胺的制备	膀胱	吸入、皮肤、口服	13～30
苯	造血系统	吸入、皮肤	6～14
氯甲甲基醚	肺	吸入	>5
二氯甲醚	肺	吸入	>5
芥子气	肺、喉	吸入	10～25
赤铁矿的开采(氡)	肺	吸入	—
铬(铬酸盐)的生产	肺、鼻腔	吸入	5～47(15)
镉(氧化镉)的应用	前列腺、肺	吸入、口服	—
镍化合物	鼻窦、肺	吸入	3～30(22)
石棉	肺、胸膜、消化道	吸入、口服	4～50(18)
砷化合物	皮肤、肾、肝、肺	皮肤、吸入、口服	>10
异丙油	皮肤、肺、肝	吸入	>10
氯乙烯药物	鼻腔、喉、肝、肺、脑	吸入、皮肤	12～30
氯霉素	造血系统	口服、注射	—
环磷酰胺	膀胱	口服、注射	
溶肉瘤素	造血系统	口服	
2-萘胺芥	膀胱	口服	
己烯雌酚	子宫、阴道	口服	
某些激素类避孕药	肝	口服	
睾丸甾酮	肝	口服	
非那西汀	肾盂	口服	
苯妥英钠自然界的产物	淋巴网织组织	口服、注射	(20)
真菌毒素、黄曲霉毒素等	肝	口服、吸入	
槟榔	口腔黏膜	口服	—

* 括弧内数字为平均时间

表 2-2　未经确定的人类化学致癌物示例

化学致癌物	癌的发生部位	主要接触的途径
亚硝基化合物	肝、食管、胃、肾等	口服、吸入
苏铁素	肝	口服
黄樟素	肝	口服
吡咯烷生物碱	肝	口服

化学致癌作用的潜伏期很长,要有足够例数和较长时间方能确定。有的化学致癌物先在动物实验中得到验证,例如,黄曲霉素、4-氨基联苯、二氯甲醚、己烯雌酚、溶肉瘤素、芥子气、氯乙烯等,但更多的是先在临床上发现并经流行病学验证,再为动物实验所证实。在动物慢性毒性实验中常可发现化学致癌物,如合成的 2-乙酰氨基芴原用作杀虫药,后证实有致癌作用而被禁用;二甲基亚硝胺为化工用途较广的中间试剂及溶剂,在证明对动物有致癌性后就控制使用,以避免污染环境及危害人群。

(二)化学致癌物的分类

化学物质暴露与癌症发生的关系已经比较明确。早在 1775 年,英国医师 Pott 就发现童年从事清扫烟囱的青少年,在成年后阴囊癌发病率高,并认为致癌物质是煤燃烧后产生的煤焦油。这是人类第一次报道化学致癌物,一般来说,95% 化学致癌物质进入人体后必须经过代谢活化或生物转化后才能起到致癌作用。不需要经过代谢活化就能致癌的称为直接致癌物,较易发现,但为数较少;现已了解到代谢活化是绝大多数致癌物的必经过程,由此发现和肯定了许多间接致癌物。化学致癌物有明显的种属差异、品系差异、家庭差异和个体差异,以及器官与细胞特异性。

国际癌症研究署(IARC)依据证据的权重,将致癌物分类:①对人类致癌物;②可能人类致癌物或许人类致癌物;③未分类的人类致癌物;④可能对人类无致癌性。化学致癌物按其作用的阶段和机制分类:①启动剂,能启动正常细胞转变为肿瘤细胞的化学物;②促癌剂,能引起启动的细胞或细胞群增殖的化学物;③恶变剂,能引起启动的细胞或在促癌过程中的细胞转变为潜在恶变细胞的化学物。如果能诱导正常细胞转变为肿瘤细胞,兼有启动、促癌和恶变的化学致癌物称为完全致癌物。

正常情况下,这些致癌化学物质(表 2-3)在体内酶系作用下由亲脂性化合物转变为亲水性化合物而从尿中排泄。这些酶系统主要是过氧化物酶,此外,还有一些还原反应、水解反应等。这些代谢反应可发生在很多组织脏器,其中肝是主要代谢场所。这些代谢反应的结果是实现致癌物质的灭活,并不危害组织细胞。但在某些情况下却能导致致癌物活化,例如,N-亚硝胺代谢成为 N-亚硝酸胺,后者经过一系列化学反应与 DNA 结合,使之烷基化而引发癌变。化学致癌作用与致癌物剂量有关,还要有充分长的接触时间,但值得注意的是,致癌作用引起的细胞变化可以遗传到子代细胞,这就增加了某一特定环境中某种致癌物质的致痛效应。

1. **多环芳香烃类**　由多个苯环缩合而成的碳氢化合物及其衍生物,最常提及的烃类致癌物(图 2-1)以二苯蒽为基本结构。这类化合物主要由含碳物质的不完全燃烧产生,存在于煤烟、香烟的烟雾、熏烤的食品、汽车排出的废气中,在工业污染的城市环境中含量较高。这类化合物难溶于水,溶解于脂肪或有机溶剂。苯并芘为其代表,最早从煤焦油中分离鉴定,在紫外线下产生特殊荧光可用来进行测定。多环芳香烃类致癌物要经过代谢活化后才有致癌性,一般在接触的局部引起癌变。

表 2-3　化学致癌物的主要类别

类　别	名　称
多环芳香烃	苯并芘、二苯蒽
芳香胺	2-萘胺、联苯胺、金胺
氨基偶氮染料	正氨基偶氮甲苯、二甲基氨基偶氮苯（奶油黄）
亚硝胺及亚硝酰胺	二甲基亚硝胺、亚硝基脲
烷化剂	芥子气、2-萘胺芥、环磷酰胺、二氯甲醚
有机卤化物	氯甲甲基醚、多氯联苯、氯乙烯
金属	铬、镍、镉
自然界产物	真菌毒素、烟草或槟榔、蕨菜、苏铁素
激素	己烯雌酚、避孕药
无活性化学物质	石棉、塑料膜

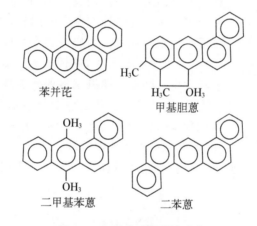

图 2-1　多环芳香烃类致癌物

2. 芳香胺类　广泛应用于制备染料、药物、杀虫剂、塑料与橡胶等,能引起尿路癌症,特别是染料与橡胶工业的职业性膀胱癌。2-萘胺与联苯胺(图 2-2)能引起人的内脏腺癌。据推算每支香烟中平均含 $0.22\mu g$ 2-萘胺和同量的 I-异构体。沥青中约含 2-萘胺 2×10^{-6}。2-萘胺芥

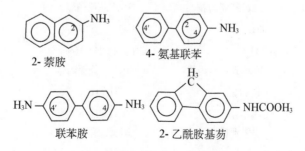

图 2-2　芳香胺类致癌物

为 2-萘胺衍生物,曾用于治疗真性红细胞增多症和霍奇金病,已证明能致膀胱癌。这类化合物要经过体内的代谢活化才引起脏器癌变,因此在不同动物中引起的反应可有些差别(表 2-4)。

表 2-4　人与某些动物对三种芳香胺致癌物的反应

项　　目	2-萘胺	联苯胺	4-氨基联苯
人	膀胱肿瘤	膀胱肿瘤	膀胱肿瘤
狗	膀胱肿瘤	膀胱肿瘤	膀胱肿瘤
猴	膀胱肿瘤	未知	未知
地鼠	膀胱肿瘤	肝	未知
小鼠	肝细胞瘤	肝细胞瘤	肝细胞瘤,膀胱肿瘤,乳腺肿瘤
大鼠	无肿瘤	肝细胞瘤,肠肿瘤,肠肿瘤,耳道肿瘤	

3. 氨基偶氮染料　用作纺织品、食品、饮料的染料,其中如猩红的主要成分正氨基偶氮甲苯(O-aminoazoto-luene OAAT)能引起实验动物的肝癌;曾用作人工奶油染料的奶油黄(4-二甲基氨基偶氮苯)也能诱发大鼠肝癌。这类致癌物的诱发时间长,需较大剂量,易受营养或激素等因素的影响。如奶油黄在大鼠饲料中缺乏蛋白质和维生素 B_2 时才引起肝癌,雄性较雌性敏感,而雌小鼠对 OAAT 较易发生肝肿瘤。偶氮染料的致癌性与其甲基在分子中的位置有关,在苯环的 2 及 2′位上有甲基时,以及氨基上有一个甲基取代氢时就有致癌性,苯环上有一个甲氧基则加强致癌作用,而羟基可失去致癌性(图 2-3)。

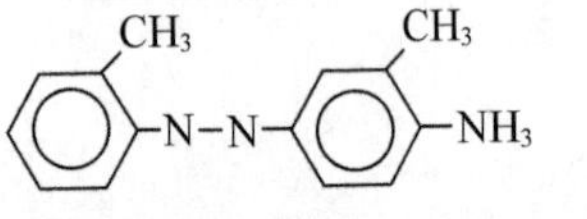

正氨基偶氮甲苯

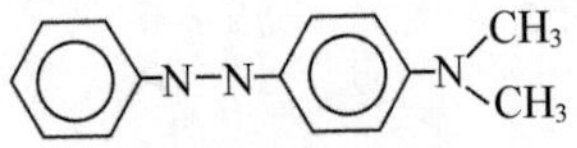

4-二甲基氨基偶氮苯

图 2-3　氨基偶氮染料致癌物

4. 亚硝胺及亚硝酰胺　亚硝基化合物能诱发许多动物发生不同器官的各种肿瘤。其中亚硝胺类一般的结构为:

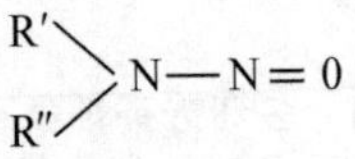

$$\genfrac{}{}{0pt}{}{R'}{R''}\!\!\diagdown N—N=0$$

R′为烷基,R″可为烷基或芳基,如二甲基亚硝胺、二乙基亚硝胺、甲基苄基亚硝胺、甲基丁基亚硝胺及杂环的化合物,如吗啉亚硝胺与哌啶亚硝胺(图 2-4)。亚硝酰胺类的 R′为烷基,而

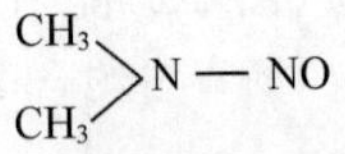

二甲基亚硝胺 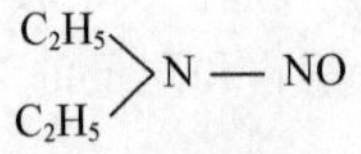　　　　　二乙基亚硝胺

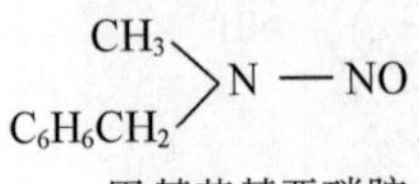

甲基苄基亚硝胺 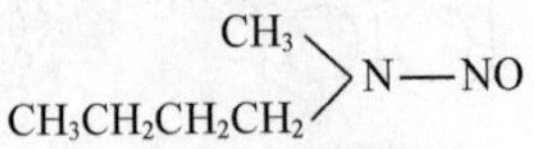　　　　甲基丁基亚硝胺

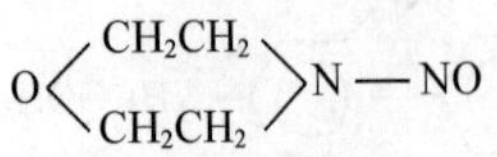

吗啉亚硝胺 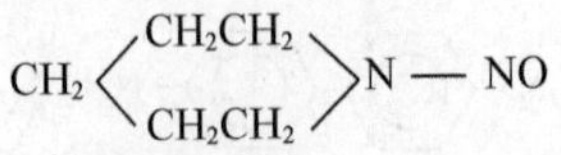　　　　哌啶亚硝胺

图 2-4　亚硝胺致癌物

R''可为脂类($CO\cdot O\cdot C_2H_5$)、酰类($CONH_2$)等,其中研究较多的为甲基及乙基亚硝基脲、甲基亚硝基乌拉坦和甲基亚硝基胍(图 2-5)。亚硝基化合物易被光解,亚硝酰胺较易分解为相应的二偶氮链烷,如二偶氮甲烷为具有强毒性及刺激性的烷化剂。亚硝基化合物的代谢产物能迅速与细胞大分子结合引起癌变,如给予一次大剂量亚硝基脲即可于 9~12 个月后诱发大鼠肾肿瘤。有些化合物能通过胎盘影响胚胎,使子代发生肿瘤。不同结构的亚硝胺有特异的器官亲和性,例如,对称烷基的亚硝胺多引起肝肿瘤,不对称者诱发食管癌和其他肿瘤。亚硝酰胺引起大鼠的小肠、肝、肾、脑肿瘤及胃腺癌。亚硝基类致癌物存在于环境中,但在具备二级胺与硝酸盐或亚硝酸盐的情况下,这些前体物于酸性条件中能在体内合成亚硝胺,尤其在胃内可成为产生亚硝胺的重要来源。细菌能还原硝酸盐为亚硝酸盐,使口腔内的涎液含有亚硝酸盐,并促进亚硝胺的合成。中国医学科学院肿瘤研究所化学病因室的实验证明(1978 年):林县食管癌高发区常见的真菌,如串珠镰刀菌、白地霉等,不但类似某些细菌能还原硝酸盐为亚硝酸盐,而且能增加霉变食物内胺类产量,并促进亚硝胺的合成。霉变的玉米面中还发现有二甲基亚硝胺、二乙基亚硝胺、甲基苄基亚硝胺及一种新亚硝胺,N-3-甲基丁基-N-1-甲基丙酮基亚硝胺,化学式:

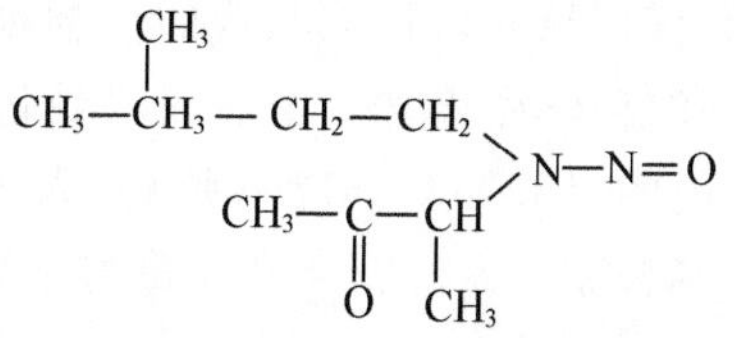

以上说明,霉变食物中除有真菌毒素外,还能产生化学致癌物,这为肿瘤病因的研究提供了新的线索。

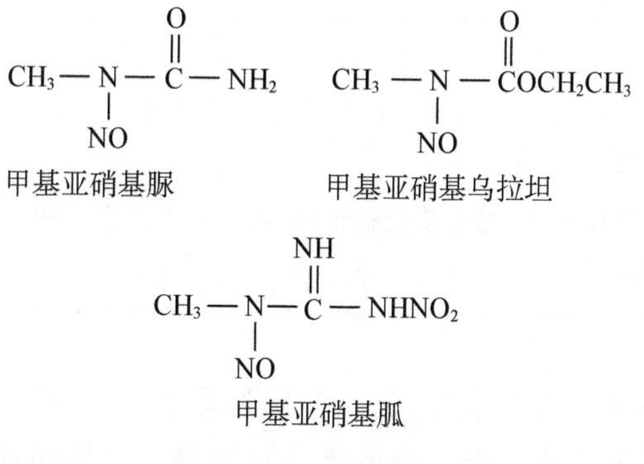

甲基亚硝基脲　　　　　　甲基亚硝基乌拉坦

甲基亚硝基胍

图 2-5　亚硝酰胺致癌物

5. 烷化剂　这类化合物反应强,与细胞中的蛋白质、核酸等成分共价结合,如芥子气、二氯甲醚,能引起肺及呼吸道癌。有些烷化剂原作为抗癌的化疗药物,但患者于 2 年后可能发生肿瘤;如环磷酰胺、塞替派、白消安等可引起肺癌、乳腺癌,溶肉瘤素等可致急性髓性白血病,2-萘胺芥可引起膀胱癌。烷化剂致癌物还包括乙烯亚胺类、磺酸酯类、内脂类、卤醚类中的一些化合物,以及某些硫酸酯和亚硫酸酯。

6. 有机卤化物　这类化合物为数繁多,其中有的为致癌物。例如接触氯甲甲基醚者其肺癌发病率 8 倍于常人;氯乙烯塑料单体可引起肝血管肉瘤。能诱发动物肿瘤的,如多氯联苯可诱发肝细胞瘤,氯仿可引起甲状腺及肝肿瘤,四氯化碳引起肝肿瘤等。有些致肿瘤的杀虫药、抗癌药亦属有机卤化物。

7. 金属 有些工业的金属生产或应用过程中发现有职业性癌。如生产铬酸盐与电镀铬工人,肺癌与鼻腔癌发病率均高,患者组织中铬的含量偏高。镍矿工人和炼镍工人的肺癌和鼻窦癌发病率高,是由于镍本身还是镍矿中含砷或放射性杂质,尚待研究。羰基镍的毒性很高,其气体能诱发大鼠肺及呼吸道癌,硫化镍局部注射可引起大鼠纤维肉瘤。应用氧化镉的工人较多患前列腺癌,其对肺癌的发病影响也受到重视。在动物实验中,铍能引起猴的骨肉瘤和肺癌,铅引起肾癌和白血病。

许多化学致癌物是化学工业的产物,在制备过程中吸入或接触,可引起职业性癌。其他还有医源性和自然界的产物、食品添加剂、农药及头发染料,如硝基苯二胺化妆品等,亦可为致癌物的来源。在与环境致癌物的接触中,较普遍而又重要的是人们的生活习惯;除饮食习惯外,尚有吸烟、咀嚼烟草或槟榔、石灰的混合物及嗜酒等。近年来肺癌的发病率不断上升,而吸烟者较不吸烟者高7～11倍,且每天吸烟数量与肺癌发病率成正比,香烟的烟雾和烟油中含致癌物及促癌物(表2-5)。除肺癌外,吸烟还能增加上呼吸道和消化道癌、膀胱癌与胰腺癌的发生。化学致癌物也可按其本身是否有直接致癌作用或其代谢产物是最终致癌物而区分为直接作用的化学致癌物与经代谢后起作用的化学致癌物。前者不必经过机体的转化,这种化合物较少,因为活性大,易被分解。如在体内的半衰期长到能够致癌,大多属于化工物品和药物,其中主要为烷化剂,如芥子气、氮芥、环磷酰胺、溶肉瘤素和铬酸盐、羰基镍、亚砷酸钠、石棉、亚硝基脲、亚硝基胍等。

表 2-5 香烟的烟雾中和烟油中的主要致癌物

类 别	名 称
多环芳香烃类	苯并芘,二苯并蒽,二苯并氮杂芴,二并荧蒽,二苯并芘,苯并荧蒽,茚并芘,二苯并吖啶,2-萘胺肼
亚硝胺	二甲基亚硝胺,二乙基亚硝胺,甲基乙基亚硝胺,去甲烟碱亚硝胺,吡咯烷亚硝胺
促癌物	儿茶酚

经代谢后的化学致癌物则为数较多,包括多环芳香烃、芳香胺、氨基偶氮染料、亚硝胺,以及多数有机卤化物和真菌毒素等。进入机体或与其接触时的致癌物称原型致癌物,经过初步代谢的为近似型致癌物,然后成为亲电子的最终致癌物,与细胞亲核子的大分子共价结合(图2-6)。这种代谢过程是通过酶的作用,这也是造成不同动物对致癌物反应迥异的原因。多环烃化合物主要靠肝微粒体的混合功能氧化酶,称芳香烃羟化酶及环氧化物水解酶。以苯并芘为例,代谢后产生三个有活性的最终致癌物,即三个二氢羟化合物(9,10-,7,8-4,5-dihydrodiol-1s),其中以7,8-dihydrodiol-9-10-epoxide B(a)P为最强。再如原型致癌物苏铁素,化学式为:

$$H_3C-N=N-CH_2O \cdot C_6H_{11}O_5$$
$$\downarrow$$
$$O$$

经过正常动物或人的肠内细菌作用,产生近似致癌物称甲基氧化偶氮甲醇,即 $H_3C-N=N-CH_2OH$,能引起动物的肝肿瘤。在无菌动物,虽喂以苏铁素,但无甲基氧化偶氮甲醇的形成,故不诱发肝癌。肠内细菌是通过释放葡萄糖醛酸苷酶而起作用的。

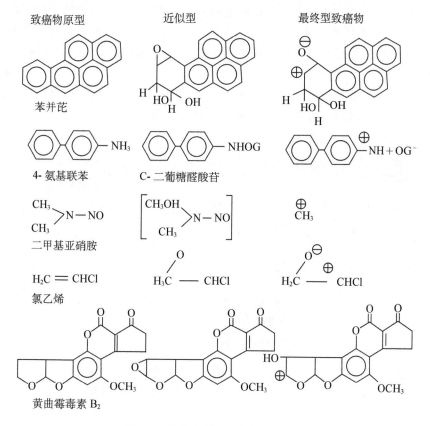

图 2-6　化学致癌物的代谢活化作用

(三)化学致癌物的生物学特性

化学致癌物的主要生物学特性:①致癌作用与接触致癌物的剂量成正比,剂量越大肿瘤发生率越高,潜伏期也越短。流行病学资料表明,接触化学致癌物虽在工业防护方面订有最低允许的接触剂量,但对于人来说并没有安全的阈剂量。②从接触致癌物到发生肿瘤的潜伏期很长,人类为 5~30 年,其他动物大抵与寿命呈一定比例。有的致癌物通过胎盘影响子代,待子代成长时才发生肿瘤。③正常组织经致癌物作用后转化为恶性生长是一个多阶段的过程。④某些致癌物起始动作用,称始动因子,但明显地受各种促进因子(亦称促癌因子或辅助因子)的影响。⑤活跃增生的组织细胞易发生癌变。⑥同一种化学致癌物诱发的肿瘤常具有不同的抗原性、不同的表现,如生长率、分化程度、细胞表面性质、酶谱等。

(四)化学致癌物的代谢

直接作用的化学致癌物不需要在体内经过代谢即能诱发肿瘤,但一经代谢后,即失去原有致癌作用而被灭活;例如硫芥、氮芥、环氧化物、烷基磺酸,亚硝酰胺等化学致癌物。利用肝内质网药物代谢酶的诱导,可使这类致癌物受到破坏,降低其致癌性。大多数化学致癌物属于间接作用的化学致癌物,它们必须在体内通过肝内质网酶系的作用生成最终致癌物,才有致癌作用。

1. 芳香胺 如氨基芴、偶氮染料、苯胺、氨基联苯胺等的代谢激活，是通过羟化酶、去甲基酶、偶氮还原酶等而实现的，其中以羟化酶较为重要。多数致癌性芳香胺及酰胺都是通过 N-羟基化而被激活，生成最终致癌物。2-乙酰氨基芴（2AAF）的代谢途径已经清楚（图 2-7）。AAF-N-硫酸酯的形成是通过肝内硫酸转移酶的作用。N-OH-AAF 除了生成硫酸酯外，还可通过其他代谢途径生成亲电子反应物而与信息大分子共价结合（图 2-8）。这些酶促反应对于 N-OH-AAF 在肝以外的其他靶组织形成最终致癌物也很重要；特别由于乙酰基转移酶广泛存在于组织，以及 N-乙酰氧化氨基芴的强致癌性而显得更重要。

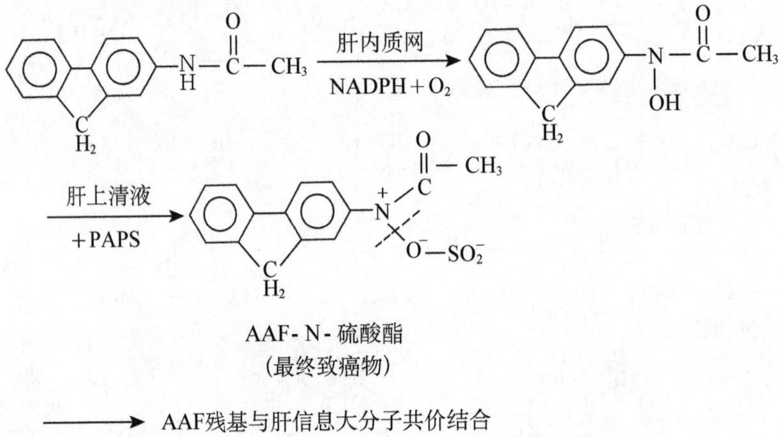

图 2-7 2-AAF 在肝内的代谢

PAPS 为 3′-磷酸腺苷-5′-磷酸化硫酸（活泼的硫酸盐）

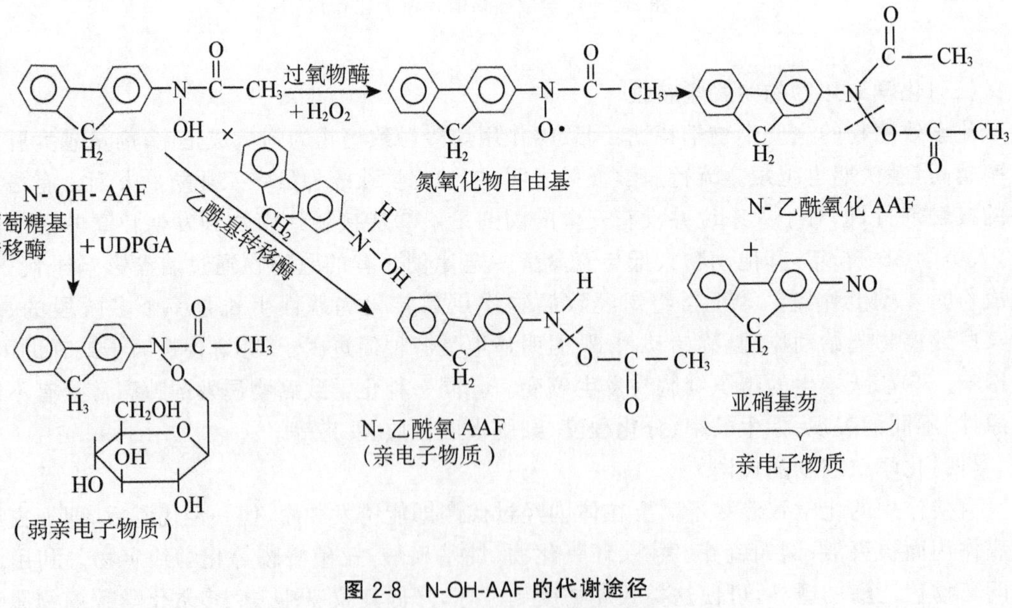

图 2-8 N-OH-AAF 的代谢途径

UDPGA 为二尿苷二磷酸葡萄糖酸

其他芳香胺、酰胺及硝基化合物的致癌性,取决于在体内形成 N-羟基衍生物,其中多数的最终致癌物尚未清楚。激活反应可能因苯环上的取代基、组织与种属不同而异。如 N-甲基-4-氨基偶氮苯的激活,类似 2AAF,是通过 N-羟基化和 N-羟基衍生物的硫酸酯化,它与核酸的主要加合物包括鸟嘌呤残基上 C-8 被 N-甲基-4-氨基偶氮苯的 N-原子所取代。但是,2-AAF 的氧化由细胞色素 P-450 系统催化,而上述染料的 N-氧化由黄素蛋白催化,后者不需要细胞色素 P-450 系统。有数据说明,可能有不同的肝硫酸转移酶作用于这两个底物。业已证明一些致膀胱癌的芳香胺经肝内质网酶系进行羟基化,再由 N-羟基胺(如 N-羟基-2-萘胺和 N-羟基-4-氨基联苯)在肝内质网酶系作用下与 β 葡萄糖醛酸生成 N-葡萄糖醛苷;如 N-羟基-4-氨基联苯的 N-葡萄糖醛苷,是 4-氨基联苯在狗尿中的代谢产物,狗尿和人尿的酸性足以使 N-葡萄糖苷水解,并使生成之羟基胺质子化,从而与膀胱上皮大分子物质结合,最终形成肿瘤(图 2-9)。

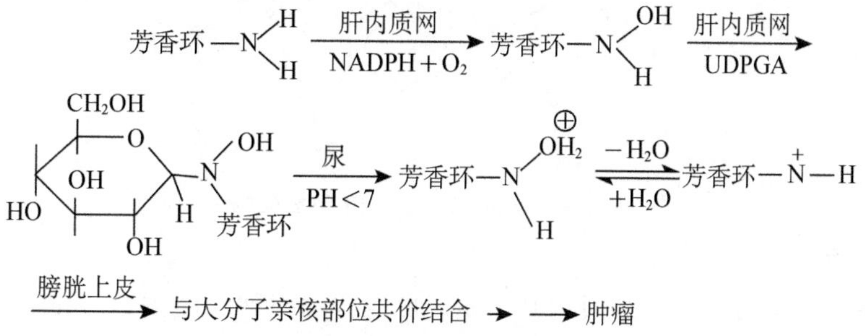

图 2-9　致膀胱癌芳香胺最终致癌物的形成

2. 多环芳香烃　这类致癌物主要包括 3-甲基胆蒽、苯并芘、苯并蒽、二苯并蒽等。它们可能通过形成环氧化物,进而形成酚类及二氢二醇类代谢中间物而致癌。实验证明,多环芳香烃的 K-区环氧化物对于小鼠成纤维细胞在细胞培养中的转化,较其母体更为活跃;同时,已证明在苯并蒽的湾区(Bay 区),即在 C-10 与 C-11 之间的阻碍区(图 2-10)形成的二羟基-环氧化物中间体,是这些致癌物的最终致癌物。这些中间体的致突变与致癌作用都较其母体的作用强。苯并芘首先通过内质网酶系作用,生成 7,8-环氧化物,再通过环氧化物水化酶形成二羟基化合物,其后形成具有亲电子性、致癌性与致突变性的最终产物。7α,8α-二羟基-9α,10α-环氧基-7,

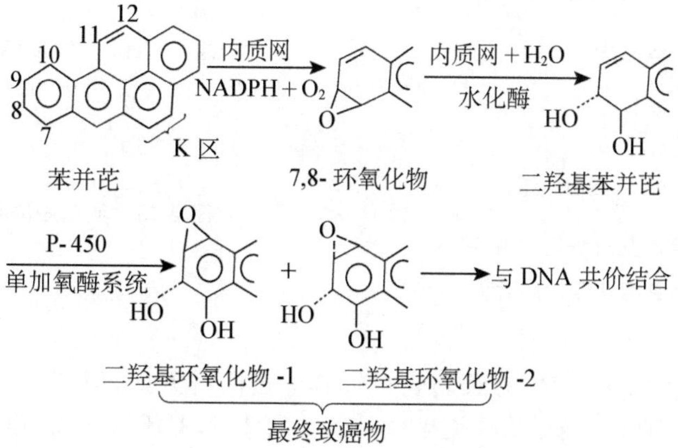

图 2-10　苯并芘在体内的转变

8,9,10-四氢苯并芘,这种二羟基环氧化物可与 DNA 等大分子物质共价结合。同样,苯并蒽形成 3,4-二羟基-1,2-环氧化物(图 2-11)的致突变性和对小鼠皮肤的致癌性也最大(苯并蒽的 Bay 区在 C-1 与 C-12 之间);而其他位置的二羟基所形成的环氧化物,如 8,9-二羟基-10,11-环氧化物,10,11-二羟基-7,8-环氧化物则较差。另外,多环芳香烃可被芳香烃羟化酶(AHH)激活,生成活泼的最终致癌物。AHH 存在于各种组织,并为许多物质所诱导,小鼠的诱导活性则受基因的控制。人类 AHH 的诱导性有明显的个体差异。近来发现,AHH 高诱导性与吸烟者发生肺癌之间有一定联系,但对其他肿瘤患者,则无此种联系。

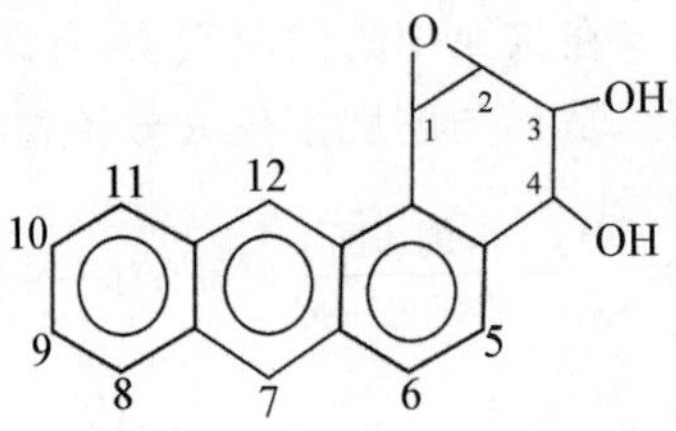

图 2-11 3,4-二羟基-1,2-环氧化物

3. 亚硝胺类化合物 主要是通过肝内质网的混合功能加氧酶去烷基化,所生成之单烷基衍生物自行分解成 N2 及正碳离子,然后与细胞的核酸或蛋白质共价结合。亚硝基酰胺及亚硝基亚胺则不需酶促激活,因为它们与 H_2O 和其他细胞的亲核物质反应,生成相同的烷化中间物(图 2-12)。其他不同亚硝胺也可能通过其他代谢途径,不一定有甲醛的生成或 N2 的释出。有学者根据尿中出现亚硝胺代谢产物Ⅰ及Ⅱ(图 2-13),推测亚硝胺的真正致癌物可能是具有一个活泼的酮基化合物,能与细胞中核酸碱基的氨基或蛋白质的巯基形成牢固的键桥,从而改变细胞的遗传信息,导致癌变。

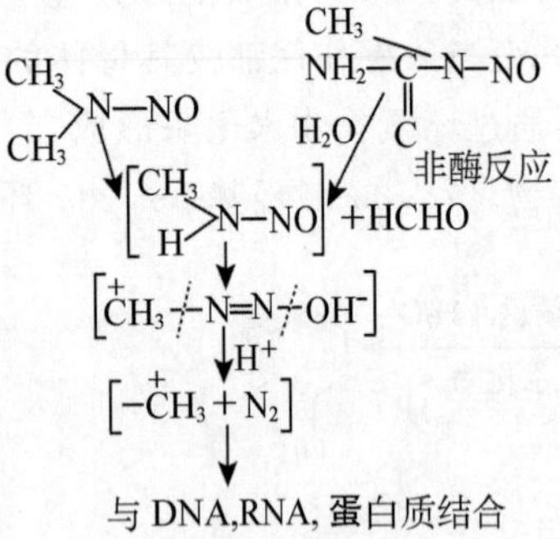

图 2-12 二甲基亚硝胺及 N-甲基
亚硝基脲在体内的转变

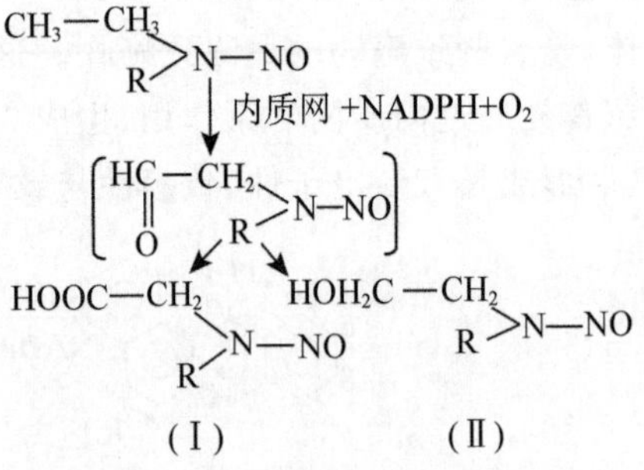

图 2-13 亚硝胺的可能代谢途径

4. 黄曲霉素 黄曲霉素 B_1 的致癌能力较其他黄曲霉素强,但其本身并无致癌性。黄曲霉素 B_1 在肝内通过内质网羟化酶作用生成的黄曲霉素 2,3-环氧化物,很可能是最终致癌物,与细胞核酸或蛋白质结合(图 2-14)。人工合成黄曲霉素 B_{1-2},3-环氧化物的类似物,黄曲霉素 2,3-二氯化物,是强亲电子剂,对小鼠皮肤及大鼠皮下组织是强致癌物,也是一个强致突变剂。

黄曲霉素 B_1 在体内代谢还可生成黄曲霉素 M_1 及黄曲霉素 M_2，已先后从绵羊的尿、牛奶中分离出来。黄曲霉素 M_1 对鳟鱼有致癌作用，对大鼠的毒性与黄曲霉素 B_1 相似。此外，还发现有黄曲霉素 P_1 和黄曲霉素 Q_1。黄曲霉素 P_1 未发现有致癌作用。黄曲霉素 M_2 和黄曲霉素 $B_2\alpha$ 因无黄曲霉素 2,3-双键，亦无致癌作用（图 2-15）。

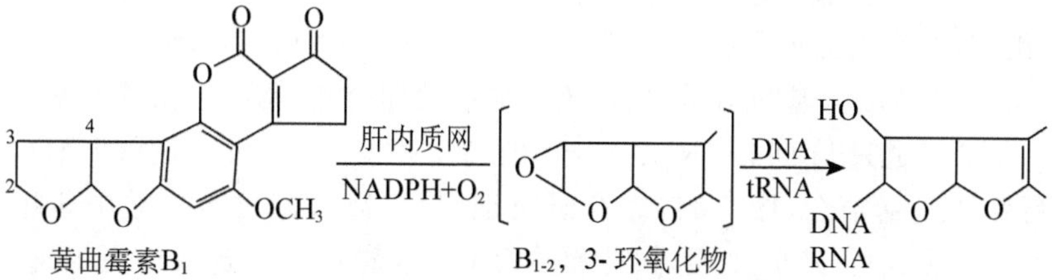

图 2-14　黄曲霉素 B_1 在体内的代谢激活

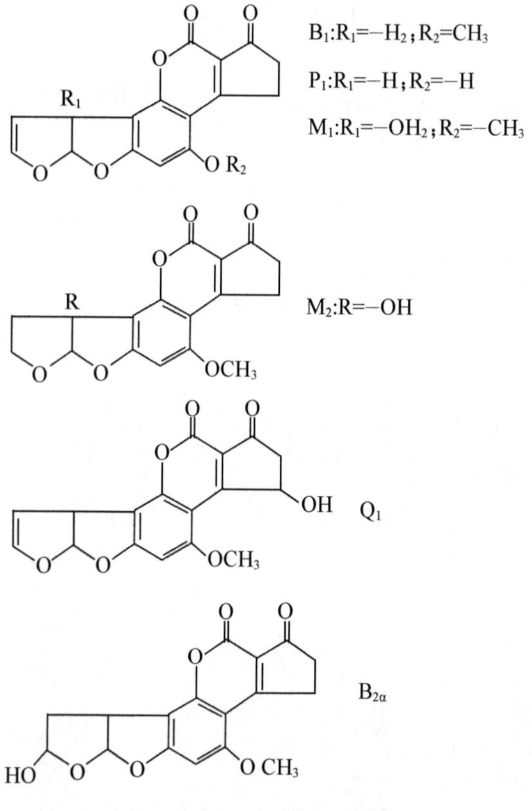

图 2-15　各种黄曲霉素的结构式

化学致癌物具有种属和器官特异性，可能与致癌物的代谢有关。例如，AAF 不能使豚鼠发生肝癌，可能由于豚鼠缺乏转变 AAF 为 N-OH-AAF（强致癌性）的酶，但如喂以 N-OH-AAF，则可诱发肝癌。在体内，N-OH-AAF 可被硫酸转移酶转化为硫酸酯（最终致癌物）；同样，雄鼠对 N-OH-AAF 的硫酸转移酶活性较雌鼠高，当可解释致癌物致癌的性别差异，并说明激素对参与激活致癌物形成最终致癌物的可能影响与某些致癌物的器官特异性。

化学致癌的原理：化学致癌物经肝内质网酶系激活生成的亲电子基团，如正碳离子（—$\overset{+}{C}H_3$）、正氮离子（—$\overset{+}{N}$＝），可与细胞的蛋白质、核酸（DNA、RNA）分子的亲核基团结合。偶氮染料类致癌物代谢生成之最终致癌物与细胞蛋白质分子中的甲硫氨酸结合，生成甲硫化物（图 2-16）。二甲基亚硝胺可能使蛋白质分子中的组氨酸甲基化。其他，如 N-甲基-N-亚硝基脲，则可在组氨酸、亮氨酸或半胱氨酸部分加上一个-C(＝NH)-NHNO$_2$ 基团。又如氨基芴的代谢物，N-羟基-2-乙酰氨基芴与蛋白质、核酸形成的加合物，都已从肝中分离出来。与核酸形成的加合物主要是通过与 DNA（RNA）分子的鸟嘌呤 C-8 结合；与蛋白质形成的加合物主要是通过与蛋氨酸残基结合（图 2-17）。有研究证明，多数致癌物与核酸中鸟嘌呤的 N-7 结合，但与致癌的关系不大；其他位置，如鸟嘌呤O-6与致癌物的结合或许更为重要；如亚硝基

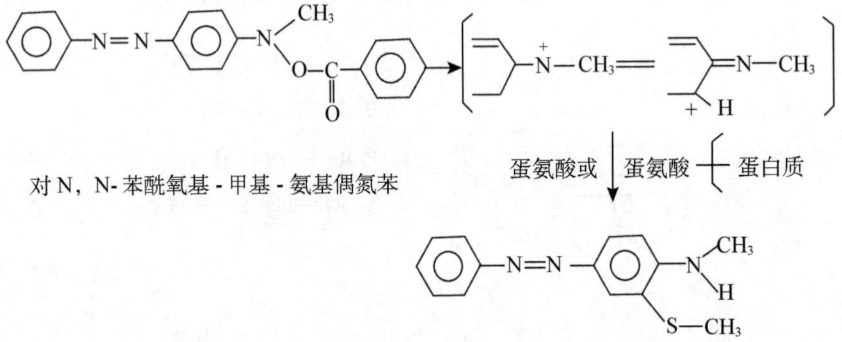

图 2-16 偶氮染料与蛋氨酸的反应

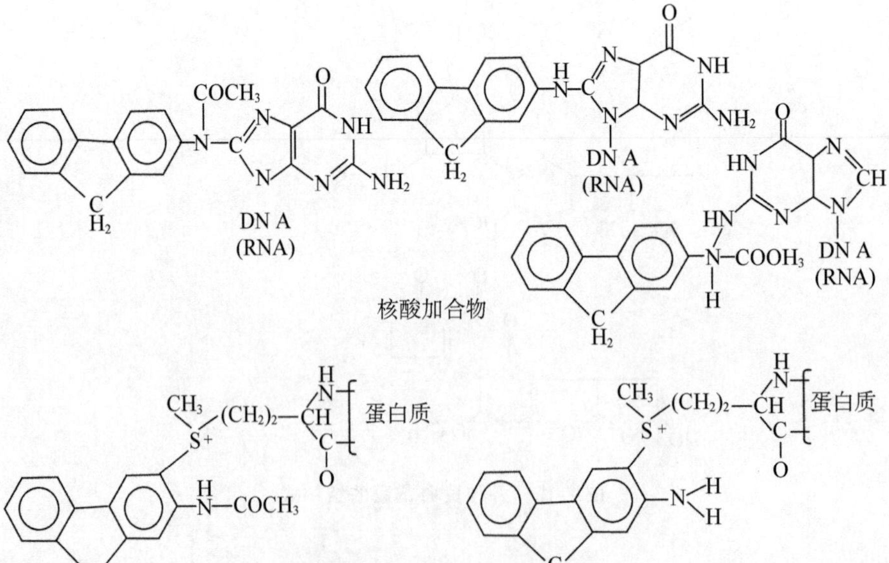

图 2-17 AAF 与核酸和蛋白质生成的加合物

胺及甲磺酸乙酯在 DNA 鸟嘌呤 O-6 上的烷化,与其对噬菌体的致突变作用相一致,而甲磺酸甲酯不能与 DNA 鸟嘌呤 O-6 结合,也不是致突变物。化学致癌物通过上述方式与细胞 DNA 结合后使 DNA 结构发生改变或使基因的调控受到影响,就会引起蛋白质,特别是酶,发生质和量的改变,从而引起细胞形态和功能的异常,最后导致癌变。致癌物与 RNA 结合,可能通过反转录酶生成异常的 DNA。致癌物与蛋白质结合,可能直接影响蛋白质(如核中组蛋白或非组蛋白等)对基因的调控,如与 DNA 聚合酶结合,则可能生成结构异常的 DNA,这些都可间接引起细胞突变。应当指出,致癌物与核酸形成的加合物的致癌作用并非最为重要;目前已检定过的烃类-核酸衍生物,也不一定是最初引起癌变的关键加合物。因为多环烃类既是诱癌的激发物,又是促进物,对其代谢产物可能具有的促癌作用,须加注意。鉴于许多酚类具有促癌作用,因此某些酚类代谢产物也可能具有促癌作用。细胞大分子物质与致癌物结合后如何影响其生物活性,可能在 2-AAF 残基与 DNA 鸟嘌呤 C-8 形成的加合物中,由于前者具有一个平面的芳香环,其大小近似一碱基对,当这些分子插入 DNA 时,DNA 的双螺旋就部分解旋,产生扭曲,致使 DNA 功能改变。另有证据表明这种取代会使转录永久终止,并干扰 tRNA 对密码的认识。

(五)化学致癌原理的假说

癌细胞的特征之一是具有遗传特性,因而癌变发生在基因水平上。早已有学者认为,癌细胞来源于体细胞的突变,近年来由于对化学致癌物在体内的代谢转变,以及与细胞内核酸、蛋白质结合的研究,这个假说似已愈受支持;但是也有许多事实不能解释,因而另有提出基因调控异常假说,以及细胞膜与癌变假说。现将这些假说的根据简单列于表 2-6。

表 2-6　有关癌变原理的假说

假　　说	主　要　依　据
基因改变(体细胞突变)假说	(1)化学致癌物或其代谢物与靶细胞 DNA 碱基结合,直接引起 DNA 结构改变;或与 RNA、蛋白质结合,间接引起 DNA 结构改变 (2)化学致癌物或其代谢物影响 DNA 修复功能,产生异常 DNA (3)多数化学致癌物的致癌性与致突变性有相关关系 (4)肿瘤 DNA 病毒、RNA 病毒直接或间接影响宿主细胞 DNA 的结构与功能
基因调控改变假说	(1)癌变过程是反分化过程:①癌细胞出现胚胎性抗原,如甲胎蛋白,癌胚抗原等。②癌细胞出现胚胎型同工酶,如肝癌出现丙酮酸激酶Ⅱ、醛缩酶 A、己糖激酶Ⅰ和Ⅱ等;同时肝型丙酮酸激酶Ⅰ、醛缩酶 B、葡萄糖激酶等活性降低。③癌细胞增殖酶活性增高,同时组织特异酶活性降低,其相互变化在癌变进程与正常发育过程相反 (2)癌细胞出现异位性蛋白,如肺癌出现促肾上腺皮质激素,肝癌出现胰岛素类蛋白等 (3)临床及实验动物肿瘤都有自然消退或向正常分化现象 (4)核移植实验:证明将蛙肾癌细胞核移入正常去核受精蛙卵,可产生正常蝌蚪,说明癌细胞仍保持可表现的正常信息

续表

假　说	主要依据
基因-膜-癌变假说	(1)癌细胞膜异常;①膜蛋白或受体发生改变,如蛋白酶、核苷酸、环化酶、糖基转移酶等活性增高或降低,糖蛋白、糖脂的增多或减少;②癌特异性抗原的出现,正常成分的丢失,如 Lets 蛋白的消失;③与植物凝集素的反应增高;④与膜相连的微丝、微管系统发生改变;⑤细胞膜的流动性增高;⑥运输的速度增高;⑦细胞运动的接触抑制丢失;⑧细胞分裂的接触抑制丢失 (2)结果引起细胞增殖与分化间的平衡、细胞通透性、细胞间的识别、对外界刺激的效应、免疫反应、细胞生长行为等发生改变,这些改变可能与细胞癌变有关。基因调控细胞膜、基因调控与癌变三者之间的关系可能:①致癌物→细胞表面改变→基因调控异常→癌变;②致癌物→基因调控异常→细胞表面改变→癌变

上述假说虽各有根据,但都不能全面说明癌变问题,有待进一步深入研究。

化学致癌过程:化学致癌是一个多阶段过程,近年来较重视化学致癌过程中各阶段分子水平和细胞水平的研究,对于了解肿瘤发病机制很重要。根据皮肤癌及肝癌的实验研究,化学致癌过程大致可分为起始阶段和促进阶段,各阶段的主要变化见表 2-7。

表 2-7　化学致癌过程中各阶段的主要表现

阶　段	生化变化	形态变化	特　点
化学致癌的起始阶段	(1)致癌物的代谢激活及与细胞 DNA、RNA 蛋白质的结合 (2)细胞 DNA 受损 (3)DNA 的修复与复制	细胞增生	短暂的、可逆的
化学致癌的促进阶段	细胞基因的阻遏和去阻遏 (1)鸟氨酸脱羧酶活性增高 (2)纤维蛋白酶原激活因子活性增高 (3)组蛋白合成增高 (4)磷脂合成增高 (5)细胞膜成分,如蛋白质(酶)受体、糖脂等异常 (浸润、转移、失去接触抑制等)	增生结节 白斑	长期的、可逆的

目前对于化学致癌物在体内的代谢及致癌原理虽未彻底清楚,但根据现有知识,已可对人类癌瘤的防治提供一些措施。例如,根据大多数化学致癌物的致癌性与对微生物的致突变性有相关关系,发展了对环境中可能存在的致癌物的检测方法;根据癌瘤出现胚胎性蛋白(如甲胎蛋白),发展了对肝癌早期诊断和疗效观察的方法;根据肿瘤发生发展的一些生化特点,正在进一步探索防治肿瘤的有效措施。由于人类肿瘤的发生,约 80% 与环境中的化学致癌物或促癌物有关,因此研究这些物质与肿瘤的关系颇为重要。

(六)化学致癌过程

化学致癌物就是化学致癌物质使正常细胞转化为癌细胞的过程,细胞里的 DNA 异常是癌产生的内在根据,而化学致癌物就是通过细胞内 DNA 等大分子的作用而致癌的,它们自进入机体后到引发最初的肿瘤需要经过一系列的代谢过程才能发挥其致癌作用。致癌过程大致分为 7 个阶段。

（1）化学致癌物的吸收或接触机体，在机体内通过微生物作用而形成致癌性物质。

（2）化学致癌物的活化，大部分好像主要通过肝微粒体混合功能氧化酶（MFO）进行代谢活化而对机体致癌。

（3）已代谢活化的化学致癌物被输送到作用器官及靶细胞内。

（4）活化了的化学致癌物，即终致癌物与细胞内脱氧核糖核酸（DNA）、核糖核酸（RNA）或蛋白质等生物大分子作用，终致癌物与 DNA 作用主要引起碱基对置换突变及移码突变，在"逃脱"DNA 修复后成为永久性改变，造成基因突变。化学致癌物与 DNA 分子的结合，主要有共价结合和嵌入，一般较小的致癌物分子与核酸链上的碱基发生共价结合而造成碱基损伤，较大的分子可能嵌入核酸链中，有的化学致癌物也兼有两种作用而结合，较大的化学致癌物分子嵌入 DNA 链中时，打断和破坏了 DNA 链上的原有碱基顺序，从而导致遗传密码的一连串改变造成了移码突变。

（5）促癌阶段和促癌因子的作用，促癌是指促进启动形成的肿瘤细胞分裂生长的作用阶段，其特点是单独作用无效，必须在启动作用之后间隔数周给予，才使肿瘤加速生长出现。促癌作用有可逆性，有剂量效应关系和阈剂量，一般学者认为，这是肿瘤形成过程中较易受干扰的阶段，最容易取得预防成效。

（6）癌细胞"逃脱"体细胞的免疫监视从最初的肿瘤细胞发展到临床的肿瘤细胞，这是一个漫长的过程，其间不仅是细胞数量上的增殖，而且还是许多演变过程；演变是指肿瘤形成过程中，在促癌之中或之后，细胞表现出不可逆的基因组合，在形态和细胞行为的变化，可能涉及遗传物质的重大改变。

（7）癌细胞浸润或转移，在恶性肿瘤中，癌细胞的扩散与转移常常是患者死亡的主要原因。但由于人体的免疫系统的防御功能，有时人也能控制肿瘤而带癌生存。

化学致癌的过程，也是一个细胞修复的过程。DNA 的修复可以使受化学致癌物作用而有损伤的 DNA 在一系列酶的作用下恢复到正常状态，行使正常的功能。在人类细胞里有 3 种主要的 DNA 修复过程，即光复合作用、切除修复及复制后修复。化学致癌物所引起的 DNA 等大分子的损伤在不能修复后可导致细胞有 3 个结局：①细胞凋亡；②细胞永远静止，失去繁殖能力，一直到人的死亡；③引起细胞突变后成为细胞变异原，若逃脱了机体的免疫监控就可能成为肿瘤。

这个 DNA 修复失败的过程，即致癌的启动阶段。作为癌症启动阶段的靶基因主要有原位癌基因和抑癌基因。原癌基因是一类高度保守的基因，主要涉及细胞生长、信号传递和核转录因子。在生长因子和激素的作用下，原癌基因正常的、暂时的表达产物增加对机体的正常生长发育、组织分化是必要的。但是它们持续激活，过度表达将导致癌症。遗传毒性化学致癌剂常诱发原癌基因突变，编码突变的蛋白质，引发细胞癌变。抑癌基因编码的蛋白质可抑制细胞分裂周期，突变后的抑癌基因编码的蛋白质失去了抑制功能。

（七）化学致癌机制

目前有两种学说：体细胞突变学说和体细胞异常分化学说。

（1）体细胞突变学说：认为癌变是由于化学致癌物使细胞遗传物质（如 DNA 等）的结构、功能发生改变，导致细胞的突变而引起的。其根据是从化学致癌物能与 DNA 共价结合，改变

DNA 的化学结构,直接引起细胞突变。化学致癌物也可与 DNA 结合,通过反转录酶(即RNA 以来的 DNA 聚合酶)生成异常的 RNA,也可与蛋白质(如 DNA 聚合酶)结合生成异常的 DNA,两者都可间接引起细胞突变。

(2)体细胞异常分化学说:虽然大多数化学致癌物都是致突变物,但有致变作用的物质不一定都是致癌物,因此,化学致癌物具有这一致突变性质还不足以作为化学致癌物致癌作用的依据;该学说认为,肿瘤的发生是高度分化的体细胞的去分化,甚至未分化、胚胎化,在去分化的同时,伴随有肿瘤细胞的浸润和转移。以上学说都不能全面揭示出癌变的本质和肿瘤发生的奥秘。在尚未完全明白化学致癌物在机体中作用机制的情况下,控制和消除化学致癌物对人体的接触至关重要。

(八)化学致癌剂与小儿实体肿瘤

小儿实体肿瘤的发生与环境污染也有密切关系。实验室证明杀虫剂的不同化学成分具有致癌和致畸作用,美国麻省曾有报道,暴露于家用杀虫剂的小儿肾母细胞瘤的发病率有提高。流行病学调查及实验室研究均发现环境中雌激素对人类健康产生不良影响,破坏正常内分泌系统的功能,导致早熟、不孕不育、尿道下裂等生殖器官的发育异常和肿瘤的发生。

父母由于工作性质会接触到一些工作环境的致癌物,从而影响到子女。如使用过抗惊厥药的母亲的孩子发生神经母细胞瘤的危险性是母亲用过神经激活药的孩子发病率的 2.83 倍,具有显著性差异;神经母细胞瘤的高发危险因素还包括妊娠期对乙醇、各种染发产品、性激素及利尿药的使用。

三、生物因素

生物性致癌因素包括病毒、细菌、寄生虫。尽管病毒与人类恶性肿瘤的关系还未完全阐明,但是目前研究表明某些病毒确实与人类某些恶性肿瘤有关。如乳头状瘤病毒与宫颈癌有关,EB 病毒与 Burkitt 淋巴瘤和鼻咽癌有关;乙型肝炎病毒与原发性肝癌有关;人类 T 细胞白血病病毒 I 型与成年人 T 细胞白血病有关;人类免疫缺陷病毒感染发生艾滋病时,易发生 Kaposi 肉瘤、B 淋巴细胞白血病,以及口腔和肛门附近的鳞状细胞癌等恶性肿瘤。病毒在肿瘤病因学方面的作用已有 90 多年的历史。自然界中存在多种病毒,病毒可以引起很多种疾病,也可以致癌。人类第一次发现病毒致癌是在 1908 年,Ellerman 和 Bang 发现,用患有自发性白血病的鸡的无细胞滤液感染其他鸡能引发白血病。此后,Rouse 用鸡肉瘤的无细胞滤液感染鸡胚形成白血病,但直到 1947 年 Claude 等才直接观察到病毒颗粒并命名为肉瘤病毒,这是人类发现的第一个致瘤病毒,开创了肿瘤病毒研究的历史。随着医学科学的发展,电镜、免疫学、分子生物学技术等的应用大大促进了病毒致癌的研究。在肿瘤细胞内发现病毒颗粒、病毒抗原、病毒核酸是病毒致癌的重要依据。尤其近年来分子杂交技术的应用,使用病毒核酸探针可以发现肿瘤组织细胞中所整合的病毒基因,从而证明病毒与肿瘤关系。如果结合使用聚合酶链反应(polymerase chain reaction,PCR)技术,则可大大提高其敏感性,可达 pg 级。

病毒侵犯宿主细胞后大致有两种后果:①病毒大量繁殖,终致宿主细胞死亡,病毒被释放,转而感染其他细胞,形成病毒暴发感染。②病毒并不大量繁殖,而是潜伏下来,将其遗传信息整合到宿主细胞 DNA 中,成为细胞的一部分,这种信息可以传给其子代。如果细胞内在调控系统紊乱或某些外源刺激,如化学物质、射线照射等,则潜伏在宿主细胞内的病毒癌基因被激活,含病毒细胞大量增殖形成肿瘤。

目前研究表明,病毒致癌机制可能是病毒的遗传物质(DNA)嵌入到人体正常细胞的 DNA 中(称整合),致使正常细胞发生畸变而导致癌的发生。约有 10 余种霉菌可能引起癌症,霉菌产生的毒素有很强的致癌或促癌作用,其中以黄曲霉素致癌能力最强,以白地霉菌毒素的促癌作用最强。黄曲霉素广泛存在于霉变的花生、玉米、大米、豆类中,可以诱发肝癌,以及肾、肺、胃、皮下组织的肿瘤。临床观察表明,中华分支睾吸虫与原发性肝胆管癌的发生有关,动物实验也成功地诱发了肝胆管癌,其致病机制可能与虫体的机械刺激及虫体产生的有毒代谢产物有关。血吸虫病与大肠癌密切有关,原因是血吸虫病在患者的大肠黏膜下产卵,局部形成卵包,刺激组织增生,诱发肠癌。

生物致癌因素主要可分为 3 种:①病毒,有些病毒潜伏到人体内后,在一定条件下,就会诱发癌症,与病毒有关的人类肿瘤主要有鼻咽癌、宫颈癌、白血病、肝癌等。比如,研究者从非洲儿童淋巴瘤和鼻咽癌患者的瘤组织中分离出了疱疹样病毒-ED 病毒,从乳腺癌、白血病、宫颈癌、恶性黑色素瘤和某些肉瘤中发现类病毒颗粒,而且免疫学的研究也证实不少癌症患者的血清中存在抗病毒抗体,这些都说明了病毒是致癌物质。②真菌,我们日常生活中食用的谷物、坚果和蔬菜等易受多种真菌污染,比如黄曲霉素、镰刀菌、交链孢菌和杂色曲霉菌等,其中曲霉菌产生的黄曲霉毒素有较强的致癌作用,可以诱发肝癌和胃癌,因此这些食物一旦发生霉变就不能再吃。③寄生虫,据临床观察发现,患肝吸虫病的患者胆管细胞型肝癌的发病率较高,患日本吸虫病的患者中直肠癌和结肠癌的发病率较高。

虽然化学因素、物理因素及生物因素都是引发癌变的外部条件,但是这些因素的不断加强会激活人体内源性的致癌因素(表 2-8),从而导致身体正常细胞发生癌变,引发癌症。因此,专家提醒应远离致癌因素,避免癌症的发生。

表 2-8　肿瘤致病因的生物因素

生物因素	相关肿瘤
EB 病毒	鼻咽癌、伯基特淋巴瘤
单纯疱疹病毒、乳头瘤病毒	宫颈癌
C 型 RNA 病毒	白血病、霍奇金病
乙肝病毒	肝癌
幽门螺杆菌	胃癌

从遗传物质角度看,病毒有 DNA 病毒和 RNA 病毒两类:①RNA 肿瘤病毒主要是反转录病毒,它可感染从低等爬虫类到高等的灵长类动物,可引发白血病、肉瘤、淋巴瘤和乳腺肿瘤等,如鸡白血病病毒、鸡肉瘤病毒(Rouse 肉瘤病毒)、牛白血病病毒、小鼠乳腺癌病毒等,研究发现,鸡肉瘤病毒基因组中含肿瘤基因 sre,其他多种病毒基因或与宿主整合的基因组中也含有不同的癌基因,从而更显示肿瘤病毒与肿瘤的密切关系。在人类疾病中,日本和美国学者分别从成年人 T 细胞白血病和皮肤型 T 细胞白血病外周血建立细胞株中发现 C 型病毒颗粒,称为人类 T 细胞白血病病毒(HTCV),而且还发现其与艾滋病有关。②DNA 肿瘤病毒与 RNA 肿瘤病毒不同,DNA 肿瘤病毒的正常复制常导致细胞溶解与死亡,只有当流产感染时方使细胞转化。DNA 肿瘤病毒分为多瘤病毒科、乳头瘤病毒科、腺病毒科、疱疹病毒科、嗜肝病毒科,它们又各自分为许多亚型,广泛存在于人和动物中,其致瘤作用强弱不等。

人乳头瘤病毒(human papilloma viruses,HPV)是人类肿瘤病毒中重要的致瘤病毒,与皮肤黏膜肿瘤有关。HPV 1、2、6 常引起良性肿瘤和良性增生,如乳头瘤和疣类,具有传染性。恶性鳞状上皮癌中发现了 HPV5DNA,H16,H18 等常与癌有关。另外,人类肛门、生殖器肿瘤也与人乳头瘤病毒感染有关,已经在宫颈癌、阴茎癌、肛管癌等组织中发现人乳头瘤病毒 DNA。

疱疹病毒是常见病毒,其中 EB 病毒(Epstein-Barr virus)研究较为深入。人类是 EB 病毒的重要宿主,原发感染后终身带有病毒,在口、咽、腮腺上皮细胞中繁殖,经涎液水平传播。EB病毒引起的综合征表现为肝炎、肺炎、脑炎和其他脏器受累。传染性单核细胞增多症 90% 由EB 病毒引起,被称为"广东瘤"的鼻咽癌也与 EB 病毒感染密切相关。鼻咽癌患者血清中有高效价的 EB 病毒抗体,用核酸杂交方法在鼻咽癌组织中发现了 EB 病毒 DNA,并进而定位于上皮细胞。伯基特淋巴瘤是常见于 tl;NtbJL 的一种恶性肿瘤,在伯基特淋巴瘤细胞中发现了EB 病毒 DNA 及其产物,甚至在发病前 2 年就可检出高滴度的 EB 病毒抗体。另外,还发现EB 病毒与儿童鼻咽癌、淋巴上皮癌、霍奇金病、类风湿等有关。值得注意的是,EB 病毒感染在人群中较为广泛,而鼻咽癌、伯基特淋巴瘤等发病有明显的地域性,说明在病毒感染之外还存在着重要的协同因素,已发现疟疾是 EB 病毒致伯基特淋巴瘤的协同因素,但在鼻咽癌尚不清楚。

随着对肿瘤病毒病因研究的深入,已经开始病毒疫苗的研制和使用。使用疫苗降低病毒感染,进而降低肿瘤发病率,则可反过来证明病毒与肿瘤的关系。基因-环境相互作用:肿瘤的发生是一个遗传和环境等多个因素共同作用的过程,肿瘤的发生不仅取决于可疑环境因素的暴露,还取决于个体对某种肿瘤的遗传易感性。外源性化学物质进入体内后,经 I 相代谢酶代谢活化形成亲电子中间体,损伤 DNA,而机体存在的 II 相代谢酶能使其灭活排出体外,另外有些酶能催化损伤的 DNA 修复过程,因此人体对内外源性致癌剂的代谢能力和基因修复能力等将影响小儿对肿瘤的易感性。易感基因研究实质是探讨环境暴露与基因突变之间的环境交互作用。

第三节　遗传因素与小儿肿瘤

虽然肿瘤流行病学调查结果提示,人类肿瘤 80% 以上由多种环境致癌因素引起,但在同样环境生活的人群中罹患肿瘤者毕竟是少数。即使在一些高发地区,肿瘤实际发病率也仅在0.1%~0.2%。由此可见,宿主的内在环境尤其遗传因素的作用是十分重要的。大量流行病学调查资料显示,某些肿瘤具有种族和群体特异性,有些有家族聚集现象,这些均显示了肿瘤遗传背景或遗传倾向性。某些遗传综合征(如家族性息肉病)、肿瘤发生率明显增高。小儿肿瘤,尤其双侧多发性肿瘤,如视网膜母细胞瘤(retinoblastoma,Rb)、神经母细胞瘤、肾母细胞瘤、嗜铬细胞瘤(pheochromocytoma)等,则为遗传性肿瘤。

近年来,人类染色体多种分带技术的运用、癌基因和抑癌基因的发现,更突现了肿瘤与遗传的密切关系。历史上最早的有关癌高发家系的报道,是 1866 年法国外科医师 Broca 发现其妻子家系中乳腺癌高发,连续 4 代中的 24 名女性有 10 例患癌。著名的"G 家族"调查于 1895年由 Warthin 开始,直至 1970 年由 Lynch 完成,其间长达 75 年,该家系中最大的支系达 7 代,总共 842 名成员中癌症患者竟达 95 例,显著特点是腺癌发病率高,女性多患子宫内膜癌,男性则为胃肠腺癌。癌常呈垂直传递,且基本符合常染色体显性遗传方式,因此被称为"癌家"(cancer family),在此家族中,其他原发性肿瘤发病率也高,常见的有腺癌综合征(adenoearcinoma syndrome)、多发性原发性肿瘤,如小儿同时患有肾上腺皮质瘤和脑瘤。另外临床上还发现,在一个家族中多个成员罹患同一种癌,这种家族性癌(familial cancer)涉及结肠癌等,在我国也有有关广东鼻咽癌、启东肝癌、林县食管癌等的高发家系报道。肿瘤家族聚集现象反映了遗传和环境的共同作用。仅就遗传而言,影响因素就很多。例如,种族差异和群体差异,日本人的松果体瘤、中国人的鼻咽癌、白种人的乳腺癌、非洲人的肝癌等均显著高于其他民族,甚至肿瘤的不同组织类型也与民族有关。移民流行病学研究则更为生动地揭示了遗传和环境的双重影响。在世界各地的中国移民,其鼻咽癌的发病率显著高于当地人群;非洲黑种人和移居美洲 100 年的非洲黑种人都罕见尤因肉瘤,显示其重要的遗传背景。然而,移居美国后的黑种人很少有非洲黑种人常见的肝癌、伯基特淋巴瘤等,又似乎说明环境因素的重要作用。移居美国的日本妇女与在日本生活的妇女一样,乳腺癌发病率都很低,但在美国出生的第二代日裔妇女乳腺癌发病率出现升高趋势,说明饮食等环境因素的重要作用。因此,遗传背景受到环境因素干扰。肿瘤的遗传特性只在少数病种表现为单基因遗传,而大多数肿瘤表现为多基因遗传。

单基因遗传是指遗传性状主要由一对等位基因控制,其遗传方式符合孟德尔定律,主要表现为常染色体显性遗传,常染色体隐性遗传及性连锁遗传极为少见。其遗传表现为患者双亲之一常染色体中有一致癌基因,患者同胞将有 1/2 发病,且连续几代均出现肿瘤患者。这种单基因遗传的肿瘤又称遗传性肿瘤,包括视网膜母细胞瘤(遗传型占 40% 左右)、肾胚胎瘤(遗传型占 40% 左右)、神经母细胞瘤(遗传型占 20% 左右)、多发性神经纤维瘤病等。这些遗传型肿瘤的特点是常双侧发病(肾胚胎瘤、视网膜母细胞瘤)或呈多发性(神经母细胞瘤、家族性结肠息肉病等)且发病较早。1971 年,美国 Kaudson 通过对 48 例视网膜母细胞瘤的研究提出视网膜母细胞瘤形成的"两次突变学说",认为视网膜母细胞瘤起源于胚胎细胞,遗传型视网膜母细胞瘤的第一次突变来源于亲代一方的生殖细胞或配子形成期,由此发育成的个体所有体细胞均带有突变基因。这种个体在其视网膜视杯细胞的相应基座上只要再发生一次突变,即可形成肿瘤。这一理论同样适用于解释肾母细胞瘤、神经母细胞瘤、嗜铬细胞瘤等多种小儿肿瘤及一些遗传型成年人恶性肿瘤的发病。Kaudson 认为,几乎所有双侧和多发性小儿肿瘤都是生殖细胞突变的结果。成年人肿瘤中遗传型比非遗传型平均确诊年龄提早几年甚至十几年,且具有多发性特点,可能也是遗传型生殖细胞突变的结果。

然而,肿瘤更多地表现为多基因遗传。每对基因对表型的效应都比较小,且个体的易感性还受到环境的重要影响。常见肿瘤,如乳腺癌、原发性肝癌、大肠癌等都具有多基因遗传的特点。高发家族的存在就是很好的证据。多基因遗传病的遗传率具有重要的理论及实际意义。乳腺癌和大肠癌的遗传率较高,亲缘关系的疏近影响较大,故其亲代发病的危险性很高,对患者近亲中出现的癌前病变(如乳腺小叶增生、结肠腺瘤等)施行预防性切除尤为重要。

肿瘤患者染色体的变化是肿瘤遗传的物质基础。癌基因、抑癌基因理论则从遗传分子水平解释了肿瘤的发生。癌基因、抑癌基因理论是肿瘤遗传研究的重大进展。癌基因(oncogene)源于希腊文 onkos(肿瘤),是引起癌变的基因。癌基因分为两类:①病毒癌基因(v-onc),指反转录病毒(retrovirus)基因组中带有的、可使受病毒感染的宿主细胞发生癌变的基因;②细胞癌基因(c-onc),指存在于正常细胞基因组中、一旦被激活可使细胞恶性转化的基因。在对病毒癌基因 ras 的研究中发现,在其宿主细胞基因组中存在相同基因,以后陆续发现病毒癌基因大都有对应的细胞癌基因。进一步研究认为,病毒癌基因并不是病毒本身必备的基因,而是在生物进化的某一时期从宿主细胞中俘获的细胞癌基因。所以,病毒癌基因来源于细胞癌基因,病毒癌基因都有对应的细胞癌基因,而细胞癌基因并非都有对应的病毒癌基因,如有关神经母胞瘤的 N-ras、N-myc、c-neu 等就无对应的病毒癌基因。癌基因是正常细胞中的一种结构基因,行使正常生理功能,并无致癌活性,故又称原癌基因(proto-oncogehe)。只有当癌基因被激活后才能使细胞癌变,癌基因的激活有两种途径:①所谓"剂量效应";②基因性质的改变。当某种基因过度表达,会产生过量的基因产物,而使细胞呈现恶性表型。反转录病毒的 LTR 结构中包含转录启动子或增强子序列,当其插入宿主细胞基因组时,插入位点附近的原癌基因等于获得新的转录启动子,从而过表达。如人的神经母细胞瘤(Ⅳ期)可有 5～1000 倍 N-myc 基因扩增。现认为,人神经母细胞瘤中发现的双微体及染色体均染区(HSR)就是 N-myc 基因扩增的结果。另一种机制就是在某些因子作用下细胞癌基因编码序列可以发生突变,从而出现功能改变,导致细胞癌变。抑癌基因即肿瘤抑制基因(tumor suppressor gene)或称抗癌基因(anti-oncogene),是一类抑制癌基因作用的基因。人类视网膜母细胞瘤是一种遗传性肿瘤,运用高分辨染色体显带技术发现,视网膜母细胞瘤患者的体细胞和肿瘤细胞均有 13 号染色体的缺失,进而将视网膜母细胞瘤的基因定位于 13q14。在肿瘤细胞的基因型染色体 13q14 上,这对视网膜母细胞瘤等位基因在视网膜母细胞瘤中所表现的纯合性或杂合性不是减少就是缺失,故推测该位点上有一对抑制肿瘤形成的基因,Kaudson 等称之为抑癌基因。研究发现,在成骨肉瘤、肾母细胞瘤、乳腺癌等中也发现有视网膜母细胞瘤基因的缺失。

癌基因与抑癌基因仅就功能而分,同样一个 p53 基因,野生型有抑制肿瘤作用,而突变型则引起细胞的恶性转化。抑癌基因的研究为认识和防治肿瘤提供了新的视角。

第四节 免疫因素与小儿肿瘤

进入 21 世纪,恶性肿瘤仍然是极大危害人类生命健康的严重疾病,是继心血管疾病后的人类第二大杀手。肿瘤治疗的主要方法包括放疗、化疗和手术治疗。但是微转移或肿瘤干细胞的存在可导致肿瘤复发及治疗失败。所以肿瘤的治疗不仅要杀死肿瘤细胞,还要刺激宿主的免疫应答以监视残存的肿瘤细胞。因此,在许多肿瘤的治疗中免疫疗法已经成为肿瘤治疗的中心环节。肿瘤免疫疗法也称作生物反应调节剂(biologic response modifiers)或生物疗法,是应用现代生物技术及其产品进行肿瘤防治的新疗法,它通过调动宿主的天然防卫机制或给予天然(或基因工程)产生的靶向性很强的物质来获得抗肿瘤的效应。与放疗和化疗相比,免疫疗法副作用更小,作用范围更广,特别适用于多发病灶和有广泛转移的肿瘤,加上采用的是靶向治疗,目标明确,对肿瘤细胞以外的正常细胞影响小。因此,目前肿瘤免疫疗法越来越受到关注。肿瘤常被认为是细胞自主性的遗传性疾病,由癌基因活化、抑癌基因失活及基因组稳定性基因的改变所致。但是,肿瘤微环境、细胞外基质及免疫系统也在肿瘤发生发展中发挥重要作用。事实上,纵观肿瘤的发生发展过程,肿瘤细胞必须克服内在(细胞自主)和外在(免疫介导的)屏障,才能成瘤。宿主的免疫功能是决定肿瘤发生和发展的最后关卡(final checkpoint),只有当癌变细胞通过各种免疫逃避机制逃过免疫监视、克服免疫功能的控制,肿瘤才能进展或致死宿主。因此,从这一角度讲肿瘤可能是一种免疫学疾病。因此,深入了解肿瘤与免疫系统的相互关系,了解肿瘤逃避免疫机制,才能产生更多更有效的新的免疫治疗策略。

一、肿瘤与免疫系统的相互关系

肿瘤发生发展的始末,一直与免疫系统存在着相互关系。已知多种肿瘤与病原体感染有关。如 HBV 或 HCV 感染与原发性肝癌,HPV 感染与宫颈癌、血吸虫感染与膀胱癌和结肠癌、幽门螺杆菌感染与胃癌等。这些病原体的共同特点是能引起持续慢性炎症,不能被彻底清除,提示慢性炎症可能引起相关肿瘤,事实上,即使没有明显的感染,慢性炎症也能激发肿瘤的形成,如溃疡性结肠炎、克罗恩病都是胃肠道。炎症疾病提高了结肠癌发生的危险性,提示免疫应答与肿瘤发生之间存在复杂关系。癌基因的激活、抑癌基因的失活,以及染色体重排或基因扩增是肿瘤发生的内在原因,后者导致发生恶性转化的肿瘤细胞激活许多核转录因子,从而使肿瘤细胞本身产生诸炎症介质(如趋化因子、细胞因子、COX2 等),在肿瘤局部形成一个炎症微环境。另一方面,持续感染和慢性炎症也能激活许多核转录因子,在炎症局部也产生了趋化因子、细胞因子、COX2 等炎症介质,所形成的炎症微环境,提高了肿瘤发生的危险性。炎症微环境中活化的核转录因子主要是 NFκB、STAT3、HIF-1α 等,受这些核转录因子调控产生的炎症介质募集多种髓系来源的炎症细胞,如单核巨噬细胞、肥大细胞嗜中性粒细胞、嗜碱性粒细胞、嗜酸性粒细胞等,这些细胞在细胞因子作用下,产生更多的炎症介质,后者具有促细胞增殖、细胞存活、新生血管形成、促进浸润、转移、抑制特异性免疫应答,以及对激素或化疗药物不敏感等作用。某些类型的肿瘤,在肿瘤发生之前,炎症条件已经存在;在某些类型的肿瘤中,瘤性改变诱导了一个炎症微环境形成,从而促进肿瘤发生。综上所述,肿瘤微环境是通过活化髓系和淋巴系细胞及肿瘤细胞本身产生细胞因子实现的,肿瘤微环境中的炎症具有促进肿瘤发生的生物学效应。因此,对肿瘤相关炎症的信号转导途径的研究将有利于鉴定新的靶标分子用于更有效的肿瘤诊断和治疗。Toll 样受体(toll-like recep-tor,TLR)是当前的一大研究热点。它不仅能够促发急性炎症后的免疫保护作用,而且更多地参与了肿瘤的免疫逃逸。在许多肿瘤细胞(肺癌、结直肠癌、前列腺癌)及一些正常组织均表达 TLR4,说明它们对细菌感染均能产生反应。令人感兴趣的是,当用细菌脂多糖(LPS)刺激肿瘤细胞时,发现肺癌、结直肠癌细胞等经过 LPS-TLR4 信号转导途径均释放更大量的 TGF-β、VEGF、IL-2 及 IL-8 等。研究显示,IL-8 与肿瘤转移有非常密切的关系,同时肿瘤细胞释放 IL-8 还可以起抗凋亡作用,这些均是促进肿瘤发生发展的关键性因素。可见,肿瘤细胞上表达 TLR 并不全是一件好事,它参与了肿瘤的免疫逃逸。免疫抑制是肿瘤微环境的共同特点,也是肿瘤免疫治疗的屏障。

肿瘤微环境中还存在两群免疫抑制细胞,即髓系来源抑制性细胞(myeloid derived sup-pressorcells,MDSC)和调节性 T 细胞(regulatory T cells,Treg)。MDSC 是由粒细胞、单核/巨噬细胞和处于早期分化阶段的髓系前体细胞组成的细胞群。正常生理情况下,MDSC 主要集中在骨髓,但是在肿瘤形成中,骨髓内 MDSC 大量增殖,并向各组织器官聚集。研究发现,肿瘤组织内 MDSC 对 T 细胞表现出强烈的抑制作用,通过诱导机体免疫耐受促进肿瘤生长,高分泌 IL-6 和高表达 MMP-9,具有很强的促肿瘤转移功能。Treg 细胞严重浸润肿瘤组织,通过分泌抑制性细胞因子,如 TGF-β 及 IL-35 或者未知的接触机制抑制免疫应答。有报道卵巢癌、乳腺癌、肝癌组织中大量 Treg 的浸润预示肿瘤预后不良。许多肿瘤还表达膜受体,如程序性细胞死亡受体 1(programmed death receptor ligand-1,PD-L1)与 T 细胞表达的 PD-1(programmed death-1,PD-1)结合后,使 ITIM 磷酸化,从而募集磷酸酶 shp-2,使肿瘤细胞促进 CTL 凋亡,以抑制 T 细胞活化。

综上所述,肿瘤与免疫系统之间存在复杂的相互作用:①免疫系统通过免疫应答抑制肿瘤生长和进展;②免疫系统通过诱导的炎症反应反而促进肿瘤生长、存活和血管形成;③肿瘤利用免疫调节机制形成免疫抑制微环境,不仅抑制宿主免疫应答,而且形成了一道阻断抗肿瘤性免疫治疗的屏障。因此,深入探讨肿瘤与免疫系统之间的分子机制,将为肿瘤免疫治疗的理论研究奠定基础;而这些基础研究的进展能提供更多新的肿瘤免疫治疗策略。

二、免疫因素与抗肿瘤

机体免疫系统,尤其是细胞免疫代表了机体防御肿瘤的能力,免疫缺陷的个体患恶性肿瘤的概率比正常人群高 200 倍。Burnet 的免疫监视(immune surveillance)学说认为,机体细胞在内、外因素作用下不时产生突变而成为肿瘤细胞,带有新的抗原决定簇。当新抗原达到一定数量时,诱发胸腺依赖性免疫反应,癌变细胞就像同种异体移植物一样被排斥。但是在各种因素影响下,当肿瘤细胞生长超出这种免疫监视能力时,便形成肿瘤。而肿瘤形成后又反过来破坏机体的免疫系统,进一步削弱机体免疫监视能力,使之处于免疫耐受状态,从而更有利于肿瘤的形成和生长,进入一个恶性循环。虽然这种学说尚有一些不妥,但免疫功能在肿瘤发生发展中的作用已被广泛重视。

肿瘤形成中必须逃避机体免疫系统的攻击:一方面,在癌变初期,肿瘤细胞数量少,不足以刺激免疫系统的应答,而当肿瘤生长到一定程度时,肿瘤抗原编码基因发生突变,干扰了免疫识别过程,肿瘤细胞逃逸(sneaking through);另一方面,肿瘤细胞在宿主内长期存在和不断增多过程中,使幼稚阶段的淋巴细胞发生免疫耐受。还有一种可能就是在免疫监视下对免疫系统敏感者被消灭,而少数对免疫系统不敏感的细胞存活下来,这种经历了"免疫选择"(immuno-selection)的细胞便迅速生长起来。

每当外界微生物侵入机体时,机体免疫系统将有特异性的抵抗反应,即免疫应答。这是因为机体的免疫系统能够精确地识别何为体内的正常成分,何为外界侵入的异常成分。免疫系统这种区别"己"和"非己"的功能,能有效地清除外界侵入的有害微生物,保证机体内外环境的相对稳定。肿瘤细胞虽然是由体内的正常细胞转变而来,由于其发生了遗传物质改变,具备了许多不同于正常细胞的生物学特性;其中有些也可以被机体的免疫系统识别为"非己"成分并对它产生免疫反应。免疫系统识别肿瘤细胞要比识别细菌、病毒等难度要大,这是由于其识别缺陷,肿瘤细胞有抑制免疫细胞活性等因素的存在,所以,这种抵御肿瘤的免疫反应远没有抗感染免疫那样有效。

将那些可引发机体产生免疫反应的物质称为"抗原",而将机体血清中对外来抗原做出特异性反应的那些成分称为"抗体"。除了抗体之外,机体中某些细胞也参与这种免疫反应的过程,如白细胞可吞噬微生物等,这类参与免疫反应的细胞便称为"免疫细胞",其参与免疫反应的过程便称为"细胞免疫",而以抗体方式参与的过程称为"体液免疫"。如果机体因为某种原因使免疫力降低,也让肿瘤细胞的发生有可乘之机。

三、细胞免疫与肿瘤

有抗肿瘤作用的免疫细胞:对肿瘤免疫力的强弱决定于机体的某些有抗癌作用的细胞,以及体液中的抗体与某些细胞因子。有抗癌作用的细胞主要有以下几种。

1. 自然杀伤细胞(natural killer,NK)　属于人体淋巴细胞的一种,占外周血淋巴细胞中的 5%～10%,它起源于人体骨髓。研究证明 NK 细胞可以杀伤受病毒感染的细胞及某些肿瘤细胞,尤其是来源于造血系统的肿瘤细胞。白细胞介素-2(interleukin Ⅱ,IL-2)、干扰素(interferon,IFN)、肿瘤坏死因子(tumor necrosis factor,TNF)等物质可以增强自然杀伤细胞的这种杀伤能力。因此,在临床上已试用 IL-2 处理过 NK 细胞(称为淋巴因子激活的杀伤细胞,lymphokine activated killer,简称 LAK 细胞)来治疗肿瘤。有些研究者认为,LAK 细胞可以杀伤血液循环中的癌细胞,从而可抑制癌的转移。科学家在临床上已证明,LAK 细胞对部分肾癌、黑色素瘤、大肠癌及淋巴瘤有一定的疗效。

2. T 淋巴细胞　T 淋巴细胞在控制抗原性肿瘤细胞生长中起重要作用。包括两个亚群,即主要组织相容性(MHC)抗原复合物 Ⅱ 类抗原限制性 T 细胞,为 CD4＋的辅助性 T 细胞(TH),它需依赖抗原提呈细胞,如单核-巨噬细胞,将相关的肿瘤抗原提呈给 TH 细胞,才能使其特异性激活,分泌淋巴因子,如白细胞介素-2(IL-2)、巨噬细胞激活因子(MAF)等,通过自分泌或旁分泌作用,与其表面之 IL-2 受体结合,进一步激活自身、细胞毒性 T 细胞(CTL)、巨噬细胞、自然杀伤细胞(NK)和 B 细胞,再产生其他各种因子,如淋巴毒素或肿瘤坏死因子(TNF),而使肿瘤细胞溶解。而 MHCI 类抗原限制性 T 细胞,为 CD4＋的细胞毒性 T 淋巴细胞(cTL),除分泌淋巴因子外,可直接溶解肿瘤细胞。

3. 巨噬细胞　①处理和提呈抗原,激活 T 细胞产生特异性抗肿瘤作用。②通过与瘤细胞密切接触,细胞膜互相融合,致其细胞内的溶酶体直接进入瘤细胞;使瘤细胞溶解破坏。③细胞表面的 Fc 受体,通过抗体依赖性细胞毒效应(ADCC),增强对瘤细胞的毒性作用。④产生细胞因子,如 IL-1、TNF-α 等,参与对瘤细胞的杀伤作用。

4. CTL 及 TIL　细胞毒性 T 细胞(cytotoxic T lymphocytes,CTL)及肿瘤浸润淋巴细胞(tumor-infiltrating lymphocytes,TIL)在抗免疫肿瘤中发挥着重要的作用。CTL 被认为有较强的杀伤肿瘤细胞的作用,当 CTL 与癌细胞接触时,可释放出一种称为穿孔素(perforin)的物质,引起癌细胞破裂而死亡。此外,CTL 还分泌一种淋巴毒素,它可使癌细胞的 DNA 断裂,以及整个癌细胞核的崩溃,这称为细胞凋亡或称为程序性细胞死亡。CTL 还可以分泌 IFN,可进一步加强 CTL 的杀伤作用。TIL 也具有杀灭癌细胞的功能,具体做法是将癌灶周围的淋巴细胞取出,在体外培养,再加入白细胞介素-2 一起输入到患者体内。研究认为活化的 TIL 的抗癌能力比 LAK 细胞强 100 倍左右,但确切的疗效尚待进一步肯定。此外,要从肿瘤组织中分离出 TIL 亦非易事,往往达不到一定的数量。当达到 10 亿个细胞时注入人体方能取得一定的疗效。以上所说有抗癌作用的细胞也就是人体中的免疫细胞。除了免疫细胞的防御功能外,人体中还有体液免疫作用,其中包括补体、抗体、某些细胞因子等。

四、体液免疫与肿瘤

1. 体液免疫作用　补体(complement):一个世纪前,医师们便发现在免疫反应中,为了溶解外来的入侵者,如细菌等,除了需要抗体与抗原的特异反应外,还需要另一种血清因子起辅助作用,这种因子便称为补体。这是一种具有酶活性的球蛋白。补体可以由体内多种细胞和组织产生,如脾、骨髓、肝、巨噬细胞、小肠上皮、肺、肾等。当抗体与肿瘤细胞结合时,此时加入补体,则抗体溶解与杀伤癌细胞的功能可以得到加强。补体的这种作用对白血病,以及进入血液中扩散的癌细胞作用较大,对于大块的肿瘤(实体瘤)作用较小。

2. 免疫球蛋白(immuno-globulin)　抗体的活性在于其中的丙种球蛋白,然而也不是所有的丙种球蛋白都有抗体活性,那些有抗体活性的丙种球蛋白称为免疫球蛋白。这些免疫球蛋白可按其结构分为5类,即IgG、IgM、IgA、IgD、IgE。它可使各种免疫细胞发挥出更强的细胞毒性作用,将癌细胞溶解。提高吞噬细胞的能力,抑制癌细胞的增殖,防止它们转移灶的形成。

3. IFN IFN是一种糖蛋白,分为α、β和γ三种,具有抗肿瘤活性的主要是γIFN。IFN可以抑制多种致癌性DNA或RNA病毒,从而防止它们诱发肿瘤的作用。临床上曾用于治疗白血病、霍奇金病、淋巴瘤、骨肉瘤、多发性骨髓瘤、黑色素瘤、成神经细胞瘤、肺癌、大肠癌、乳腺癌等,在部分患者曾取得一定的疗效。现有的IFN往往带有杂质,可以引起诸多毒副作用,如白细胞减少、贫血、肝功能异常、中枢神经中毒、头痛、发热等。

4. IL-2 IL-2主要由T淋巴细胞产生,具有诱导产生IFN的作用,也可以增强NK、CTL和巨噬细胞活性并使之增殖,从而发挥抗肿瘤作用。因此,补充IL-2可起到治疗作用。但单独使用IL-2的效果不太理想,有学者将它与LAK合用,治疗肾癌、黑色素瘤、结肠癌、非霍奇金淋巴瘤。但IL-2也有较重毒副作用,严重时产生水肿、肺水肿。

5. TNF TNF主要来源于巨噬细胞、T淋巴细胞、NK及肥大细胞。研究发现以TNF处理癌细胞时,使癌细胞不能繁殖且被溶解。TNF可增强CTL及巨噬细胞的活性,促使白血病细胞向正常方向发展(诱导分化),使恶性性质有所好转,甚至转变成正常的成熟细胞。有些患者在应用TNF后会出现多个器官功能的衰竭、休克等毒副作用,当前医师们主张将TNF与其他细胞因子(如IFN)合并使用,或与化学治疗药物、单克隆抗体合并应用,这样降低了TNF的用量,也减少了严重的毒副作用。

6. CSF CSF是骨髓造血细胞生长、分化所必需的因子。用于癌症患者在化学治疗后的骨髓抑制,使造血功能及外周血象得以恢复,为恶性肿瘤的根治性化学治疗创造好的条件。CSF也合并用于自体骨髓移植,有利于移植物的存活。

近年来,对肿瘤发生发展中的免疫学方面的研究,以及肿瘤治疗中免疫学方法的研究进展很快,一些免疫疗法初见成效。

基因-环境相互作用:肿瘤的发生是一个遗传和环境等多个因素共同作用的过程,肿瘤的发生不仅取决于可疑环境因素的暴露,还取决于个体对某种肿瘤的遗传易感性。外源性化学物质进入体内后,经Ⅰ相代谢酶代谢活化形成亲电子中间体,损伤DNA,而机体存在的Ⅱ相代谢酶能使其灭活排出体外,另外有些酶能催化损伤的DNA修复过程,因此人体对内外源性致癌剂的代谢能力和基因修复能力等将影响小儿对肿瘤的易感性。易感基因研究实质是探讨环境暴露与基因突变之间的环境交互作用。

参 考 文 献

Allavena P,Sica A,Solinas G,et al.2008.The inflammatory micro.environment in tumor progression:The role of tumor-associated 1Tlacrophages.Critical Reviews in Oncology/Hematology,66(1):1-9.

De Oliveira DE.2007.DNA viruses in human cancer:An integrated overview on fundamental mechanisms of viral carcino genesis.Cancer Letters,247(2):182-196.

Duelii DM,Padilia Nash HM,Berman D,et al.2007.A virus causes cancer by inducing massive chromosomal instability through cell fusion.Current Biology,17(5):431-437.

Dunn GP,Old LJ,Schreiber RD.2004.The immunobiology of cancer imrnunosurveillance and immunoediting. Immunity,21(2):137-148.

Geerts D,Revet I,Jorritsma G,et al.2005.MEIS homeohox genes in neuroblastoma.Cancer Letters,228(1-2): 43-50.

Genc MR,Schantz-DJ.2007.The role of gene environment interaction in predicting adverse pregnancy outcome. Best Practice&Research Clinical Obstetrics&Gynaecology,21(3):491-504.

Gross S,Walden P.2008.Immunosuppressive mechanisms in human tumors:Why we still cannot cure cancer. Immunology Letters,116(1):7-14.

McLaughlin-DME,Munger KV.2008.Iruses associated with human cancer,Biochimica et Biophysica Acta (BBA)-Molecular Basis of INsease,1782(3):127-150.

Mora J,Gerald WL,Cheung NKV.1997.Evolving significance of prognostic markers associated with new treatment strategies in neuroblastoma.Cancer Letters,(1-2):119-124.

Pawelec G.2004.Immunotherapy and immunoselection-tumour escape as the final hurdle.FEBS Letters,567 (1):63-66.

Pezzolo A,Capra V,Raso A,et al.2008.Identification of novel chromosomal abnormalities and prognostic cytogenetics markers in intracraniaj pediatrie ependyrnoma.Cancer Letters,261(2):235-243.

Prestwich RJ,Errington F,Hatfield P,et al.2008.The immune system-is it relevant to cancer development,progression and treatment? Clin Oncology,20(2):101-112.

Quesnel S,Malkin.1997.Genetice predisposition to cancer and familial cancer syndromes.Pediatric Clinics of North America,44(4):791-808.

第3章 小儿实体肿瘤遗传学

Chapter 3

第一节 小儿实体肿瘤的遗传学特点

小儿恶性肿瘤发病年龄仅在出生后数月至数岁,常伴发多种先天性畸形,呈双侧或多发性病变。如白血病,伴发先天性睾丸发育不全症;肾母细胞瘤,合并单侧肢体肥大和尿道下裂,还可表现为双侧同时发病;骶尾部畸胎瘤,合并腭裂或脊柱畸形等。这些发病特点均提示为一种遗传性肿瘤,追问病史,即使其父母、祖父母、外祖父母,甚至整个家族均没有肿瘤的发病史,其发病仍可能与遗传因素密切相关。许多患儿在发生相关肿瘤之前就已经具有明显的临床表现及实验室特征,促使他们就医。小儿实体肿瘤的遗传学特点:早期发病,在一个器官内常呈多灶性损害,成对的器官呈双侧受累和多个原发病灶。这就引起人们提出这样一个假说,组织的恶性变至少是在细胞经过二次突变之后发生的(即肿瘤生成的"两次碰击"学说)。在遗传性肿瘤中,首次突变可能发生在合子形成前期并存在于所有的体细胞中,在体细胞经历第二次突变后随之就出现肿瘤。而在非遗传性(偶发)肿瘤中,"两次撞击"则作为一个偶然机会出现在相同的体细胞内,具有年龄特征且好发于单侧的视网膜母细胞瘤及 Wilms 瘤符合这一模式。并且预示着约有 40% 的视网膜母细胞瘤及较少的 Wilms 瘤是可以遗传的。视网膜母细胞瘤具有外显率,估计为 95%,而 Wilms 瘤基因的外显率要低得多。

第二节 遗传因素与小儿实体肿瘤的发生

现在认为,小儿恶性肿瘤的发生,是因二次细胞突变而导致遗传性肿瘤发病。二次突变假说认为遗传性肿瘤家族连续传递时,已经携带了一个生殖细胞系的突变,此时若在体细胞内再发生一次体细胞突变,即产生肿瘤,这种事件较易发生,所以发病年龄较早;而散发性肿瘤家族先需要有一个细胞内发生突变产生杂合体(heterozygous),继而再次突变失去杂合结构的两次体细胞突变而产生的,发生率较低或不易发生,所以发病年龄一般较晚。但是,第二次突变的可能性会比第一次随机突变高,所经历的突变时间也比第一次随机突变时间短。即患儿在母亲怀孕时,胚胎的生殖细胞中已经携有突变基因,但携带者可能不会发生肿瘤;只有在某些因素作用下,发生第二次体细胞突变后,才会发生单个或多发肿瘤。此外,一些患儿在出生早期,尽管细胞中携带有已突变的基因,但并不发病,而是在出生后的一段时间受到刺激,发生二次突变后才发病。

由于诱发基因突变的因素在不断增加,如环境污染、药物滥用、生物刺激等,所以,遗传性恶性肿瘤在近年来发病年龄提前,也就成为一种必然。

在人们生活的环境中存着不少物理的、化学的和生物的致癌因子,它们在一定条件下可以诱发肿瘤。例如,各种电离辐射和紫外线照射可以引起白血病和皮肤癌;多环芳烃化合物,如3,4-苯并芘可以引起肺癌,黄曲霉素可以诱发肝癌,亚硝受可以引起各种消化道肿瘤。在生物因子中,已经证明某些病毒可以引起动物肿瘤,并与一些人类肿瘤,如鼻咽癌、白血病密切有关。这些因子是通过引起基因异常而致瘤的。

但是尽管人们都接触各种致癌因子,却远非人人都发生肿瘤,这表明还存在个体的易感性,而易感性在很大程度是遗传物质的结构或功能才能使正常细胞转变为癌细胞,但对不同肿瘤,环境因素只有改变遗传因素作用的大小各异。

近年来肿瘤的分子遗传学研究表明,一些与细胞的生长和分化有关的基因在癌变过程中起关键作用,这些基因称为癌基因和肿瘤抑制基因,它们的结构或功能异常使细胞得以无控制生长,并最终导致肿瘤发生。因此,有学者认为肿瘤是一种遗传病,可称为体细胞遗传病,因在其发生中基因及基因异常起着重要作用。已知一些肿瘤是按照孟德尔方式遗传的,而在另一些肿瘤中遗传的"易感基因"和环境因素共同发挥作用;还有一些肿瘤是由于特定基因发生体细胞突变引起的,这种突变虽然不是遗传得来的,但却发生在遗传物质。

一、肿瘤的家族聚集现象

1. **癌家族**　癌家族(cancer family)是指一个家系中恶性肿瘤(malignant tumor)的发病率高(约 20%),发病年龄较早,通常按常染色体显性方式遗传,以及某些肿瘤(如腺癌)发病率很高等。Lynch 将上述特点归纳为"癌家族综合征"。曾经报道过一个癌家族(G 家族,图3-1),经过 70 多年(1895 年开始)间的 5 次调查,有些支系已传至第七代,在 842 名后裔中共发现 95 例癌患者,其中患结肠腺癌(48 例)和子宫内膜腺癌(18 例)者占多数。这 95 例中有 13例肿瘤为多发性,19 例癌发生于 40 岁之前;95 例患者中 72 例有双亲之一患癌,男性与女性分别为 47 例和 48 例,接近 1:1,符合常染色体显性遗传。

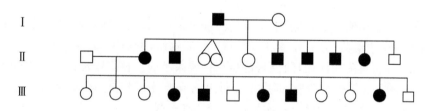

图 3-1　癌家族 G 部分系谱图

2. **家族性癌**　家族性癌(familial carcinoma)是指一个家族内多个成员患同一类型的肿瘤,例如 12%~25% 的结肠癌患者有肠癌家族史。许多常见肿瘤(如乳腺癌、肠癌、胃癌等)通常是散发的,但一部分患者有明显的家族史。此外,患者的一级亲属中发病率通常高于一般人群 3~4 倍。这类癌的遗传方式虽然还不很清楚,但表明一些肿瘤家族聚集现象或家族成员对这些肿瘤的易感性增高。

在对 77 对患白血病的双生子调查中发现,同卵双生者发病一致率非常高;在另一调查中,20 对同卵双生子均患同一部位的同样肿瘤。这些都说明遗传因素在肿瘤发病中的作用。

二、肿瘤发病率的种族差异

某些肿瘤的发病率在不同种族中有显著差异。如在新加坡的中国人、马来人和印度人鼻咽癌发病率的比例为 13.3：3：0.4，移居到美国的华人鼻咽癌的发病率也比美国白种人高 34 倍。其他一些肿瘤类似情况。如黑种人很少患 Ewing 骨瘤、睾丸癌、皮肤癌；日本妇女患乳腺癌比白种人少，但松果体瘤却比其他民族多 10 余倍。种族差异主要是遗传差异，这也证明肿瘤发病中遗传因素起着重要作用。

三、遗传性肿瘤

一些肿瘤是按孟德尔方式遗传的，亦即由单个基因的异常决定的。它们通常以常染色体显性方式遗传，并有不同程度的恶变倾向，故也称为遗传性癌前改变。

1. **家族性结肠息肉** 家族性结肠息肉（familial polyposis coli，FPC）又称为家族性腺瘤样息肉症，在人群中的发病率为 1/10 万。表现为青少年时结肠和直肠已有多发性息肉，其中一些早晚将恶变。90％未经治疗的患者将死于结肠癌。FPC 的基因现定位于 5q21。

2. **Ⅰ型神经纤维瘤** Ⅰ型神经纤维瘤（neurofibromatosis，NF1）患者沿躯干的外周神经有多发的神经纤维瘤，皮肤上则可见多个浅棕色的"牛奶咖啡斑"，腋窝有广泛的雀斑，在少数患者肿瘤还有恶变倾向。现知与 NF1 发生密切有关的是一个肿瘤抑制基因，称为 NF1 基因，它定位于 17q11.2，并已分离克隆。

此外，基底细胞痣综合征（basal cell nevus syndrome）、恶性黑素瘤（malignant melanoma）等属于遗传性肿瘤。

还有一些肿瘤既有遗传的，也有散发的。前者临床上按常染色体显性方式遗传，属遗传型，常为双侧性或多发性，发病早于散发型病例。这些肿瘤大多来源于神经或胚胎组织，虽然比较罕见，但在肿瘤病因研究中具有重要意义。

(1)视网膜母细胞瘤：视网膜母细胞瘤（retinoblastoma）为眼球视网膜的恶性肿瘤（malignant tumor），多见于幼儿，大部分患者（70％）2 岁前就诊，发病率为 1：(1.5 万～2.8 万)。肿瘤的恶性程度很高，可随血液循环转移，也能直接侵入颅内。视网膜母细胞瘤可分为遗传型和散发型。约 40％的病例属遗传型，即由于父母患病或携带有突变基因或父母的生殖细胞发生突变，在患儿出生时全身细胞已有一次视网膜母细胞瘤基因（Rb1）的突变。另外，约 60％则是患者本人 Rb1 基因两次体细胞突变的结果，属非遗传型。遗传型患者常为双侧或多发肿瘤，平均发病年龄也较散发型者为早（15 个月：30 个月）。双侧性患者中还有少数患者可见一条 13 号染色体异常，主要是其长臂 1 区 4 带的缺失。13 号长臂的这一区带正是视网膜母细胞瘤基因所在之处。

(2)神经母细胞瘤：神经母细胞瘤（neuroblastoma）也是种常见于儿童的恶性胚胎瘤，起源于神经嵴，活婴中的发病率为 1/1 万。神经母细胞瘤为常染色体显性遗传性肿瘤。有的神经母细胞瘤还合并有来源于神经嵴的其他肿瘤，如多发性神经纤维瘤、节神经瘤、嗜铬细胞瘤等。

(3)Wilms 瘤：Wilms 瘤即肾母细胞瘤（nephr oblastoma），是一种婴幼儿肾的恶性胚胎性肿瘤，约占全部肾肿瘤 6％，活婴中的发病率约为 1/1 万，3/4 的肿瘤均在 4 岁以前发病。也可分为遗传型（38％）和非遗传型（62％），前者双侧性肿瘤较多，发病年龄较早，呈常染色体显性遗传，有明显的家族聚集现象。患者可伴有无虹膜症、半侧肥大、假两性畸形及智力低下等。

一些易患 Wilms 瘤的无虹膜症患者有 11 号染色体短臂 1 区(11p13)缺失,而在 Wilms 瘤细胞中也曾发现 11p13 的缺失。现在认为 11p13 和 11p15 上有 2 个与肿瘤有关的基因,它们的异常都可能与 Wilms 瘤的发生有关。

第三节　小儿实体肿瘤遗传易感性

肿瘤易感性是指由于遗传学方面的改变导致细胞失去调节地生长,最终引发肿瘤的概率增高。已知几种小儿肿瘤与基因相关,包括遗传性视网膜神经胶质瘤、Liand-Farumeni 综合征、家族性腺瘤样息肉病、多发性内分泌腺瘤(2A 和 2B 型)、家族性甲状腺髓样癌、神经纤维瘤(1 型和 2 型)、Bloom 综合征及共济失调-毛细血管扩张症。此外,还有一些恶性疾病也呈家族性发病。

一、肿瘤易感性分析方法

研究基因突变与肿瘤形成的关系的遗传学技术称为易感性分析。测定肿瘤易感性的分子试验可采取三种常用方法之一。三种方法包括基因水平评价、单个核酸水平评价、基因产物水平评价。

1. 基因水平评价　DNA 印迹分析是将从新研究组织中取得的 DNA 被一个或更多的限制酶(一种从细菌中获得的蛋白,它们按特定顺序连接和分割 DNA 分子)切割。通过凝胶电泳法将酶切消化的 DNA 片段分离,这些分离的片段被移至一个滤膜上,通过杂交方法来分析。用 DNA 印迹技术进行易感性分析,是利用母系和父系来源的 DNA 之间的遗传异质性。将 DNA 印迹与一个放射标记探针(归 NA 标记)杂交,这个探针结合到所研究的基因内或基因旁,它能够区别母系和父系来源的基因拷贝。未结合的探针被移走,滤膜曝光在胶片上。由于 DNA 片段的大小不同,通过冲印胶片可识别母系和父系来源的 DNA 片段。这些基因片段的遗传模式可在家族成员中测出,并被用来评价它们共同的遗传特征和肿瘤形成的可能性。例如,在淋巴系统恶性肿瘤(包括淋巴细胞白血病、淋巴瘤和骨髓瘤)中,DNA 印迹技术使得探测克隆基因重排成为可能。

2. 核酸水平评价　大多数易感基因的改变包含着一个或多个核酸碱基对的变化。通过 DNA 顺序的分析(测序),这些变化能很灵敏地被探查出来。尽管直接测序分析已成为一个评价较小的遗传突变的重要工具,但此法工作强度高,不容易应用在分析非常大的基因上。虽然 DNA 测序仪可以帮助我们在样本的准备和资料分析中减少人力劳动,但是这些仪器的费用常超出了多数小型实验室的支付能力。可以提出的是在过去的 5～10 年,许多其他能识别较小的遗传改变的方法已被发展起来,常见以下两种。

(1)单股结构多态性分析:通过运用聚合酶链反应(PCR)产生出所研究基因的小片段,这些片段变性后,DNA 双股解开,并在聚丙烯酰胺凝胶上,在特定条件下被解析,解析出来的一个基因片段将移至凝胶中的一个特殊位置(这位置是基于片段的大小和三级结构)。当基因发生突变,三级结构就发生改变,并且 DNA 片段的迁移率也发生了改变。因而,通过常规的测序方法,特定的核酸的改变可被识别出来。单股结构多态性分析(SSCP)方法目前已被普遍运用在多种肿瘤易感基因的分析中,如 WT-1 基因(Wilms 瘤易感基因)、RB1 基因(遗传性视网膜神经胶质瘤易感基因)、p53 基因(Liand-Fraumeni 综合征易感基因)和 BLM 基因(Bloom 综合征相关基因)。

(2)蛋白切断试验:该试验是种新的方法,它可以特异性地识别导致产生"终止"密码子的碱基对的改变。在该试验中,RNA 被分离出来,并被反向转录至相应的互补 DNA 分子中。被研究的基因通过反向转录和 PCR 扩增,产生出来编码的蛋白质,然后在聚丙烯酰胺凝胶上被解析。含有基因突变的样本引导出一个新的终止密码子,这个样本将会产生出比正常蛋白分子量小的蛋白。通过 APC 基因(包含在家族性腺瘤样息肉病中的基因)以及 BRCAI 和 BRCA2 基因(乳腺癌易感基因)的快速分析,证明这种方法非常有用。

3. 基因产物水平评价　终止密码子对推论正常的基因功能固然重要,但同样重要的是区分错义突变(导致氨基酸顺序改变,产生有害效应的突变)和多态现象(是一种正常的变异体,不会改变蛋白功能)。将功能异常的蛋白同正常的变异区分开来的试验分析,会使我们发现新的基因突变 Frebourg 等开展了一种有效的分析方法,以评价新发现的位于 p53 肿瘤抑制基因中的错义突变。p53 基因在实验室中被分离出来并被引入宿主(酵母菌或细菌)细胞。这些宿主细胞被特别设计成含有一个与实验基因相邻的 p53 基因 DNA 结合区。如果 p53 基因是野生型的,它将与实验基因结合并促进其表达,从而改变细胞的颜色或在限制性介质中促进细胞的生长。在含有一个正常基因拷贝、一个突变基因拷贝的样本中,仅有 1/2 的细胞可能会改变颜色或在限制性条件下生存。

二、肿瘤易感性分析的影响因素

虽然易感性分析可能识别出无症状的高危儿童,并帮助制订正确的防御和监视计划,但在分析结果时会受到下列因素影响。

1. 肿瘤易感性的遗传异质性

(1)外显率:每个易感性综合征是由不同程度的疾病外显率赋予其特征的(携带易感基因突变的个体是否实际患病)。遗传性视网膜神经胶质瘤和家族性腺瘤样息肉病的外显率超过90%。这提示多数人有种系突变的将发生肿瘤,并常在年龄较小时发生。Liand-Fraumeni 综合征的外显率也高,但易变。这暗示其他遗传因素可能影响了 p53 基因在肿瘤发生过程中的作用。一般而言,肿瘤易感性分析对有高外显率的疾病非常有用,通过试验可检出这类疾病的高危人群并随访疾病的发展。

(2)表现度:使易感性试验复杂化的是疾病的表现度(受累人群中表型的变异性)。尽管Liand-Fraumeni 综合征患者对各种肿瘤易感,但该病表现度易变,使预测易感性靶器官和设计恰当的筛查程序十分困难。

(3)表型:在 Ⅰ 型多发性神经纤维瘤中,肿瘤风险同辨别得出的疾病表型一起遗传。无症状的携带者有可能通过仔细的体检被发现。但许多肿瘤易感综合征并无相关的疾病表型,因此依靠分子学诊断才是确定携带状态的最好方法。

2. 展望　未来 10 年需要开展快速、可靠、花费较少的分子学试验。立法保障遗传信息的保密性。最后,测定肿瘤风险的遗传试验应当有一系列的计划,由此降低原发性或继发性肿瘤所致的发病率和病死率。

第四节　小儿实体肿瘤表观遗传学

表观遗传学是研究基因的核苷酸序列不发生改变的情况下，基因表达了可遗传的变化的一门遗传学分支学科。表观遗传的现象很多，已知的有 DNA 甲基化（DNA methylation）、基因组印记（genomic imprinting）、母体效应（maternal effects）、基因沉默（gene silencing）、核仁显性、休眠转座子激活和 RNA 编辑（RNA editing）等。表观遗传学通过基因修饰及蛋白质与蛋白质、DNA 和其他分子的相互作用而影响和调节基因的表达和功能，这种影响是可遗传的，也是可逆的。主要包括基因组印记、DNA 甲基化、组蛋白修饰和 RNA 干扰。DNA 甲基转移酶抑制物、组蛋白乙酰化抑制药等在治疗肿瘤患者的成功临床应用，表观遗传学逐渐成为肿瘤研究的热点。

一、表观遗传学修饰及其与肿瘤发生的关系

1. 甲基化与肿瘤　甲基化主要发生在 CpG 双核酸位点。通常 DNA 甲基化会抑制所调控基因的表达，从而在组织特异性基因沉默、基因组印记及染色体稳定性维持等过程中发挥重要功能。甲基化酶包括 DNMT1（维持甲基化）、DNMAT3a 及 DNMT3b（催化新的甲基化），而最近发现甲基化的 CpG 可以被 TET 家族的蛋白水解。

以下证据显示了 DNA 甲基化在肿瘤发生发展中的重要作用。

（1）正常细胞内，启动子区的 CpG 岛（长度为 300～500bp，富含 CpG）呈非甲基化状态，而大部分散在分布的 CpG 二核苷酸多发生甲基化。肿瘤常伴随基因组整体甲基化水平降低和某些基因 CpG 岛区域甲基化水平异常升高（如抑癌基因），而且这两种变化可以在一种肿瘤中同时发生。一方面，基因组整体甲基化水平降低，有利于有丝分裂重组，从而导致缺失和转位，并可诱导染色体重排。此外，基因组整体甲基化水平降低还可导致原癌基因活化（如 IGF2 的活化导致 Wilms 瘤）、转座子的异常表达、基因组不稳定等，这些因素均促进了肿瘤的发生。另一方面，基因启动子区的 CpG 岛发生异常高甲基化，可导致基因转录沉默，使重要基因，如抑癌基因、细胞周期调节基因、凋亡基因等表达极度降低或不表达，进而也促进了肿瘤的发生。近期人们发现，表观遗传和遗传也可以互相配合，抑制抑癌基因从而导致肿瘤的发生。例如，抑癌基因的一个等位基因因突变而失活，另一个等位基因则可能是因为启动子甲基化而被抑制表达。

（2）异常的 DNA 甲基化还会导致某些抑制细胞转移的基因表达被抑制，进而促使肿瘤发生转移。这些转移相关基因包括钙黏附蛋白（E-cadherin）基因、乙酰肝素硫酸盐合成途径、蛋白酶类组织抑制药、轴突生长导向分子、血小板反应蛋白（throm bospondins）和层粘连蛋白等。最明显的是 E-cadherin 基因（CHD1）：某些原发肿瘤呈现 E-cadherin 超甲基化，但相应转移灶 E-cadherin 基因却未发生甲基化。这些结果显示，在原发肿瘤中 E-cadherin 表达缺失，但远端转移灶中 E-cadherin 表达可恢复。由此可见，转移细胞要正确整合入一个新的正常细胞环境，E-cadherin 去甲基化和再表达是必不可少的。此外，基因内含子 DNA，如 LINE1 和 Alu 重复序列被激活后，可转录或转位至其他基因区域并扰乱基因组。LINE1 和 Alu 元件内较高程度的低甲基化与神经内分泌肿瘤和淋巴结转移相关。还有研究显示，许多具有高侵袭性或具有转移潜能的肿瘤中，某些基因呈现低甲基化，如 SNCG 和 uPA/PLAU。

2. **组蛋白修饰与肿瘤**　8个组蛋白(2个H2A、2个H2B、2个H3、2个H4)和约146bp的DNA组成染色质的最基本单位——核小体。组蛋白上面的很多氨基酸可以通过各种翻译后的可逆的共价键修饰,包括甲基化、乙酰化、磷酸化、泛素化等,形成理论上数目繁多的特定的"组蛋白密码"来形成"开放"或"关闭"的局部染色质结构,或是决定何种蛋白结合到特定DNA区域,从而调节多种DNA功能,包括转录、复制及损伤修复。例如,组蛋白的H3K4、H3K36、H3K79三甲基化、H3K9和H3K14的乙酰化,以及H4K20和H2BK5的单甲基化都导致基因激活,而H3K9的单/双甲基化和H3K27的三甲基化会抑制基因表达。更有意思的是,在胚胎干细胞(可能也包括其他细胞)内,"预备状态基因(poised genes)"有非常特异的"双调节码-H3K4和K3K27的三甲基化",使得这些基因很容易被激活。迄今已发现数百种蛋白酶参与组蛋白共价修饰的精细调控。组蛋白修饰异常是肿瘤细胞的一个明显标志,例如,肿瘤细胞有着非常显著降低的H4K20的三甲基化和H4K16的乙酰化。而关于组蛋白修饰酶在肿瘤组织中的突变或表达异常的报道更是层出不穷,现在已知较多的是修饰组蛋白乙酰化和甲基化的酶在多种癌症中的突变,而其他类的酶与癌症的关系则还处于研究初期阶段,例如最近发现癌基因JAK2其实是一个组蛋白激酶。

(1)组蛋白乙酰化酶和去乙酰化酶:数种组蛋白乙酰化酶基因的移位在许多种血液肿瘤中频繁出现,这些酶包括EP300、CREBBP、NCOA2、MYST3、MYST4等,而腺病毒蛋白E1A和SV40T结合组蛋白乙酰化酶EP300和CREBBP后可异常激活许多基因,导致细胞增殖分裂加快,从而在很多组织系统中引发癌变。有研究发现,EP300的突变和另一种组蛋白乙酰化酶KAT5的染色体移位可以大大增加结直肠癌、胃癌、乳腺癌及胰腺癌的发病率。HDAC类和Sirtuins类两个家族的组蛋白去乙酰化酶都在很多类型的癌症中高表达,抑制它们的活性即可以抑制肿瘤生长。

(2)组蛋白甲基化酶和去甲基化酶:很多组蛋白甲基化酶和去甲基化酶也被发现与肿瘤发生发展密切相关。在许多种癌症中都有由于染色质移位、基因扩增或缺失、突变、融合、过表达或表达抑制等多种方式导致的酶表达水平或活性异常。

(3)染色质重塑与肿瘤:染色质重塑(chromatin remodeling)指的是在没有DNA和组蛋白共价修饰变化的情况下,染色质结构发生的变化,包括核小体的解体(DNA和组蛋白的分离)、移位、DNA-组蛋白之间亲和力的变化及染色质三维结构的变化。染色质重塑通常是由一些能水解ATP产生能量的较大的复合物催化的,这些复合物包括SWI/SNF、ISWI、INO80等,它们通过影响染色质结构而调控转录、复制、DNA损伤修复等,从而在干细胞自我复制、分化发育、器官形成等过程中发挥重要作用。近几年研究发现,这些染色质重塑复合物,尤其是SWI/SNF复合物与多种癌症相关。SWI/SNF复合物在从酵母到人的所有整合细胞中都保守存在,影响基因表达、复制等基本DNA功能。哺乳动物SWI/SNF复合物包含8~12个成分,其组成成分(和具体功能)呈组织特异性及发育阶段特异性。SWI/SNF复合物的ATP酶可以是BRG1或BRM其中之一,其他成分包括SNF5、BAF155、BAF170、ARID1a和BAF180等。

编码这些成分的基因在多种癌症中发生突变,其中最早发现与癌症有关且证据最多的成分是SNF5。1998年,Versteege等发现,突变基因SNF5反复出现在一种高死亡率的儿科恶性肿瘤——恶性柱状细胞癌(malignant rhabdoid tumors,MRTs)中,而且SNF5突变和MRTs的关系还具有家族性:有单个等位基因SNF5突变的家族容易发生另一个SNF5等位基因失活,从而发生癌变。随后,研究又发现神经鞘瘤(schwannonmatosis)等多种癌症均存在 SNF5 突变。人为诱导 SNF5 在这些肿瘤细胞中表达,会导致这些细胞生长抑制。为直接验证 SNF5 的抑癌活性,构建了条件性 SNF5 缺失的转基因小鼠,研究发现,SNF5 是一个非常强的抑癌基因,在小鼠模型中诱导缺失 SNF5 会导致恶性肿瘤,且越来越多的证据支持其他 SWI/SNF 成分也和癌症有很强相关性的结论。例如 BRGI 在肺癌、乳腺癌、胰腺癌、前列腺癌等癌症中缺失或突变;ARIDIa 在近 50% 的卵巢癌、胃癌、乳腺癌等多种癌症中突变;BAF180 在近 50% 肾癌中突变等。

(4)非编码 RNA 调控:功能性非编码 RNA 在表观遗传修饰中发挥极其重要的作用。非编码 RNA 按照大小可分为两类:长链非编码 RNA 和短链非编码 RNA。长链非编码 RNA 在基因簇以至于整个染色体水平发挥顺式调节作用;短链 RNA 在基因组水平对基因表达进行调控,它们能介导 mRNA 的降解,诱导染色质结构的改变,决定着细胞的分化命运,还对外源的核酸序列有降解作用以保护本身的基因组。常见的短链 RNA 为小干涉 RNA(shortint-erferingRNA,siRNA)和 miRNA(microRNA,miRNA)。真核生物 mRNA 编码区同源的外源双链 RNA(doublestrandRNA,dsRNA)能特异地诱导其同源 mRNA 的降解,导致相应基因的沉默,这一现象被称为 RNA 干扰(RNAinterference,RNAi)。RNAi 依赖于小干扰 RNA(smalinterferenceRNA,siRNA)与靶序列之间严格的碱基配对,具有很强的特异性。从机制上来说,这一调控的实现主要包括两个阶段:①dsRNA 通过外源导入、转基因或病毒感染等方式进入细胞后,专一性的双链 RNA 内切酶(dsRNA-specificendonuclease,Dicer)识别 dsRNA,在 ATP 的参与下把 dsRNA 切割成长 21~23 nt 的片段,切割后形成了大量的 siRNA 分子,能识别同源的靶 mRNA 的序列,启动 RNAi;②siRNA 与特异性蛋白结合后解链,其反义链与核酶复合物结合,形成诱导 RNA 沉默的复合物(RNA-inducesilencing complex,RISC)。该复合物由内切核酸酶、外切核酸酶、解旋酶和同源 RNA 搜索活性蛋白 4 种成分组成,活化后的 RISC 通过碱基配对的方式结合到靶 mRNA 上,在依赖于 RNA 的 RNA 聚合酶(RNA-dependentRNApolymerase,RdRP)的作用下形成 dsRNA;dsRNA 不稳定,又会在 Dicer 的作用下降解成 21~23 bp 的 siRNA。siRNA 在生物体内的天然功能就是封闭转座子(transposonsilencing),它们能在染色质水平、转录水平、转录后水平和翻译水平上对基因的表达进行调控。

真核生物体内另一类重要的非编码 RNA 就是 miRNA。miRNA 是一类长约 22 nt 的单链 RNA 分子,广泛存在于从植物、线虫到人类的细胞中。miRNA 的生成起始于 pri-miRNA(由编码 miRNA 的基因转录生成,长度为几百到几千个核苷酸)的产生;随后 pri-miRNA 在核内被 RNaseⅢ 核酸酶 Drosha 加工成长约 70 nt 的发夹状 pre-miRNA;最后 pre-miRNA 在 Ran-GTP 依赖的核质/细胞质转运蛋白 exportin5 的作用下,从核内运输到胞质中;胞质中在 Dicer 酶的作用下,pre-miRNA 被切割成双链的 miRNA(miRNA 配对分子),然后成熟的 miRNA 分子被解链,单链的 miRNA 进入一个核糖蛋白复合体 miRNP(也称为 RISC),通过与靶基因的 3′UTR 区互补配对,指导 miRNP 复合体对靶基因 mRNA 进行切割或翻译抑制。miRNA 与肿瘤形成、癌症发生密切相关。有研究显示,淋巴瘤中 miRNA 的一类 miR17-92 可能是潜在的致癌基因,并且转录因子 c-Myc 能够调节 miRNA;通过对来自肺部、胸部、胃部、前列腺、结肠和胰腺等处的 540 份癌细胞样品进行分析,人们发现了由过量表达的部分 miRNAs 组成的实体癌症 miRNA 信号,其中包括 miR-17-5p、miR-20a、miR-21、miR-92、 miR-106a 和 miR-155。

二、表观遗传致癌的可能机制

越来越多的证据支持表观遗传在癌症发生发展中的关键作用,然而其作用的分子机制还很不清楚,有待进一步深入研究。

1. 表观遗传通过影响基因表达,激活癌基因或抑制抑癌基因,例如表观遗传对 VHL、p16 和 Myc 等基因的调控。

2. 表观遗传调控异常会导致染色质结构不稳定,从而引发染色体数目异常(aneuploidy)、大片段缺失或扩增及 DNA 修复机制紊乱。

3. 表观遗传可能影响细胞增殖或凋亡,例如 Brg1/Brm 缺失后,RB 不再诱导细胞凋亡,其他 SWI/SNF 也和 p53 有密切关系。

4. 表观遗传可能影响重要信号传导通路,如 WNT、Hedgehog、细胞表面受体及许多激素受体等,这些信号通路在个体发育中具有关键作用,在癌变过程中也扮演重要角色。尽管这些研究刚刚起步,但已经得出一些证据——SWI/SNF 和 Hedgehog 密切相互作用并且影响AR/ER 信号。我们还发现,SNF5 缺失后会诱导非常恶性的依赖 TCR 信号的 T 细胞淋巴瘤发生。

5. 表观遗传也能影响癌症侵袭和转移,例如,可以显著影响乳腺癌的侵袭和转移能力,SWI/SNF 也被证明与肿瘤转移有关。

三、不同表观遗传学修饰之间的相互调控

表观遗传修饰能从多个水平上调控基因的表达,而不同水平的调控之间是相互关联的,任何一方面的异常都可能影响到其他水平上的表观遗传修饰。事实上,不同水平的表观遗传修饰在真核细胞中构成了一个完整的表观遗传调控网络。

1. miRNA 的表达受甲基化和其他表观遗传机制的调控 在之前的大量研究中,miRNA 的发生和组织特异性调节都已经得到精确的阐释,然而人们对于 miRNA 本身的表达调控机制却知之甚少。最初认为不同肿瘤细胞中的 miRNA 的表达异常是缺失或者突变的结果,但是一些新的研究却显示 miRNA 的表达也会受到甲基化和其他表观遗传机制的调控。例如,在肺癌中,miR-9-1、miR-124a3、miR-148、miR-152 和 miR-663 都发生了不同程度的(34%~86%)甲基化异常。研究人员通过分析发现这些 miRNA 的高甲基化与一些已知的抑癌基因的甲基化密切相关,同时利用甲基化抑制剂的作用降低某些 miRNA 的甲基化水平,从而可以达到使该 miRNA 表达上调的目的;在其他一些肿瘤的细胞中,人们同样观察到了 miRNA 表达明显地受到其启动子区甲基化的调控。毫无疑问,除了缺失和突变之外,甲基化状态同样是miRNA 表达异常的重要原因之一,这也就意味着 miRNA 启动子区的甲基化对于肿瘤的发生同样具有重要的意义。

2. siRNA 诱导 DNA 的甲基化 siRNA 诱导的基因沉默最早只被认为是发生在细胞质内的转录后水平的调控过程,但是随着 siRNA 指导 DNA 甲基化现象的发现,siRNA 可以通过指导基因组表观修饰引起转录水平基因沉默得到了证实。在细胞质中 siRNA 诱导的转录后水平特异性基因沉默是依靠 RNA-RNA 的序列识别,但是 RNA-DNA 也可以相互识别而产生生物学效应,这就是 siRNA 指导基因组修饰和诱导转录水平基因沉默的分子基础。现有

的大量实验也证明：siRNA 可以和一些蛋白质复合体结合，指导它们作用于核内的基因组靶DNA，引起基因在转录水平发生沉默。siRNA 诱导的转录水平基因沉默是通过指导基因组表观修饰完成的，包括指导基因组 DNA 甲基化和指导组蛋白修饰，siRNA 指导的 DNA 甲基化具有精确特定的靶向性，在某种程度上与肿瘤细胞中抑癌基因特定沉默过程有关。

参 考 文 献

张莉，王炜，祁佐良，等.2003.用基因芯片研究同一血管瘤增生和消退期差异表达基因.中华整形外科杂志,19：452-455.

Cohn SL,LondonWB,Huang D,et al.2000.MYCN cxpression is not prognostic of advcrse outcome in advanced-stage neuroblastoma with nonamplifed MYCN.J Clin Oncol,18：3604-3613.

KaLLioniemi OP.2001.Biochip technologies in cancer research Ann Med,33：142-147.

Khan J,simon R,Bittner M,et al.1998.Gene expression profiling of alveolar rhabdomyosarcoma W1th cDNA microalrays,Cancer Res,58：5009-5013.

Li CM,Guo M,Borczuk AP,et al.2002.Gene expression in Wilms' tumor mimics the earliest committed stage in the metanephric mesenchymal-epithelial transition.Am J Pathol,160：12181-12190.

Mutahacia JG.1999.Collins FS Mutational analysis using oligonucleotide microarrays.J Med Genet,36：730-736.

Prpndnkov D, Timofecv E, Mirzabekov A. 1998. Immobilization of DNA in polyacrylamide gel for the manufadure of DNA and DNA-oligonuc1eotide microchips.Anal Biochem,259：34-41.

Raetz EA,Kim MK,Moos P,et al.2003.Identification of genes that are regulated transcriptionally by Myc in childhood tumors.Cancer,98：841-853.

Schwab M,Varmus HE,Bishop JM.1985.Human N-myc gene contributes to neoplastic transformation of mammalian cells in culture.Nature,316：160-162.

Squire JA,Pei J,Marrano P,et al.2003.High resolution mapping of amplifications and deletions in pediatric osteosarcoma by use of CGH analysis of cDNA microarrays.Genes Chromosomes Cancer,38：215-225.

Takita J,Ishii M,Tsutsumi S,et al.2004.Gene expression profiling andidentification of novel prognostic marker genes rnneuroblastoma.Genes Chromosomes Cancer,40：120-132.

Udtha M,Lee SJ,Alam R,et al.2003.Upregulation of c-MYC in WT1-mutant tumors：Assessment of WT1 putative transcriptional targets using cDNA microarray expression profiling of genetically definedWilms' tumors.Oncogene,22：821-826.

Wai DH,Schaefer KL,Schramm A,et al.2002.Expresslon analys1s of Pediatric solid tumor cell lines using ohgonucleotide microaarrays.Int J Oncol,20：441-451.

Yu Y,Khan J,Khanna C,et al.2004.Expression profling identifles the cytoskeletal organizer ezrin and the developmental homeoprotein Six-1 as key metastatic regulators.Nat Medicine,10：175-181.

第 4 章

小儿实体肿瘤分子生物学

第一节 小儿肿瘤基因基础

基因是存在于所有动、植物中具有遗传功能的染色体上的 DNA 片段,癌基因(oncogene)的研究最早起源于肿瘤病毒的研究。在肿瘤病毒中使动物细胞发生转化的基因被称为病毒癌基因(v-oncogene)。新的癌基因的概念中还包括病毒癌基因在细胞中的对应物:细胞癌基因(c-oncogene),以及与细胞生长因子、生长因子受体、蛋白激酶、转录因子及信息加工、传递等有关的基因。存在于正常细胞中的癌基因称为原癌基因(proto-oncogene),它们在细胞的正常生长、分化过程中起重要重要。抑癌基因(tumor suppressor gene,TSG)存在于动物细胞中,为与抑制细胞转化、恶化表型及肿瘤生长有关的基因。人和动物肿瘤的发生发展就细胞本身而言是由于原癌基因的激活和抑癌基因的失活而造成的。所以,癌基因与抑癌基因的研究对探索肿瘤发病机制、寻找预防肿瘤和治疗肿瘤的新措施都具有重要的意义。

肿瘤细胞中的染色体改变是非常普遍的,它有助于确认肿瘤的病理发生及其预后,这些染色体改变通常发生在出生后,因此确切地说是活动性的而不是遗传性的改变。出生时,这些细胞有正常的染色体组型,而以后发生的染色体改变,包括染色体缺失、增加或重组,可以是染色体局部的变化,也可以涉及整条染色体的改变。染色体成分的缺失意味着同源染色体上等位基因的不匹配,而这一杂合性缺失正是该位点上肿瘤抑制月、基因的重要线索。例如,对神经母细胞瘤的细胞基因分析发现其 1 号染色体远端缺失,而这一区域被认为包含有尚未克隆的改型肿瘤的抑制基因。在散发肿瘤的病理中,需要通过两次突变来实现对每一个正常的灭活,突变可能是原因不明的或是由特定诱导剂引起的。然而在家族性肿瘤中,出生时仅有一份拷贝的肿瘤抑制基因处于激活状态,而遗传自父母一方的相应的等位基因则呈抑制状态。因此,当父母中的一方携带有一份受抑制的肿瘤抑制基因拷贝,其子女中就有 50% 的概率被遗传获得该处于抑制状态的肿瘤抑制基因拷贝,从而存在肿瘤抑制易感性(如某些常染色体显性遗传学疾病)。由于在这些病例中仅需要一次突变就能抑制另一份处于激活状态的肿瘤抑制基因,因此在家族性肿瘤中通常倾向于低年龄发病,且相对于散发病例,它多表现为多器官发生,而在成对脏器中多同时受累。随着对染色体重组过程的深入认识,发现了另一类参与肿瘤发生、发展的重要基因:原癌基因,例如,尤因肉瘤的发生被认为与一种特殊的 11、12 号染色体间的易位(11 号染色体长臂 2 区 4 带同 22 号染色体长臂 1 区 2 带间)有关,正是这一易位形成了一段全新的融合基因(EWS 和 FUS),目前认为其产物导致了肿瘤的发生。这类原癌基因通常通过改变基因产物来产生作用,而不像肿瘤抑制基因那样因为丧失活性而起效果。原癌基因还能通过增强其正常产物的表达水平来促进肿瘤的生长。例如,在有些神经母细胞瘤中,第 2 号染色体上的 MYCN 基因如果存在过度表达,通常表示肿瘤的预后不良。

这类染色体改变所产生的结果有时还受到染色体来源（父源性或母源性）的影响，举例来说，在没有 MY-CN 基因扩增情况的神经母细胞瘤病例中，其相关的 1 号染色体短臂缺少几乎无一例外地来自母亲，这一现象被称为基因印迹——某一特定的染色体部位仅在来源于父亲或母亲中的一方，而不是同时存在时才会起作用。

第二节　癌基因、原癌基因及其产物

癌是基因性疾病，基因突变和调控异常可促使癌变，在癌变中首先是各种致癌因素诱发癌基因激活和抗癌基因失活及其产物表达异常，而这些变化是肿瘤发生和发展的重要标志。

原先将引起肿瘤的基因统称为癌基因，也成为转化基因，现经研究证明，癌基因是指细胞或病毒中存在的，能诱导正常细胞转化，并使其获得一个或更多的新生物特性的基因。各种动物细胞基因组中普遍存在与病毒癌基因相似的序列，参与细胞生长于代谢的基因在正常情况下不表达或仅是有限表达，当其被激活时可引起细胞癌变，通常将病毒中的这类癌基因称为病毒癌基因，细胞中存在的癌基因为细胞癌基因，由于细胞癌基因在正常细胞中是以非激活状态存在，故又称原癌基因。通常将细胞癌基因作为原癌基因的同义词，病毒癌基因又分为 RNA 和 DNA 病毒癌基因，而前者与细胞癌基因密切相关。

现已经鉴定出 20 多种反转录病毒癌基因。细胞癌基因已超过 60 种，其中 50% 存在于反转录病毒及动物细胞中。目前研究表明，某一种蛋白质可来自不同的癌基因，而有的癌基因可产生两种不同的表达产物。有一些癌基因的表达产物不一定都具有转化活性，所以并非所有癌基因均有致癌性。

一、癌基因及原癌基因

在研究恶性肿瘤的发生发展过程中，癌基因（oncogene）的发现是人们认识肿瘤分子机制的关键事件。1969 年，Robert 和 George 首次提出癌基因学说，认为细胞癌变是由于病毒基因组中的癌基因引起的，癌基因是病毒基因组的一部分，如果癌基因受到阻遏，细胞可以保持在正常状态；一旦阻遏被解除，细胞即发生恶性转化。后来，在正常细胞的 DNA 中也发现了与病毒癌基因几乎完全相同的 DNA 序列，被称为细胞癌基因。在绝大多数情况下，潜在的癌基因处于不表达状态或其表达水平不足以引起细胞的恶性转化或野生型蛋白的表达不具有恶性转化作用，所以又将其称为原癌基因（protooncogene）。原癌基因的激活有两种方式：①发生结构改变（突变），产生具有异常功能的癌蛋白。②基因表达调节的改变（过度表达），产生过量的结构正常的生长促进蛋白。基因水平的改变继而导致细胞生长刺激信号的过度或持续出现，使细胞发生转化。进一步的研究揭示了原癌基因是正常细胞生长发育中不可缺少的功能性基因，只是由于发生了某种形式的基因改变，如点突变、易位重排、基因扩增等，从而扰乱了原来功能正常有序的原癌基因，成为对肿瘤发生发展起重要作用的癌基因。

迄今已发现 200 多个癌基因，常见的癌基因包括 c-cerb、c-fos、c-jun、ras、myc、c-met、c-kit 等。依据癌基因功能，可以分为 7 类：①表达生长因子类的癌基因，如 sis、int1、int2 等；②表达生长因子受体类的癌基因，如 erbB、fms、met 等；③表达酪氨酸蛋白激酶（非受体）类的癌基因，如 src、abl、fes 等；④表达丝氨酸/苏氨酸蛋白激酶类的癌基因，如 raf、mos、cot 等；⑤表达 G 蛋白类的癌基因，如 bcl-2、染色家族；⑥表达胞质调节因子类的癌基因，如 crk、dbl、elf-4E

等;⑦表达核转录因子蛋白类的癌基因,如 maf、myc、myb 家族等。目前,研究者们主要运用免疫组化、原位杂交、Western blot、RT-PCR 等技术对癌基因进行定量和半定量的研究。研究的方式大多为研究一个或多个基因与某一肿瘤的发生发展及其与肿瘤的临床指征的关系,阐明这些基因在不同肿瘤中的作用。此外,研究还发现化学致癌物与癌基因之间存在关联,化学致癌物可通过点突变、染色体易位、甲基化、形成 DNA 加合物的方式激活某些癌基因的表达,从而诱发肿瘤。

近年来,随着人类基因组计划的完成、基因芯片和高通量测序技术的发展,癌基因的研究也进入了高通量平行检测的时代,即采用癌基因专用芯片或表达谱测序等进行检测,既提高了研究效率,又增加了数据的可靠性和全面性,为肿瘤的早期诊断和预后评价等提供了更加高效的工具。

二、原癌基因的表达

原癌基因是细胞的正常基因,其表达产物对细胞的生理功能极其重要,只有当原癌基因发生结构改变或过度表达时,才有可能导致细胞癌变。

1. 原癌基因表达的特点

(1)正常细胞中原癌基因的表达水平一般较低且是受生长调节的主要有 3 个特点:①具有分化阶段特异性;②细胞类型特异性;③细胞周期特异性。

(2)肿瘤细胞中原癌基因表达有 2 个比较普遍和突出的特点:①一些原癌基因具有高水平的表达成过度表达。②原癌基因的表达程度和次序发生紊乱,不再具有细胞周期特异性。

(3)细胞分化与原癌基因表达:在分化过程中,与分化有关的原癌基因表达增加,而与细胞增殖有关的原癌基因表达受抑制。

2. 原癌基因的结构改变与其表达激活

(1)点突变

C-ras:12、13、61 位密码子点突变,存在于多种肿瘤。

C-ras 编码蛋白(21kD,p21):RAS,是一种 GTP 结合蛋白,具 GTP 酶活性,是重要的信号转导分子。

(2)染色体易位(translocation):是染色体的一部分因断裂脱离,并与其他染色体联结的重排过程。

因染色体易位造成的原癌基因激活:① 因易位使原癌基因与另一基因形成融合基因,产生一个具有致癌活性的融合蛋白,如 t(9:22)使 c-abl 与 bcr 融合,产生一个致癌的 p210 蛋白。②因易位面使原癌基因表达失控,如 t(8:14)易位使 c-myc 表达失控。

(3)基因扩增(gene amplification):即基因拷贝数增加。如 HL-60 和其他白血病细胞,C-myc 扩增 8-22 倍。其他有 c-erb B,c-net。

(4)LTR 插入:LTR 是反转录病毒基因组两端的长末端重复(long terminal repeat),其中含有强启动子序列。

3. 原癌基因产物分类 多数原癌基因编码的蛋白质都是复杂的细胞信号转导网络中的成分,在信号转导途径中有着重要的作用。

(1)生长因子:如 sis(PDGF-β),fgf 家族(int-2、csf-1 等)。

(2)生长因子受体(质膜):具酪氨酸蛋白激酶活性,如 neu、ht、met、erbB、trk、fms、ros-

1 等。

(3)非受体酪氨酸蛋白激酶(质膜/胞质):如 src 家族包括 src、syn、fyn、abl、lck、ros、yes、fes、ret 等。

(4)丝氨酸/苏氨酸蛋白激酶(胞质):如 raf、raf-1、mos、pim-1。

(5)G 蛋白(质膜内侧):具 GTP 结合作用和 GTP 酶活性,如 ras 家族中的 H-ras、K-ras、N-ras、mel 和 ral 等。

(6)核内 DNA 结合蛋白(转录因子):如 myc 家族、fos 家族、Jun 家族、ets 家族、rel、erb A (类固醇激素受体)。

4. 一些原癌基因的功能

(1)sis 生长因子:Erwing 网瘤。

(2)erb-B 受体、EGF 受体:星形细胞瘤、乳腺癌、卵巢癌、肺癌、胃癌、涎腺癌。

(3)fms 受体、CSF-1 受体:髓性白血病。

(4)ras G-蛋白:肺癌、结肠癌、膀胱癌、直肠癌。

(5)src:鲁斯肉瘤。

(6)Abl-1:慢性髓性白血病。

(7)raf MAPKKK:腮腺肿瘤。

(8)vav 信号转导连接蛋白:白血病。

(9)myc 转录因子:Burkitt 淋巴瘤、肺癌、早幼粒白血病。

(10)myb 转录因子:结肠癌。

(11)fos 转录因子:骨肉瘤。

(12)jun 转录因子、erb-A 转录因子:急性非淋巴细胞白血病。

第三节　抑癌基因及其产物

一、抑癌基因

1. 抑癌基因概述　早在 20 世纪 60 年代末 70 年代初,英国的 Harris 等通过细胞融合试验发现,由肿瘤细胞和正常细胞形成的杂交细胞并不致瘤,随着细胞继续培养,染色体的丢失,细胞的恶性表现又重出现。由于当时尚无染色体显带技术,未能揭示恶性抑制与哪一条或哪几条染色体有关。其后,Knudson 在研究视网膜母细胞瘤(RB)时,提出了著名的"两次突变"假说,认为在有遗传倾向的患者体内,都有干细胞及体细胞中都存在一种突变。在此基础上,发育过程中任何一个视网膜母细胞瘤若再次出现第二次突变,即可导致肿瘤发生。肿瘤发生的数目依第二次突变发生的频率而定,可能不出现肿瘤,也可能出现 3~4 个肿瘤。在此假说的基础上,Francke 发现 13 号染色体长臂的缺失与视网膜母细胞瘤有关,将位于该区的 RB1 基因转入不表达 RB1 基因的骨肉瘤细胞中,可降低其成瘤性。因此,视网膜母细胞瘤基因 1 (RB1)是人类第一个成功分离克隆的抑癌基因。

抑癌基因是一类与癌基因作用相反的基因,从特性而言,抑癌基因是一类正常的基因,主要在细胞周期和细胞生长调控中起负性作用。在肿瘤发生发展过程中,抑癌基因可能由于点突变、缺失和甲基化等而失活,进而导致细胞发生癌变。抑癌基因一般要符合 3 个基本条件:

①该基因在恶性肿瘤的相应正常组织中必须正常表达;②在恶性肿瘤中该基因出现功能失活或结构改变或表达缺陷;③将该基因的野生型导入该基因异常的肿瘤细胞内,可部分或全部改变其恶性表型。迄今通过细胞遗传学研究、连锁分析、杂合性丢失研究、mRNA 差异展示等方法,已经鉴定出了数十种肿瘤抑制基因,如 Tp53、RB1、p16(MTS1)、p15(MTS2)、APC、DCC、BRCA1/2、FHIT、PTEN 等。

2. 抑癌基因和实验肿瘤学研究　小儿肿瘤遗传学提供了抑癌基因的线索后,细胞融合的恶性抑制为抑癌基因的存在提供了有力的证据,随着体细胞杂交技术的发展,来越多的迹象表明,正常细胞和肿瘤细胞的杂交,产生无致癌性的杂种细胞是由于正常细胞内有抑制肿瘤细胞赘生物表型(NeoPlasic Phenotype)的遗传信息,也说明正常细胞向恶性细胞转化过程中丢失了这种遗传信息。有实验研究,通过微细胞融合技术将人类的第 11 号染色体导入肾母细胞瘤细胞系,虽然这些被转化后的细胞的原癌基因表达没受影响,在培养中,细胞也表现与亲代细胞相似的特点,但这种细胞注射入裸鼠体内后,已完全失去致癌能力。同样方法将 X 染色体或第 13 号染色体导入肾母细胞瘤细胞,细胞的致瘤性不受影响,提示肾母细胞瘤细胞的恶性表达是由于第 11 号染色体上有遗传信息的丢失。细胞融合实验和染色体显带技术只可用于长片段染色体缺失的分析,但长片段缺失是十分少见的。DNA 限制性片段长度多态性(restriction fragmentlength polymorphisms,RFLP)分析,已可利用数百个 DNA 标志对多数的基因缺失进行分析。如果某一类肿瘤,经常发现有某一特定位点的 DNA 标记的杂合子丢失(loss of heterozysosity,LOH),提示可能有一个与该标记连锁的抑癌基因的存在,它的丢失与该肿瘤的产生有关。

迄今,人们利用细胞遗传学和 RFLP 分析技术,已发现一系列与小儿肿瘤有关的染色体缺失(表 4-1)。

表 4-1　与小儿肿瘤有关的染色体缺失

肿瘤类型	染色体位点
肾母细胞瘤	11p13,11p15
视网膜母细胞瘤	13q14
骨肉瘤	13q14
肝母细胞瘤	11p13
横纹肌肉瘤	13p15
神经母细胞瘤	1p32

3. 抑癌基因的作用机制　对抑癌基因的研究是要了解它在正常细胞生理中的功能和为何它能消除肿瘤细胞的无限制生长。在组织中,各种细胞必须从周围的环境中收到两类生长调节信号;①促进细胞生长的信号,细胞通过传递有丝分裂因子促进邻近的细胞生长,这类大多是多肽类生长因子。一些原癌基因的表达产物就是生长因子或生长因子受体,正常细胞是依靠此类信号接受外源性的有丝分裂刺激。某种情况下,癌基因的异常表达就产生一种条件,类似于在实验中把正常细胞暴露于生长因子的刺激下,结果有癌基因的细胞就获得自主生长的能力,不再依赖周围环境对有丝分裂的刺激。②抑制细胞生长的,细胞必须抑制其周围细胞的无限制生长,抑癌基因和其表达产物就是这类信号的组成部分,使细胞能从周围环境中接收

生长抑制信号,并抑制细胞生长。当一个细胞失去这信息网络中的关键成分后,就失去了对某些细胞外生长抑制信号的反应,所以各种抑癌基因的表达产物可被认为是负性生长因子的信号转换子。当抑癌基因失活时,细胞就表现为生长失控。肿瘤的产生、发展涉及复杂的遗传物质改变,抑癌基因的发现,深化了人们对癌变的认识,虽然其引起人们重视的时间不长,但已可肯定其表达产物是作为抗增生信号转换,使细胞停止分裂或使细胞分化、成熟、衰老、凋亡。目前,利用抑癌基因的检测已可发现某些有遗传性肿瘤倾向的家系,而且有人在体外将抑癌基因转入肿瘤细胞后,肿瘤细胞的生长速率、集落形成、致瘤作用均有明显抑制。这些为肿瘤的早期诊断和基因治疗,显示了新的前景。

二、常见的抑癌基因及编码产物

已知的肿瘤抑制基因及其蛋白产物功能见表 4-2。

表 4-2 已知的肿瘤抑制基因及其蛋白产物功能

基 因	相关癌	产物胞内定位	作 用
p53	肺癌、乳腺癌等(>51 种)	核	转录因子
Rb	视网膜细胞瘤等	核	转录因子
WT-1	wilm 瘤	核	转录因子
APC	结肠癌	胞质	DNA 去甲基酶
DCC	结肠癌	膜	黏附分子
NF l	神经纤维瘤	胞质	GTP 酶激活药
RET	甲状腺癌	质膜	受体酪氨酸激酶
VHL	肾癌	核	转录延伸因子
P16(MTS-1)	黑素瘤等(多种)	核	CDK 抑制药
WAF/CIPl	肺癌等(多种)	核	CDK 抑制药
BRCAl	乳腺癌、宫颈癌等	核	转录因子

第四节 小儿恶性肿瘤基因表达与调控

恶性肿瘤是一种细胞异常生长和分化的疾病。真核细胞的生长分化应该是细胞特定的基因群的程序化的有次序的表达结果。恶性肿瘤及其发生也就是这些基因群所属的基因发生结构异常,从而在表达及其调控发生异常的结果。对某种特定的组织细胞来说,涉及两种类型:一类是对该种细胞生长起正调控的癌基因;另一类是对上述细胞生长起负调控的抑癌基因。癌基因的异常激活和抑癌基因的失活导致了细胞分化受阻和分裂增殖,最后产生恶性肿瘤。

一、基因表达调控的基本概念

基因表达应包括 mRNA 的转录、mRNA 的加工、mRNA 翻译成多肽和翻译后多肽的加工,因此表达的调控应包括对转录、转录后加工、翻译和翻译后加工的调控。但目前了解最多的是转录的调控。对转录的调控,有两个重要的组成部分:一是顺式作用元件(cis-acting element);二是反式作用因子(trans-acting factor)。前者是指基因上游(少数属下游区)的

DNA 片段,它能被反式作用因子调控蛋白所结合,从而增强或抑制转录,这些 DNA 序列称为顺式作用元件。反式作用因子则是由其他基因表达的蛋白,专一地与它相应的特定的顺式作用元件 DNA 结合,而发挥调控作用。由于编码反式作用因子的基因与它受控制的基因可以不在同一染色体上,因此称之为"反式调控或反式作用因子"。

二、基因表达调控的顺式作用元件

1. **启动子序列** 基因转录启动的启动子序列(TATA 盒、CAAT 盒、GC 盒)亦属手顺式作用元件。

2. **增强子序列** 这是基因旁侧序列(通常是基因的上游,少数位于基因下游)中增强转录活性的 DNA 片段。它与启动子有两个区别:一是可远距基因起远距离作用,一般距起始点100bp 以上,部分可长达数 kb;二是无方向性,即序列正反方向均有作用。这些增强子序列多是反式作用因子蛋白与 DNA 专一结合的位点。一般用"位点"或"元件"(element 或 E)来表示。GC 盒或 SP-1 位点,因它可作为启动子序列又可存在于基因上游区,因此也可列入增强子范畴。

3. **静止子(siloncer)** 这是与增强子相反,对转录起负控制的顺式作用元件,它与相反的反式作用因子蛋白结合,阻断正调控的反式作用因子的作用和阻断增强子的作用。一般认为,静止子及其反式作用因子形成 DNA 的祥状结构阻断转录起始物的正常运行。

三、基因表达的正调控

(一)序列特异性 DNA 结合蛋白

真核细胞的启动子或增强子序列,它的转录功能必须通过与序列特异性的结合蛋白相作用后才能实现。因此,这些蛋白对基因的表达及其调控起着关键性作用;根据它们的结构特征可主要归纳为以下几类。

1. **螺旋-转折-螺旋(helix-turn-helix,HTH)** HTH 的基序(motif)存在于不少已知的 DNA 结合蛋白中。HTH 基序一般长约 20 个残基,有两个 α 螺旋在约 120°处相交。大多数原核细胞基因的调控蛋白属于这一类,例如,lac 阻遏物、α 阻遏物、代谢降解物激活蛋白(CAP)及 Trp 阻遏物等。在真核细胞中,存在许多 HTH 同源异形结构域(homeodomain,HD)。HTH 蛋白多数以双体形式与 DNA 结合,HD 则可以单体形式与 DNA 结合。

2. **锌结合结构域** 这是类含锌的 DNA 结合蛋白。按其结构分类如下。

(1)锌指(zincfinger)结构:它约含 30 个残基,通过 2 个 Cys 和 2 个 His 结合 1 个锌离子。其共同的序列为 OXCX2-4CX30X2HX3-4HX2-6,其中 O 为疏水性氨基酸,O 为任意氨基酸,C 为 Cys,H 为 His。

(2)双环圈名-Zn-螺旋结构:这类结构发现于甾体及相关激素的受体。它的特点是含 70 个残基的结构域,含 2 个锌离子。每个锌离子由 4 个 Cys 所结合。它的元件是环圈-螺旋结构。这类结合蛋白以双聚体形式与 DNA 结合。

3. **亮氨酸拉链(Leucine Zipper)** 这包括了已知的多种哺乳动物的调控蛋白。它的核心序列由 Leu 的周期可重复序组成。第一个发现的与 CCAAT 区 DNA 结合的蛋白-C/EBP 即属此类蛋白。以后相继在 Jun、Fos、Myc 原癌基因的蛋白中发现了同样结构域。它位于 C 端,并形成 α 螺旋,通过这种 α 螺旋的"拉链"而形成双聚体。其 N 端富于碱性氨基酸,形成 DNA

的接触面。具有以上结构的蛋白质称为碱性拉链蛋白(bZIP)。上述调控蛋白是通过 α 螺旋盘旋螺旋的形成发生二聚化。它识别的 DNA 位点长 9～10 个碱基对,其共有序列为 XTGACT-CAX(AF-1)或 X̄ TGACGTCAX(CTEB/ATF)。

4. β 带蛋白　这是以 β 带为识别 DNA 的结合蛋白,多见于原核细胞(如大肠埃希菌 MetJ 阻遏物、整合宿主因子 IHF 等)。

5. 螺旋-环圈-螺旋(helix-loop-helix,HLH)　这是一类重要的真核细胞 DNA 结合蛋白,它的共同结构是两个短的 α 螺旋,中间为非螺旋的环圈结构。由于这种 α 螺旋具有嗜两性的特点,因此与 Leu 拉链一样可形成双聚体。这类蛋白包括了与 IgK 链基因的增强子结合的蛋白 E47、E12、MoyC、MyoD 等。除了以上 5 种结构外,尚有一些调控蛋白含有其他结构,如 NFkB、SB40 的 T 抗原,HPV 的 E2 蛋白等。

(二)通过蛋白与蛋白结合的调控蛋白

DNA 结合蛋白无疑是调控蛋白的一种重要部分,但目前已有很多证据提示:除通过与 DNA 结合发挥调控活性外,有些调控蛋白则通过蛋白与蛋白结合的方式影响 DNA 结合蛋白的活性,具有重要的作用。但由于技术上的限制,它们的作用远不如 DNA 结合蛋白清楚。这种蛋白/蛋白结含,抑制调控蛋白的活性。如热休克蛋白 Hsp90 与甾体激素受体结合,阻遏其活性并滞留于细胞质。抑癌基因肥的产物 p11ORB 已被证明同样是通过蛋白/蛋白结合的重要调控蛋白。

四、基因表达的负控制

过去对细菌基因表达的负控制了解较多;反之,对真核细胞的基因表达,却对正控制了解较多,而对负控了解甚少。目前认为对真核细胞负控制可能有以下机制。

1. 通过与 DNA 结合　阻断反式正调控因子对 DNA 结合又可能有两种模式

(1)DNA 顺式作用元件,被一种无活化区的蛋白或另一个反式作用因子所结合而失去作用,典型的例子是 SV4T 对 SV40 本身促进子的结合从而抑制转录合物(TIC)与 DNA 结合。海胆精细胞组蛋白 H2B-1 与 CCAAT 结合从而阻断反式作用因子与的绵合及转录起始。人成体细胞中 NF-E 因子与 α-珠蛋白基因上游区的结合,阻断反式作用因子 CP1 的结合,从而使成体红细胞的 α-珠蛋白基因表达终止。最近发现与 GC 盒结合的蛋白可阻断 SP1 或其他反式作用因子对富于 GC 顺序的元件的结合。sP1 和 GC 区都是与生长有关的基因(包括不少癌基因)的重要元件,因此极为重要。

(2)多聚体型反式作用因子中,部分亚单位为另一个蛋白所取代而失活。如 AP1 是原癌基因 c-fos 及 c-jun 产物的双聚体,可与不少基因的促进子和增强子结合而起正调控作用。当 c-jun 与 JunB 同时表达时,JunB 可取代 c-fos 形成无功能的 Jun-JunB,与功能性双体 Jun-Fos 竞争,从而阻断转录。

2. 反式作用因子与 DNA 元件结合　反式作用因子与 DNA 原件结合后,须将"信号"传递给转录起始复合物(TIC),这一过程可能是通过另一种蛋白中间体来完成,它可被以下几种机制所阻断。

(1)反式负调控因子(以下简称负控因子)与 DNA 结合,而其位点正好处于正控因子结合位点的下游。如 c-myc 的转录须正控因子 CF-I 结合,负控因子 myc-PRF 正好结合于 myc-CF-1 的下游。

（2）正调控因子活化区与另一蛋白结合区作用而失活，如酵母 GAL18O 与 GAL4 的活化区结合而使 GAL4 失活。c-fos 的表达，由反式作用因子 P67SRF 结合于其上游区，Fos-Jun（AP1）可抑制 P67SRF 的活化，但它并不和 P67SRF 的 DNA 元件结合。

另一个重要例子是原癌基因 c-rel，它的同源物之一是正控因子 NF-κB。NF-κB 可与不少基因的促进子与增强子结合，其活性形式是两个 65kD 的双聚体。但 NF-κB 在多效细胞中位于胞质，并与一个抑制因子 IkB 结合成为无活性状态。当细胞因子诱导后，IkB 与 NF-κB 解聚，NF-κB 从胞质移入核内发生正控作用。同样，一些甾体激素受体位于胞质与热休克蛋白（hsp90）结合而呈无活性复合物。当激素与受体结合后，后者与 hsp90 解聚而进入核内而起正控作用。

（3）对信号传递中间体（从 TAF 至 TIC）的阻断。另一种阻断，并不作用于正控因子，也不作用于 DNA 水平，推测可能作用从 TAF 向ⅡC 传递信号的中间体（可能也是一种蛋白）。例如，某种激素受体过量表达时，可抑制另一种激素对其相应受体的诱导。如黄体酮受体过量表达可抑制糖皮质激素对其受体的诱导。又如腺病毒 EIA 可阻断 AP1、疱疹病毒 VP16、GAL-4、糖皮质激素及雌激素受体的作用。但 EIA 并不与上述蛋白因子结合，可能是作用于一种中间体蛋白，阻断了 TAF 至 TIC 的信号传递。

3. 静止及静止效应（silencer and silence） 这是一种类似增强子但起负控制作用的顺式作用元件，和它相应的反式作用因子，可使正调控系统失去作用。最早的例子是酵母中交配类型位点的 2 个静止子 HMR 和 HML，通常由 1 个反式作用因子结合于 2 个静止子或结合于一个静止子和一个促进子，从而使中间的 DNA 形成袢状结构，使 TAF 或 TIC 封闭。HIV 中 NPEC（负效应元件）及反式作用因子 SP50 对 HIV 转录的抑制是属于这一类效应。果蝇中 eve 基因产物（具有 HD 结构）对 ubx 促进子的封闭也认为属于上述范畴。又如 c-erbA（甲状腺素受体）在 T_3 诱导活化后，可诱导一群基因的表达。最近发现某些基因（如生长激素、α 肌蛋白、MuLV 的 LTR）存在注 c-erbA 的结合位点，将这些结合位点与报告基因（reponer gene）重组后，T_3 作用后的 c-erbA 可诱导上述报告基因表达，但 c-erbA 若缺失配体结合区但保留 DNA 结合区，将抑制上述基因的表达，而且这种抑制并不是属于蛋白 DNA 水平的竞争作用。但它实现静止效应的机制仍不清楚。

第五节　小儿恶性肿瘤的细胞凋亡及其基因调控

一、细胞凋亡的概念及其基本特征

细胞凋亡（Paoptossi）一词源于希腊文，原意为树叶或花瓣的凋落。细胞凋亡的概念由 Kerr 等在 1972 年首次提出，用来描述一种形态上与细胞坏死不同的细胞死亡。它是指细胞在一定的生理或病理条件下，遵循自身的规律，有程序的自己结束其生命的死亡过程。细胞凋亡出现一系列特征性的形态、生化等变化，已被普遍认为应区别于细胞坏死。

最近人们认识到细胞凋亡的过程是严格有序的，又被称作程序性细胞死亡（programme-dealldeath，PCD），但两者又有区别。PCD 为功能性概念，仅存在于发育细胞中，用以形容多细胞机体生理性清除某些正常部分的细胞。凋亡是形态学概念，既可存在于发育中的细胞，亦可存在于成体细胞，如肿瘤细胞等。在很多情况下，细胞凋亡可认为是 PCD，但 PCD 并不是所有形式的凋亡,如由辐射或细胞毒性药物引起的凋亡不是程序性的,它只是表明细胞对周围环境变化的反应。因此,细胞凋亡是对众多途径引起的一系列特征性形态、生化变化的概括。

凋亡的生物学作用:①在胚胎发育过程中清除多余的、发育不正常及完成任务等细胞;②不破坏整个组织结构而使活组织中破损的、有害的细胞被清除更新,维持机体正常或疾病状态下的自稳态;③作为机体一种防御机制,可有效清除病毒感染的细胞,防止病毒复制繁殖,如细胞毒性 T 细胞(cyct-toxic T lymphoeyte,CTL)诱导的凋亡。值得注意的是小儿恶性肿瘤细胞的凋亡。一些小儿恶性肿瘤是由胚胎个体发育的异常过程引起的,凋亡是机体消灭此类异常细胞的主要机制,例如,由于清除肾上腺髓质或后肾胚胎细胞的凋亡机制的丧失,出生后残存的胚胎组织是神经母细胞瘤和肾母细胞瘤发生的主要病变部位。另外,试验研究和临床资料也显示几乎所有小儿肿瘤均可观察到细胞凋亡。因此,细胞凋亡是一种重要的抗癌机制。

二、细胞凋亡与癌基因、杭癌基因的调控

已知有一些基因参与细胞凋亡的调控,目前研究较多的是抗癌基因 p53、癌基因 Bcl-2 及 c-myc 等。野生型 p53 基因具有抑癌作用,一些细胞凋亡须有它的表达。1993 年 Clark 等研究胸腺细胞凋亡时发现,在 DNA 损伤试剂如电离辐射、VP-16 等诱导的细胞凋亡过程中 wtp53 基因是必需的,若 p53 基因突变,则细胞对上述 DNA 损伤试剂诱导的凋亡耐受性增加。其他如肾上腺糖皮质激素、钙离子载体等非 DNA 损伤药物诱导的凋亡并不需要 p53 基因的参与。有研究认为,p53 的一个重要功能是作用于细胞周期的调控点(checkpoint),其生长抑制效应表现为诱导细胞产生两种不同反应:生长停滞于 G1 期和细胞凋亡。p53 通过诱导生成 p21 蛋白,使细胞停滞在 G1 期,抑制 DNA 的合成并诱导 DNA 损伤修复,进入 S 期;如损伤不能修复,则启动细胞凋亡。突变型 p53 细胞无这种凋亡,细胞能进入 S 期并复制 DNA,再经 G2 期进入有丝分裂。这些细胞里,DNA 损伤无法修复,并随分裂周期进行而越来越严重。

c-myc 基因的表达具有促进增殖和诱导凋亡双重作用。在生长抑制条件下(如生长因子缺乏),c-myc 过度表达,细胞出现凋亡;而在生长因子存在时,则促进增殖。c-myc 的调节凋亡作用,还与一些其他基因的状态有关:Bcl-2 基因过度表达抑制鼠纤维细胞中 c-myc 诱导的凋亡,亦使 c-myc 去调节表达的滤泡淋巴瘤增殖,更具侵袭性;而在野生型 p53 表达的鼠纤维细胞,c-myc 去调节表达能诱导凋亡。

Bcl-2 基因是在 t(14;18)染色体易位断点区克隆的一种癌基因,命名为 B 细胞淋巴瘤/白血病基因-2。Bcl-2 的过度表达可抑制多种刺激,如病毒、c-myc、p53 基因及抗癌药诱导的细胞凋亡,延长细胞的生存,细胞可因第二次癌基因的激活而致癌,但 Bcl-2 并不刺激细胞增殖。在神经母细胞瘤中,bcl-2 并不刺激细胞增殖。在神经母细胞瘤中,Bcl-2 过度表达抑制多种化疗药诱导的肿瘤细胞凋亡,使细胞产生耐药。但 Bcl-2 不能抑制 CTL 诱导的凋亡,CTL 是哺乳动物中主要的抗病毒感染机制。另外,Bcl-2 须在其他癌基因(c-myc、ras)的表达和协同作用下才能促使细胞转化、恶变。对 Bcl-2 相关蛋白研究表明,Bcl-2 活性被一个与其同源的 Bax 蛋白调节,Bax 以二聚体形式存在于胞质,它可与 Bcl-2 结合成异二聚体,使 Bcl-2 失去活性,所以 Bax 与 Bcl-2 的比例改变可调节 Bcl-2 的作用。Bcl-2 相关基因产生两个功能不同的蛋白 Bcl-xs 和 Bcl-x1,Bcl-x1 抑制细胞凋亡,而 Bcl-x 与 Bax 功能相同,抑制 Bcl-2 的作用,导致凋亡发生。当然,Bcl-2 在一些祖细胞或干细胞中的正常表达对此类细胞的稳定有重要意义。近年发现还有许多基因参与细胞凋亡的调控,诱导凋亡发生的基因有腺病毒基因 EIA、CIE(受

CrmA 抑制调节)、ced-3 和 ecd-4 等。抑制凋亡的基因有 abl、Bcl-xL、ced-9 等。

总之,肿瘤的发生一方面与控制细胞增殖的癌基因(如 c-my。)的过度表达有关,另一方面与抑制细胞凋亡的癌基因(如 Bcl-2)的高度表达,以及诱导细胞凋亡的抗癌基因(如 wtp53)的变异失活有关。细胞凋亡机制被不恰当地中止后,为细胞癌变提供了必要的前提。

三、小儿恶性肿瘤细胞凋亡的研究及临床应用前景

大量研究已证实肿瘤细胞凋亡不仅可被高温、生长因子去除等诱导,而且可被多种化疗药诱导。在小儿恶性肿瘤中,化疗作为一种有效的抗癌方法已被广泛承认。以往一直认为化疗药杀灭肿瘤细胞主要通过干扰细胞增殖周期、影响核酸代谢、直接破坏 DNA 等途径,致使肿瘤细胞大量坏死。近年许多研究表明,多种化疗药能诱发小儿恶性肿瘤细胞凋亡,其剂量远低于致细胞快速死亡(坏死)所需剂量,临床标本也证实小儿恶性肿瘤化疗过程中有细胞凋亡的存在。因此,人们逐渐认识到小儿恶性肿瘤治疗过程中抗癌药诱导的细胞凋亡的重要性。

神经母细胞瘤是小儿常见恶性肿瘤,少数病例存在成熟转化和自然消退现象。凋亡概念的引入,使人们推测神经母细胞瘤生物学特性、预后与细胞凋亡有关。分析神经母细胞瘤 Bcl-2 表达水平,发现其在不同细胞株的表达程度存在差异,而且分化程度高时 Bcl-2 表达低,分化程度低时,Bcl-2 表达高,提示 Bcl-2 蛋白水平调节神经母细胞瘤分化。多种化疗药(顺铂、VP-16 等)可诱导肿瘤细胞凋亡,且此类凋亡可被 Bcl-2 过度表达抑制。对神经母细胞瘤临床标本的研究表明,Bcl-2 表达与凋亡存在空间分布上的负相关;Bcl-2 表达与组织分化不良及 n-myc 基因扩增有关,提示 Bcl-2 基因在神经母细胞瘤的发生、消退中起重要作用,在 Wilm 瘤中亦发现抗癌药诱导的肿瘤细胞凋亡。当 p53 基因突变时,肿瘤细胞间变程度增高,凋亡减弱,肿瘤细胞增殖明显,预后不良。

化疗药诱导细胞凋亡时有多种作用方式:倾向于使 S 期凋亡的药物(VP-16、VM-26)、G1 期(5-氮胞嘧啶)、G2 期(多柔比星)和无细胞时相(放线菌酮及 HPR)。目前认为此类作用方式可能与细胞周期调控点有关,但具体机制不清。拓扑异构酶抑制药可减弱拓扑异构酶与 DNA 的结合体的稳定性,导致 DNA 链断裂。尽管去除拓扑异构酶抑制药可使 DNA 链修复,但不能阻碍细胞凋亡,提示拓扑异构酶与 DNA 的结合处 DNA 链断裂可能是发生凋亡的一个契机。Kameskai 等报道,Bcl-2 不能抑制拓扑异构酶 I 抑制药所致的一次性 DNA 链断裂,却能阻碍随后产生的第二次 DNA 片断化。代谢拮抗药氟尿嘧啶(5-Fu)可使细胞对凋亡的耐受性增强。

肿瘤耐药性已成为临床医师面临的棘手问题,细胞凋亡的研究提出了一种不同于传统耐药机制的解释。一些恶性肿瘤的 p53 基因突变,使损伤 DNA 的化疗药诱导的肿瘤细胞凋亡减弱,肿瘤细胞的生存潜能增强,肿瘤对化疗耐药。在神经母细胞瘤等肿瘤中,Bcl-2 基因过度表达,抑制 c-myc、野生型 p53 及多种抗癌药诱导的肿瘤细胞凋亡,使肿瘤产生耐药。因此,临床医师可根据 p53 基因状态、Bcl-2 表达水平选择不同的抗癌药和化疗方案。

借助于日新月异的分子生物学技术的帮助,人们对调控细胞次亡的基因已有较多了解,认识到其与小儿恶性肿瘤发生、发展及自然消退密切相关。化疗药通过多种途径诱导肿瘤细胞凋亡,对其作用机制和影响因素的深入研究,可帮助临床医师选择更有效、更敏感的抗癌药和具有协同作用的化疗方案。

癌基因调控细胞凋亡,针对此类癌基因产物设计新药将是十分理想的治疗手段,例如,作

用于 bcl-2 蛋白使其失活,恢复野生型 p53 功能或模拟其诱导产生的 p21 蛋白,促进细胞凋亡,提高化疗敏感性,降低耐药性。总之,随着对细胞凋亡调控机制的深入研究,将对肿瘤发生机制的阐明,对肿瘤的防治和抗痛药的研制,提供新的思路和有力的依据。

参 考 文 献

Tan ST,Wallis RA,He Y,et al.2004.Mast cells and hemangioma.Plast Reconstr Surg,113(3):999-1011.

Wang B,Zhuang FL,Zhang PF,et al.2003.Expression of apoptosis and Bcl-2,Bax in hemangioma and vascular malformations.Zhonghua Zheng Xing Wai Ke Za Zhi,19(5):347-349.

Xiao X,Liu J,ShengM.2004.Synergistic effect of estrogen and VEGF on the proliferation of hemangioma vascular endothelial cells.J PediatrSurg,39(7):1107-1110.

第二篇

诊断技术与应用

第5章 常见分子生物学诊断技术

Chapter 5

第一节 流式细胞分析技术

流式细胞分析技术(flow cytometer,FCM)采用流式细胞仪对细胞悬液进行快速分析,通过对流动液体中排列成单列的细胞进行逐个检测,得到该细胞的光散射和荧光指标,分析出其体积、内部结构、DNA、RNA、蛋白质、抗原等物理及化学特征。FCM综合了光学、电子学、流体力学、细胞化学、生物学、免疫学,以及激光和计算机等多门学科和技术,具有检测速度快、测量指标多、采集数据量大、分析全面、方法灵活等特点,还有对所需细胞进行分选等特殊功能。随着该仪器性能的不断完善,操作简单的各新型流式细胞仪相继问世。新试剂的不断发现使试验费用日益降低,FCM也从研究室逐步进入临床实验室,成为常规实验诊断的重要手段,不仅为临床提供了重要的诊断依据,也使检验科室的诊断水平、实验技术提高到一个新的高度。

流式细胞仪的工作原理是将待测细胞经特异性荧光染料染色后放入样品管中,在气体的压力下进入充满鞘液的流动室。在鞘液的约束下细胞排成单列由流动室的喷嘴喷出,形成细胞柱,后者与入射的激光束垂直相交,液柱中的细胞被激光激发产生荧光。仪器中一系列光学系统(透镜、光阑、滤片和检测器等)收集荧光、光散射、光吸收或细胞电阻抗等信号,计算机系统进行收集、储存、显示并分析被测定的各种信号,对各种指标做出统计学分析。

一、流式细胞术的临床应用

随着对FCM研究的日益深入,其价值已经从科学研究走入了临床应用阶段,在我国临床医学领域里已有着广泛的应用。

1. **在肿瘤学中的应用** 对细胞的DNA含量进行分析,可以发现癌前病变,协助肿瘤早期诊断。随着细胞不典型增生程度的加重,DNA非整倍体出现率增高,这是癌变的一个重要标志,对其进行检测可在肿瘤的诊断、预后判断和治疗中发挥作用。FCM还可根据化疗过程中肿瘤DNA分布直方图的变化去评估疗效,了解细胞动力学变化,对肿瘤化疗具有重要的意义。此外FCM近几年还被应用于细胞凋亡和多药耐药基因的研究中,为临床治疗效果分析提供有力依据。

2. **在临床细胞免疫中的作用** FCM通过荧光抗原抗体检测技术对细胞表面抗原分析,进行细胞分类和亚群分析。这一技术对于人体细胞免疫功能的评估,以及各种血液病和肿瘤的诊断及治疗有重要作用。目前FCM用的各种单克隆抗体试剂已经发展到了百余种,可以对各种血细胞和组织细胞的表型进行测定分析。

3. **在血液病诊断和治疗中的应用** FCM通过对外周血细胞或骨髓细胞表面抗原和DNA的检测分析,对各种血液病的诊断、预后判断和治疗起着举足轻重的作用。

4. 在血栓与出血性疾病中的应用 由于血小板的活化程度可由血小板膜糖蛋白表达水平的高低来判断,FCM 测定血小板膜糖蛋白的表达情况成为检查血小板功能的一种新手段。该方法灵敏、特异性高。免疫性血小板减少性紫癜患者血浆中可产生血小板自身抗体,结合在血小板表面,称为血小板相关抗体,其分子可以是 IgG、IgA 或 IgM,用羊抗人 IgG、IgA、IgM 荧光抗体标记被测血小板,FCM 可以测定血小板相关抗体含量。直接法检测血小板表面的相关抗体,间接法可测定血清中的相关抗体。该方法用于该病的诊断及治疗监测,具有检测速度快、灵敏度高的优点。

二、流式微球分析(cytometric bead assay,CBA)技术

从传统意义上讲,流式细胞技术只能分析细胞及成分,不能分析液体中的可溶性成分。然而,如果将体中的可溶性成分结合在一种类似于细胞大小的颗粒(如乳胶颗粒)上,流式细胞仪便可对其进行分析,这就是近年才发展起来的 CBA 技术。CBA 是集 ELISA 和细胞流式技术优点为一身的相蛋白分析系统。CBA 的每一种微球提供一种蛋白捕获表面,捕获微球与待测样品结合后呈悬浮态,与 ELISA 相比,能更有效地捕获被分析物;CBA 具有 CM 的宽范围荧光检测特点,对样本需求量更少,检测更快速、准确。当前已经有越来越多的科研工作者临床研究人员将 CBA 应用于他们的研究和检测。CBA 可以帮助我们检测微量样本中的细胞因子,检测血浆中炎症因子的水平,测细胞中信号传导通道蛋白,检测细胞凋亡相关蛋白,监控各种类型的抗体,进行肿瘤研究,检测药物对人的治疗效果,进行 SLE 和新生儿脓血症等疾病的检测,进行药物研发,进行疫苗研究及总体免疫功能分析。

荧光编码微球是将两种不同颜色的荧光染料以一定的比例用高分子物质包起来而形成的,将其与流式细胞术相结合,形成了一种新型的分析系统,它具有灵敏度高、特异性强、分析速度快、可用微量样品进行多组分同时分析等优点。目前,Luminex 公司和 Bio-Rid 公司均使用由两种荧光素编码的 100 种微球,能满足 100 种物质同时检测,其现在正在研发的是由 3 种荧光素编码的 1000 种微球,能满足 1000 种物质同时检测。随着光学、电子学、生物医学、免疫学、机械学等相关专业的发展,流式细胞仪也必将取得更快更大的进展,得到更加广泛的应用。

第二节 聚合酶链反应技术

聚合酶链反应(polymerase chain reaction,PCR)技术自 1989 年开始被应用于临床检验以来,以其快速、简便、灵敏等优点很快地成为临床试验诊断学的一个技术热点。目前,已广泛用于涉及核酸的科学研究和临床疾病的诊断及治疗监测。PCR 技术虽然作为一种新生的高新技术而代表临床试验诊断学发展的又一里程碑,但 10 多年的临床实践表明,传统的 PCR 技术本身还存在着一些问题,如产物污染导致的假阳性、不能准确定量等。

基因的功能与人类疾病密切相关,通过基因分析技术,直接检测基因结构水平或表达水平是否异常,可以对疾病做出诊断。以 PCR 为代表的基因扩增技术改变了人类检测和鉴定核酸的方法,目前建立在 PCR 基础上的新技术和方法不断涌现。PCR 是一种模拟大然 DNA 复制过程的核酸体外扩增技术,可将极微量的靶 DNA 特异地扩增上百万倍,从而大大提高对 DNA 分子的分析和检测能力。

一、PCR 的主要类型

PCR 技术自建立以来,因其较高的实用性而在各个领域广泛使用。PCR 方法本身又在使用中不断得到发展,除常规 PCR 外,形成了一系列适用于不同目的的特殊方法。

1. 反转录 PCR　反转录 PCR(RT-PCR)是将 RNA 的反转录和 PCR 反应相结合,用于检测 RNA 的一种快速灵敏的方法。该方法主要用于对表达信息进行检测或定量分析,还可用来检测基因表达差异而不必构建 cDNA 文库。即先以 RNA 为模板,在反转录酶的作用下合成 cDNA,再以 cDNA 为模板通过 PCR 反应来扩增目的基因。RT-PCR 是目前从组织或细胞中获得目的基因,以及对已知序列 RNA 进行定性定量分析的最有效的方法之一,它具有敏感度高、特异性强和省时等优点。不过,由于 PCR 反应产物的量是以指数形式增加,在比较不同来源样品的 mRNA 含量时,最初很小的含量差异,到了最终产物阶段将会被放大很多倍,从而影响对检测样品中原有 mRNA 含量的准确判断。

2. 巢式 PCR　巢式 PCR 系统的敏感性和特异性比一般的 PCR 系统高,常被用于基因多态性分析。与常规使用一对引物 PCR 不同,巢式 PCR 具有两对引物,在第一对引物引导的扩增反应结束后,第二对引物继续放大第一次的扩增产物,使得巢式 PCR 比单一引物对的 PCR 有更高的敏感性和特异性。

基本步骤:用第一套引物扩增 15～30 个循环,再用扩增 DNA 片段内设定的第二套引物扩增 15～30 个循环,这样可使待扩增序列得到高效扩增,而次级结构却很少扩增。用起始引物限量法或分子滤过器离心,在第二套引物加入前去除第一引物。此方法已经成功地用于分析中国仓鼠卵巢细胞 AS52 的分子突变。巢式 PCR 减少了引物非特异性退火,从而增加特异性扩增,提高扩增效率。对环境样品中的微生物检测和单拷贝基因靶 DNA 的扩增非常有效。

3. 共享引物 PCR　共享引物 PCR 是利用 3 条引物扩增两种不同的 DNA 序列,其中一条引物与两种待扩增序列都互补,它与另两条引物分别组成两对 PCR 引物。这种 PCR 方法常用于细菌学鉴定,确定同一种属细菌的不同种类。

4. 多重 PCR　多重 PCR 是在一次反应中加入多对引物,同时扩增一份 DNA 样品中不同序列的 PCR 过程。由于每对引物扩增区位于模板 DNA 的不同部位,因而扩增片段长短不同,由此检测是否存在某些基因片段的缺失或突变。例如,杜氏肌营养不良症(DMD)是一种致死性 X-连锁遗传病,抗肌萎缩蛋白基因位于 X 染色体短臂 Xp21 区,其突变或部分缺失是导致 DMD 的原发分子病因。该基因有 2000kb,突变常发生于基因结构的多处,相邻数十至数百 kb 距离,超出一般 PCR 技术所能扩增的有效长度。对此采用多重 PCR 方法,即在同一试管中加入多对引物,扩增同一模板的几个区域,如果基因某一区域缺失,则 PCR 产物电泳图谱的相应条带就会消失。

5. 原位 PCR　原位 PCR 就是在组织细胞单进行 PCR 反应,它结合了具有细胞定位能力的原位杂交和高度特异敏感的 PCR 技术的优点,是细胞学与临床诊断领域里一项有较大潜力的新技术。实验用标本包括新鲜组织、石蜡包埋组织、脱落细胞、血细胞等。其基本方法如下。

(1)固定组织或细胞:将组织细胞固定于预先用四氟乙烯包被的玻片上,并用多聚甲醛处理,再灭活除去细胞内源性过氧化物酶。

(2)蛋白酶 K 消化处理:用 60μg/ml 的蛋白酶 K 将固定好的组织细胞 55℃ 消化处理 2h 后,96℃ 2min 以灭活蛋白酶 K。

（3）PCR扩增：在组织细胞上，加入PCR反应液、覆盖并加液状石蜡后，直接放在扩增仪的金属板上，进行PCR扩增循环，有的基因扩增仪带有专门用于原位PCR的装置。

（4）杂交：PCR扩增结束后，用标记的寡核苷酸探针进行原位杂交。

（5）其他：显微镜观察结果。

原位PCR既能分辨鉴定带有靶序列的细胞，又能标出靶序列在细胞内的位置，于分子和细胞水平上研究疾病的发病机制、临床过程及病理转归具有实用价值，其特异性和敏感性高于一般的PCR。

6. 免疫PCR 免疫PCR是新近建立的种灵敏、特异的抗原检测系统。它利用抗原-抗体反应的特异性和PCR扩增反应的高灵敏性检测抗原，尤其适用于极微量抗原的检测。

免疫PCR试验主要有三个步骤：①抗原-抗体反应；②与嵌合连接分子结合；③PCR扩增嵌合连接分子中的DNA（一般为质粒DNA）。该技术的关键环节是嵌合连接分子的制备。在免疫PCR中，嵌合连接分子起着桥梁作用，它有两个结合位点，一个与抗原抗体复合物的抗体结合；另一个与质粒DNA结合，其基本原理与ELISA和酶免疫染色相似，不同之处在于其中的标志物不是酶而是质粒DNA，在操作反应中形成抗原抗体-连接分子-DNA复合物，通过PCR扩增DNA来判断是否存在特异性抗原。

免疫PCR的优点：①特异性较强，因为它建立在抗原抗体特异性反应的基础上；②敏感性高，PCR具有惊人的扩增能力，免疫PCR比ELISA敏感度高10^5倍以上，可用于单个抗原的检测；③操作简便，PCR扩增质粒DNA比扩增靶基因容易，一般实验室均能进行。

7. 不对称PCR 采用不对称PCR技术可以方便、快速、大量地制备单链DNA，使DNA序列测定的模板制备更为简便。不对称PCR的原理是使用不同的浓度的两条引物，一般以$50:1\sim100:1$的比例，加入反应液中，其中低浓度引物通常为$0.5\sim1.0pmol/L$。在PCR前25个循环中，主要生成双链DNA产物。在低浓度引物逐渐耗尽时，高浓度引物介导的PCR反应就会产生大量单链DNA，分离此扩增产物中单链DNA，利用原引物或扩增单链DNA序列内的引物直接测定序列。

8. 连接酶链反应 连接酶链反应（LCR）是种新的DNA体外扩增和检测技术，主要用于点突变的研究和靶基因的扩增。LCR的基本原理是利用DNA连接酶特异地将双链DNA片段连接，经变性-退火-连接3个步骤反复循环，从而使靶基因序列大量扩增。

9. 环介导等温扩增 环介导等温扩增（LAMP）是在2000年出现的一种新的核酸扩增技术。DNA在65℃左右处于动态平衡状态，引物与双链DNA的互补区域进行碱基配对延伸时，另一条链就会解离变成单链。基于此前提，设计4种不同的特异性引物，识别靶基因的6个特定区域，在链置换型DNA聚合酶的作用下，以外侧引物区段的3′末端为起点，与模板DNA互补配对，启动链置换DNA合成。

LAMP具有很多优点：①扩增效率高，可在1h内有效扩增$1\sim10$个拷贝的目的基因，扩增效率为普通PCR的$10\sim100$倍；②特异性强，LAMP使用4对引物与靶序列上的6个特定区域结合，即使一个碱基的差异LAMP也能够区分相应的靶序列进行扩增，因此比普通PCR具有更好的特异性；③反应省时，是恒温扩增反应，一般$30\sim60min$即可完成一次扩增反应，缩短了反应时间，可用于大量临床样本的快速检测；④成本低，不需要特殊的设备，反应只需要一个简单的恒温器。目前LAMP被广泛应用于病毒、细菌、寄生虫及支原体检测。

10. 转录介导扩增 转录介导扩增（TMA）是利用RNA聚合酶和反转录酶在约42℃等

温反应条件下扩增核糖体RNA。针对靶序列设计,对特异性引物,其中启动子引物上具有T_7RNA聚合酶识别的启动子序列。这对引物与靶序列结合后,在反转录酶的作用下,反转录形成RNA-DNA杂合双链。反转录酶具有RNase H活性,其水解RNA-DNA杂合双链,形成单链DNA,此单链DNA含有T_7RNA聚合酶识别的启动子序列。随后另一条引物与单链DNA结合,通过反转录形成双链DNA。T_7RNA聚合酶结合在启动子上,以DNA为模板进行转录,这些转录扩增的产物又进入反应作为TMA的起始模板,重复上述步骤,产物呈指数增长,在15~30min可将靶序列扩增10^{10}倍左右。TMA扩增效率高,操作简便,目前已有公司有TMA的诊断仪器和相关产品的研发,有望对TMA自动化,这样可以避免由人员操作带来的误差和污染,可以用于临床的大批量筛查。TMA已用于人类白细胞抗原等位基因分型;沙眼衣原体、淋病双球菌和肺结核分枝杆菌的检测;乙型肝炎病毒、丙型肝炎病毒、艾滋病病毒的检测等。

11. 解链酶扩增　解链酶扩增(HDA)是模拟动物体内DNA的复制机制发明的一种新的体外恒温扩增技术。原理是依靠解螺旋酶解开双链DNA,单链DNA结合蛋白与单链结合,保护模板完整使其除去单链状态,然后在DNA聚合酶的作用下扩增,生成的dsDNA作为底物继续扩增。

HDA的原理完全模仿自然界的DNA复制的方式,使得其DNA的体外合成过程与生物体内自身合成过程相一致;与其他恒温扩增技术相比,其引物设计比较简单,只需要两条和PCR相似的引物;另外反应时间短,特异性强且不需要特殊的仪器设备。HAD主要用于DNA扩增,目前该技术已广泛地应用到分子诊断中。

12. 滚环核酸扩增　滚环核酸扩增(RCA)是借鉴病原生物体滚环复制DNA的方式而提出,每条链使用一个引物,通过使用两个引物即可以实现滚环指数扩增。RCA分为线性扩增和指数扩增。线性RCA是引物结合到环状DNA上,在DNA聚合酶作用下,形成与环状DNA互补的线性单链。指数RCA采用了与环状DNA序列相一致的第二条引物,引物与第一次扩增的线性产物结合,在酶的作用下延伸,产物又可作为第一条引物的模板进行延伸,如此循环,即可在短时间内指数倍地增长,可在1h内对靶序列进行10^{12}倍扩增。RCA扩增效率高,在短时间内可扩增10^{12}倍;具有高序列特异性,可用来区别单位点的突变;与其他恒温扩增技术不同,它的扩增产物经磷酸化后可用来直接测序,并且操作简单。目前RCA主要应用于基因扩增、核酸测序、单核苷酸多态性分析等方面。

13. 标记PCR和彩色PCR　标记PCR(LP-PCR)是利用核素或荧光素对PCR引物的5′端进行标记,用于检测靶基因是否存在。彩色PCR(CCA-PCR)是LP-PCR的一种,它用不同颜色的荧光染料标记引物的5′端,如JOE和FAM呈绿色荧光,TAMRA和ROX呈红色荧光,COUM呈蓝色荧光,因而扩增后的靶基因序列分别带有5′的染料,电泳后用荧光激发灯观察电泳结果,可见到彩色产物。此法可用于检测基因的突变,染色体重排或转位,基因缺失及微生物的型别鉴定等。例如,检查基因突变时,使用两种或两种以上荧光标记引物,其中有的是针对基因正常序列的引物,有的是针对基因不同点突变序列的引物,采用多重PCR技术,通过彩色产物了解点突变的发生,也可用于几种可疑病毒感染的诊断。

14. 反向PCR　常规PCR扩增的是已知序列两引物之间的DNA片段,反向PCR是利用反向的互补引物扩增两条引物以外的未知序列的片段。实验时选择已知序列内部没有切点的限制性内切酶对该段DNA进行酶切,然后用连接酶使带有黏性末端的靶序列环化连接,再用一对反向引物进行 PCR,其扩增产物将含有两条引物外的未知序列,从而对未知序列进行分析研究。

15. 锚定 PCR 锚定 PCR(A-PCR)是一种用于分析与克隆具有可变末端的 DNA 序列的方法。该法首先分离细胞总 RNA,反转录合成 cDNA,然后用 DNA 末端脱氧核普酸转移酶在其 3′末端加上一个 polyG 尾,最后可用与 polyG 相对应的锚定引物 polyC 和 3′引物进行 PCR 扩增。利用此法可扩增带有同源多聚尾的 cDNA 序列。

16. 差异显示 PCR 差异显示 PCR(DD-PCR)又称 mRNA 差异显示(mRNA DD)或差异显示反转录 PCR(DDRT-PCR),是一种筛选和克隆受发育、突变、各种因素影响下差异表达基因的方法。其基本原理是首先将所要比较的两种 mRNA 样品(如细胞诱导前、后)反转录生成 cDNA 第一链。然后利用 3′锚定引物(T11MA、T11MG、T11MC、T11MT,M 代表 A、G、C 三种脱氧核苷酸中任何一种)和 5′十聚随机引物进行 PCR 反应。按理论计算,使用 24～26 种 5′十聚随机引物和 12 种 3′锚定引物构成组合,共计 288 个 PCR 反应(两种 mRNA 为 596 个 RT-PCR 反应),就能将哺乳动物细胞内任何一种 cDNA 中的一个片段扩增出来。PCR 产物作为相应 mRNA 代表,采用变性或不变性聚丙烯酰胺凝胶电泳,观察两种样品 PCR 产物的差异片段。再经过片段回收、扩增和 mRNA 杂交分析、克隆和序列分析,最终确定差异表达基因。

许多实验室成功地应用 DDRT-PCR 分离获得各种生物状态中表达差异的基因,包括肿瘤、糖尿病相关基因等。但在实际应用中,这种方法存在假阳性高、操作烦琐、不易获取全长 cDNA 等缺点。

17. 重组 PCR 研究基因结构与功能的关系,常需要突变基因结构,包括碱基替代、缺失或插入等,以观察基因功能的改变。通常的方法是用合成带突变的引物,复制完整的突变基因。PCR 反应能使体外定点突变过程既简便又省时,PCR 参与的体外基因突变过程称之为重组 PCR。

18. PCR-ELISA 该法将 PCR 技术、核酸杂交技术以及酶联免疫技术三者有机结合,使低拷贝基因经 PCR 扩增后,DNA 量达到探针检测的敏感范围内,故而敏感性与特异性均较高,无放射性与溴化乙啶(EB)污染,重复性好,便于检测大量标本,适用于临床常规检测。目前 Roche 公司的 AmplicorTM 定量系列与 Digene Diagnostic 公司的 SHARP 信号系统均为标准化的 PCR 定量检测试剂盒。AmplicorTM 定量系列将引物用生物素标记,进行 PCR 扩增后,得到生物素标记的 PCR 扩增产物,然后将产物变性,并与微孔板上的特异性探针杂交,再以亲和素-辣根过氧化物酶催化底物显色,酶标仪 450nm 比色测定 OD 值,与标准曲线比较计算待测基因量。SHARP 信号系统通过生物素标记的引物扩增,得到的扩增产物变性后与 RNA 探针杂交,利用链酶亲和素包被的微孔板捕获杂交体,然后加入碱性磷酸酶标记的抗 DNA-RNA 杂交体的抗体,碱性磷酸酶底物显色,酶标仪 405nm 测定 OD 值。由于此系统在检测不同靶基因时,除了所用引物与 RNA 杂交探针不同外,其他试剂可以通用,而且其检测程序亦可通用,因此易于标准化与自动化。

二、荧光定量 PCR 技术

荧光定量 PCR(FQ-PCR)技术是近几年涌现的一种先进的 PCR 扩增产物的量化检测技术。该法是指在 PCR 反应体系中加入荧光基团,利用荧光信号检测整个 PCR 过程,获得在线描述 PCR 过程的动力学曲线,最后通过标准曲线对未知模板核酸进行定量分析的方法。

此法将先进的光学设备、温控技术、荧光素标记技术与计算机软件有机地结合,能够对 PCR 扩增的每一循环进行监控,即通常所说的实时定量 PCR。该方法具有较高灵敏度和特异性,且能同时进行内参照检测。在实时定量荧光 PCR 中,其荧光探针的设计都采用荧光共振能量转移(FRET)或荧光淬灭的原理。FRET 是指在两个不同的荧光基团中,如果一个荧光基团(供体)的发射光谱与另一个基团(受体)的吸收光谱有一定的重叠,当这两个荧光基团间的距离合适时(一般小于 100Å),就可观察到荧光能量由供体向受体转移的现象,即以前一种基团的激发波长激发时,可观察到后一个基团发射的荧光。这种能量转移的速率与供受体光谱重叠的程度、供体的量子效率、供受体间跃迁偶极距相对取向以及供受体间的距离有关。荧光淬灭是指荧光物质分子与溶剂分子或其他溶质分子相互作用引起荧光强度降低的现象。能引起荧光淬灭的物质称为荧光淬灭剂。实时 PCR 技术实现了 PCR 反应从定性到定量的飞跃,已逐步得到广泛的应用,目前常用于临床检测及科研的技术有 Taqman 技术、Lightcycler 技术、Molecular beacon 技术、AmpliSensor 技术、DNA 结合染色、杂交探针、复合探针等。

1. Taqman 技术　TaqMan 探针法是高度特异的定量 PCR 技术,其核心是利用 Taq 酶的 5′→3′外切核酸酶活性,切断探针,产生荧光信号。由于探针与模板特异性结合,所以荧光信号的强弱代表了模板的数量。在 TaqMan 探针法的定量 PCR 反应体系中,包括一对 PCR 引物和一条探针。探针与模板特异性地结合,结合位点在两条引物间。探针的 5′端标记有报告基团(R),如 FAM、VIC 等,3′端标记有荧光淬灭基团(Q),如 TAMRA 等。当探针完整的时候,报告基团所发射的荧光能量被淬灭基团吸收,仪器检测不到信号。随着 PCR 的进行,Taq 酶在链延伸过程中遇到与模板结合的探针,其 5′→3′外切核酸酶活性就会将探针切断,报告基团远离淬灭基团,其能量不能被吸收,即产生荧光信号。所以,每经过一个 PCR 循环,荧光信号也和目的片段一样,有一个同步指数增长的过程。信号的强度就反映出模板 DNA 的拷贝数。

TaqMan 探针根据其 3′端标记的荧光淬灭基团的不同分为两种:普通 TaqMan 探针和 TaqMan MGB 探针。MGB 探针的淬灭基团采用非荧光淬灭基团,本身不产生荧光,可以大大降低本底信号的强度。同时探针上还连接有 MGB 修饰基团,可以将探针的 Tm 值提高 10℃ 左右。因此,为了获得同样的 Tm 值,MGB 探针可以比普通 TaqMan 探针设计得更短,既降低了合成成本,也使得探针设计的成功率大为提高。因为在模板的 DNA 碱基组成不理想情况下,短探针比长探针更容易设计。实验证明,TaqMan MGB 探针对于富含 A/T 的模板可以区分得更为理想。

2. 扩增敏感技术　扩增敏感技术设计了一通用探针,该探针双链由两条长短不一的单链组成,长链比短链多 7 个碱基(GCGTCCC),标记淬灭基团,称为淬灭探针,短链标记荧光基团,称为荧光探针。PCR 扩增前通过连接酶将半套式引物(其 5′端含有与淬灭探针互补的序列)与荧光探针连接,组成特异的 AmpliSenso:探针引物复合物。AmpliSensor 技术分为两步:①在外引物的作用下,进行不对称扩增,造成某一模板链大量过剩。②加入特异的 AmpliSensor 探针引物复合物,扩增时探针引物复合物作为半套式引物掺入到模板中,释放出淬灭探针,破坏探针的荧光共振能量转移,产生荧光,且荧光强度与起始模板量成正比。该方法的缺点在于尽管采用了半套式引物,提高了检测的灵敏度,但由于无法辨别引物二聚体而降低了特异性,同时在扩增过程中,加入了特异的 AmpliSensor 探针引物复合物,易造成污染。

3. 分子信标技术　分子信标技术与 Taqman 技术一样,在一条探针的两端分别标记发光基团与淬灭基团,所不同的是该探针能自身环化,且其 5′端与 3′端可形成 8 个碱从左右的发卡结构,因此发光基团与淬灭基团相互接近,发生荧光共振能量传递,发光基团发出的荧光被淬灭基因吸收,当反应体系中有特异性模板时,探针与模板进行杂交,探针的发卡结构被破坏,荧光共振能量转移作用消失,于是发光基团便发出荧光,且荧光强度与起始的模板数量成正比。Molecular beacon 技术采用非荧光染料为淬灭基团,本底较低,但是模板与探针杂交时,探针不能完全与模板结合,因此稳定性较差,而且标记过程复杂。

4. 相邻探针技术　相邻探针技术又称 Lightcycler 技术,是由瑞士 Roche 公司开发的定量 PCR 技术。与 Taqman 技术不同,Lightcycler 技术采用两个不同探针,分别称为供体荧光探针与受体荧光探针,供体荧光探针的 5′端标记荧光素分子,而受体荧光探针 3′端标记另一荧光素分子(报告基团),由于两条探针能与模板链相邻的序列杂交,借助于荧光共振能量传递,供体荧光探针所发出的荧光被受体探针所吸收,报告基团发出另一波长的荧光,也就是只有两条探针均与模板链杂交时,报告基团才发出荧光,因此荧光强度的检测是退火后进行,且荧光强度与起始的模板量成正比。该方法荧光本底较低,但采用了两个探针影响了扩增效率,且成本较高。

5. DNA 结合染色　DNA 结合染色使用一种可与 DNA 结合的荧光染料 SYBR Green Ⅰ。SYBR Green Ⅰ是种只与 DNA 双链结合的荧光染料,当它与 DNA 双链结合时,发出荧光;当从 DNA 双链释放出来时,荧光信号急剧减弱。因此,在一个体系内,其信号强度代表了双链 DNA 分子的数量。该法具有灵敏度高,产生的荧光易于检测的优点,但 SYBR Green Ⅰ能与所有双链 DNA 结合,对 DNA 模板没有选择性,一旦反应体系中出现非特异性扩增,就会影响到定量结果的可靠性和重复性,所以特异性不如其他探针法。

6. 杂交探针　杂交探针是指将荧光分子和淬灭分子分别标记在两个不同的探针上,产生发光探针和淬灭探针,发光探针的 5′端连接荧光分子,淬灭探针的 3′端连接淬火分子,由于两探针设计时可与模板同一条链相邻(相距仅 1bp)从而发生 FRET 而使荧光淬灭,荧光淬灭的程度与起始模板的量成反比,以此可以进行 PCR 定量分析。

7. 复合探针　首先合成两个探针,1 个是荧光探针,长度 25bp 左右,5′端接一荧光分子;另一个是淬灭探针,长度 15bp 左右,3′端接一淬灭分子,淬灭探针能与荧光探针 5′端杂交,当两探针结合时荧光探针发出的荧光被淬灭探针吸收,溶液中没有荧光产生;当两探针分离时,荧光探针发出的荧光不再被淬灭探针吸收,溶液中即有荧光产生。PCR 扩增,当溶液中没有模板时,两探针特异结合,溶液中没有荧光产生;当溶液中有模板时,在较高温度下荧光探针优先与模板结合,从而使两探针分离产生荧光,荧光强度与溶液中模板数量成正比,因此可用于 PCR 定量。

三、PCR 衍生技术

1. 甲基化特异性 PCR　DNA 甲基化是调控基因表达的表观遗传机制之一,尤其在肿瘤细胞中存在的异常甲基化状态,对肿瘤的早期诊断、预后和疗效判断具重要价值,由此开发出一系列 DNA 甲基化检验技术。甲基化特异性 PCR(methylation-specific PCR,MSP)是一种简便、特异、灵敏的单基因序列特异性甲基化分析方法,其原理是用亚硫酸氢钠处理基因组

DNA,未甲基化的胞嘧啶(C)转变成尿嘧啶(U),而甲基化的 C 不变,设计不同的特异性引物进行定性分析。应用该法检侧了 AML 患者骨髓抑癌基因 GRAF 启动子的甲基化,并证实 AML 患者 GRAF 启动子区甲基化明显增高。将亚硫酸氢钠处理和定量 PCR 技术结合在一起,检测血清中循环 septin 9 的甲基化,可作为检测结直肠癌微小侵袭的生物标志。DNA 甲基化与肿瘤的关系已得到了普遍肯定。MSP 是目前检测 DNA 单位点甲基化最常用方法,但存在假阳性结果,有很高的错判风险,大多通过合理设计引物、优化循环条件、扩增后酶切片段解决。MSP 结合荧光定量技术可以显著提高检测的特异性。利用芯片技术不但可提高特异性,还可同时进行多位点甲基化检测,是今后临床常规应用的重要途径。

2. 低变性温度 PCR 共扩增(coamplification atlower denaturation temperature-PCR, COLD-PCR)　基因突变是遗传病和肿瘤发生的根本原因,因为体细胞突变的频率极低,很难用一般点突变方法直接检出,COLD-PCR 则能解决这一问题。该法分两步:①在扩增产物的临界变性温度(critical denaturationtemperature,Tc)进行变性;②在单一温度进行退火与延伸反应(快速 COLD-PCR)。循环闪值可用于鉴定突变型和野生型 DNA,用该法已成功鉴定结肠癌标本中 p53 和表皮生长因子受体(EGFR)基因突变,能在 2000 个野生型等位基因中检出 1 个突变基因。

3. 非对称 PCR-FP 技术　若要获得单链测序模板或单链 DNA 杂交探针,非对称 PCR 是常用方法,即通过反应体系中引物浓度的差异来形成单链 DNA,通常两个引物的浓度为(50~100):1,当某一引物被耗尽后,另一引物扩增的片段即为单链 DNA 片段。利用非对称 PCR 获得单链的性质,可将其与其他技术,如测序、荧光偏振(fluorescence polarization,FP)结合,在感染性疾病的基因型检测方面发挥作用。荧光偏振检测技术已用于基因组单核普酸多态性及基因型的检测,与 PCR 技术结合可显著提高检测灵敏度,具快速、准确和低成本特点,易于量化、自动化。利用非对称 PCR-FP 技术,可对 HPV 的巧个基因型进行快速鉴定,也可通过一次 PCR 扩增,同步检测沙眼衣原体和解脉脉原体,尤其易于检出同一标本不同病原体的混合感染。

四、常见的分子诊断技术在肿瘤基因诊断中的应用

随着分子肿瘤学研究的发展,目前已能从基因水平对癌症(cancer)进行诊断,也能通过检测与癌变有关的基因标志物来判定组织学的良、恶性程度,癌的进展及肿瘤的耐药性。肿瘤的基因诊断主要是通过检测肿瘤基因标志的变化来实现的;下面主要就常见的肿瘤基因标志物与肿瘤的关系及 PCR 技术在肿瘤诊断中的意义加以讨论。

(一)常见的肿瘤基因标志物及其与肿瘤的关系

1. K-RAS 基因　K-RAS 基因是位于染色体 12p12.1 上的编码 21kD(p21)蛋白的编码基因。p21 的活化在传达细胞外源性增殖信号中具有重要的作用,变异型 p21 与正常型 p21 相比其 GPT 酶活性明显下降,认为与癌变有关。K-RAS 基因的点突变主要集中在特定的氨基酸密码子(第 12,13,61)上,而这种异常以大肠癌、胰腺癌、肺癌等发生率较高,在胰腺癌中,K-RAS 基因的点突变发生率高达 90%,且大部分局限于密码子 12 上。大量的研究表明,K-RAS 基因阳性,即使病理组织学诊断淋巴结转移阴性,癌症(cancer)复发的可能性也很高。因此,K-RAS 基因点突检测不仅对肿瘤的诊断而且对其预后判断都有一定的价值。

2. p53 基因　p53 基因是一种抑癌基因,是目前人类肿瘤中最常发生变化的基因。它位

于染色体 17p13.1 上,编码 53KD 的核磷酸蛋白,此蛋白通过 p21 蛋白参与细胞周期的调控,对细胞的分裂和增殖起负调节作用,若突变,则最终使细胞生长和分化的调节失控,导致细胞的持续分裂和癌变。

3. DCC 基因　DCC 基因是位于染色体 18q21.3 上的抑癌基因。肿瘤组织,DCC 基因的杂合性丢失和 DCC mRNA 表达低下,在胃癌、大肠癌中呈现较高的频率,特别是在肝转移的病例中,提示它可能作为肝转移的一个诊断标志。

4. 微卫星 DNA　微卫星 DNA 在人类基因组中有许多 CA、GT 等散在的 2～4 个碱基对的单纯反复排列,称为微卫星。有关它的功能还不明了。据报道,在家族性非息肉性大肠癌中,以及散在性大肠癌中有高比率的微卫星反复排列数量的异常。

5. 端粒酶　端粒酶位于染色体末端的端粒在人体中是由 T、T、A、G、G、G 六个碱基构成一个单位,在生殖细胞中以长约 20kb,体细胞中以 6～10kb 的长度进行反复排列,通常认为端粒与染色体的稳定性有关,其长度随着细胞的反复分裂而缩短,缩短到一定程度细胞再分裂,也就是说,细胞分裂(cell division)的寿命取决于端粒的长度。在癌细胞中存在有延长端粒的酶。胃癌、大肠癌、肾癌、前列腺癌(Prostate Cancer)等端粒酶表现为高度的活性。除了表达异常外,端粒的微小缺失和易位也与肿瘤的发生有着密切的关系。

6. p16 基因　p16 基因定位于 9p21 上,全长 8.5kb,由 2 个内含子间隔 3 个外显子组成,它是细胞周期蛋白依赖性激酶抑制因子,参与细胞周期的调节,与肿瘤的发生有着密切的关系。p16 基因纯合缺失常见于各种肿瘤。不同的肿瘤其纯合缺失的百分率各不相同,以食管癌最高,约 92.3%。在急性淋巴细胞性白血病(ALL)中 40% 存在 p16 纯合缺失,在 T 细胞 ALL 中缺失率高达 83%,其他肿瘤 p16 基因纯合缺失的百分率分别为恶性间皮瘤 61.9%,胰腺癌 40.5%,卵巢癌 22%。

p16 基因突变与肿瘤的发生也有着密切的关系。据报道,在肺癌中 14/27 例存在 p16 基因突变且都导致编码的氨基酸序列改变,在 18 个家族性黑色素瘤(melanoma)家系中,13 个家系存在着 8 种 p16 基因突变型,包括无义突变、错义突变、剪接供体位点突变等。

(二)肿瘤基因诊断的常用技术

肿瘤基因诊断的常用技术:荧光原位杂交(FISH)法,主要用于癌基因、抑癌基因突变的检测;PCR 及 PT-PCR 法,用于肿瘤异常基因和异常基因 mRNA 的扩增,PCR-SSCP 法,用于突变检测,突变等位基因扩增法(MASA),是肿瘤基因突变最敏感的检测方法。

(三)肿瘤基因诊断的评价

肿瘤的发生、发展是一个复杂的多因子协同的过程,包括启动(最初细胞伤害)、进展(形成肿瘤)及扩散(恶性程度进一步增高)等,在许多情况下,单个癌基因结构、功能变化不足以引起恶变;而 2 个或多个癌基因间的相互协同作用,是维持某些细胞的恶性类型所不可缺少的。因此,某一肿瘤基因标志物阳性结果只能单纯提肿瘤 DNA 的存在,并不能代表活的癌细胞的存在。一般情况下肿瘤基因标志物变化的检测只能是一种临床诊断和预后判定的辅助手段,但也有一些癌基因遗传学变化的检测已达到确认某些肿瘤的程度,例如,CD44 基因的异常拼接表达,几乎 100% 出现于某些泌尿系肿瘤。慢性骨髓性白血病患者几乎都可检测到原癌基因易位导致的 BCR/ABL 融合基因形成。

第三节　杂 交 技 术

一、原位杂交

1. **原位杂交概念及分类**　原位杂交(ISH)是用标记的 DNA 或 RNA 为探针,与组织、细胞中待测的核酸按碱基配对原则进行特异性结合,形成杂交体,然后再应用于标志物相应的检测系统,通过组织化学或免疫组织化学方法在核酸原位进行细胞内定位的方法。根据所用探针和靶核酸的不同,原位杂交可分为 DNA-DNA、DNA-RNA 和 RNA-RNA 杂交三类。根据探针的标志物能否直接被检测,原位杂交又可分为直接法和间接法。直接法主要以放射性核素、荧光及某些酶标记的探针与靶核酸进行杂交,杂交后分别通过放射自显影、荧光显微镜检或酶促显色反应直接显示。间接法一般用半抗原标记探针,最后通过酶免疫组织化学法对半抗原定位,间接地显示探针与靶核酸形成的杂交体。

2. **基本方法**

(1)固定:目的是为了保持细胞形态结构,最大限度地保存细胞内的 DNA 或 RNA 的水平,使探针易于进入细胞或组织。化学固定剂有沉淀固定剂和交联固定剂两类。常用的沉淀固定剂有乙醇、甲醇和丙酮等,交联固定剂有多聚甲醛、甲醇和丙酮等。其中最常用的是多聚甲醛。多聚甲醛不会与蛋白质产生广泛的交叉连接,因而不会影响探针传入细胞或组织。多聚甲醛的固定方法有多种。灌注固定时,固定剂的用量一般为动物体重的 2 倍。如用浸渍固定,首先要把组织剪成小块(1cm×0.5cm),组织与固定剂的体积比不低于 1∶100 对于 mRNA 的定位,常用的方法:将组织固定于 4% 多聚甲醛缓冲液中 1～2h,在冷冻前浸入含 15% 蔗糖的 PBS 溶液中,置于 4℃冰箱内过夜;次日切片或保存在液氮中或振荡切片,组织也可在取材后直接置于液氮中;切片后将其浸入 4℃多聚甲醛液 10min,空气干燥后,保存在－70℃(可达数月)。

(2)玻片和组织切片的处理

①玻片的处理:盖片和玻片应用热肥皂水洗刷,自来水清洗干净后,置于清洁液中浸泡 24h,清水洗净烘干,95% 乙醇浸泡 24h,蒸馏水冲洗,烘干,烤箱温度最好在 180℃或以上,烘 4h 以去除任何 RNA 酶。盖片、玻片在有条件时最好用硅化处理,锡箔纸包裹无尘存放。应用黏附剂预先涂抹在玻片上,干燥后待切片时应用,以保证在整个试验过程中切片不致脱落。常用的黏附剂有多聚赖氨酸、APES;APES 黏附效果好,价格较多聚赖氨酸便宜,制片后可长期保存应用。

②组织切片的处理:脱蜡、增强组织的通透性和核酸探针的穿透性,此步骤应根据固定剂的种类、切片的厚度和探针的长度而定。常用的方法,如烯酸处理、去污剂应用、消化酶的应用等;预杂交降低背景染色;防止 RNA 酶的污染;内源性生物素和酶的抑制可减少非特异性染色。

(3)杂交:是将杂交液滴于切片组织上,加盖硅化的盖片、玻片,或采用无菌的蜡膜代替硅化的盖片、玻片,加盖片防止孵育过程中杂交液的蒸发。

(4)杂交后处理:目的是除去未参与杂交体形成的过剩探针,除去探针与组织标本之间的非特异性结合,从而降低背景,增加信噪比。杂交后的处理包括系列不同浓度、不同温度的盐溶液的漂洗。一般遵循的共同原则是盐溶液浓度由高到低,而温度由低到高。在漂洗过程中切勿使切片干燥。干燥的切片即使用大量的溶液漂洗液很难减少非特异性结合,从而增强了背景。

(5)杂交体的检测:细胞或组织的 ISH 切片在显示后均可进行半定量的测定,如放射自显影可利用人工或计算机辅助的图像分析检测仪检测银粒的数量和分布的差异。非放射性核酸探针杂交的细胞或组织可利用酶检测系统检测系统显色,然后利用显微分光光度计或图像分析仪对不同类型数量的核酸显色强度进行检测。但做半定量测定必须注意严格控制试验的同一条件,例如切片的厚度和核酸的保存量,如何取材至固定的间隔时间等。如为放射自显影、核乳胶膜的厚度与稀释度等必须保持一致。

(6)对照试验和结果的判断:ISH 的阳性信号并非都是特异性的,为了证明原位杂交试验操作的准确性和结果的特异性,必须设置对照试验,才能正确判断结果。对照试验的设置需要根据核酸探针和靶核酸的种类和现有的条件去选定。一般包括组织对照、探针对照、杂交反应对照和检测系统对照在内的一系列阳性和阴性对照。

3. 荧光原位杂交　荧光原位杂交技术(fluorescent in situ hybridiaation,FISH)创建于 1986 年,是以荧光标记取代核素标记而形成的一种新的原位杂交方法。FISH 技术已被广泛应用于肿瘤研究中的基因扩增、易位重排及缺失等的检测,在肿瘤诊断和鉴别诊断、预后和治疗监控等方面都有重要意义。

(1)基本原理:如果被检测的染色体或 DNA 纤维切片上的靶 DNA 与所用的核酸探针是同源互补的,两者经变性-退火-复性,即可形成靶 DNA 与核酸探针的杂交体。将核酸探针的某一种核苷酸标记上报告分子,如生物素、地高辛,可利用该报告分子与荧光素标记的特异亲和素之间的免疫化学反应,经荧光检测体系在镜下对待测 DNA 进行定性、定量或相对定位分析。

(2)基本技术步骤:FISH 样本的制备-探针的制备-探针标记-杂交-染色体显带-荧光显微镜检测-结果分析。

(3)分类:根据靶序列区域的不同,FISH 技术可分为单一序列 FISH、着丝粒 FISH、端粒 FISH、臂涂染 FISH,全染色体涂染 FISH 和逆向涂染 FISH。根据杂交时靶序列所处状态的不同,可以分为间期染色体 FISH、中期染色体 FISH、DNA 纤维 FISH。根据所用探针,可分为 DNA-DNA FISH、DNA-RNA FISH、RNA-RNA FISH 和 PNA FISH。根据显色的不同,可分为单色 FISH、双色 FISH 和多色 FISH(MFISH)等。

(4)应用:FISH 应用广泛,例如染色体基因图谱绘制、癌症染色体畸变计划、体细胞杂交分析和基因组进化;临床上也应用到遗传疾病。血液系统疾病、实体肿瘤和传染病的诊断(病毒、细菌)等。在肿瘤方面,FISH 已经开始为分子分期、分子预测及预后判断服务。

4. 比较基因组杂交

(1)基本原理及步骤:比较基因组杂交(CGH)是 1992 年由 Kallioniemi 等首次提出,并最先于 1994 年在实体肿瘤中使用。其源于消减杂交和荧光原位杂交的结合,实质是双色荧光原位杂交。

原理:采用两种不同颜色的荧光素分别标记待测者基因组 DNA 合正常对照基因组 DNA 成分探针,两者 1:1 等量混合后与正常人中期染色体进行原位抑制杂交。杂交后根据探针的颜色强度比进行定量分析,从而一次性了解被检 DNA 拷贝数的变化情况。

　　CGH 是从 FISH 演变而来的,故其简单操作流程基本与 FISH 类似,依次包括正常人染色体的制备、待测和对照标本 DNA 的提取、DNA 标记(直接法和间接法)、杂交和荧光检测、图像分析和统计检验等步骤。

　　(2)比较基因组杂交在肿瘤中的应用:①肿瘤基因的定位,CGH 可精确定位肿瘤基因,DNA 扩增和丢失的区域常提示存在致癌基因和抑癌基因。②肿瘤发病机制的研究,肿瘤的发生、发展是一个涉及多个癌基因激活或抑癌基因失活的复杂过程;在细胞增生—转化—癌变过程中,染色体发生序列性改变。③原发癌与转移癌的鉴别。④肿瘤的分型、分期。⑤肿瘤的预后的判定。⑥肿瘤耐药的研究。

二、核酸分子杂交

　　核酸分子杂交技术是现代分子生物学和基因工程的一项最基本和最重要的技术之一。随着医学分子生物学的发展,核酸分子杂交技术日益广泛应用于医学研究和疾病诊断的许多方面,特别是在临床实验室诊断方面显示出重要的应用价值和广泛的应用前景。近年来应用核酸杂交技术检测病原微生物核酸是临床诊断学的发展,经过标准化的分子探针已常规用于病原菌型别的鉴定。所谓核酸分子杂交即是用一已知的 DNA 或 RNA 片段(探针)来检测样品中未知的核苷酸序列,通过与核苷酸间碱基互补的原理互相结合,再经显影或显色的方法,将结合核苷酸序列的位置和大小显示出来,从而达到鉴定标本(如血清、尿、粪便或活检组织等)中有无病原微生物基因及其分子大小的目的。

　　1. 探针种类　基因探针根据标记方法不同可分为放射性探针和非放射性探针两大类,根据探针的核酸性质不同又可分为 DNA 探针、RNA 探针、cDNA 探针、eRNA 探针及寡核苷酸探针等几类,DNA 探针还有单链和双链之分。

　　2. 核酸分子杂交方法　由于采用的手段不同,核酸杂交技术可分为液相杂交和固相杂交,在临床微生物检验中,以后者为常用。固相杂交是将待测标本固定在固相载体上(如硝酸纤维素膜、尼龙膜、玻片)进行杂交;较常用的杂交技术有原位杂交、斑点杂交、Southern 印迹、Northern 印迹等。

　　(1)菌落原位杂交是将细菌从一主平板转移到硝酸纤维素滤膜上,然后将滤膜上的菌落裂菌以释放出 DNA,将 DNA 烘干固定于膜上与 32P 标记的特异性探针杂交,放射自显影检测菌落杂交信号并与主平板上的菌落对位,从而鉴定细菌。

　　(2)斑点杂交或称打点印迹是将待测的标本用点状加样法,直接滴加膜上,然后用碱溶液使核酸变性并结合在膜上,再经中和及烘烤后,与探针进行杂交。杂交后,去除多余的探针,进行杂交信号检测即可检查特定的 DNA 或 RNA 分子。此法快速、简便、不需先提取核酸,一次可检测大量标本。

　　①DNA 斑点杂交:先将膜在水中浸湿,再放到 15×SSC 中;将 DNA 样品溶于水或 TE,煮沸 5min,冰中速冷;用铅笔在滤膜上标好位置,将 DNA 点样于膜上,每个样品一般点 5μl(2～10μg DNA);将膜烘干,密封保存备用。

　　②RNA 斑点杂交:与上法类似,每个样品至多加 10μg 总 RNA(经酚/氯仿或异硫氰酸胍提取纯化),方法是将 RNA 溶于 5μl DEPC 水,加 5μl 甲醛/SSC 缓冲液(10×SSC 中含 6.15mol/L 甲醛),使 RNA 变性,然后取 5～8μl 点样于处理好的滤膜上,烘干。

　　③完整细胞斑点杂交:应用类似检测细菌菌落的方法,可以对细胞培养物的特异序列进行

快速检测,将整个细胞点到膜上,经 NaOH 处理,使 DNA 暴露、变性和固定,再按常规方法进行杂交与检测。

(3)Southern 印迹:又称凝胶电泳印迹转移杂交。是电泳技术和杂交技术结合的一种方法。先将待测标本病原体 DNA 分离,经限制性内切酶消化成一系列片段,进行琼脂糖凝胶电泳,各片段因分子量不同而各自分开,然后经碱处理凝胶,使 DNA 片段变性。在原位将单链核苷酸吸印到硝酸纤维膜上,经烘干、固定,以放射性核素标记 DNA 探针进行杂交,最后洗膜和放射自显影,从显影区带鉴定 DNA 片段。

①琼脂糖凝胶电泳:利用琼脂糖凝胶电泳可以很容易地将 DNA 限制酶消解片段(0.3～25kb)分离开,分离大分子 DNA 片段(800～12 000bp)用低浓度琼脂糖(0.7%),分离小分子片段(500～1000bp)用高浓度琼脂糖(1.0%),300～5000bp 的片段则用 1.3%的琼脂糖凝胶。根据分离样品品质,分离速度和分辨率要求的不同,可选用不同规格的电泳槽。

②硝酸纤维素膜吸印:通过电转移等方法将已经电泳分开了的 DNA 片段转移到硝酸纤维素膜上,经漂洗,封闭后可进行杂交反应。

(4)Northern 印迹是指 RNA(主要是 mRNA)的分子杂交技术。其基本原理及操作过程与 Southern 印迹法相同。差别在于电泳标本是 RNA 的混合片段,使用的探针是标记的 eD-NA。此法临床主要用于检测基因 mRNA 水平的表达。

第四节　芯片技术

一、基因芯片技术

随着 20 世纪人类基因组计划的基本完成,人类基因组研究的重心逐渐进入后基因组时代,向基因功能及基因的多样性倾斜。人类面临更艰巨的任务是研究基因组功能,今后很长一段时间的主要工作将集中在揭示基因转录表达层次上的信息,特别是在肿瘤各个方面的研究中尤为重要。目前的研究认为,肿瘤的发生和发展是多种肿瘤相关基因表达失常或肿瘤抑制基因失活的过程。正常基因的突变或缺失、癌基因的异常扩增和表达及多个基因的协同作用、基因本身的多效性和机体免疫因素,决定最终肿瘤的发生与否。而与计算机技术相结合的基因芯片(gene chip)技术能够确定细胞内所有基因的表达谱,同时获得成千上万个基因活化的模式,基因芯片技术可快速高效地检测基因突变,从正常人基因组分离出 DNA 与基因芯片杂交,获得标准图谱,从患者基因组中分离 DNA 与芯片杂交获得病变图谱,比较分析两种图谱,可得出病变的 DNA 信息,因此基因芯片为研究肿瘤发生发展中的基因相关因素提供了强有力的工具,利用它可随时获取肿瘤生长各期细胞与肿瘤生长相关基因的表达模式,基因芯片在肿瘤研究领域中具有非常重要的应用价值。

基因芯片又称 DNA 微阵列(DNA microarray)是近年来发展起来的一项 DNA 分析技术,一般包括寡核苷酸芯片和 cDNA 芯片。

1.基因芯片技术的产生　基因芯片是 20 世纪 90 年代发展起来的一项前沿生物技术。随着生物技术的迅猛发展及人类基因组计划的基本完成,人类将进入后基因组时代,研究的重点将由发现基因转向探索基因的功能。如何大规模研究人类基因的功能,特别是基因相互作用和调控关系,迫切需要一种新的方法能以大规模、高通量的方式进行成千上万个基因在各种生理状态下表达状况的研究。传统的 Northern 印迹杂交或点杂交方法,以及以电泳为基础的基因表达、序列测定、突变和多态性分析等研究方法显然不能适应上述的要求。基因芯片技术由此应运而生。基因芯片技术已经发展成为同时研究成千上万基因表达和变异的必要工具。

2. 基因芯片检测的原理以及在基因表达中的优点 基因芯片基本工作原理与经典的核酸分子杂交方法(southern、northern)大致上是一致的,都是应用已知核酸序列作为探针与互补的靶核苷酸序列杂交,通过随后的信号检测进行定性与定量分析,基因芯在一微小的基片(硅片、玻片、塑料片等)表面集成了大量的分子识别探针,能够在同一时间内平行分析大量的基因,进行大信息量的筛选与检测分析。通过设计不同探针序列,使用特定的分析方法,可使该技术具有多种不同的应用价值,如基因表达谱测定、突变检测、多态性分析、临床诊断、临床药物筛选及用药指导等。基因芯片技术以一种全新的系统、综合的思维方式来研究生物体,打破以往"一种疾病一种基因"的研究模式,弥补以往对复杂生命系统的研究总是采用单因素或多因素的分解分析方法的缺陷,能够充分利用所采集到的海量信息,整体宏观地研究生物体基因的表达及功能,能够确定生物体中不同的组织细胞,在不同的发育阶段中哪些基因表达,哪些基因不表达,哪些基因决定着细胞的分裂、生长、发育、分化、衰老和凋亡等一系列大生物学现象,以便能够快速、准确、低耗地分析遗传和表达的信息。

(1)基因芯片的制备:常用的基因芯片制备方法有接触点样法、原位合成法、喷墨法点样法、分子印章合成法等。

近年随着基因芯片技术的不断成熟,基因芯片制备技术发展迅速,已研究开发出以各种结构微阵列为基础的第 2 代生物芯片:①元件型微阵列芯片,如生物电子芯片、凝胶元件微列芯片、药物控释芯片等;②通道型微阵列芯片,如毛细管电层析芯片、基因扩增芯片、集成 DNA 芯片等;③生物传感芯片,如光学纤维阵列芯片、白光干涉谱传感芯片等。

目前应用最多和成熟的芯片制备方法主要包括 2 种:①喷墨法点样法,其首先是探针库制备,根据基因芯片的分析目标从相关的基因数据库中选取特异的序列进行 PCR 扩增或直接人工合成寡核苷酸序列;然后通过计算机控制的三坐标工作平台用特殊的针头和微喷头分别把不同的探针溶液逐点分配在玻璃、尼龙及其他固相基片表面的不同位点上,通过物理和化学的方法使之固定,该方法各技术环节均较成熟,且灵活性大,适合于研究单位根据需要自行制备点阵规模适中的基因芯片。②原位合成法:该法是在玻璃等硬质表面上直接用光化学方法合成寡核苷酸探针阵列,它适合制作大规模 DNA 探针芯片,实现高密度芯片的标准化和规模化生产,开发并掌握这一技术专利的是 Affy metrix 公司。这种方法适合制作大规模 DNA 探针芯片,实现高通量芯片的标准化和规模化生产。

(2)基因芯片使用流程

样品的获得与标记:由于目前的检测体系还不能检测出未扩增的标记样品,所以待测样品在杂交前一般都要进行 PCR 反应。在扩增过程中对靶基因进行标记。对于标记的方法,通常有 3 种:酶标记、荧光标记和核素标记,其中最主要为荧光标记。常用的荧光物质有荧光素、罗丹明、HEX、TMR、FAM、CY3 和 CY5 等。

杂交反应:杂交反应是一个复杂的过程,受到很多因素的影响,这些影响因素包括寡核苷酸探针密度的影响,支持介质与杂交序列间的间隔序列长度的影响,杂交序列长度的影响,GC含量的影响,探针浓度的影响,核酸二级结构的影响。

(3)信号检测:最常用的荧光标记法使用激光共聚焦荧光扫描仪进行信号检测。目前荧光检测主要有 2 种:激光共聚焦荧光显微扫描和 CCD 荧光显微照相检测。前者检测灵敏度、分辨率均较高,但扫描时间长;后者扫描时间短,但灵敏度和分辨率不如前者。目前的荧光检测系统还有待于进一步完善与发展。

(4)基因及基因表达质和量的分析

质的检测:包括 DNA 测序、基因突变和基因多态性(SNP)检测等。

量的检测:包括检测 mRNA 水平、肿瘤具有的基因组中基因的拷贝数等,DNA 芯片可以同时对多个基因进行检测和分析,并且可以直接检测 mRNA 的种类及丰度。

3. 基因芯片在小儿实体肿瘤研究中的应用 肿瘤是多基因变异累计的结果,每个肿瘤中异常基因组数量达 $10^3 \sim 10^5$,传统基因分析法依次仅能分析一个或几个基因,无法全面研究如此复杂的肿瘤基因作用机制及基因间的相互关系,而具有"三高"特点的基因芯片则适于肿瘤基因的表达研究。

(1)肿瘤相关基因的寻找:寻找和克隆新的肿瘤相关基因一直是世界范围的重大课题。以往应用连锁分析和遗传分析技术是一个重要的方法和途径。但是,对于肿瘤这类数量大、遗传性不显著的多基因、多因素疾病的应用有一定的局限性,效果并不理想。而基因芯片可以进行高通量的生物信息处理,确定细胞的基因表达谱,被检测目标 DNA 密度高,样本用量极少,自动化程度高,便于大量筛出新基因,大大提高了发现新基因的效率。一些学者将基因芯片技术与差异表达技术有机地结合,通过对两种组织进行差异比较,提供差异表达基因的浓聚库,将这些克隆 cDNA 点到基因芯片上,可以同时、快速、重复地筛查上万种 DNA 分子,从而达到高效率、高通量、低成本地筛查和分析差异表达基因的目的,为研究在肿瘤发生、发展过程中的各个环节和阶段相互协调、共同表达的基因群提供了有力的工具,也使快速寻找和研究肿瘤相关新基因成为了可能。

(2)肿瘤基因表达谱的研究:基因表达 mRNA 的水平反映了在不同的环境、细胞类型、细胞生长阶段和细胞状态下的功能信息,绘制所有基因的表达图谱对于研究基因的功能十分重要。在基因表达检测的研究中,基因芯片主要优势在于不仅了解个别基因的表达,更能了解几乎全部基因的表达状况和基因间的相互作用。利用表达谱芯片大规模、高通量和并行处理的优点,可以绘制一张反映正常、异常和受控条件下所有基因表达的时空图,使人类的基因图从一维走向多维。并且,通过生物信息学方法,对各基因的表达谱进行比较和统计分析,确定不同基因在表达上的相关性,从而找到未知基因的功能信息和已知基因的未知功能。只有完全了解基因表达情况及其精细的调控才能解译细胞通路的动力学变化,包括表达瞬息的量变,不了解基因表达及其水平就不可能理解基因型和表型间的相互关系。利用基因芯片表达谱数据可随时获取肿瘤细胞生长各期与肿瘤生长相关基因的表达模式。肿瘤转移是大多数肿瘤患者死亡的原因,尽管原发病可手术切除,但转移瘤很难根治并且容易复发。因此,了解肿瘤的转移机制十分重要。肿瘤转移也是一个多阶段、多基因参与的复杂过程,不仅不同的肿瘤有不同的转移方式,而且同一种瘤也有不同的转移方式,基因表达谱的分析有助于人们了解肿瘤转移的分子机制。

(3)肿瘤相关基因功能的研究:当前我们还习惯于对基因进行逐个研究,即把一个癌基因或抑制基因转到培养的细胞或转基因动物中,或把某一基因敲除(knock Out),观察产生的生理或病理效应。然而,在生理或病理状态下每一个基因都不是单独起作用的。人为地加入或剔除一种基因,其实并不能反映实际的情况。现已确定在基因表达调控、机体免疫及细胞分化等重要生命过程中有许多相关基因是成簇排列的,它们可以分布在一较大的染色质区域或不同染色体上,在基因表达调控方面具有明显不同于单个基因的特性,其中的各个基因是作为统一的整体进行调节,各基因在细胞分化、个体发育过程中保持高度的时空及表达量的协调性。在肿瘤发生、发展的复杂过程中,很可能存在着这样相互协调的共表达的基因群体。将在肿瘤生长的各个环节和阶段中共同表达的众多基因作为一个"基因群"(gene cluster)进行研究,筛选在肿瘤相关的多个环节上起作用的分子和起关键性调控作用的基因,揭示肿瘤在基因水平的本质,将对于控制肿瘤发展、有效地治疗有重要意义。基因芯片具有高通量、低消耗、自动化的优点,它将成千上万个基因固定在一块芯片上,可以对来源于不同个体、不同细胞周期、不同分化阶段、不同病变、不同刺激的肿瘤组织或细胞内的 mRNA 进行检测,迅速将某些基因与肿瘤联系起来,缩短了实验周期,大大加快了这些基因功能的确定。

(4)肿瘤分子病理的分型:目前肿瘤的分类主要依靠光镜下的表现,但是这种方法有着明显的不足,一些组织病理学表现相似的肿瘤在临床转归和治疗效果上可能有着显著的差异。在一些病例中,像这样大体形态学类似而临床表现不同的肿瘤可以应用特定的病理学方法再分成若干亚型。尽管肿瘤的分类方法已经应用了近 30 年,但目前尚无一种能够辨别新的肿瘤类型的通用方法。基因芯片技术的出现,使基于广泛的基因表达分析的肿瘤分类方法成为可能。这种对肿瘤分类方法的研究可以分成两类:一类是发掘肿瘤类型,即确定以前未被认识的肿瘤亚型;另一类是预测肿瘤类型,即将特定的肿瘤标本归于已定义的可以反映当前状况和预后的肿瘤类型中口。

(5)肿瘤诊断芯片方面的研究:我国拥有世界上最丰富的疾病人群资源,利用这些丰富的疾病遗传资源,分离、定位和克隆一批在我国发生率高、危害性大的肿瘤致病基因和相关基因,进而研究其在肿瘤早期诊断和治疗方面的应用,将具有重大的社会意义。基因芯片可用于检测基因突变。从正常人的基因组中分离出 DNA 并与 DNA 芯片进行杂交,获得标准图谱。从受检者基因组中分离 DNA 并进行芯片杂交就可得到病变图谱。通过对两种图谱的比较、分析,就可以得出病变的 DNA 信息。它不仅可以准确地确定突变位点和突变类型,更主要的是它的快速高效是目前直接测序法所无法比拟的。不论疾病的病理变化涉及的是单基因或多基因病变,都可以从病理和健康细胞或组织中基因的差异表达中发现致病原因的线索。利用肿瘤诊断芯片监测正常人群中肿瘤相关基因的差异表达,以达到早期诊断、早期治疗肿瘤的目的,将在不远的将来成为现实。基因芯片技术的应用,是生命科学研究方法上的革命。这种系统、全面、综合的研究思维方式对今后生命科学的研究将产生重大的影响。以全新思维方式研究生命科学的时代已经到来。

(6)肿瘤治疗药物的筛选与评价:以高度并行性、高通量、微型化和自动化为特点的基因芯片技术不仅可以用于比较正常及肿瘤组织基因表达的差异用于病因学研究,而且还可以用于比较经阳性药物处理前、后组织细胞基因表达的变化情况,将药物的生物效应和基因变化密切相联系可提供许多有价值的信息。基因芯片技术已经参与到了现代药学研究的各个方面。

①药物筛选:经过药物处理后表达明显改变的基因往往与发病过程及药物作用途径密切相关,可能是药物作用的靶点或继发事件,可作为进一步药物筛选的靶标或对已有的靶标进行验证。Kumar 等利用 DNA 芯片筛选发现脂酸合酶(FAS)基因及其相应的信号通路与乳腺癌的发生相关,提示该通路可能被用来作为治疗或药物筛选的新靶标。Rogers 等通过 DNA 芯片对氟康唑耐药及敏感的白色念珠菌株的基因比较发现,可能由于 CDR1、ERG2、CRD2、

GPX1 RTA3、IFD5 等基因表达上调导致了耐药的产生,而这些基因显然也就成为今后新药筛选的候选靶标分子。Coluh 等用含 1 万个基因芯片对 60 个肿瘤细胞系的基因表达谱进行了分析,获得一系列标准曲线,发现大部分细胞系保留了其原代分离组织的特征基因表达;又进一步评价了 122 种药物对这些细胞系基因表达的影响,从中筛选出抗肿瘤药物候选化合物,并对其进行临床药效评价。

②药物毒理学及药物安全性评价:观察药物处理后细胞基因表达谱的改变可使研究者对药物的毒性及代谢特点等有一个大致的估计,有利于下一步工作的进行。Syngenta 公司设计的称为 ToxBlot II 的 DNA 芯片,它包含了有关氧化应激、信号通路、应激反应等约 1 万多个毒理相关的基因。

③合理用药与个性化用药:药物处理后细胞基因表达的改变对药物作用机制的研究有一定的提示作用。在中药研究中基因芯片技术也有大量应用,从而为中药的研究提供了一个新的平台。

4. 问题与展望　基因芯片中表达谱芯片研究流程相对繁杂,但在基因组水平上并行分析基因表达有着微缩实验室芯片不可替代的一面。目前存在的主要问题:富含 GC 碱基和富含 AT 碱基的区域与探针的结合能力不同,容易产生假阴性的结果;不易区分靶序列中的重复序列;复杂的探针还可与 DNA 分子形成二级或三级结构,影响杂交双链的形成等。另外,基因芯片的制备技术繁杂,特别是所用的合成及检测仪器都非常昂贵,同时基因表达数据难管理等,这样大大限制了基因芯片技术的推广应用。因此,开发一种廉价的应用于诊断的基因芯片,能够在短时间内完成多种人类肿瘤的普查,使大规模的肿瘤普查成为现实是目前最重要的目标。可以相信,随着科技进步和医学发展,基因芯片技术将为人类战胜癌症这一顽疾做出巨大贡献。

二、蛋白芯片技术

1. 蛋白芯片技术的原理　蛋白芯片是检测蛋白质之间相互作用的芯片,其原理是利用先进的高科技生物芯片制备技术,酶联免疫、化学发光及抗原抗体结合的双抗体夹心法原理,利用微点阵技术及多种蛋白质结合在固相基质上,从而使传统的生物学分析手段能够在极小的范围内快速完成,达到 1 次实验同时分析多个标本或检测多种肿瘤的目的。

2. 蛋白芯片的制备

(1)固相载体及其处理:芯片载体是固定探针的固相支持材料。载体要求化学惰性且稳定,同时又有良好的生物相容性,即要有一定容量的可与生物分子偶联的化学活性基团。所有这些特性要求和表面处理技术都是为了保持探针蛋白质的生物活性。由于生物化学芯片具有高度的特异性及生物活性分子的多样性,其应用范围和应用前景都明显优于化学芯片。目前常见的芯片载体有玻璃、硅胶晶片、聚苯乙烯膜、尼龙膜、聚丙烯酰胺凝胶、微孔板等。

(2)探针的制备和固定:蛋白芯片的探针可以是肽、蛋白质或其他分子。蛋白质类探针大多通过分离纯化得到。基因工程抗体的发展使蛋白质芯片的提出和发展成为可能,噬菌体抗体库技术就是典型的代表,也可利用其他的蛋白质文库制备探针蛋白。经蛋白质组技术(如双向凝胶电泳技术)分离得到的蛋白质作为抗原,将固相化的抗原与抗体库孵育,即可得到相应的单克隆抗体。因为蛋白质难以原位合成并保持生物活性,所以目前蛋白质类探针大多采用点样法(接触点加法、喷墨点加法)加于芯片载体上。探针的固定方式也分两类:直接固定法

（探针的氨基可与玻片表面已经活化的氨基以希夫碱的形式直接相连）和间接固定（先将可与探针蛋白质特异结合的分子偶联于载体表面,再专一高效地间接固定探针蛋白）。

（3）蛋白芯片的检测：蛋白芯片与样品反应前大都需要一个封闭的过程,即用含有牛血清白蛋白（BSA）的缓冲液孵育芯片。目的是淬灭芯片上为结合配基的醛基,同时 BSA 分子层可减少随后检测步骤中其他蛋白质的非特异结合。目前,蛋白芯片特有的检测技术主要有直接检测法和间接检测法。

3. 蛋白芯片技术在肿瘤筛查与诊断中的应用　肿瘤早期诊断时肿瘤治愈的关键,而 X线、CT、MRI、B 超等影像学诊断方法只能发现直径 1cm 左右的肿瘤,而一个肿瘤倍增至如此大小约需几年的时间。组织病理学检查虽然是确诊肿瘤的依据,但也只能在影像学发现肿块的基础上,通过手术或穿刺方法取得标本进行检验。所以影像学诊断和组织病理学的诊断往往只能发现中晚期肿瘤。常规体检由于仅检查 AFP 和 CEA 等几种单一的肿瘤标志物和胸部 X 线片及肝胆 B 超等,故早期肿瘤漏诊率较高。为了提高肿瘤早期诊断率,仅靠单一肿瘤标志物指标又往往灵敏度不高,如用蛋白芯片检测肿瘤标志物,可以同时检测十几种甚至几百种肿瘤标志物,大大提高了肿瘤诊断的特异性和灵敏性,实验肿瘤的早发现、早诊断、早治疗,从而能大大提高肿瘤的治愈率。

三、组织芯片

1. 组织芯片的概念和基本原理　组织芯片（tissue chip）也称组织微阵列（tissue microarray,TMA）。其原理是利用组织芯片仪将数百个甚至上千个组织样本有序排列在同一个蜡块上,用各种酶、抗体、基因或寡核苷酸与之进行杂交或标记染色。采用免疫组化、荧光原位杂交、原位 PCR 等方法,通过显微镜、荧光显微镜或激光共聚焦荧光扫描等方法检测探针分子杂交信号的强度,以研究目的基因或基因产物在组织中的特异表达。

2. 分类　根据组织来源不同,组织芯片分为人类组织芯片、动物组织芯片和植物组织芯片。人类组织芯片又分为疾病组织芯片（恶性肿瘤组织芯片、良性肿瘤组织芯片及炎性组织芯片）、正常组织芯片和胚胎组织芯片。根据组织保存方法不同,组织芯片分成石蜡组织芯片和冷冻组织芯片。根据点样组织标本数目的多少,组织芯片又分为低密度组织芯片（＜200 点）、中密度组织芯片（200～600 点）和高密度组织芯片（＞600 点）。

3. 组织芯片在肿瘤研究中的应用

（1）肿瘤细胞表型和相关蛋白质表达分析：肿瘤细胞表型和相关蛋白质表达对肿瘤诊断、治疗、预后等具有十分重要的价值。利用组织芯片技术高通量的特点,可用标准的免疫组化对芯片上成百上千的肿瘤组织标本同时进行研究,快速寻找与肿瘤诊断、治疗、预后密切相关的生物学指标。

（2）肿瘤相关基因扩增分析：癌基因扩增在不同种类肿瘤中普遍存在,检测癌基因扩增情况有助于肿瘤的诊断、治疗和预后等的判断。利用组织芯片技术可将一些肿瘤不同发展阶段（依次为良性病变、癌前期病变、肿瘤、转移及复发病灶等）的组织标本排列在同一芯片上,采用多种原位检测方法动态、平行地研究同一肿瘤不同发展阶段的基因表达情况,为肿瘤的早期诊断、治疗和预后提供更充分的科学依据。

（3）个体化肿瘤治疗和新的基因靶点筛选：组织芯片可用于筛选大量的肿瘤组织标本来确定哪些肿瘤应采取何种治疗方法。组织芯片就是也可用于寻找治疗治疗的新靶点。在某一特定肿瘤中,可能有数百种不同的基因分别被调控,用组织芯片对每个候选基因进行分析发现最有潜力成为新药或抑制药的靶基因,或发现原癌基因或编码信号转导分子的新基因。如果某种特殊基因过度表达或在许多肿瘤表达增强,则此基因即可作为一种重要的靶基因,那么干扰这种基因的表达或其表达产物功能的物质可能就是极有潜力的新药。

(4)抗体筛选:肿瘤相关抗体和探针的特异性和敏感性对实验结果影响巨大,这些抗体和探针在生产之后或使用之前都有必要对其特异性和敏感性进行测试,而测试的基本方法就是用大量不同来源的阳性和阴性组织进行检查。对此传统病理方法需做大量单一切片,经多次反复试验才能完成,不但试剂用量大、消耗大量人力和时间,而且劳动强度高、检测效率低、结果误差大。如果采用组织芯片技术,一次试验既可完成。现在组织芯片已经成为时下抗体和探针的必备工具。

(5)组织芯片技术与基因芯片技术的结合:基因芯片能够筛选出具有潜在意义的基因分子,而组织芯片技术可迅速测试其临床价值。它们的有机结合为肿瘤进展相关基因的筛选和验证建立了一个非常有效的高新分子生物学技术平台。大大简化了、促进了基础研究向临床应用的转化进程,有助于建立、治疗和预后相关的各种参数,从而构成完整的基因检测体系。

四、SELDI 蛋白质芯片

表面增强激光解析离子化飞行时间质谱(surface-enhanced laser desorption/ionization-time of flight-mass spectrometry,SELDI-TOF-MS)是将蛋白质芯片和质谱相结合的技术,SEIDI 芯片利用其表面的固体点可特异性地与被测才本中蛋白质结合,当加入能量吸收分子后,芯片上百保留蛋白质形成晶体,在特异的激光照射下发生解析/电离,带电分子在通过电场时加速,检测仪记录飞行时间的长短。质量越轻,所带电荷相对越多,就最先被检测到,这样被测蛋白质就以一系列峰值的形式呈现。由于质谱技术的特性,传统方法检测不到的蛋白质和多肽可被检测出来。据统计,SELDI-TOF-MS 检测敏感性和诊断特异性均达 80% 以上,明显高于传统肿瘤标志物的检测方法。

用 SELDI-TOF-MS 技术将患者与健康人或某种其他疾病患者的蛋白质图谱甚至基因库中的图谱过行对照分析,发现和捕获新的、特异的疾病相关蛋白质并确定其特性,能快速地获得尽可能多的蛋白质组学信息并发现新的肿瘤标志物,有望解决肿瘤早期够断、转移监测、治疗和预后等难题。已有很多报道,筛选出多种对肿瘤诊断有价值的蛋白质指纹图谱。

由于各实验室在质控血清、仪器标准化及仪器自动化应用等方面存在着不统一,且肿瘤组织的来源复杂及异质性也使肿瘤相关蛋白质具多样性、复杂性,这增加了早期诊断肿瘤的难度。此外,SEIDI-TOF-MS 技术仅对蛋白质的质荷比进行判别,尚不能对其性质进行鉴定,也使其临床应用价值受到限制。SELDI-TOF-MS 技术的标准化及如何提高其对肿瘤的敏感性和特异性已成为研究热点。

五、抗体芯片(antibody array)

抗体芯片是蛋白质芯片的一种,是以抗体作为亲和体固相在载体表面,通过特异性的免疫反应捕获待测样品中的抗原,从而实现高通量的免疫检测。该技术能同时检测生物样品中与某种疾病或者环境因素损伤相关的全部蛋白质的含量,即表型指纹(phenomic fingerprint)。表型指纹对疾病预后或判断疗效也具有重要意义。此外,该技术还可用于单克隆抗体的筛选、细胞因子和酶的检测等。利用抗体芯片技术还为从整体水平深入研究脐血中的细胞因子含量及生物学活性、探讨脐血干细胞分化调控及机制奠定了基础。

尽管抗体芯片有很多优点，但也存在一定的局限性，如难以获得大量多样性抗体分子，尚无理想的标记蛋白质的方法。另外，芯片上抗体结合的表面积大，与样品中靶蛋白质结合时可能会出现交叉反应。因此，虽然抗体可识别特异的表位，但不能保证一定与目的蛋白质结合。

第五节　基因测序技术

生物的全部遗传信息均储存在细胞核的基因组内，基因的功能及其调控取决于其碱基排列顺序。核酸序列测定是用人工的方法测定并分析核酸的碱基的组成及排列顺序，即对核酸一级结构的测定。它是精确研究基因结构、功能的前提，也是发现异常基因的依据。此外，核酸序列测定还用于发现、研究未知基因，通过不同种属生物的同类序列的比较分析，研究生物进化和同源性，从基因序列可推导蛋白质的一级结构及高级结构等。

一、DNA 测序仪

DNA 序列测定分手工测序和自动化测序，仪器自动化测序以其快速、准确等优点成为当今 DNA 序列分析的主流。DNA 测序仪的发展经历了两个重要阶段：①第一代 DNA 测序仪，主要基于 Sanger 法的测序原理，结合荧光标记和毛细管阵列电泳技术来实现测序的自动化；②第二代测序平台，又称为新一代测序技术，主要包括 Solexa 测序、Solid 平台、454 测序、HeliScope 遗传分析系统等，它们的测序原理不完全相同，但共同的特点是都不需要传统的克隆步骤，实现了更高的通量。

1. 第一代 DNA 半自动测序仪　20 世纪 80 年代末，ABI 公司应用链末端终止法的原理，推出了第一款半自动 DNA 测序仪 ABI 370。其原理是采用具有颜色的荧光染料代替核素标记，用不同颜色的荧光基团标记 4 种双脱氧核苷酸终止子，而不是引物。这种不同颜色标记的方案可以实现一个反应管中同时进行 4 个末端终止反应。采用变性聚丙烯酰胺凝胶电泳分离，并通过计算机荧光检测系统分析反应产物。该测序仪的出现极大地提高了测序速度，减少了测序过程中的人为干扰，为自动化加样及计算机阅读提供了技术基础，为基因组大规模测序提供了可能。但这种测序技术仍然使用平板凝胶电泳技术，费时费力，分析容量较低，提供的信息较少。

2. 第一代自动 DNA 测序仪　20 世纪 90 年代，出现了全自动 DNA 测序仪。该测序仪使用毛细管电泳分离技术取代了平板电泳，并通过更高程度的并行化使得同时进行测序的样本数量增加。样本的分离在一系列平行的石英毛细管内进行，可同时并行分析多个样本，加快了 DNA 的测序速度。如 ABI 3730 测序仪和 Amersham Mega-BACE 分别可以在一次运行中分析 96 个或 384 个样本。与普通电泳相比，毛细管电泳具有灵敏度高、样品少、高效快速、可以在线检测等优点。此外，毛细管电泳设备的紧凑形式更易于实现并行化，可以获得较高的通量。

这一代测序仪在人类基因组计划 DNA 测序的后期阶段起到了关键的作用，加速了人类基因组计划的完成。而且由于其在原始数据质量及序列读长方面的优势，这些测序仪在 PCR 产物测序、质粒和细菌人工染色体的末端测序，以及 STR 基因分型方面仍然发挥重要的作用。

第一代 DNA 测序仪由于其对电泳分离技术的依赖,使其难以进一步提升分析速度和提高并行化程度,并且难以通过微型化降低测序成本。

3. 第二代 DNA 测序平台——循环阵列合成测序法 第二代 DNA 测序平台又称新一代测序技术,属于循环阵列合成测序。该方法采用大规模矩阵结构的微阵列分析技术,在 DNA 聚合酶或连接酶的作用下,使引物对模板进行一系列的延伸,通过显微技术观察并记录连续测序循环中的光学信号来实现测序。自 2005 年 454 焦磷酸测序被报道后,其他各类循环阵列合成测序相继出现。根据所分析样本在测序前是否需要扩增,大致可分为克隆扩增型和单分子测序。

第二代 DNA 测序平台主要特点:通过有序或无序的阵列配置实现大规模的并行化,以提供高程度的信息密度,极大地提高了总的测序数据产出通量;无须电泳,设备易于微型化,样本和试剂的消耗量得以降低。

(1)克隆扩增型:克隆扩增型主要包括 454 焦磷酸测序、ABI 公司的 Solid 系统、Illumina 公司的 Solexa 测序等。尽管这几种平台所采用的方法不一样,但它们都要经过模板文库制备、DNA 片段扩增(加强测序过程中的光学检测灵敏度)、并行测序、信号采集及序列拼接、组装等步骤。

克隆扩增型测序平台测序速度显著提高,成本明显降低。但是,除了罗氏的 454 平台之外,读长较短成了第二代 DNA 测序平台的致命伤。这主要是由于 DNA 簇中存在的光学信号移相造成的,应用单分子测序技术可以解决这一问题。

(2)单分子测序(SMS):单分子测序平台通过在单一 DNA 分子组成的阵列上进行合成测序,克服了克隆扩增型读长较短的缺点。单分子测序平台能够直接观察和测定 DNA 或 RNA 分子的数量和序列的结构,主要包括 HeliScope 遗传分析系统、VisiGen 公司的单分子合成测序仪及 Pacific Biosciences 公司的单分子实时测序技术等。与克隆扩增型所不同的是,它不需要模板的预先扩增,在单一 DNA 分子组成的阵列上进行合成测序,通过物理等各种技术手段观察和记录 DNA 聚合酶合成 DNA 的过程。

单分子测序平台的主要特点:①单分子测序不需要 PCR 扩增,更能反映细胞或组织内分子的真实情况;②该技术具有更高的通量,因为在一个限定的表面,使用单个分子可以增加独立分析的 DNA 片段的数量,这样可以使数据产出量更高;③该项技术有望将连续的、长的读长和无以伦比的准确性结合起来。尽管如此,单分子测序也遇到了一些新的问题,例如,如何自动快速处理巨量的 DNA 序列信息,如何更准确快速地记录测序反应的结果,如何降低非检测特异性背景的干扰等,这些都有待进一步研究解决。

二、新一代基因测序技术在肿瘤研究中的应用

1. 技术应用 在对肿瘤分子生物学研究的历史中,基因芯片的出现具有划时代的意义,使对肿瘤单一或少数分子的研究发展到大量分子的研究分析。而新一代基因测序技术提供比基因芯片更高通量、更低成本的研究方法,其正以基因芯片无可比拟的优势推动着肿瘤分子生物学研究。

利用新一代基因检测技术可对肿瘤全基因组、转录组、全外显子组进行检测和分析,能检测出肿瘤基因组内基因的突变、碱基替换、拷贝数改变和插入与缺失等。

全基因组测序:目前认为肿瘤的发生由基因改变的累积引起。因此,检测和分析肿瘤全基

因组的序列和结构有助于进一步理解肿瘤的生物学特征,从而指导诊断和治疗。

　　Parsons 等利用新一代基因测序技术对 22 例多形性胶质母细胞瘤进行测序,新发现许多基因改变,大部分年轻胶质瘤患者和复发胶质瘤患者在 IDH1 位点上均频发突变。Lin 等利用大规模平行签名测序法检测多形性胶质母细胞瘤和正常脑组织的基因,在多形性胶质母细胞瘤中筛选出 4535 个基因表达异常。Lee 等利用新一代基因测序技术对原发性肺癌和相邻正常组织的完整序列进行比较,发现超过 5 万个"点突变",其中 530 个得到确认;进一步观察发现激酶基因发生氨基酸突变的概率较高。

　　全基因组小分子 RNA(miRNA)的分析　miRNA 在肿瘤的发生、发展中发挥重要作用。传统的芯片技术在检测 miRNA 时面临序列短、高度同源等题,而新一代基因测序技术利用 miRNA 序列短及其本身高通量的优势,能发现更多的 miRNA。Schulte 等利用 SOLiD 新一代基因测序技术对良性和恶性的神经母细胞瘤中 miRNA 的表达进行测序;通过聚类分析,结果提示:两者 miRNA 表达差异显著,两者 miRNA 的转录组也有显著差异;miR17-92 和 miR-181(致癌 miRNA)在恶性神经母细胞瘤中高表达,而 miR-542-5p 和 miR-628(肿瘤抑制 miRNA)在良性神经母细胞瘤中有表达,在恶性神经母细胞瘤没有表达。

　　肿瘤全转录组分析　转录水平是调控肿瘤细胞增殖的重要方法,在肿瘤的发生和转移中发挥重要作用。而利用新一代测序技术能高通量地鉴定肿瘤细胞中转录组的变化,为肿瘤研究提供重要信息。An 等利用 SOLiD 新一代基因测序技术对正常眼葡萄膜黑色素细胞和眼葡萄膜黑色素瘤细胞中的全转录组进行检测,通过选择性对 5155 个已注释的参与细胞通路、周期、凋亡和细胞黏附连接的基因进行详细分析,鉴定出 21 个基因在正常眼葡萄膜黑色素细胞和眼葡萄膜黑色素瘤细胞中表达有差异,这 21 个基因可能参与眼葡萄膜黑色素瘤的发生。

　　基因的甲基化检测　近年来,基因的甲基化已临床还需要长期努力。经成为肿瘤分子生物学研究的热点之一,利用改良的甲基化特异数字化核型分析法能敏感测出全基因组的 DNA 甲基化位点,且具有高通量、低成本的优势。Li 等通过上述方法检测 MCF-7 和 MDA-MB-231 两个细胞系的甲基化位点和水平,通过对比发现这两个细胞系的甲基化状态有显著差异,且分析结果提示:基因表达与 CpG 岛的基因启动子甲基化水平关系密切。

　　2. 新一代基因测序技术的不足　新一代测序技术虽然有通量高和费用低等优势,但亦存在序列长度短、错误率偏高、费用相对仍较高等不足。根据测序理论,一般是以通过牺牲序列片段来取得增加通量。新一代测序技术均存在着片段长度短的问题,虽然 454 测序技术序列片段最长,但在判断连续单碱基重复区时准确度不高。与第一代基因测序技术相比,新一代基因测序技术的费用已有降低,但完成一个人类基因组仍需约 10 万美元。新一代基因测序技术还存在着样品准备步骤烦琐、错误率偏高及海量数据分析平台尚未完善等不足。第三代全基因组测序技术,即"千元基因测序计划"的到来,能否解决新一代基因测序技术的不足,有待进一步观察。

　　3. 新一代基因测序技术在肿瘤研究中的发展前景　新一代基因测序技术在肿瘤研究中处于起始阶段,基本上局限于肿瘤的分子生物学方面的研究,通过高通量大规模的检测肿瘤细胞中基因组及 RNA 水平的变化,来研究肿瘤发生的相关机制。相信通过对肿瘤发生机制的进一步了解,将推动肿瘤的早期诊断、早期干预和改进治疗手段。

　　新一代基因测序技术可应用于肿瘤高发或家族性遗传患者群,通过对这些人群进行全基因组检测,鉴定出肿瘤相关基因异常后,可进行早期干预,通过改变生活方式或定期检测来预防肿瘤发生,即使发生肿瘤,也能早期诊断、早期治疗,从而改善预后,延长患者生存期。新一代基因测序技术可改进肿瘤的治疗方法,提高肿瘤的治疗疗效。通过新一代基因测序技术能鉴定出更多新的与肿瘤相关的基因,且检测成本更低,更能在人群中广泛普及,这为肿瘤的个体化基因治疗提供条件。肿瘤的基因治疗已成为目前研究的热点。

综上所述,新一代基因测序技术以其不可比拟的高通量、低成本的优势,在肿瘤分子生物学研究中取得巨大的成绩。然而,如何将肿瘤生物学研究转化为临床还需长期努力。随着新一代基因测序技术在肿瘤研究中的广泛应用,为肿瘤的早期诊断和早期干预和治疗提供更先进、有效的方法。

第六节　基 因 组 学

一、基因组学概述

1. 基因组学及其研究内容　基因组学(genomics)是研究生物基因组的组成,组内各基因的精确结构、相互关系及表达调控,以及如何利用基因的一门科学,也是用于概括涉及基因作图、测序和整个基因组功能分析的遗传学分支。

基因组研究可以理解为:①基因表达概况研究,即比较不同组织和不同发育阶段、正常状态与疾病状态,以及体外培养的细胞中基因表达模式的差异,技术包括传统的 RTPCR、RNase保护试验、RNA 印迹杂交,但是其不足是一次只能做一个。新的高通量表达分析方法包括微点阵(microarray)、基因表达序列分析(serial analysis of gene expression,SAGE)、DNA 芯片(DNA chip)等。②基因产物-蛋白质功能研究,包括单个基因的蛋白质体外表达方法,以及蛋白质组研究。③蛋白质与蛋白质相互作用的研究,利用酵母双杂交系统,单杂交系统(one-hybrid system),三杂交系统(thrdee-hybrid system),以及反向杂交系统(reverse hybrid system)等。1986 年美国科学家 Thomas Roderick 提出了基因组学(Genomics),指对所有基因进行基因组作图(包括遗传图谱、物理图谱、转录图谱),核苷酸序列分析,基因定位和基因功能分析的一门科学。因此,基因组研究应该包括两方面的内容:以全基因组测序为目标的结构基因组学(structural genomics)和以基因功能鉴定为目标的功能基因组学(functional genomics)。结构基因组学代表基因组分析的早期阶段,以建立生物体高分辨率遗传、物理和转录图谱为主。功能基因组学代表基因分析的新阶段,是利用结构基因组学提供的信息系统地研究基因功能,它以高通量、大规模试验方法及统计与计算机分析为特征。随着 1990 年 HGP 的实施并取得巨大成就,同时模式生物基因组计划也在进行,并先后完成了几个物种的序列分析,研究重心从开始揭示生命的所有遗传信息转移到从分子整体水平对功能的研究上。第一个标志是功能基因组学的产生,第二个标志是蛋白质组学(proteome)的兴起。

(1)结构基因组学研究内容:结构基因组学是基因组学的一个重要组成部分和研究领域,它是一门通过基因作图、核苷酸序列分析确定基因组成、基因定位的科学。遗传信息在染色体上,但染色体不能直接用来测序,必须将基因组这一巨大的研究对象进行分解,使之成为较易操作的小的结构区域,这个过程就是基因作图。根据使用的标志和手段不同,作图有三种类型,即构建生物体基因组高分辨率的遗传图谱、物理图谱、转录图谱。

①遗传图谱:通过遗传重组所得到的基因在具体染色体上线性排列图称为遗传连锁图。

它是通过计算连锁的遗传标志之间的重组频率,确定它们的相对距离,一般用厘摩(cM,即每次减数分裂的重组频率为1%)来表示。绘制遗传连锁图的方法有很多,但是在DNA多态性技术未开发时,鉴定的连锁图很少,随着DNA多态性的开发,使得可利用的遗传标志数目迅速扩增。早期使用的多态性标志有RFLP(限制性酶切片段长度多态性)、RAPD(随机引物扩增多态性DNA)、AFLP(扩增片段长度多态性);20世纪80年代后出现的有STR(短串联重复序列,又称微卫星)DNA遗传多态性分析和20世纪90年代发展的SNP(单个核苷酸的多态性)分析。

②物理图谱:物理图谱是利用限制性内切酶将染色体切成片段,再根据重叠序列确定片段间连接顺序,以及遗传标志之间物理距离[碱基对(bp)或千碱基(kb)或兆碱基(Mb)]的图谱。以人类基因组物理图谱为例,它包括两层含义:一是,获得分布于整个基因组3万个序列标志位点(STS,其定义是染色体定位明确且可用PCR扩增的单拷贝序列)。将获得的目的基因的cDNA克隆,进行测序,确定两端的cDNA序列,约200bp,设计合成引物,并分别利用cDNA和基因组DNA做模板扩增;比较并纯化特异带;利用STS制备放射性探针与基因组进行原位杂交,使每隔100kb就有一个标志。二是,在此基础上构建覆盖每条染色体的大片段,首先是构建数百kb的酵母人工染色体(YAC),对YAC进行作图,得到重叠的YAC连续克隆系,被称为低精度物理作图,然后在几十个kb的DNA片段水平上进行,将YAC随机切割后装入黏粒的作图称为高精度物理作图。

③转录图谱:利用表达序列标签(EST)作为标记所构建的分子遗传图谱被称为转录图谱。通过从cDNA文库中随机条区的克隆进行测序所获得的部分cDNA的5′或3′端序列称为EST,一般长300~500bp。一般说,mRNA的3′端非翻译区(3′-UTR)是代表每个基因的比较特异的序列,将对应于3′-UTR的EST序列进行RH定位,即可构成由基因组成的STS图。其不足之处在于通过随机测序有时难以获得那些低丰度表达的基因和那些在特殊环境条件下(如生物胁迫和非生物胁迫)诱导表达的基因。因此,为了弥补EST计划的不足,必须开展基因组测序。通过分析基因组序列能够获得基因组结构的完整信息,如基因在染色体上的排列顺序,基因间的间隔区结构,启动子的结构及内含子的分布等。

(2)功能基因组学研究:功能基因组学又往往被称为后基因组学(postgenomics),它利用结构基因组所提供的信息和产物,发展和应用新的实验手段,通过在基因组或系统水平上全面分析基因的功能,使得生物学研究从对单一基因或蛋白质的研究转向多个基因或蛋白质同时进行系统的研究。这是在基因组静态的碱基序列弄清楚之后转入基因组动态的生物学功能学研究。研究内容包括基因功能发现、基因表达分析及突变检测。基因的功能:生物学功能,如作为蛋白质激酶对特异蛋白质进行磷酸化修饰;细胞学功能,如参与细胞间和细胞内信号传递途径;发育功能,如参与形态建成等采用的手段包括经典的减法杂交,差示筛选,cDNA代表差异分析及mRNA差异显示等,但这些技术不能对基因进行全面系统的分析。新的技术应运而生,包括基因表达的系统分析、cDNA微阵列、DNA芯片等。鉴定基因功能最有效的方法是观察基因表达被阻断或增加后在细胞和整体水平所产生的表型变异,因此需要建立模式生物体。比较基因组学(Comparative Genomics)是基于基因组图谱和测序基础上,对已知的基因和基因组结构进行比较,来了解基因的功能、表达机制和物种进化的学科。利用模式生物基因组与人类基因组之间编码顺序上和结构上的同源性,克隆人类疾病基因,揭示基因功能和疾病分子机制,阐明物种进化关系及基因组的内在结构。目前从模式生物基因组研究中得出一些规律:

模式生物基因组一般比较小,但编码基因的比例较高,重复顺序和非编码顺序较少;其 G+C%比较高;内含子和外显子的结构组织比较保守,剪切位点在多种生物中一致;DNA 冗余,即重复;绝大多数的核心生物功能由相当数量的 orthologous 蛋白承担;Synteny 连锁的同源基因在不同的基因组中有相同的连锁关系等。模式生物基因组研究揭示了人类疾病基因的功能,利用基因顺序上的同源性克隆人类疾病基因,利用模式生物实验系统上的优越性,在人类基因组研究中的应用比较作图分析复杂性状,加深对基因组结构的认识。此外,可利用诱变技术测定未知基因和基因组多样性,以及进行生物信息学(Bioinformatics)的综合应用。

2. 基因组学的应用　随着基因组学研究的不断深入,人类有望揭示生命物质世界的各种前所未知的规律,完全揭开生命之谜,进而驾驭生命,使之为人类的社会经济服务。基因组研究和其他学科研究交叉,促进一些学科诞生,如营养基因组学(nutritional genomics)、环境基因组学(environmental genomics)、药物基因组学(phamarcogenomics)、病理基因组学(pathogenomics)、生殖基因组学(reproductive genomics)、群体基因组学(population genomics)等。目前,基因组学在临床上主要用于以下几个方面。

(1)药物基因组学及其在个体化医疗中的应用:药物基因组学(pharmacogcnomics)是 20世纪 90 年代末发展起来的一门基于功能基因组学与分子药理学的科学。它从基因水平研究基因多态性与药物效应多样性之间的关系。药物基因多态性包括药物代谢酶(如 CYP 同工酶)多态性、药物作用的受体或靶标的多态性。这些多态性可导致药物疗效和不良反应的个体差异。引入药物基因组学目的在于从基因水平揭示这些差异的遗传特征,指导个体化医疗(personalized medicine)方案的制定,提高用药的安全性和有效性,避免严重不良反应,减少药物治疗的风险和费用。

药物基因组学开启了个体化医疗的大门,其作用表现:①根据代谢酶或药物作用受体或靶点的基因多态性情况,指导合适的用药剂量,如华法林的剂量可根据 CYP2C9 代谢酶的多态性和维生素 K 环氧化物还原酶(VKORC1)基因多态性而设计合适的剂量;②确认具有某些基因特性的患者接受某种药物治疗更容易发生严重不良事件,如存在 HLA-B＊1502(人类白细胞抗原-B＊1502)等位基因的患者使用卡马西平或苯妥英后,出现重症多形性红斑(stevens-Johnson syndrome,SJS)和中毒性表皮坏死松解症(toxic epidermal necrolysis,TEN)等严重皮肤反应的危险显著升高;③确认某些基因特性的患者采用某种治疗方案更容易获益,可以指导药物选择合和剂量调整以达到理想疗效,如对于 HER2(人类表皮生长因子受体 2)基因过表达者接受曲妥单抗治疗更有效;④检测病毒耐药性并选择合适的药物,如确定某个 HIV 感染者是 CCR5-tropic HIV-1 阳性耐药,可以选择对该患者更有效的马拉维若。

(2)药物基因多态性检测的药物:根据基因多态性检测结果选择治疗药物,例如,人白细胞抗原 B＊1502 等位基因(HLA-B＊1502)与卡马西平严重皮肤反应相关,卡马西平治疗中,某些个体可出现罕见且极为严重的皮肤反应,卡马西平治疗前,需要对高危人种的患者 HLA-B＊1502等位基因进行检测。对于等位基因阳性患者,除非临床权衡利弊认为风险大于受益,否则不宜应用卡马西平。

根据药物代谢酶的基因多态性设计合适的用药剂量。CYP2C19 基因多态性引起酶活性改变与药物维持剂量相关。15%~20%的亚洲人 CYP2C19 是属于慢代谢型(PM),而白种人和黑种人 3%~5%是 PM 型。体内研究显示,CYP2C19 是伏立康唑的主要代谢酶。对健康白种人和日本人的研究发现,服用相同剂量的伏立康唑,PM 型受试者的伏立康唑血药浓度比纯合子的正常代谢型(EM 型)高约 4 倍,而杂合子的 EM 型比纯合子的 EM 型血药浓度高约 2 倍。其他经 CYP2C19 代谢的药物包括奥美拉唑、泮托拉唑、埃索美拉唑、地西泮、那非那韦、雷贝拉唑。

二、全基因组关联分析技术

1. 全基因组关联分析技术原理　随着人类基因组计划和多种模式植物基因组测序完成,基于序列-单核苷酸多态性(SNP)单体型图谱构建完成和高通量基因分型技术的快速发展,使得大样本全基因组水平基因分型成为可能。全基因组关联分析(genome wide association study,GWAS)在这些科技水平的支撑下应运而生,是利用全基因组范围内筛选出高密度的分子标记对所研究的群体进行扫描,分析扫描所得的分子标记数据与表型性状之间关联关系的方法。此方法基于分子标记水平,需要高密度遗传标记分型,如 SNP、CNV 等,在研究之前不再需要构建任何假设,一般不涉及候选基因的预测,可以直接研究全基因组水平的 DNA 变异。

目前,科学家采用 GWAS 在人类复杂疾病方面进行了大量研究。其中,在关于人类疾病的研究深入广泛,相继报道了导致冠心病、肥胖、2 型糖尿病、精神分裂症等相关疾病的一系列致病基因、相关基因、易感区域和单核苷酸序列多态性的变异。

GWAS 研究统计分析原理分为 3 种情况:①基于无关个体的关联分析中案例对照研究的设计,主要用于质量性状的研究,可用 4 格表的卡方检验来比较基因频率在研究组和对照组间的差异;②基于随机人群的关联分析,主要用于数量性状的分析,可用协方差分析来研究 SNP 与某一数量性状的关联分析;③基于家系的关联分析,在研究遗传标记与质量表型和数量表型的关联时可采用传递不平衡检验(TDT),当前应用最广泛的统计分析工具是 FBAT/PBAT 软件。

应用 GWAS 研究时,表型选择应遵循 3 个原则:①选择遗传度较高的表型,遗传度低的表型会降低遗传学关联研究的把握度;②性状优于疾病(表型),疾病(表型)的状态模糊不清,很难测量,有时则会出现多种疾病(表型)混杂在一起而难以判断;③选择测量简单准确并且遗传力相对较高的数量表型,增加分析结果的可信度。

GWAS 研究设计类型分为单阶段和两阶段或多阶段设计。其基本原理与经典的候选基因关联分析相同,即假设群体基因组中某 SNP 与疾病(表型)相关联,理论上该 SNP 等位基因频率在案例中应该高于对照。目前的 GWAS 多采用两阶段或多阶段设计:首先对小样本或个体覆盖整个基因组的所有 SNP 进行基因分型并筛选出最显著的 SNP,然后将第一阶段筛选出来的 SNP 进行第二阶段的更大样本的基因分型,最后结合两阶段或多阶段的结果进行综合分析。

GWAS 分为 4 步来实现目标性状与遗传标记的关联分析:①选择材料,应选择包含物种全部遗传变异的材料;②分析群体结构,用 SNPs、AFLPs、SSRs 和 RFLPs 等大量独立的遗传标记来检测并校正材料群体结构;③鉴定目标性状,选择的目标性状应兼顾许多重要特征,如生物学重要性、评价的准确性、相关数据采集的简易性及可重复性;④使用生物学分析软件进行关联分析。

GWAS 的优势:①高通量,一个反应可以同时检测成千上万个序列变异;②研究不再涉及"候选基因",所研究的基因可以是"未知"的;③研究之前不再需要构建任何假设,即不需要预先用尚未阐明的生物学基础来做依据,不再需要假设某些特定的基因位点与目标性状或疾病相关。总之,GWAS 降低了大样本全基因组水平分析的成本,加快了人类疾病和植物分子育种的研究进程。

2. GWAS 在人类疾病研究中的应用　在人类基因组中,已经应用 GWAS 发现了许多特定基因与疾病相关联。最早的报道是具有年龄相关性的黄斑变性的 GWAS 研究,随之相继报道了(如肥胖、2 型糖尿病及精神分裂症等)GWAS 研究成果。2006 年,多个国家级著名研究机构报道了关于肥胖的 GWAS 研究,他们采用两阶段研究设计,用 FBAT 软件分析数据发现,rs7566605(位于 INSIG2 基因上游 10 kb 处)的 C 等位基因与肥胖有关,会增加肥胖的危险。针对 2 型糖尿病的研究,多个研究机构于 2007 年在欧洲人中进行了 GWAS 研究,报道了 6 个与该疾病相关的基因区域,之后相继报道一系列 2 型糖尿病相关的基因位点;2008 年,日本进行的 GWAS 研究发现,之前报道的基因位点具有明显的种族差异,并且发现了肽酶 D(PEPD)基因等相关基因;2009 年,还发现了其他 6 个强相关性的基因区域,JAZF1、CDC123/CAMK1D、TSPAN8/LGR5、THADA、ADAMTS9 和 NOTCH2;2010 年,中国汉族人群中的 GWAS 研究,报道了 PTPRD,SRRC171 两个新的基因区域。目前,已用 GWAS 研究鉴定了至少 14 个与 2 型糖尿病相关的基因位点。GWAS 可鉴定出已发现的基因是否与 2 型糖尿病的内在性状存在相关性,可确定突变是否通过影响细胞功能而增加患 2 型糖尿病的危险。

在对精神分裂症的研究中,发现 PLXNA2 基因与精神分裂症相关;学者发现了与女性精神分裂症相关的络丝蛋白(reelin,RELN),与精神分裂症有关联的视黄醇结合蛋白 1(RBP1)基因的 rs893703;应用基于单个样本基因分型的 GWAS 研究发现,CSF2RA 基因附近的 SNP rs4129148、锌指蛋白 804A(ZNFS04A)附近的一个 SNP rsl344706(2q32.1)、位于 MHC 区域(6p21.3-22.1)的 3 个基因的 SNP(HISTIH2BJ,rs6913660;NOTCH4,rs3131296;PRSSl6,rs6932590)、位于 11q24.2 的 NRGN 基因的 SNP(m12807809)、位于 18q21.2 的转录调节因子 4 基因(TCF4)的 SNP(rs9960767)、位于 PLAA 基因的 rs7045881(9p21)、ACSM1 的 rs433598(6p12.3)和 ANK3 的 rs10761482(10q2.1)与精神分裂症相关。这些研究在很大程度上加深了人们对精神分裂症分子遗传机制的理解,期望能发现低致病风险的等位基因,进行有针对性地治疗。

中国学者用 GWAS 发现了银屑病的“第三杀手”——LCE 基因变异;近期来自英、美、中等国的科学家的研究,获得了两项新进展,即心血管病和肾病等疾病关联研究,以及 25 羟基维他命 D 循环水平的全基因组关联分析。这些研究成果的报道为研究人类复杂性状和疾病奠定了基础,已经发现的许多与性状或疾病相关的位点和染色体区域,为人类复杂疾病的分子发病机制提供更多线索,更好地阐释生物学过程对人类健康与疾病的影响,同时促进疾病防治的进步,并将在根本上实现真正的个性化医疗。

3. GWAS 的局限和挑战　GWAS 在人类疾病遗传机制上的发现和功能基因组研究上的应用,在很大程度上增强了人们对复杂疾病分子遗传机制的理解。但是,GWAS 应用也存在一定的局限性:①GWAS 主要依赖统计分析,因此可能会出现比较多的假阳性和假阴性结果;②同一变异在一个群体中呈显著,在另外群体中有时却并不显著,重复性不好;③GWAS 可以确定与性状或疾病相关的位点而非直接确定基因本身,同时对罕见和结构变异型突变不敏感;④GWAS 仅对相关基因与表现给出统计结论,没有基因功能研究的信息。因此,后续还得进行转基因功能分析试验。

综上所述,科学研究要承接 GWAS 研究的第一次浪潮,迎接第二次 GWAS 研究浪潮,不仅要解决以上问题,同时,对 GWAS 的研究还面临两个挑战:GWAS 研究必须致力于发现更多微效的与疾病(表型)关联的基因变异,阐明变异-基因-环境因素之间的交互作用关系;促进多个大型研究机构间的数据共享,共同促进 GWAS 研究的快速发展。

三、基因组学与疾病诊断

1. **基因组学研究与人类疾病**　近年来,以高密度基因芯片和高通量测序为核心的基因组学技术迅速发展,已广泛应用到生物医学的各个领域并取得突出进展,使我们对于疾病的分子与遗传学基础的认识达到了一个新的水平。这些研究成果对于阐明疾病的病因、解析疾病发生的分子机制、寻找疾病特异的生物标志物和药物靶点进而提升疾病的预防、诊断和治疗水平具有重要意义。基于高密度 SNP 芯片,全基因组关联研究(genome-wide association study,GWAS)能在全基因组范围内评估遗传变异与疾病之间的关系,是一种不基于任何生物学假设的、全面的策略,能用于发现全新的疾病相关基因或通路。迄今国际上报道的 GWAS 已逾 1000 项,已涉及 400 余种复杂疾病或表型,鉴定了一大批疾病和表型的易感基因或位点。在国际 GWAS 的研究热潮中,我国仅有 10 余项 GWAS 的报道,鉴定了鼻咽癌、肝癌、食管癌、肺癌、精神分裂症、银屑病、系统性红斑狼疮、麻风、白癜风、冠心病和多囊卵巢综合征等复杂疾病的一系列易感基因或位点。复杂疾病往往是由多个易感基因共同作用而导致的,然而,目前的 GWAS 仅仅解析单个 SNP 位点对疾病易感性的贡献,单纯依靠这一种策略并不能全面揭示复杂疾病的遗传病因,对于基因-基因交互作用的分析是一种可能的解决方法,是后 GWAS 时代的一个重要研究方向。目前的 GWAS 主要基于“常见疾病-常见变异(common disease-common variant,CDCV)”学说,只涉及了小部分的等位频率>5% 的遗传变异,因而仅能解释疾病的部分遗传风险。越来越多的研究表明,许多复杂疾病是由稀有变异造成的,即“常见疾病-罕见变异(common disease-rare variant,CDRV)”学说,因而还有许多罕见的、重要的疾病相关遗传变异有待于发现。高通量测序技术的兴起和发展及测序费用的降低,使得对基因组进行细致全貌的分析成为可能,有望验证 CDRV 学说。在 DNA 水平上,高通量测序技术主要应用于目标基因组区域、外显子组及全基因组测序。自 2009 年外显子组测序技术被验证可用于发现单基因疾病相关变异以来,国际顶级杂志上相继发表了多篇将外显子组与全基因组测序技术应用于单基因病和复杂疾病的研究成果。目前国内主要集中在外显子组测序上,在白血病研究领域已有重要成果问世。拷贝数变异(copy number variation,CNV)能够影响基因的表达、进而引起疾病或增加复杂疾病的发病风险。随着人类 CNV 图谱的不断完善和细化,通过研究体细胞和种系 CNV 来发现人类疾病的致病基因逐渐成为新的研究热点。目前,CNV 研究已涉及消化、心血管、神经和免疫系统疾病,以及肿瘤等 10 余种复杂疾病。除了 SNP 和 CNV 等基因组变异外,DNA 甲基化、组蛋白的翻译后修饰、染色质 DNA 对 DNase I 的敏感性、转录因子与染色质 DNA 特定位点的结合状态、染色质 DNA 上各种顺式调控元件之间通过各种反式作用因子及其协同蛋白的相互作用、染色质构象变化和非编码 RNA 等表观遗传学修饰的异常也与疾病的发生发展密切相关。高密度基因芯片和高通量测序技术为解析上述表观遗传学修饰的异常与疾病的关系提供了强有力的手段。染色质免疫沉淀技术结合高通量测序(ChIP-Seq),可以在全基因组范围内研究组蛋白甲基化、乙酰化等翻译后修饰水平,以及重要转录因子在 DNA 上的结合与分布情况;结合 DNase I 高敏感位点作图技术

(DNase-Seq)，有助于在全基因组范围内确定染色质的开放状态、筛选与真核基因转录相关的增强子、抑制子和隔离子等各种调控序列；结合染色质构象俘获技术（3C-Seq），可以系统研究转录调控元件在染色体内部和染色体之间广泛存在的相互作用网络。总之，基因组技术将有助于从表观遗传修饰的角度深入阐明疾病的致病机制，并为药靶的筛选、生物标志物的发现等提供新的思路。

基于高密度基因芯片和高通量测序的基因组学技术，能够产生多个层次的组学数据。近年来，对两种或两种以上的组学数据整合分析的研究结果都已表明，从系统生物学角度解析生物医学问题，相比于依靠单一数据类型的研究方法有着明显的优势。系统生物学是一种新兴的"三维"研究，即把传统的分子生物学"水平型"研究和组学"垂直型"研究结合起来，通过系统地测量相关数据、分离和重点研究疾病进程中关键基因的分子网络，进而利用网络模拟生物体系的响应，从而研究疾病的发生、发展等病理过程。基于系统生物学的思想，将不同类型网络和不同组学数据进行整合，可以为疾病提供更加完整和准确的描述，从而为疾病的风险预测、早期诊断和临床评估提供更佳的解决方案。以往多集中于编码基因中的 SNP 和 CNV 与疾病关系的研究，很少涉及非编码基因，如 miRNA。近年来越来越多的研究表明，miRNA 调控网络中的 SNP 和 CNV 可影响 miRNA 的生物合成、表达水平、结构及其与靶基因的识别等，使 miRNA 调控网络发生异常，并产生显著的遗传学效应，从而参与肿瘤等疾病的发生发展。以往人们倾向于认为长链非编码 RNA（long noncoding RNA，lncRNA）只是转录噪声，没有实际功能。但近来的研究逐步表明，lncRNA 具有多种生物学功能，并且发现其表达异常或突变与多种疾病相关。lncRNA 的发现对中心法则是一个重要的补充，为许多从编码基因角度无法解释的生物学和疾病现象提供了新的研究方向。另外，单基因病的致病基因研究仍是当前及今后一段时期疾病基因组学研究的一个重要内容，尤其是高通量测序技术的应用，为该领域注入了新的活力。

2. 人类癌症基因组学的发展与检验　癌症已经代替心脏疾病，成为死亡的首要原因，已经成为一个全球性的公共卫生问题。目前认为，癌症是一种基因组疾病。基因组的改变或修改会影响关键细胞信号的通路与程序，导致细胞生长失控、局部侵入及癌症所特有的最终远处转移。1982 年，人们发现 HRAS 致癌基因中的单点突变与膀胱癌有一定关联。根据此项发现，人们对许多致癌基因与肿瘤抑制基因进行了确定及表征。随着癌症基因同源蛋白相应抑制药物的发展，以上的这些发现都对癌症的治疗有着翻天覆地的影响。早在 10 年前，人们就已经完成了人类基因组参考序列的研究。近几年，高通量测序技术的出现使癌症基因组学的研究进入了一个新纪元。许多新型癌症基因或通路的发现，揭示了一些新型基因组的特点，从而对一些新型药物进行了开发。

（1）人类基因组：在一个正常的个体中，单倍体人类基因组大约由 30 亿个核苷酸 DNA 组成，二倍体核中总共有 60 亿个碱基对，不均匀地分布在 22 对常染色体和 1 对性染色体中。仅有约 2% 的人类基因组（约 23 000 个基因）针对蛋白进行编码。仅有不到 1% 的基因组对功能性 RNA 进行编码，诸如 microRNA、核糖体 RNA、长链非编码 RNA 及其他种类的功能性 RNA。有 8% 的基因组在进化过程中高度保守，这些序列的其中一部分，诸如启动子、增强子和位点控制区域是重要的调控元件。剩余 90% 的基因组不对任何蛋白或功能性 RNA 进行编码，这类序列大部分是重复子，诸如短散布（SINE）或长散布（LINE）元件。它们可以产生串联重复簇或散布重复簇。除了着丝粒和端粒，大部分功能还未被人们所了解，其分别涉及染色体的包装、分离、复制及染色体末端的维护。这些通常被称之为"垃圾"DNA 或"暗物质"。不是所有 2.3 万多种人类基因组里的基因都能被转录。这类基因的表达谱或转录物组主要取决于细胞的类型与分化的阶段。在给定的时间与给定的细胞中，基因组中仅有一小部分代码基因被转录，从而产生约 30 万个 mRNA 分子。相比之下，外显子组是指所有的基因组蛋白编码外显子与 RNA 基因 DNA 序列的总和。不管出于分化的哪个阶段，在所给定的有机体中，其对所有类型细胞来说，外显子组都是一样的。人类的每一个基因组都是独一无二的，在不同的个体中都有着巨大的差异。这种变异包括单一碱基对的变化以及核苷酸序列范围从几个到几百个或几百万个碱基对长度上的差异[拷贝数变异(CNV)]。事实上，在我们的基因组中，每 300 个碱基就会有 1 个是多态的情况发生。2 个个体会在 > 300 万个 SNP/V 位点上存在差异。这些变异常在人类基因组编码与非编码区域中发生。因此，当我们在试图分析并解释癌症基因组变化的时候，应当熟记这些正常的变异情况，这一点对于相关研究是非常重要的。

　　(2)基因组分析的检验方法：过去常常运用常规的细胞遗传学或染色体分析方法来分析人类基因组。这是人类基因组分析中最早，并且是运用最为广泛的一项技术。随着 20 世纪 70 年代染色体显带技术的发展，传统细胞遗传学，我们还发现许多其他具有诊断、预后及治疗意义的染色体异常情况。这些异常情况已经通过其他一些分子生物学技术，如聚合酶链反应(PCR)与 Sanger 测序进行表征和确定，并成为目前世界卫生组织(WHO)人类癌症病理及遗传学分类的基础。虽然常规的染色体分析可以覆盖整个基因组，但是这一技术受到低分辨率(0～15 Mbp)的限制，仅仅可用于评估基因组与染色体转移或重组大部分区域的获得或缺失。为了避免这一限制，20 世纪 90 年代对荧光原位杂交技术(FISH)比较基因组杂交进行了开发，其达到了每 DNA 探针 50～100kbp 的分辨率。然而，每个探针仅能检测 0.01% 基因组及荧光信号光谱的重叠，这使得这一技术很难对整个基因组进行分析。许多芯片或微阵列平台，如细菌人工染色体比较基因组杂交、寡核苷酸的 SNP 阵列，在最近 10 年中有一定程度的开发。这类技术在本质上能够通过使用数以万计特异的 DNA 序列探针检测整个基因组的 CNV 和等位失衡，分辨率可以达到<100kbp。除了对整个基因组的测序，SNP 阵列是唯一能检测杂合性拷贝无特征缺失的平台。虽然最新的阵列平台可以用来检测突变以及小型插入/缺失(得失位)。但是新型的 SNP/V 不能够通过这些已知基因组位点的预制芯片来进行分析。为了互补这一阵列平台，多重 PCR 同时得以开发，其可用来检测许多不同的癌症基因中多重已知的热点突变。Applied Biosystems 中的 SNaPshot 平台由多重 PCR 与荧光双脱氧三核苷酸单碱基延伸反应组成，可以用来研究 8～14 个关键癌症基因，如 RAS、BRAF、AKT1、EGFR、PIK3CA、MEK1、PTEN、IDH1 与 IDH2 的 50 个热点突变。在不同的扩增子中，多达 10 个单一突变可以在单碱基延伸反应中进行检测。SNaPshot 平台也常包括最为常见的 EGFR 基因外显子 20 插入与外显子 19 缺失突变。SNaPshot 平台的产物通过 ABI Genetic Analyzers 毛细管电泳分离并进行分析。相比之下，Sequenom 平台使用基质辅助激光解吸/电离飞行时间质谱技术，可快速分析多重 PCR 产物。Sequenom OncoCarta V1.0 试剂盒可以用于分析 19 个不同的致癌基因中 238 个体细胞癌症基因突变，其中包括所有 SNaPshot 平台检测的突变。针对所有已知与未知的异常类型对整个基因组进行研究，在分辨率为单一核苷酸水平的情况下，最为理想的检测技术就是 DNA 测序。由 Fred Sanger 在 20 世纪 70 年代研究开发的传统双脱氧链终止法能够读取一个单一反应中约 1000 个核苷酸，这一大小小于人类基因组的 1/100 万。最近 5 年已出现了下一代测序或大规模平行测序(NGS 或 MPS)技术。

这些技术随着计算机信息化的发展已被许多实验室用于人类癌症与其他先天性疾病异常情况的大型基因组区域或整个人类基因组的研究中。目前，仅仅只需要几天或是几周时间，花费几千美元，就能对部分序列或是整个人类基因组进行研究。首个人类癌症基因组序列分析已在2008年完成。到目前为止，人们已运用NGS技术对来自超过25个不同癌症类型的900多个基因组进行了测序。NGS技术可以实现数以万计基因组DNA片段同时大规模的平行测序。NGS技术可用于检测整个基因组［整个基因组测序（whole genome sequencing，WGS）］、外显子组［整个外显子组测序（whole exomesequencing，WES）］或是转录物组［整个转录物组测序（whole transcriptome sequencing，WTS或RNA-Seq）］的序列。WGS可以对所有异常类型的整个基因组，包括复杂基因组重组进行研究。然而，由于超过90%经WGS确定的异常情况都具有未知的生物学或临床意义，因此WGS是目前研究新型癌症基因、新型机制最好的方法。WES仅以外显子组开始。随着越来越多先进捕获技术的发展，WES可覆盖基因组的范围更加广泛，其中包括所有的编码外显子、microRNA基因、非翻译区域、新发现未注释转录基因以及其他功能性RNA基因。这要比WGS更为经济，所需要的时间也较少，并且能够覆盖更大的范围。然而，WES并不能检测染色体的重组或融合基因。在不久的将来，WES与WTS的联合运用不仅可以提供有关基因表达的大量信息，还可成为研究人类癌症基因组用于临床的一个最佳实际操作策略。目前，可以替代大部分临床实验室WGS/WES/WTS的一个选择是对特定的癌症有预后或预测意义的一组基因进行深度测序，寻找突变。

（3）人类癌症中的基因组改变：我们已经对许多人类癌症基因组的获得性基因组异常进行了确定。这些异常包括单核苷酸的改变或点突变、小型得失位、获得或缺失的拷贝数变化（CNA）及相关结构异常。在基因编码区域内的单核苷酸变化会导致错义突变（氨基酸代替）、无义突变（基因产物断裂）或剪接位点突变。小型得失位可能会导致基因阅读框的分裂（失帧得失位）。CNA可能会涉及单一基因或多重基因，导致受影响基因的异常表达。结构异常包括染色体间与染色体内的转移或重组，从而生成具有不同功能性的融合基因。获得性基因组异常及癌症基因的活化是癌病变与癌症发展的基础。许多传统癌症基因对影响基因组稳定性及细胞分裂、增殖或凋亡的蛋白进行编码。相比之下，许多大规模检测及WGS检测所发现的新型癌症基因会影响信号转导通路、表观遗传调控、RNA剪接及代谢等过程。

信号转导通路在正常细胞增殖与生存中起了重要的作用。近几年，应用NGS技术发现了若干信号转导通路涉及的基因新型重复突变，其中一些通路事先并未被预测到与癌症会存在一定关联。例如MAP3K1与MPA2K4基因，在MAPK信号通路中对丝氨酸/苏氨酸激酶编码，在乳腺癌中存在突变；RAC/PAK信号通路的RAC1、ELMO1与DOCK2基因分别在黑色素瘤与食管癌中发生突变；NF-κB信号通路中的NYD88基因在弥漫性大B细胞淋巴瘤中发生突变；在大部分血管免疫母T细胞淋巴瘤中会发生RHOA突变。

癌症基因组学一个重要发现是其在肿瘤发生中对表观遗传的重要作用。染色质的可逆性修饰是一个非常复杂的过程，其涉及40多个基因，许多都会在各种各样不同的人类癌症中发生突变。组蛋白（赖氨酸）甲基转移酶（KMT）、组蛋白（赖氨酸）脱甲基酶（KDM）、组蛋白去泛素化酶及组蛋白乙酰转移酶（HAT）可以翻译后修饰组蛋白3。在急性髓细胞性白血病（AML）及骨髓、肾、胃、前列腺和其他实体瘤中，它们的这些编码基因会发生频繁突变的情况。SWI/SNF复合物编码基因突变，如PBRM1与ARID1A能够通过ATP核小体结构的改变对染色质结构进行调节。这种突变一般发生在肾细胞、卵巢透明细胞、前列腺细胞、肝癌细胞及黑色素瘤中。另外一个意想不到的染色质相关靶向是染色质域-螺旋酶-DNA-结合(CHD)基因家族。通过 CHD4-CHD1 突变,CHD 蛋白在干细胞分化期间可对染色质紧束状态进行调节。这些现象主要存在于前列腺、子宫内膜与脑肿瘤中。

基因组稳定性也在人类癌症中的基因组改变中发挥重要作用。在监测与维持基因组完整性中所涉及基因突变,不管有无广泛 DNA 损伤的存在,都允许细胞规避正常的凋亡,并可以使复制继续。TP53 可能是最好的例子,它在各种各样不同的癌症中突变,包括肺癌、子宫内膜癌、卵巢癌与乳腺癌。双链断裂 DNA 修复基因 ATM 突变可见于家族性胰腺癌与偶发性乳腺癌中。最近,有研究发现部分 POLE 编码核酸外切酶区域的体细胞突变发生于子宫内膜癌与结肠癌中,其具有极高的突变率($>$100/Mbp)。DNA 复制期间,POLE 是一种具有代表性的前导链合成酶,它的核酸外切酶区域具有校对的能力。这一点在细胞分裂周期的 S 期间,对于 DNA 模板高保真拷贝复制是十分重要的。染色体的端粒末端可以逐渐缩短正常的生存时长,并能够导致细胞的衰老或死亡。许多癌细胞对 TERT 编码的端粒酶有过度表达,从而维持一个较长端粒的状态和复制潜力。

RNA 接合机制在人类癌症中的基因组改变中作用明显。癌症基因组学发现的另外一点重要内容是癌症细胞中 mRNA 处理的干预。编码 RNA 接合机制的基因突变,如 U2AF1、ZRSR2、SRSF2 及 SF3B1,首次在慢性淋巴细胞性白血病和 MDS 中被提及。随后在实体肿瘤中也发现了类似的突变情况,其中包括肺癌、乳腺癌及胰腺癌。据推测,异常 RNA 接合可能会通过影响野生型蛋白的表达导致肿瘤的发生。

癌症基因组也会影响代谢过程。癌症基因组学中一个惊人的发现是对脑肿瘤与急性髓系白血病中 IDH1 与 IDH2 的确定。IDH1 和 IDH2 可以在三羧酸循环体系中将异柠檬酸盐转化为 α-酮戊二酸(KG)。突变的 IDH1/2 缺少正常功能,不能将异柠檬酸盐转化为 α-KG。相反,它们获得了一个新的功能,将异柠檬酸盐转化为 D2-羟基戊二酸。这种"癌代谢物"是一种针对许多 α-KG 依赖性酶的强抑制药,诸如 TET 家族 DNA 脱甲基酶、KDM 家族组蛋白脱甲基酶、KMT 家族转甲基酶及许多其他酶类。在异常表观遗传学修饰与其他重要细胞处理的潜在干预中会有这些酶的抑制情况发生。

癌症基因组学已经提出了许多其他通路、细胞程序及癌症基因。NGS 技术在癌症基因的发现过程中表现出了强而有力的作用。目前面临的挑战是了解这些癌症基因的生物意义,并对新型有效小分子抑制药及突变癌症基因产物的临床应用进行开发。

3. 药物基因组学及其应用　药物基因组学(pharmacogcnomics)是 20 世纪 90 年代末发展起来的一门基于功能基因组学与分子药理学的科学。它从基因水平研究基因多态性与药物效应多样性之间的关系。药物基因多态性包括药物代谢酶(如 CYP 同工酶)多态性、药物作用的受体或靶标的多态性。这些多态性可导致药物疗效和不良反应的个体差异。引入药物基因组学目的在于从基因水平揭示这些差异的遗传特征,指导个体化医疗(personalized medicine)方案的制订,提高用药的安全性和有效性,避免严重不良反应,减少药物治疗的风险和费用。药物基因组学开启了个体化医疗的大门,其作用表现:①根据代谢酶或药物作用受体或靶点的基因多态性情况,指导合适的用药剂量,如华法林的剂量可根据 CYP2C9 代谢酶的多态性和维生素 K 环氧化物还原酶(VKORC1)基因多态性而设计合适的剂量;②确认具有某些基因特性的患者接受某种药物治疗更容易发生严重不良事件,如存在 HLA-B＊1502(人类白细胞抗原-B＊1502)等位基因的患者使用卡马西平或苯妥英后,出现重症多形性红斑(Stevens-

Johnson syndrome,SJS)和中毒性表皮坏死松解症(toxic epidermal necrolysis,TEN)等严重皮肤反应的危险显著升高;③确认某些基因特性的患者采用某种治疗方案更容易获益,可以指导药物选择合和剂量调整以达到理想疗效,如对于 HER2(人类表皮生长因子受体 2)基因过表达者接受曲妥单抗治疗更有效;④检测病毒耐药性并选择合适的药物,如确定某个 HIV 感染者是 CCR5-tropic HIV-1 阳性耐药,可以选择对该患者更有效的马拉维若。

四、个人基因组学

1. 个人基因组学的定义　个人基因组学(Personal Genomics),是基因组学的一个分支,主要关注个人基因组的测序和分析。1990 年开始发起的浩大的"人类基因测序计划"是从大量的个体中获取基因信息,综合之后建立一个具有"参考价值"的人类"平均"基因组。然而,每个个体的基因都是独一无二的,并且随着 DNA 测序技术的发展,个体了解自己的基因组情况不管是从价格还是实践性上都成为了可能。许多的疾病,比如镰状细胞贫血、地中海贫血、囊胞性纤维症等都与遗传基因息息相关。常见的疾病通常有多重致病因素,而这经常是由多重的基因及环境因素造成的。简单来说,Personal Genomics 对于识别与常见疾病、遗传致病基因、家族特征、常用药物疗效和不良反应等相关的遗传基因倾向有十分重要的意义。

最初进行"个人"基因测序的主要有 Celera Genomics 公司创始人 Craig Venter、DNA 双螺旋结构的联合发现者 James Watson。苹果公司联合创始人,著名的"乔帮主"Steve Jobs 也是世界上最早了解自己的基因序列情况的 20 个人之一,为此他支付了 10 万美元。他同时也进行了癌症基因筛查,并希望可以以此为自己的癌症治疗提供更多有用的信息。而在互联网医疗中,Personal Genomics 在疾病预测和精准医学等方面扮演着举足轻重的角色。Personal Genomics 能够帮助预测个体感染某种疾病的可能性并进行个性化的治疗和药物选择,以便获得最大化的疗效。虽然获取自己的个人基因信息在目前仍然是一个较新的领域,但在未来这将成为我们进行医学研究和疾病治疗的关键部分之一。Personal genomics 可以让我们从一个前所未有的高度观察我们的身体健康状况,改善我们的饮食和锻炼习惯。而随着 DNA 测序和大数据分析技术方面的进步,进行基因检测的成本也在随之大幅下降。在可以预见的将来,随着相关成本的进一步降低,Personal genomics 也将成为每个人都能承受的一项基本的技术。

2. 个人基因组学的作用　通过对个人基因组进行测序,研究者可以全面的了解个体的身体状况,比如他们感染某种疾病的可能性。Personal Genomics 尤其有用的一个地方是"药物基因组学"。比如来自个体的基因信息可以被作为给患者开某种药品的关键依据之一。这可以让医师确保发挥药物的最大化疗效,并最大限度地减少副作用。Personal Genomics 也可以被用来预测和确定遗传疾病。通过详细的了解个体的基因情况,就有可能确定遗传变异导致个体患某种遗传疾病的可能性。

Personal Genomics 还有一个重要的作用便是为想要生孩子的夫妇提供建议。比如,父母当中的一方很可能携带有某种遗传致病性基因,但这是一种隐形基因,在父辈身上并没有患该种疾病。但如果父母中的一方,甚至双方都携带了该基因,那么他们的孩子未来患该疾病的可能性将大大的升高。目前已经有公司专门提供了这种针对夫妇基因的筛查服务。

Personal Genomics 作为一项新兴技术,常见的应用主要包括分析各种基因疾病,如色盲、镰状细胞性贫血等的载体情况;识别罹患各种常见疾病,如糖尿病、冠心病等的可能性;了解哮喘、肺纤维化等各种疾病的遗传原因；了解患乳腺癌、结肠直肠癌的家族风险；较少对药物的不良反应情况；与祖先进行基因对比；进行基因咨询以降低或避免遗传疾病。

3. 个人基因组学发展趋势　推动个人基因组学发展的因素主要有：基因组学研究和试验应用的扩大，仪器和耗材的成本下降，基因组学从试验到临床应用的整合，对检查和审批程序的监管更为透明，下一代全基因组测序技术的进步，良好的补偿机制，政府投资的增加，越来越多的医师参与其中，生物信息学自身的发展，消费者的逐渐接受。

第七节　蛋白质组学

一、蛋白质组学概念

随着人类基因组计划的实施和推进，生命科学研究已进入了后基因组时代。在这个时代，生命科学的主要研究对象是功能基因组学，包括结构基因组研究和蛋白质组研究等。尽管现在已有多个物种的基因组被测序，但在这些基因组中通常有 50% 以上基因的功能是未知的。目前功能基因组中所采用的策略，如基因芯片、SAGE 等，都是从细胞中 mRNA 的角度来考虑的，其前提是细胞中 mRNA 的水平反映了蛋白质表达的水平。但事实并不完全如此，从 DNA、mRNA、蛋白质，存在三个层次的调控，即转录水平调控（Transcriptional control）、翻译水平调控（Translational control）、翻译后水平调控（Post-translational control）。从 mRNA 角度考虑，实际上仅包括了转录水平调控，并不能全面代表蛋白质表达水平。实验也证明，组织中 mRNA 丰度与蛋白质丰度的相关性并不好，尤其对于低丰度蛋白质来说，相关性更差。更重要的是，蛋白质复杂的翻译后修饰、蛋白质的亚细胞定位或迁移、蛋白质-蛋白质相互作用等则几乎无法从 mRNA 水平来判断。毋庸置疑，蛋白质是生理功能的执行者，是生命现象的直接体现者，对蛋白质结构和功能的研究将直接阐明生命在生理或病理条件下的变化机制。蛋白质本身的存在形式和活动规律，如翻译后修饰、蛋白质间相互作用及蛋白质构象等问题，仍依赖于直接对蛋白质的研究来解决。虽然蛋白质的可变性和多样性等特殊性质导致了蛋白质研究技术远远比核酸技术要复杂和困难得多，但正是这些特性参与和影响着整个生命过程。

传统的对单个蛋白质进行研究的方式已无法满足后基因组时代的要求：①生命现象的发生往往是多因素影响的，必然涉及多个蛋白质。②多个蛋白质的参与是交织成网络的或平行发生或呈级联因果。③在执行生理功能时蛋白质的表现是多样的、动态的，并不像基因组那样基本固定不变。因此，要对生命的复杂活动有全面和深入的认识，必然要在整体、动态、网络的水平上对蛋白质进行研究。因此，在 20 世纪 90 年代中期，国际上产生了一门新兴学科——蛋白质组学（Proteomics），它是以细胞内全部蛋白质的存在及其活动方式为研究对象。可以说蛋白质组研究的开展不仅是生命科学研究进入后基因组时代的里程碑，也是后基因组时代生命科学研究的核心内容之一。

国际上蛋白质组研究进展十分迅速，不论基础理论还是技术方法，都在不断进步和完善。相当多种细胞的蛋白质组数据库已经建立，相应的国际互联网站也层出不穷。1996 年，澳大利亚建立了世界上第一个蛋白质组研究中心——Australia Proteome Analysis Facility（APAF）。丹麦、加拿大、日本也先后成立了蛋白质组研究中心。在美国，各大药厂和公司在巨大财力的支持下，也纷纷加入蛋白质组的研究阵容。2016 年在瑞士成立的 GeneProt 公司，是由以蛋白质组数据库"SWISSPROT"著称的蛋白质组研究人员成立的,以应用蛋白质组技术开发新药物靶标为目的,建立了配备有上百台质谱仪的高通量技术平台。2001 年 4 月,在美国成立了国际人类蛋白质组研究组织(Human Proteome Organization,HUPO),随后欧洲、亚太地区都成立了区域性蛋白质组研究组织,试图通过合作的方式,融合各方面的力量,完成 HGP。

二、蛋白质组学发展趋势

在基础研究方面,近 2 年来蛋白质组研究技术已被应用到各种生命科学领域,如细胞生物学、神经生物学等。在研究对象上,覆盖了原核微生物、真核微生物、植物和动物等范围,涉及各种重要的生物学现象,如信号转导、细胞分化、蛋白质折叠等。在未来的发展中,蛋白质组学的研究领域将更加广泛。

在应用研究方面,蛋白质组学将成为寻找疾病分子标记和药物靶标最有效的方法之一。在对癌症、早老性痴呆等人类重大疾病的临床诊断和治疗方面蛋白质组技术也有十分诱人的前景,目前国际上许多大型药物公司正投入大量的人力和物力进行蛋白质组学方面的应用性研究。

在技术发展方面,蛋白质组学的研究方法将出现多种技术并存,各有优势和局限的特点,而难以像基因组研究一样形成比较一致的方法。除了发展新方法外,更强调各种方法间的整合和互补,以适应不同蛋白质的不同特征。另外,蛋白质组学与其他学科的交叉也将日益显著和重要,这种交叉是新技术新方法的活水之源,特别是,蛋白质组学与其他大规模科学,如基因组学、生物信息学等领域的交叉,所呈现出的系统生物学(System Biology)研究模式,将成为未来生命科学最令人激动的新前沿。

三、蛋白质组与基因组的关系

基因是遗传信息的携带者,蛋白质则是生命活动的执行者,蛋白质组与基因组相对应,但两者又有不同之处:基因组是一个静态的概念,一个有机体只有一个确定的基因组,组成该有机体的所有不同细胞都共用一个确定的基因组;而蛋白质组则是一个动态的概念,在同一个机体的不同组织和细胞中,在同一机体的不同发育阶段,在不同的生理状态下,乃至在不同的外界环境下都是不同的,因而蛋白质组要比基因组复杂得多。如此复杂的蛋白质组表现了各种复杂的生命活动,每一种生命运动形式,都是特定蛋白质群体在不同时间和空间出现,并发挥功能的不同组合的结果。目前功能基因组中所采用的策略,如基因芯片、基因表达序列分析等,都是从细胞中 mRNA 的角度来考虑的,其前提是细胞中 mRNA 的水平反映了蛋白质表达的水平,但是 mRNA 并不能提供这些信息。从 DNA 到 mRNA 再到蛋白质,存在着 3 个层次的调控,即转录水平调控、翻译水平调控、翻译后水平调控,只从 mRNA 角度考虑,实际上仅包括了转录水平调控,并不能全面代表蛋白质表达水平。由于基因剪切、转录产物选择性剪接、翻译起止点的变化、mRNA 上三联体密码的移码突变等,导致基因遗传信息的表现规律复杂。此外,翻译后的修饰,如糖基化、磷酸化、乙酰化、硫酸化等;蛋白质在细胞中的位置、稳定性的变化;与配基的结合,如蛋白质、核酸、脂类等,均导致蛋白质组要比基因组复杂多个数量级,不再是经典的一个基因一个蛋白的对应关系,例如,对于细菌,可能为 1.2～1.3;对于酵母则为 3;而对于人,则可高达 10。实验也证明,组织中 mRNA 丰度与蛋白质丰度的相关性并不好,尤其对于低丰度蛋白质来说,相关性更差。而对于蛋白质的亚细胞定位或迁移、蛋白质-蛋白质相互作用等进一步的研究,更是无法从 mRNA 水平着手,事实上,早在 DNA/RNA 表达发生变化前,蛋白质信号通路的激活就可以迅速导致细胞游走、凋亡、转化。因此,利用基因组的研究成果进行大规模的蛋白质组研究已经成为必然。

四、蛋白质组学的临床应用

1. 蛋白质组学在肿瘤诊断中的应用　寻找理想的肿瘤标志物,阐明肿瘤发生、发展过程中起关键作用的蛋白质分子,以用于癌症的早期检测诊断及预后评估一直是肿瘤研究领域的热点和难点。由于癌症的演变是多阶段、多因素、多基因参与的复杂病理过程,致使肿瘤的基因诊断遇到了瓶颈,而早期缺乏用于筛查分离关键分子的有效技术手段,致使肿瘤检测标志物的发展一直比较缓慢。临床上较早就已经开展了一些肿瘤早期诊断的实验室检查,如甲胎蛋白用于肝癌的筛检,前列腺特异性抗原用于前列腺癌的筛检,癌胚抗原用于大肠癌的筛检等。但是,这些单独使用的肿瘤标志物尚达不到理想的诊断结果,如前列腺特异性抗原用于前列腺癌筛检虽然特异性较好,但敏感性却较差、导致部分患者被漏检,甲胎蛋白用于肝癌筛检由于特异性较差,阳性预测值较低等。近年来,随着蛋白质组学的迅速发展,越来越多的肿瘤标志物被发现,相应检测方法不断完善,为肿瘤早期诊断带来了新的方式和研究领域,大大加速了其发展。恶性肿瘤发生过程包括许多基因突变从而导致蛋白质的表达、结构和功能改变,最终导致细胞周期失控,细胞凋亡能力下降,细胞浸润转移能力加强。蛋白质组学可以分析、鉴定肿瘤细胞的蛋白质分子变化,为肿瘤的诊断提供极有价值的信息。目前,许多学者已经在前列腺癌、乳腺癌、卵巢癌、结直肠癌、肝癌、肾细胞癌、膀胱癌和肺癌等早期诊断的研究中应用蛋白质组学技术并取得了一定成果,部分肿瘤蛋白质组数据库已建立,发现了许多新的肿瘤标志物和一些肿瘤相关的蛋白质。

(1)结直肠癌:目前,结直肠癌已上升为我国肿瘤发病率的第三位,发病率呈逐年升高趋势,5 年生存率为 50%,约有 33% 的患者治疗时已属晚期。肠镜检查可以辅助诊断结直肠癌,但是不能早期诊断而且给患者带来极大的痛苦,而临床常用于早期诊断的肿瘤标志物 CEA,敏感性不高,因此寻找结直肠癌敏感的特异性早期诊断方法,是目前临床亟待解决的难题。

Jungblut 等将结肠癌标本与正常结肠黏膜进行比较分析时,发现肝脂肪酸结合蛋白、肌动蛋白结合蛋白/平滑肌蛋白 22-α 和环氧合酶-2 在肿瘤组织中表达下调,而热休克蛋白 70 及钙结合蛋白 S2100 家族中的几种蛋白质的表达是上调的,且其差异有统计学意义。他们还发现在分子量为 13 000 和 pI 值为 516 处的蛋白质仅出现在癌组织蛋白质图谱上,该低分子量蛋白亦表达于溃疡性肠炎和息肉性腺瘤。由于该蛋白在结直肠的癌前及癌变组织中有较高的特异性,须进一步了解其在癌变中的作用。Stulik 等通过对结直肠癌组织、癌前病变组织(结肠息肉)及正常结肠黏膜组织的比较蛋白质组学分析,发现癌变组织中有 57 种蛋白质的表达量显著增加或减低。用基质辅助激光解析电离/飞行时间质谱和液相色谱-四极管-飞行时间质谱(LC-Q-TOF-MS)对其中的 18 种高丰度蛋白质鉴定分析,发现包括 L-FABP、CAH1、S100AⅡ、PPIASE、膜联蛋白Ⅲ、DDAH、膜联蛋白Ⅳ、细胞角蛋白 18 和 Prohibitin 在内的 9 种蛋白质在癌前及癌变组织有显著改变,认为上述指标可用于结直肠癌的早期诊断,余下的 9 种蛋白质,包括 EF-2、MnSOD 前体、S100A8、S100A9、PPIASG、nm23H1G、细胞周期蛋白和溶血磷脂酶等,仅在癌变组织中表达增加,可作为特异性诊断指标。Yu 等收集了 55 例各临床期结直肠癌患者、35 例息肉性腺瘤患者及 92 例健康人血标本,采用 SELDI 技术对其血清蛋白进行研究,发现 4 种蛋白质(分子量分别为 5911、8922、8944 和 8817)在结直肠癌患者血清中表达量明显升高,而在健康人群中低表达,用这 4 种蛋白质作为肿瘤标志物检测结直肠癌,灵敏度为 92%,特异度为 89%,阳性预测值为 86%;用 7 种蛋白质(分子量分别为 17247、18420、5911、9294、4654、21694 和 21742)区分结直肠癌和息肉性腺瘤,灵敏度为 83%,特异度为 89%,阳性预测值为 89%;其中分子量为 5911 的蛋白质在 3 种人群中的表达量逐步增加,提示其在结直肠癌的发生与发展中有极其重要的作用。

(2)卵巢癌:卵巢癌是恶性程度最高的妇科肿瘤之一,由于缺乏可靠的生物标记和晚期出现临床表现,5 年生存率为 20%～30%,由于缺乏理想的检测标志物和有效的晚期治疗措施,卵巢癌仍然极大的威胁着女性健康。临床多采用 CA125 和 hCG 等指标对卵巢癌进行检测,但 CA125 敏感性不高,仅检出卵巢癌 50% 的早期病变,hCG 的特异性则不强。

Jones 等用激光捕获微切割技术处理样品,再用双向凝胶电泳对侵袭性卵巢癌和非侵袭性、低恶性卵巢肿瘤标本检测分析,发现在所有侵袭性卵巢癌蛋白质图谱中出现了 13 个特异蛋白斑点,而在非侵袭性、低恶性卵巢肿瘤中消失或低表达;另外 10 个蛋白质斑点则出现在非侵袭性、低恶性卵巢肿瘤的图谱,在侵袭性卵巢癌中消失或低表达。这些特异蛋白质经质谱鉴定,用激光捕获微切割技术结合蛋白免疫印迹、反相蛋白分析进行验证,结果显示 FK506 结合蛋白、RhoG-蛋白解离抑制物(RhoGDI)和乙二醛酶-1 在人类卵巢癌中特异高表达。Petricoin 等认为,由于器官与组织都有血液灌注,组织内的蛋白分子将会随着血流被带到外周循环中,因此检测外周血中蛋白谱的改变同样能反映肿瘤组织中蛋白质谱的改变。他们运用 SELDI 质谱,在血浆中发现了很少量的能区别正常人群和卵巢癌患者的关键蛋白质。Petricoin 等应用 SELDI 蛋白质芯片技术及生物信息学对 66 例健康妇女、50 例卵巢癌患者血清中的蛋白质进行簇分析(cluster analysis),并建立簇分析模型。应用该模型对来自正常、早期和晚期卵巢癌以及良性疾病妇女血清样品进行盲法分析预测,灵敏度为 100%,特异度为 95%,阳性预测值为 94%,远优于 CA125。目前美国国家癌症研究所(NCI)正在进行该方法单独或联合其他筛查方法检测 I 期卵巢癌的试验。蛋白组学除了能检测癌细胞分泌的蛋白质外,还能用于研究非肿瘤来源的标志物。Bandera 等筛选出一分子量约为 11 700 的血浆蛋白标志物,经鉴定为结合珠蛋白-α(Hp-α),RT-PCR 及蛋白免疫印迹方法均未检测到卵巢癌细胞中 Hp-α 的表达,考虑卵巢癌患者血清中 Hp-α 的增多与特异性裂解酶或蛋白间相互作用使 Hp 裂解有关。虽然 Hp-α 并非卵巢癌细胞所分泌,但可作为卵巢癌的诊断标志物,单独应用时敏感度为 64%,特异度为 90%;与 CA125 联合应用对卵巢癌诊断敏感度达 91%,特异度达 95%。

(3)前列腺癌:前列腺癌在许多西方国家是男性最常见的恶性肿瘤,占男性癌症死因的第二位。在我国发病率不高,但是近年来随着人口老龄化及生活条件的改善,发病率有明显增加的趋势,跃居男性泌尿、生殖系统恶性肿瘤发病率的第三位。临床上诊断前列腺癌的主要指标是 PSA,但是该指标特异性不强,诊断前列腺癌和良性前列腺增生中存在较高的假阳性和假阴性。近年来,临床采用游离 PSA/总 PSA 来检测该病,诊断特异性上提高 25%～35%,但是临床仍需要更为理想的检测指标。

Alaiya 等采用 2-DE 及 PDQUEST 软件对来自前列腺增生和前列腺癌患者的组织细胞进行对比分析,结果发现包括增殖性细胞核抗原(PCNA)、肌钙网蛋白、HSP90、pHSP90、癌蛋白 18(v)、延长因子 2、GST2pi、超氧化物歧化酶和磷酸丙糖异构酶在内的 9 种蛋白质在恶性前列腺癌中显著增加,而原肌球蛋白-1、原肌球蛋白-2 较前列腺增生减低。Adam 等用 SELDI 蛋白质芯片检测了血清中蛋白质谱的改变,鉴别了前列腺癌、良性前列腺增生与正常人,特异度达 97%,敏感度达 83%。Qu 的研究中,用 SELDI 蛋白质芯片技术结合树形分析方法分析了前腺癌患者血清与非前列腺癌对照组血清,并得到了蛋白质谱。用其中 21 个特异性蛋白质来诊断前列腺癌与非前列腺癌,特异性与敏感度可达 97%。

(4)肝癌:我国恶性肿瘤中,肝癌病死率位居第二位。血清甲胎蛋白(AFP)是临床诊断原发性肝癌最常用的检测标志物,但仍有 30%～40% 的肝癌患者血清 AFP 呈阴性或低浓度。这在一定程度上增加了诊断原发性肝癌的困难。由于肝癌的早期诊断治疗有助于提高根治率和术后生存率,所以临床迫切希望有效的早期诊断方法的出现。

Seow 等用蛋白质组学研究肝细胞癌细胞株(HCC2M),发现与癌变有关的蛋白类型,包括 142323 蛋白、连接素、抑制素等。Poon 等用全蛋白组表达谱方法分析肝细胞肝癌患者及慢性肝病患者的血清,发现在常见的 2384 个血清蛋白质组特征中,有 250 个在肝癌和慢性肝病间有显著差异,在进展期的肝细胞肝癌(包括有淋巴浸润和远处转移两种亚型)患者的血清中,这些蛋白质聚集成簇,由此认为通过蛋白质组学技术可以找寻特异的肿瘤标志物,用于肝细胞肝癌的检测和分型。LeNaour 分析了 37 例肝细胞肝癌患者和 31 例 HBV/HCV 慢性感染患者的血清,同时还分析了 116 例其他肿瘤患者血清及 24 例正常者对照,发现 10% 肝细胞肝癌患者的血清中可以检测到 8 种蛋白的自身抗体,而健康人群中却没有。在慢性肝炎患者血清中可检测出其中 4 种自身抗体,检出率与肝癌相当,另 4 种蛋白为 Careticulin 异构体、细胞因子 8、核苷酸二磷酸激酶 A、F1-ATP 合成酶 B 亚单位的自身抗体只出现于肝细胞肝癌中,与 HBV/HCV 状态无关,其中 Careticulin 诱导的自身抗体在肝细胞肝癌中检出率为 27%,因此认为这些抗体的检测可以在 HBV/HCV 高危患者中早期诊断肝细胞肝癌。Steel 等根据肝细胞肝癌高危因素将研究对象分成健康人群组、健康 HBV 携带者组、活动性 HBV 感染者组和肝细胞肝癌患者组,进行血清多肽的蛋白质组学研究,发现补体 C3 羧基片段和载脂蛋白 A1 的异构体在肝细胞肝癌组中显著降低,考虑进一步研究以判断其是否满足肿瘤标志物特异性的要求。相当一部分肝癌患者最终会演变为肝硬化和肝衰竭。蛋白质组学为肝硬化的早期无创性诊断提供了一种新思路。Xu 等采用 SELDI 蛋白质芯片技术对硫代乙酰胺诱导致肝硬化的小鼠血清蛋白质进行了分析,筛选出一种 3495kD 的蛋白质生物标记,并用 MALDI-TOF-MS 和肽质量指纹图谱对其进行了鉴定,认为该蛋白是一种富组氨酸糖蛋白,其对肝硬化检出的敏感度和特异度均高于 92%。

(5)乳腺癌:乳腺癌是女性常见恶性肿瘤,在美国 40～55 岁的女性中,乳腺癌占死因的首位。在我国,乳腺癌的发病率呈上升趋势。诊断乳腺癌常用的血清肿瘤标志物,如 CA15.3 因其低的敏感度(23%)和特异度(69%),不适用于乳腺癌的早期检测,而蛋白质组学技术可以帮助寻找新的早期诊断的肿瘤标志物。

Li 等在乳腺癌研究中,利用 SELDI 蛋白质芯片技术筛查了 169 份血清样品,其中包括 103 例乳腺癌患者(0 期 4 例、Ⅰ 期 38 例、Ⅱ 期 37 例、Ⅲ 期 24 例),41 例健康妇女及 25 例良性乳腺疾病患者,得到乳腺癌患者血清与对照组的血清蛋白质谱,然后对血清蛋白质谱进行筛选,找出 3 种特异性蛋白质,利用这些蛋白质来诊断 0～Ⅰ 期乳腺癌,敏感度与特异度分别为 91%、93%。LeNaour 等通过对 30 例乳腺癌、116 例其他肿瘤和 25 例正常乳腺组织进行血清蛋白质组分析,发现了血清中的一种新的调节 RNA-蛋白质相互作用的原癌蛋白——RNA 结合蛋白调节亚单位(RS/DJ-1),其仅在部分乳腺癌组织中表达,而未见于正常组织。

2. 蛋白质组学与新药开发 20世纪80年代以来,新药开发从以化学合成为主向生物学时代转变,特别是利用大规模基因组研究方法和成果,为临床用药的高效性、针对性和安全性及新药开发、评价提供了新的模式。由于疾病的表征是在蛋白质上,许多疾病(如癌症、心血管疾病等)是多种基因产物——蛋白质群体共同作用的结果,因此很难找到关键的基因,从基因水平进行治疗;另外,作用于DNA的药物,大多数选择性差,毒性大,有严重的细胞毒性,也是制约基因治疗的重要因素。通常用于药物治疗的药靶主要是蛋白质,据研究,按人类主要的100多种疾病进行计算,还应该有3000～15 000种的蛋白质具有成为药靶的可能,蛋白质组学作为发现药靶的主要技术平台,越来越受国际制药业界的垂青。

3. 筛选疫苗和研发抗体药物 传统的筛选疫苗的方法需要通过大量的试验来排除可能的抗原物质,相当费时,在有限的时间内只能得到少量的种子疫苗,并且最终有可能一无所获,结合基因组学及蛋白质组学的方法可以快速得到一系列的疫苗候选蛋白质,筛选后得到理想的抗体。此外,利用蛋白质组学技术和药物基因组学技术的配合,可直接生产各种抗体药物,经注射或口服进入人体内直接发挥防治疾病的作用,这种方法经证实对某些非传染病也是有效的,有很好的应用前景。

4. 蛋白质组学在检验医学中的其他应用

(1)常规体液检查中的拓展:中枢神经系统疾病能够显著影响脑脊液(CSF)中蛋白质的浓度及蛋白质存在的形式,因此对脑脊液的蛋白质分析具有重要的临床诊断价值。建立蛋白质定量表达图谱,比较正常和疾病状态下蛋白质图谱的差异,可以为中枢神经系统疾病提供新的诊断指标,有利于快速诊断。人类CSF蛋白质图谱Goldman于1980年就提出,之后陆续有关于应用蛋白质组学技术对人类CSF蛋白质组的研究报道,在神经系统紊乱中CSF蛋白质差异性改变、CSF与血清蛋白质谱的区别及CSF蛋白质全谱的完善方面都取得了一定的研究成果,发现了可作为大脑紊乱诊断性标志的CSF蛋白质(如14-3-3脑蛋白),以及作为Creutzfeldt-Jacobs疾病的诊断性标志(P130、P131)。Kim等应用双向凝胶电泳和MALDI-TOFMS测定了阿尔茨海默病、唐氏综合征(DS)、皮克病(PiD),以及正常老年对照组额叶皮质和小脑组织的组胺2N-甲基转移酶(HMT)水平,结果发现,在额叶皮质,与对照组相比,DS患者的HMT显著下降,PiD患者显著升高。

尿液是人体最容易得到的体液,已经被广泛的研究,临床也对尿液开展了多项检测项目。尿液是一个高度复杂的蛋白质混合物,这些蛋白质来自血液在肾小球中的过滤产物、肾的分泌物及泌尿生殖器管道的分泌物,以往的研究重点大多在于对蛋白质的研究,但是由于技术的局限,对于一些结构相近的、低丰度的蛋白质无法分离和鉴别,近年来,应用蛋白质组学对尿液进行分析,可以检测出这些蛋白质,发现了很多新的用于临床检验诊断的蛋白质生物标记。Clarke等收集了34例肾移植患者的不同期的临床尿标本,其中17例发生了急性排斥反应。他们用SELDI蛋白质芯片技术对所收集的标本进行了蛋白质分析,发现了5种可以诊断肾移植急性排斥反应的蛋白质生物标记,分子量分别为(6500、6700、6600、7100、13 400),另外,用分子量10 000和3400的两种蛋白质对肾移植急性排斥反应检出的敏感度为83%、特异度为100%。

涎液在临床诊断中的应用已经越来越受到人们的重视,因为其为临床提供了一种简单、快速、无创的检测方法,也可用于短期和长期的病理紊乱及药物治疗监控。涎液的蛋白质组成主要由 3 种涎腺,即腮腺、下颌下腺及舌下腺的分泌物决定,涎液中某些特异性蛋白已经作为临床标志物被广泛的应用,如表型各异的 α-淀粉酶在临床上作为常染色体等位基因遗传标志物,以及胆囊纤维化、糖尿病的指示剂。Ghafouri 等用双向凝胶电泳和 MALDI-TOFMS 技术对涎液蛋白质组进行了研究,发现涎液中包含大量多种蛋白质,主要有 α-淀粉酶、免疫球蛋白 A、泌乳素诱导蛋白、锌-α-糖蛋白、cystatins(S,SA,DandSN)、白细胞介素-1 受体拮抗药、lipocalin-1、calgranulinAandB(S100A8andA9)、apolipoproteinA-I、脂肪酸结合蛋白和谷胱甘肽 S-转移酶等,并且认为该图谱的构建有助于进一步构建各种疾病的差异蛋白图谱,从而用于临床疾病诊断。

羊膜腔内羊水的量及成分与胎儿及母亲有密切关系。羊水的成分复杂,通过监测羊水中的某些物质可以了解胎儿发育、成熟情况及有无胎儿畸形,在临床有非常重要的意义。羊膜腔内感染(IAI)是分娩过程中出现的一种严重的情况,发生率为 2%~5%,早产者增至 5%~15%,不但影响母亲而且威胁着胎儿的健康。可使胎儿死亡和脓毒败血症发生率增加 2 倍,剖宫产率和产后子宫内膜炎增加 3 倍,并且临产后很难获得良好的治疗效果。因此在分娩前识别 IAI 高危因素,尽早采取干预措施是治疗 IAI 的一个关键因素。Gravett 等采用 SELDI 蛋白质芯片技术,对怀孕的猕猴和孕妇的羊水进行蛋白谱的研究,发现羊膜腔感染的亚临床状态时,羊水中的 calgranulinB 和胰岛素生长因子结合蛋白-1 浓度明显升高,这两种蛋白质同样也出现在母亲的血清中,可以作 IAI 的诊断标志物用于早期诊断,而其他一些发生在感染后期浓度升高的蛋白质被证实是免疫调节因子,不能用于早期诊断。

目前,蛋白质组学还广泛应用到其他体液蛋白质研究中,如房水、泪液、关节滑液及人体分泌物等,这些研究对今后临床检验医学开展快速、准确的疾病诊断项目有着极其重要的作用。

(2)其他疾病诊断

①心血管病:心血管病是当今世界上威胁人类最严重的疾病之一,其发病率和病死率已超过肿瘤性疾病而跃居第一。观察心肌细胞蛋白质表达水平的变化或与高脂血症、肥胖或糖尿病有关的肝蛋白质谱的改变,可以对这些疾病的发生机制产生独特的解释,并早期诊断或预警心肌缺血、高血压、心肌肥大、心力衰竭、心肌梗死的发生。

扩张型心肌病(DCM)是一种严重的心脏病,病理机制复杂,有多种致病因素,需要做大量样品分析。从 1990 年迄今,各个实验室做了大量研究,获得了 DCM 患者和正常人心肌细胞的蛋白质组图谱,共发现 3300 种蛋白斑点,对其中 150 种做了氨基酸序列分析,建立了一个有 150 种鉴定蛋白质的人类心肌细胞蛋白质组图谱数据库。研究发现有 25 种蛋白在 DCM 患者和正常人心肌细胞中的表达水平有显著性差异,鉴定了其中 12 种,有 9 种属于 Hsp27 家族,在 DCM 患者细胞中表达水平升高或降低。

Buscemi 等应用双向凝胶电泳技术和 MALDI-TOFMS 技术研究心力衰竭的转基因小鼠模型,结果显示 Rac-1 转基因小鼠的肌酸激酶 M 链明显高于对照组,认为该蛋白的变化和心力衰竭末期相关,可以成为一新的预警因子。

②自身免疫性疾病:蛋白质芯片技术在临床上可用于鉴定引起自身免疫性疾病的抗体反应的蛋白质。患者的血清和芯片一起孵化后标记上荧光,就能用于检测在自身免疫疾病中与特定蛋白结合的自身抗体,如系统性红斑狼疮、类风湿关节炎和自身免疫性糖尿病等。蛋白质芯片技术使同时检测多种自身抗体,制订针对于患者的个体治疗成为可能,远远优于以往采用的 ELISA、放射免疫和荧光免疫方法。

③生殖系统疾病:生殖系统的疾病,如卵泡不着床、流产、不育、子宫内膜炎等,不是由于遗传变异导致而是由于蛋白质表达、定位发生了差错而致,许多分子水平的变化依赖于关键蛋白的翻译后修饰。因此,蛋白质组学也适用于生殖系统的疾病的诊断和机制研究。鉴于此,有学者已经开始着手于对于这些疾病进行研究和临床试验。

蛋白质组学的发展和一个个新的蛋白质组学技术的问世,给许多疾病的诊断特别在肿瘤早期准确诊断带来了一场革命,受到了人们普遍的关注,可以说蛋白质组学在检验医学领域有着十分光明的应用前景。但是蛋白质组学作为一门后基因时代的新兴学科,发展还不成熟,还有很多需要解决的问题。虽然蛋白质组学技术寻找疾病早期检测标志物的研究蓬勃开展,但依然存在蛋白质组学技术体系的灵敏度、重复性、高通量、自动化等因素的制约;标本处理后蛋白质种类范围过窄;样本的异质性给后续分析带来的难度等问题。

第八节 质 谱 技 术

质谱(mass spectrometry,MS)技术是一种重要的检测分析技术,通过将待测样本转换成高速运动的离子,根据不同的离子拥有不同的质荷比(M/Z)进行分离和检测目标离子或片段,然后依据保留时间和其丰度值进行定性和定量。近年来,质谱技术发展迅速,通过改进离子源和分离器相继发展了多种类型的质谱仪,如电喷雾离子源质谱(ESI-MS)、大气压化学电离离子源质谱(APCI-MS)、四级杆(QQQ)质谱仪、离子阱质谱技术,及各种串联、联用质谱仪等多种类型,极大提高了检测的分辨率和检测范围。质谱技术最先应用于计量和分析化学领域,在临床检验中质谱仍属于一种年轻的检测方法。但自从其在临床检验应用以来,便以其高灵敏度、低检测限、样本用量少、高通量、检测速度快、样本前处理简单的优势显示出巨大的生命力,尤其和气相、高效液相色谱仪的联用极大的扩展了质谱技术在临床检验中的分析范围。

一、背景

尽管在过去的短短几十年里,我们在科学、医疗和技术上取得的成绩是令人鼓舞的,但是肿瘤依然是主要的死因,这很大程度上是因为大多数的肿瘤患者被诊断时已经是疾病发展阶段了。大量的证据表明,在很多肿瘤病例中,早期诊断与改善的生存率相关。质谱分析仪(MS)可能通过促进标志物的发现、产生作为肿瘤信号的蛋白组谱、建立组织影像,以及将标志物的水平量化来改革肿瘤诊断。笔者总结了应用于肿瘤诊断的 MS 的原理,以及对这种技术在临床操作中使用的一些推荐,这些都基于目前所发表的证据和专家的意见。主要关注基质辅助激光解析电离(MALDI)以及相关的 MS 技术,例如用于蛋白组分析的表面增强激光解析电离(SELDI)。

二、质谱仪的组成

质谱仪主要有 5 个部分组成:进样系统、离子源、质量分析器、检测器和数据处理系统。其核心部件是离子源和质量分析器。离子源的功能是将由进样系统引入的样本分子转化成离子,包括硬电离方法和软电离方法。硬电离方法给予样本较大的能量,如电子轰击电离、化学电离、场致离子化电离等;软电离方法是一种比较温和的离子化方式,包括快原子轰击电离、大气压化学电离、大气压光致电离、电喷雾电离、基质辅助激光解吸电离等类型。硬电离方法适用于一些小分子化合物的分析；软电离方法适用于分子量较大的化合物，尤其是一些生物分子，如蛋白质、多肽、寡聚核苷酸等。质量分析器主要是将电离产生的离子根据其不同的质荷比来分离目标离子，其主要类型有单聚焦、双聚焦、摆线、磁分析器、飞行时间、四级杆质量分析器、离子阱分析器、傅里叶变换离子回旋共振质谱等类型。此外，仪器还需要在高真空环境中进行离子分离，因此真空系统也是质谱仪必备的组成部分。

三、质谱技术原理

典型的质谱分析仪包括一个离子源、一台测量离子分析物质荷比（M/Z）的质谱仪及一个记录每质荷比值（M/Z 值）中离子数量的探测器。

由于传统的蛋白质鉴定方法已经远远不能满足现代蛋白质组学研究的要求，质谱技术凭借其较高的灵敏度、准确性、易操作性和易于进行高通量的研究而受到了人们的广泛关注，在以往的基础上有了很大的发展。质谱技术发展至今已经有 100 多年的历史了，但早期的质谱技术主要应用于有机化学、地质学等领域中的质量较小的小分子挥发物质的检测。质谱技术的基本原理是通过电离源将蛋白质分子转化为气相离子，然后利用质谱分析仪的电场、磁场将具有特定质量与电荷比值（M/Z 值）的蛋白质离子分离开来，经过离子检测器收集分离的离子，确定离子的质荷比值（M/Z 值），从而对其进行结构和成分分析。质谱指的是带电原子、分子或分子碎片按质荷比（或质量）的大小顺序排列的图谱。20 世纪 80 年代中期，出现了两种以电喷雾电离（ESI）及基质辅助激光解吸（MALDI）为代表新的电离技术，使得质谱技术可以用来检测相对分子质量高达几十万道尔顿的生物大分子，从此质谱学中产生了新的一个分支，即生物质谱技术；目前生物质谱技术已成为有机质谱中最活跃、最富生命力的前沿研究领域之一。本节主要介绍以这两种电离技术为基础的质谱技术。

1. 基质辅助激光解吸电离/飞行时间质谱技术（MALDI-TOFMS）

（1）MALDI-TOFMS 的原理：MALDI-TOFMS 的原理是基质辅助激光解吸电离（MALDI）源将多肽成分转换成离子信号，依据质荷比值（M/Z 值）来对该多肽进行分析。待检样品与含有在特定波长下吸光的发光团的化学基质混合，基质分子一般采用小分子有机酸及其同系物，此样品混合物随即滴于一平板或载玻片上挥发，除去样品混合物中残余的水分和溶剂，从而使样品整合于格状晶体中。当激光离子发生器作用于晶体时，化学基质吸收光子而被激活并气化，此激活产生的能量作用于多肽，使之由固态样品混合物也变成气相。基质分子在多肽样品离子形成过程中充当了质子化或去质子化试剂，由于多肽分子倾向于吸收单一光子，故多肽离子带单一电荷。随即，这些形成的多肽离子直接进入飞行时间质量分析仪，其先经过一个加速电场，获得动能，再进入一个高真空无电场飞行管道以在加速电场获得的速度飞行。飞行时间质量分析仪则用于测量多肽离子由分析仪的一端飞抵另一端探测器所需要的时间质荷比值（M/Z 值）值越高，飞行速度就快，飞行时间就越短。

$$t = \frac{L}{2U} \cdot \sqrt{M/Z}$$

公式中，U 为加速电场的电压，M 为离子质量，Z 为离子所带的电荷，L 为飞行管道长度，t 为离子在飞行管道中飞行的时间。

我们可以得知当仪器中飞行管道长度和加速电场的电压取定时，飞行时间只与离子的质荷比值（M/Z 值）的平方根成反比。

（2）MALDI-TOFMS 的特点及应用：MALDI-TOFMS 测量法操作简便，敏感度高，检测限下降到 fmol 级别，目前测定的分子质量范围高达 30 万 kD 以上，理论上讲，只要飞行管的长度足够，飞行时间检测器可检测分子的质量数是没有上限的，是测定肽混合物质量数最有效的质谱技术。因此，MALDI-TOFMS 质谱很适合对蛋白质、多肽等生物大分子的研究，已经开展多种蛋白质的检测，如蜂毒素、牛胰岛素 B 链、肌红蛋白、胰蛋白酶原等。而且，其采用固相进样，与双向凝胶电泳技术相匹配，对样品的纯度要求不高，对混合物和盐的耐受性较好，适合于大规模、高速度的蛋白质分析鉴定，因此成为许多实验室的首选蛋白质谱鉴定方法。MALDI-TOFMS 质谱分析得出的结果，还需要同数据库中不同蛋白经蛋白酶消化后所形成的特定多肽的质荷比值进行比较，以鉴定该多肽源自何种蛋白，即肽质量指纹谱（PMF）分析法。近年来，对 MALDI-TOFMS 质谱技术也进行很多改进，如为了增强其串联质谱的功能，研制出了 MALDI-四级杆-飞行时间质谱仪和 MALDI-TOF-TOF 质谱仪；另一个 SEIJDI-TOF 技术则被普遍认为是一个极有前途的应用技术，将给诊断学带来一场革命，大大改变目前一些疾病诊断落后的情况，有极大的发展前景（该技术将在下面的部分详细介绍）。

但是，当 MALDI-TOFMS 得到的肽质量指纹图谱无法与数据库中已有的蛋白质的理论肽质量指纹图谱进行匹配时，就无法实现对蛋白质的识别和鉴定，而且对一些有修饰性位点的蛋白质也无法鉴定，于是需要另一种质谱技术——电喷雾电离质谱技术与之相补充。

2. 电喷雾电离质谱技术（ESI-MS）

（1）电喷雾电离质谱技术（ESI-MS）：ESI-MS 的原理同 MALDI-TOFMS 在固态下完成不同，电喷雾电离质谱技术是在液态下完成，而且多肽离子带有多个电荷。由高效液相层析等方法分离的液体多肽混合物，进样时经过一毛细管柱，在高电场作用下，流出的液滴带电荷，再采用 N2 气流使液滴溶剂蒸发，表面积缩小，表面电荷密度不断增加，直到产生的库仑斥力和液滴表面张力达到雷利极限，液滴爆裂为更小的液滴，该过程不断重复，最后当样本由针孔射出时，喷射成雾状的细小液滴。这些细小液滴中含有多肽离子，随即进入多级质量分析仪进行分析。多极质量分析仪中第一级质量分析仪起质量过滤的作用，从总离子谱中挑选出需要进一步进行结构分析得母离子，并以碰撞解离的方式将母离子碎裂成不同电离或非电离片段，再由第二级质量分析仪分析这些片段的质荷比，得到离子谱。通过数据库检索，由这些离子谱得到该多肽的氨基酸序列。目前，使用的多级质量分析仪包括三级四级杆分析仪、四级杆-飞行时间质量分析仪和离子阱分析仪。

（2）ESI-MS 的特点及应用：ESI-MS 采用测定肽序列标签（PST）对蛋白质直接进行鉴定的方法，依据氨基酸序列进行的蛋白鉴定较依据多肽质量指纹谱进行的蛋白鉴定更准确、可靠，而且，氨基酸序列信息既可通过蛋白氨基酸序列数据库检索，也可通过核糖核酸数据库检索来进行蛋白鉴定。在蛋白质翻译后修饰研究中，由于其有强大的 MS/MS 甚至 MSn 功能，可以解析蛋白质的各种修饰的位点（如糖基化、磷酸化等），以及复杂的糖链结构。另外，ESI-MS 是液相进样，所以可以和高效液相色谱（HPLC）联用，在分析复杂混合物时，可以先分离再分析。但是，ESI-MS 也有不足之处，该技术对样品的纯度要求较高，不纯的或盐浓度较高的样品将影响其分辨率和精确度；分析速度也较 MALDI-TOFMS 慢，操作也比较复杂，不适宜大规模的鉴定。

3. 肽质量指纹图谱和肽序列标签 双向凝胶电泳分离的蛋白质，在胶上进行酶消解后，用 MALDI-TOFMS 技术进行蛋白质鉴定，大多采用肽质量指纹谱（PMF）分析法。PMF 分析法于 1993 年提出,肽质量指纹谱(PMF)指的是蛋白质被酶切位点专一的蛋白酶水解之后得到的肽片段质量图谱。由于每种蛋白质的氨基酸序列结构都不同,所以被水解后产生的肽片段序列也不相同,故其肽片段混合物的质量数具有各自的特征性,称为指纹谱。质谱技术得到的肽段质量数通过在蛋白质数据库里检索,寻找具有相似肽质量指纹谱(PMF)的蛋白质,从而达到鉴定的目的。采用肽质量指纹谱(PMF)的方法已对酵母、大肠埃希菌、人心肌等多种蛋白质组进行了研究。对大肠埃希菌经 PVDF 膜转印的蛋白质的研究表明,3 个肽片段即可达到对蛋白质的正确识别。而采用原位酶解的方法对酵母蛋白质组研究的结果显示,约 90% 的蛋白质被识别,其中 30 多种新蛋白质被发现,而这些蛋白质是酵母基因组研究中未能识别的开放阅读框架。

肽序列标签(PST)分析法较肽质量指纹谱(PMF)分析法的解析更为复杂,这种鉴定方法是用读出的部分氨基酸序列结合此段序列前后的离子质量和肽段母离子质量,再在数据库中查寻,即将质谱测定的多肽序列与数据库中已经有的蛋白质序列直接比较,该方法需要质谱仪的质量分辨率和准确度十分高才可以得到正确的分析结果。用肽序列标签(PST)分析法鉴定不仅特异性高,而且可以实现对混合样品中的蛋白质的识别和鉴定。

通常,实验室采取的是先用 MALDI-TOFMS 技术和肽质量指纹谱(PMF)分析法,对目标蛋白质进行大规模、高通量地鉴定分析,此时有 50%～60% 的蛋白质可以被鉴定出来,对于数据库中没有相关信息的蛋白质再用 ESI-MS 串联质谱和肽序列标签(PST)分析法进行鉴定。

四、蛋白质组芯片和 SELDI 技术

随着蛋白质组学的发展,以往的分离鉴定技术已经逐渐不能满足研究工作的需要,人们努力寻求蛋白质组研究的其他更有效的方法,有学者将蛋白固定在一些固相物质上,做成蛋白阵列用于蛋白质的研究,蛋白质芯片由此产生。蛋白质芯片根据色谱原理,表面经化学(阳离子、阴离子、疏水、亲水和金属离子螯合等)或生物化学(如金属离子、抗体、受体、配体)处理,特异地和样品(如细胞或体液)中的特定蛋白质结合,再通过选择性清洗,获得高分辨率的保留蛋白谱。蛋白质组芯片可用于蛋白质组学研究中的各个领域,具体来说大致可分为三个方面:①研究蛋白质与蛋白质之间的相互作用,能够用于现在其他方法不能检测到的,如蛋白质-药物、蛋白质-脂质之间的相互作用;②筛选新的蛋白质;③可用于检测蛋白与小分子物质的作用,例如蛋白质与 DNA、RNA 分子等。近年来发展起来的表面增强激光解吸电离飞行时间质谱技术(SELDI-TOF 或 SELDI)根据 2002 年诺贝尔化学奖获得者日本科学家田中教授发明的"对生物大分子的质谱分析法"为应用原理,由美国 Ciphergen 公司研发生产,是由蛋白质芯片和质谱仪组成,具有蛋白质芯片技术的高度集成、超微化、计算机化、自动化等优点,同时又具有激光解吸电离飞行时间质谱技术的高灵敏性,大大提高了对蛋白质的鉴定能力。

SELDI 技术在蛋白质芯片特异吸附目标蛋白质的基础上,当加入能量吸收分子(EAM)后,芯片上保留的蛋白形成晶体,再经过激光照射,晶体发生解离作用,带电分子在通过电场时加速,记录飞行时间的长短,信号由高速的模拟数字转化器转化并记录,被测定的蛋白质以一系列峰的形式呈现,然后再采用肽质量指纹谱分析,由此建立一系列疾病谱。与双向凝胶电泳相比,SELDI 技术的优点在于,可以分析双向凝胶电泳无法分析的蛋白质,包括疏水性蛋白质,pI 值过高或过低的蛋白质,以及低分子量、低丰度的蛋白质,耗时少、重复性好,适合临床诊断及大规模筛选疾病相关生物标志物。SELDI 技术中,蛋白质先和芯片表面物质结合,再

加上基质,因此比 MALDI-TOF-MS 技术获得的图谱更单一,重复性好,可用于蛋白质定量分析,而且不须用液相色谱预先纯化。该技术具有快速、操作简便、样品用量少和对多样品的平行检测等特点,还可直接检测不经处理的尿液、血液、脑脊液、关节腔滑液、支气管洗出液、细胞裂解液和各种分泌物等,其问世,不仅可在临床医学领域用于发现和定义生物标志物、早期诊断疾病、研究药理学、观察治疗预后效果,还可在基础研究领域用于研究蛋白质的修饰,蛋白质间相互作用、信号传导和酶促调节等,从而实现了在蛋白水平直接大规模进行基因功能的研究。人们普遍认为 SELDI 是极有前途的应用技术,将给检验医学带来一场革命,对疾病的早期诊断和疗效监测等产生巨大的推动作用。

五、质谱分析仪在肿瘤诊断中的应用

MS 已经用于肿瘤的各个方面了,包括诊断、预后和管理,生物标志物的发现,诊断性组织影像,与疾病机制相关的生物学研究。MS 是特别适合作为肿瘤诊断或者发现生物标志物的一个工具。我们知道,当肿瘤发展时,肿瘤细胞和(或)周围的微环境会产生与正常细胞不同的类型和浓度的蛋白和肽段。这些异常的组织分布可以通过基于影像的 MS 与对照谱相比较来识别那些可能在临床上有用的肿瘤特异性改变。当渗透液从肿瘤主体的微环境中到达循环系统中时,则可以在血液中检测到多重肿瘤特异性分析物。这样为更为广泛的临床效用和更为方便的检测提供了机会。通过 MS 来识别血液中肿瘤特异性蛋白谱的方法已被几个观察证明,包括 Vlahou 等对膀胱癌的观察、Li 等对乳腺癌的观察、Petricoin 和 Rai 等对卵巢癌的观察,以及 Adam 对前列腺癌的观察等。随后,很多其他的观察利用相似的方法来识别许多其他类型的肿瘤的多重标志物和信息谱。尽管其他(诸如乳头抽吸液和经过处理的介质)也是有价值的生物标志物发现的来源,但是血液和尿液是经常被研究的最容易获取并且对诊断有用的体液。

在发表的大多数文章中,由 MALDI-TOF MS 产生的谱都展示出了相比于目前所建立的肿瘤标志物而言的更好的诊断灵敏度和特异度。因此,MALDI-TOF MS 方法受到了广泛的宣传,因为它们具有改革早期肿瘤诊断、分亚类、预后、预测治疗反应的前景。但是,这种起初的热情受到了几个平行报道的打击,这些报道显示,发现了这种方法潜在的问题及其临床可靠性问题。这些问题与那些在基因转录谱群组中所遇到的问题相似。将来的确认研究将会检测这种方法是否适合在临床应用。

六、基于 MALDI-TOF MS 的谱法在肿瘤诊断中的优势及局限性

在 MALDI-TOF 谱法成功地从研究技术转变为临床诊断性工具之前,我们必须要明白和控制分析前、分析中和分析后的变异来源。例如,必须要清楚样品储存和加工、样品类型、患者选择及人口统计学变量(性别、年龄)对检验结果的影响。分析性能必须要改进到灵敏度、特异度和动态范围可以与目前建立的技术,例如 ELISA 相比较的程度相比的水平。不同批次的芯片(利用 SELDI-TOF 的时候)、不同的分析物、不同的地点和不同的仪器的蛋白谱的重现性都还需要调查。总体说来,我们需要考虑这种方法的稳健性,还有与生物信息学人工制品相关的问题、度拟合的数据和实验设计中的偏倚。但是,很多这种问题与大量的并非用作比较的公共可得的质谱数据的不恰当分析相关。最近,很多调查者已经展示了获得质谱特征的重现性成功,包括对诊断很重要的特征,这些事在多中心的不同时间采用不同仪器来进行的调查。对于

那些试图采用 MALDI-TOF 方法来做蛋白指纹识别相关诊断的人而言,这是一个很积极的结果。最近发表的几篇综述更为全面地强调了 MALDI-TOF 目前所存在的局限性和前景,尤其当其用于临床实践和肿瘤诊断中时。

七、质谱分析仪应用前景

尽管有很多发表的文献都描述了 MALDI-TOF 作为诊断工具时令人印象深刻的结果,但是正如 Hayes 等所描述的,这些文献的证据水平仅为 Ⅳ - Ⅴ 级(来自于回顾性或者小型的预研究的证据,这些研究估计标志物水平在样本群体中分布)。根据 Pepe 等制定的标准,这种技术作为生物标志物工具的发展阶段是 Ⅰ 阶段(临床前的探索研究)。毫无疑问,MALDI-TOF 方法是生物标志物发现和确认的有前景的方法。当患者标本的直接谱型应用于临床诊断时,本文中所讨论的问题是必须要解决的。蛋白组谱的优势包括不需要一个标志分子即可进行分析、潜在的高特异性、多参数分析、高通量、极少的样品量要求,以及与计算机算法直接相接。目前用于 MS 谱型工作的 MALDI-TOF 技术的主要缺陷包括产生的信号在穿越平板时的可靠性,在样品处理和加工中的细小变化对最终谱型组成的巨大影响,以及分析灵敏度,尤其是当分析物是在含有大量复杂的混合物中的一小部分时。但是,特定的 MALDI-TOF 方法中具有固有的优势。例如,在 MALDI-TOF 分析之前加入免疫分离便可以消除第二抗体并且诊断出(诸如蛋白质异构体之类的)多重衍生物。除此之外,那些激动人心的新研究已经表明了很多低充量和低分子量的分析物以结合形式存在于血清中,并且可以通过隔离方法的运输蛋白来有效地扩增。这些低分子量的分析物似乎支持很多过去的指纹谱型,这表明这些离子可以从低充量分析物中产生。最近提供了一份与早期卵巢癌患者相关的低分子量运输蛋白结合分析物的清单,而且这个理论在另一个独立的与老年痴呆症诊断相关的研究中得到了证实。在该研究中,高分辨率的老年痴呆症样品的 MALDI-TOF 血清蛋白组谱展示了疾病特异的与运输蛋白结合的物质的信号。这些研究描述了循环蛋白组的缩短的或片段的蛋白(片段组)其他文章,表明了 MALDI-TOF 方法可能测量疾病特异的、比以前所想的低充量的并且新颖的分析物。正如所有直接影响患者健康的技术一样,除非有更多的确认研究,ALDI-TOF 指纹方法还不能作为临床常规的肿瘤诊断试验。调查者应该完全根据 CAP/CLIA 中良好临床实验室操作要求来进行全面的确认试验,并且以一种透明的方式将数据提供给科学团体来做全面评估。

在使用 MALDI-TOF 指纹技术的试验中,应该确保合适的独立确认环境,采用炎性和良性质控品及大量不受影响的质控品,因为特异性是临床成功的一个重要决定因素,尤其是在筛查指示中。尽管基因组谱型和蛋白组谱型的扩展性调查观察中存在困难,但是这个领域现在使得我们对潜在的误差来源和仪器变异有更好的理解,并且对发展可能被临床采用的并且在可见的未来中可被确认的良好实验室操作和标准操作程序时所需要严格要求有更好认识。

质谱技术虽然有很多的优点,在近年来很多领域的应用也发展迅速,但其也有自身的瓶颈:如没有某纯物质为内标或特征性的离子碎片,则难以判断该物质是何种物质,无法定性和定量。所以,目前还有许多物质无法用质谱检测,尤其是一些大分子的复杂物质;目前质谱技术的自动化程度还相对较差,前处理过程也相对复杂,其对工作人员的技术要求较高;另外仪器昂贵,日常运行费用及维护费用也较高,如 ID-MS 仪器,在处理样本时需要加入适量的核素稀释剂,该种稀释剂来源较困难、制备成本较高等,这些都为 ID-MS 的普及应用带来困难;此外,该技术的高敏感性(如 SELDI-TOF-MS 技术筛检蛋白的高敏感性)必然带来了检测的假阳性,这也是该技术不容忽视的一个弱点。但相信随着质谱技术的发展成熟,其在临床实验室检测中会有更广泛的应用。

第九节 代谢组学技术

一、代谢组学概述

1. 代谢组学基本概念 代谢组学是继基因组学、转录组学和蛋白质组学之后兴起的系统生物学的一个新的平台,其定义为定性、定量考察生物体系受到刺激或扰动后其代谢产物的动态变化,揭示机体生命代谢活动本质的科学。代谢产物作为生物体各种病理生理过程的最终产物,其整体表现能够为深入了解机体生理现象及病理机制提供丰富而实用的信息。

代谢组学力求对生物样本中尽可能多甚至全部化合物进行检测,反映生物体内部的代谢状况。检测的化合物为分子量较小的代谢底物或代谢终产物。它除了对生物标志物进行确认和功能分析,还需研究其参与的代谢反应、所处的代谢通路。

代谢组学的特点:可归纳为系统性、整体性和动态性。完整的代谢组学研究步骤包括样品的制备、数据的采集和分析及潜在生物标志物的发现。

大量实验证明,单一的研究样本、检测技术及数据处理方法,已无法满足代谢组学高通量、大规模的需求,"整合"技术便应运而生,形成了"整合化"代谢组学。已经实现的"整合"包括:①研究样本的整合,如体液、组织及细胞等的整合。②检测技术的整合,磁共振与质谱及其联用技术是代谢组学研究中常用的分析技术,各有优劣,为了扬长避短,带有平行磁共振的液相色谱质谱技术的出现,构成了质谱与磁共振在住线组合系统,它具备了 3 种检测技术的优势,能够提供综合的结构化数据,同改进后的新技术,如流动探头、液相色谱、在线固相提取物和磁共振一起被广泛用于从复杂生物样本中鉴定新的潜在的药物。③数据分析技术的整合。只有对原始数据进行深层次的挖掘,才能更全面地获取有生物学意义的标志物。常用的数据处理方法有主成分分析、偏最小二乘法等。目前,通过大量的研究,数据的整合可以通过多种途径在不同水平上实现,并需要运用特殊的统计学分析方法和多种模式识别方法。④组学间的整合。为了更好的发挥其系统性,可以通过与蛋白组学、转录组学及基因组学的整合,从不同角度更全面更系统地理解代谢物与蛋白表达基困变异之间的联系,最终实现代谢组学的目标。代谢组学的发展促进整合化的发展,而整合化的发展同时促进了代谢组学的进步。目前,代谢组学已广泛应用 10 多种领域。

2. 代谢组学技术 与以往各种组学技术相比,代谢组学技术有其特有的优势:①其通过高通量的检测手段能够同步平行测定各类代,谢产物的含量及结构信息。②上游基因和蛋白层面的变化能在下游诸多代谢产物中得到放大,从而使得这些变化更容易被观察到。③代谢产物的整体变化可以直接反映机体的状态。因此,这一技术能够为临床疾病的早期诊断、疾病分型、预后分析及个体用药反应等研究提供帮助与支持。

目前,代谢组学被认为是系统生物学的分支学科之一,能够通过全面的定性定量分析,就代谢物在机体处于正常生命状态及内外环境变化后的动态反应进行研究。代谢组学的研究对象为体内所有小分子代谢物,包括代谢中间体及终产物,分子量多在 1 kD 以下。样品可以是血清、血浆、器官组织及细胞标本,也可以是涎液、汗液等特殊标本。代谢组学的检测技术涉及色谱、质谱、电泳及磁共振等。归纳起来,常用检测平台主要包括两大类:即基于色谱质谱联用的检测技术(Chromatography-Mass)及基于磁共振的检测技术(nuclearmagnetic resonance,NMR)。前者具有较高的灵敏度和分辨率;后者则具有重复性好且能对样本进行无创性检测等优点。同时,随着代谢组学研究队伍的逐年扩大,检测技术的水平也在飞速提高。串联色谱、多维质谱及超大功率磁共振平台等概念正驱使代谢组学相关实验技术朝着通量更高、定性更易、定量更准的目标发展。

应用各类化学计量学的数理方法处理原始数据并高效准确地转换为代谢物信息是代谢组学研究的一个重要组成部分。其过程包括针对原始谱图信号中出现的基线漂移、噪声干扰等问题进行的数据预处理,还包括结合研究目的对海量代谢物信息进行数据挖掘,以及在定性过程中的数据库检索匹配等。同时,为了能够科学高效的安排实验、优化实验参数。近些年来,许多实验设计(DOE)方法正被逐步引入代谢组学的研究当中。代谢组学研究一般包括四个部分:样品制备、代谢产物分离、检测与鉴定、数据分析与模型建立。

(1)磁共振(NMR)技术:NMR 在代谢组学研究中应用较多,能够对样品施行非破坏性、无偏向性分析,包括 ID sequences、CPMG、diffusion-edited secluence、2D J-RES 等方法。NMR方法中存在灵敏度低、分辨率不高、有可能形成信号重叠、低丰度的代谢产物容易被高丰度的代谢产物所影响的普遍缺点。除了 NMK 技术外,常用的还有质谱分析技术。由于 NMR 方法本身对标本无破坏,因此标本采用 NMR 方法检测后还可以用于质谱检测,目前也有研究者将两者结合起来用于代谢组学分析研究。

(2)质谱技术:质谱也是目前应用广泛的代谢组学分析方法之一。质谱方法又可以分为液相色谱-质谱联用技术(LC-MS)、气相色谱-质谱联用技术(GC-MS)及高效液相色谱-质谱联用技术(HPLC-MS)等。

①LC-MS 法:采用液相色潜和质谱联用技术来分离代谢产物,由于其样品准备过程较为简单,因此普遍用于高通量检测。此方法尤其适用于体液代谢组学分析,如尿液、血清等样品。但缺点是会有离子抑制现象影响结果。

②GC-MS:与 LC-MS 相似,采用气相色谱和质谱联用技术来分离代谢产物,由于方法较LC-MS 更为灵敏、重复性更好,因此比 LC-MS 方法分离效率高。但是样品准备过程时间比较长,并且部分代谢产物用此方法不能分离。另外,样品衍生物会增加数据分析的复杂性。

③超高效液相色谱分析法(UPLC):在 LC 的基础上加以改进,在高噪声背景下提高了对于信号的检测效率。

(3)毛细管电泳-质谱联用技术:毛细管电泳对于极性代谢产物具有很好的分离效果,分辨率较高,耗费的溶剂少,成本较低。它与质谱联用在代谢组学研究中得到了广泛应用,例如对于核苷酸合成、修饰等的分析。但是毛细管电泳也有固有的缺点,例如稳定性较差,且由于毛细管电泳分离缓冲液需要适合质谱检测的要求,因此不是所有的毛细管电泳分离模式都能与质谱联用。

目前代谢组学技术仍然存在一定的局限性,包括代谢产物在分子量、极性、丰度、易挥发性等属性上的悬殊差异导致尚无一种测试平台的检测窗口能够完全覆盖所有代谢产物;并且,对于代谢组学研究中海量原始数据的处理仍待提高改良,以便更有效率地剔除噪声并获得更多物质信息;再有,如何全面解释分析代谢组学获得的生物学信息也需要其他平台技术的支持与补充。所以，与其他组学一样，代谢组学技术平台的单独运用不一定进行得全面。同一组学内、不同组学之间各类技术平台的交叉互补可能有助于这一问题的改善。在肾病中，有关前列腺癌代谢组学研究发现尿中差异代谢物中肌氨酸的水平与肿瘤生长及转移存在相关。还通过RNA干扰介导阻抑试验，在离体肿瘤细胞中通过下调肌氨酸合成相关甘氨酸N甲基转移酶及降解相关肌氨酸脱氢酶，明确了肌氨酸对于肿瘤细胞侵袭能力的调节作用。该研究基于代谢组学的发现并整合其他平台技术，对系统性阐述肌氨酸在前列腺肿瘤中的临床价值及生物学意义做出了巨大贡献。同时，该研究也向我们展示了代谢组学在融合其他系统生物学技术后的魅力所在。

综上所述，相比基因组学、蛋白组学，代谢组学仍处于较为幼稚的阶段。其研究成果与临床医学的衔接也有待拓展与进步。基于代谢物研究获得的生物学信息，诸如疾病相关差异代谢轮廓及生物学标志物的发现，也有待于后续各类研究的开展加以验证完善。

二、代谢组学在肿瘤诊断中的应用

1. 乳腺癌　目前已经有大量代谢组学研究集中在对乳腺癌新标志物的筛选上。研究发现，乳酸盐、脂质、胆碱磷酸、胆碱及甘氨酸与乳腺癌存在着密切的关系，且乳腺癌上皮细胞中脂肪酸合成增加基于NMR数据的多元统计分析可以区分乳腺癌和癌旁组织，特异性为100%，敏感度为82%。也有研究通过呼出气体的差异对乳腺癌进行诊断，研究发现通过呼出的挥发性气体的差异可以使得癌症患者的检出率特异度为94.1%，敏感度为73.8%。

2. 卵巢癌　研究者采用^{1}H NMR方法对卵巢癌和非卵巢癌（包括良性卵巢囊肿和正常对照）进行检测，发现某些代谢物质对于两者的区分度可以达到97%～100%。但是这些存在明显差异的物质包含两个来自脂质代谢及3-羟基丁酸代谢的非特异性代谢物质，这两组物质的代谢产物也在其他代谢组学的研究中及肠道微生物群代谢物中发现。另外，采用GC-MS方法研究发现51种代谢产物在卵巢癌和癌旁组织中存在明显差异，对于区别两者的准确率可达88%。

3. 肺癌　近年来，对于肺癌代谢组学的研究主要基于GC-MS的方法对呼吸道气体标本进行代谢组学分析。虽然目前已经有许多气体代谢组分被证明在肺癌患者和正常人中存在明显差异，但是诊断的准确度尚未达到90%。研究者也尝试从其他体液标本，如血液、尿液中寻找新的生物标志物。基于GC-MS的研究发现，肺癌患者血清中两种醛类物质——已醛和庚醛，含量明显高于正常人。研究者建立了小鼠肺癌模型，对其尿液代谢组学进行研究，发现肺癌小鼠尿液与正常小鼠尿液相比存在着大量不同的代谢产物，这些代谢产物主要来自嘌呤代谢通路。

除此之外，代谢组学还广泛用于其他肿瘤，包括前列腺癌、宫颈癌、肾癌等新的肿瘤标志物的筛选，目前这些在癌症患者和正常人中存在的差异代谢物质是否可以成为新的肿瘤标志物尚待进一步的研究证明。

第十节　激酶组学技术

一、激酶组学概述

1. 激酶组学定义　蛋白激酶是细胞内信号转导通路网络的关键组成部分，调节细胞生长、分化、代谢及生存等重要生物学过程。激酶组是指细胞或组织中所有激酶的总称。激酶组学是研究激酶组的学科,包括激酶的丰度、活性、底物特异性、磷酸化状态及氨基酸突变。目前人激酶组由 568 种基因编码组成,其中约 50％激酶定位于疾病基因位点。由于基因扩增或突变引起的蛋白激酶活性失调与许多疾病的发生相关,包括炎症、糖尿病及各种肿瘤。因此,人激酶组被认为是药物靶点的潜在资源库。靶向激酶的小分子抑制药已成功用于肿瘤治疗。

　　蛋白激酶又称蛋白质磷酸化酶,是一类催化蛋白质磷酸化反应的酶。蛋白激酶催化结构域一般都是由 250～300 个氨基酸残基组成,它们在催化结构域的核心处有很大的相似性,但催化活性中心在激酶中的位置并不相同。蛋白激酶能把 ATP 上的 γ-磷酸转移到蛋白质分子的氨基酸残基上。ATP 上的腺嘌呤能通过氢键结合于激酶的活性位点。活性位点处的镁离子是磷酸基团转移所必需。ATP 的结合发生在激酶 N 端和 C 端链接区。激酶在该链接区有一个保守激活环,其磷酸化程度与其催化活性高度相关。人激酶组共分为 9 大类,包含 134 个家族和 196 个亚家族。9 类人激酶组:①AGC 类,根据激酶家族成员名称命名,包括蛋白激酶 A(proteinkinase A,PKA)、PKG 和 PKC。②钙离子/钙调蛋白调节激酶 CAMK 类(calcium/Calmodulin regulated kinases)和结构相关激酶家族 。③酪蛋白激酶 1(casein kinase 1,CK1)。④ CMGC,根据激酶家族成员命名,包括细胞周期蛋白依赖性蛋白激酶(cyclindependent kinase,CDK)、促分裂原活化蛋白激酶(mitogen activated protein kinase,MAPK)、糖原合成酶激酶 3(glycogen synthase kinase 3,GSK3)和 CDC 样激酶(CDC-like kinase,CLK)。⑤受体鸟苷酸环化酶(receptor guanylate cyclases,RGC)。⑥STE,MAPK 级联反应激酶,来源于酵母 Ste7(MAP2K)、Ste11(MAP3K)和 Ste20(MAP4K)激酶。MAP4K 的 Raf 家族与 Ste20 家族激酶结构不同,分类于酪氨酸激酶样组(tyrosin kinase like,TKL)。⑦酪氨酸激酶(tyrosine kinase,TK),所有激酶的激活形式有酪氨酸磷酸化和序列相似性。⑧TKL,这类激酶与 TK 很接近,是除“其他”激酶外最富多样性的一类激酶。⑨非典型激酶,非典型激酶的激酶域与真核生物蛋白激酶没有显著的序列相似性。激酶分类主要根据激酶催化结构域的序列比对、序列相似性、催化结构域以外结构域结构知识、已知的生物学功能,以及与酵母、蠕虫和果蝇激酶组的分类相似性也有一定的帮助。对所有激酶基因的染色体位点分析表明,有 100 多种激酶为主要的原癌基因,约 30 种为抑癌基因。在上述各类激酶中,TK 有 90 种,其中有 40 多种属于原癌基因。由于与疾病的密切关系,研究最为深入,其功能失调的因素主要包括 4 个方面:激酶氨基酸突变或缺失、激酶过表达、空间结构变化失调、基因组重排(如染色体位移)。尽管人激酶组被认为是潜在药物靶点的丰富来源,主要研究仍集中于少部分激酶,只有 10％的激酶已经或正在进行与临床有关的评价。大部分的人激酶组仍有待鉴定。研究人员已绘制出完整的人体蛋白激酶图谱,蛋白激酶基因约占去了人类全部基因的 1.7％。应用蛋白质组技术深入研究激酶组,将亲和富集与质谱技术相结合,在生理状态下研究激酶丰度及磷酸化水平。通常情况下,将一个或多个广谱小分子激酶抑制药偶联于固相载体(如琼脂糖凝胶),亲和富集细胞或组织中的所有激酶,然后通过质谱鉴定或定量。该方法可用于激酶抑制药或药物候选物的靶点专一性及耐药机制研究,为深入研究药物作用机制及寻找联合用药新靶点提供依据。对人激酶组及肿瘤激酶组无偏见、全景式分析能帮助发现更多新药靶点,以及激酶活性谱与肿瘤治疗的相关性,为个体化治疗提供依据。

　　2. 激酶组学与检验技术　激酶组学的研究主要包括在基因或蛋白水平的研究。在基因水平,癌基因组测序和定量 PCR 可用于突变分析,RNA 干扰可用于研究激酶的功能。在蛋白水平,包括抗体芯片法、肽段芯片法及基于化学蛋白组技术的激酶组研究方法。抗体芯片法可用于大规模(>300 激酶)分析重组激酶的底物特异性;肽段芯片法可用于研究已知激酶、组织或细胞中的激酶活性;化学蛋白组技术能够检测激酶丰度和对激酶磷酸化程度及位点进行分析。化学蛋白质组技术是一种新的深入研究激酶组的策略,能够对激酶组进行非定向、全景式研究,有助于未知功能激酶的发现。而这些相关研究技术,与医学检验技术密切相关,也是检验技术的具体应用,或者说检验技术在激酶组学研究中得到拓展。

3. 获悉蛋白激酶组的方法　依靠高通量筛选试验来快速而精确地研究整个蛋白激酶组已经应用到药物研发的各个阶段,激酶组学也应运而生。应用这种技术能在几天内拿到一个化合物对 317 个激酶的一直图谱,相当快速而精确,但不能保证所有用激酶组学技术找到的药物都进入临床测试期。

4. 基于化学蛋白质组技术的激酶组研究方法　化学蛋白质组技术是指借助小分子化合物与蛋白质的特异性相互作用富集蛋白,然后通过质谱分析鉴定富集的所有蛋白质的技术。许多激酶抑制药为小分子化合物,将激酶抑制药固定于不同载体,如葡聚糖凝胶或琼脂糖凝胶等,富集激酶后经质谱鉴定,即为基于化学蛋白质组技术的激酶组研究方法。对激酶的磷酸化的研究则需要富集磷酸化肽段,应用最广泛的富集方法是固相金属亲和色谱(IMAC)和 TiO_2。这是一种新的深入研究激酶组的策略,与磷酸化蛋白组技术结合,即可研究激酶组的磷酸化水平及位点。

5. 化学蛋白质组技术在激酶组研究中的应用　自 2007 年以来,越来越多的研究人员应用化学蛋白质组技术进行激酶组研究。

(1)分子靶向药物或候选物作用靶点专一性研究:单个抑制药的选择性研究,研究对象往往是已经或即将用于临床的药物或药物候选物;药物的靶向特异性(也即选择性)对药物药效发挥及副作用具有重要影响。

伊马替尼是最早批准用于治疗 CML 的小分子抑制药,开创了靶向治疗肿瘤的新时代。伊马替尼对 80% 的 CML 患者有效,但是服用一段时间后许多患者会产生耐药性,从而使病情恶化。达沙替尼是一种用于治疗伊马替尼耐药的 CML 的小分子激酶抑制药。奥地利Superb-Furga 实验室的 Hantsehel 等用上述化学蛋白组技术研究了白血病细胞系 K562 细胞中能与达沙替尼结合的蛋白激酶,发现除 BCR-ABL、c-Abl、Arg(ABL2)和几个 Src 激酶外,2个 Tec 激酶(Btk 和 Tec)是达沙替尼最主要的相互作用蛋白。体外激酶试验及体内细胞试验证明达沙替尼确实是 Btk 和 Tec 的抑制药。达沙替尼和尼洛替尼是二代 CML 治疗药物,用于治疗对伊马替尼耐药的 CML 患者。Superb-Furga 实验室应用相同的技术研究了上述 3 种CML 治疗药物的激酶谱,用于预测其潜在的副作用及新的药物作用。研究结果表明,这 3 种药物的相互作用激酶谱明显不同,只有已知发挥药物作用的 ABL 激酶相同。达沙替尼结合了30 多种酪氨酸和丝/苏氨酸激酶,包括免疫系统的主要调节因子,提示达沙替尼对免疫功能或许有特定影响。另外,酪氨酸受体激酶 DDR1 被证明是尼洛替尼的一个主要靶点。

(2)大规模肿瘤细胞激酶组或人激酶组研究:运用多种低选择性的抑制药混合物富集细胞或组织内的所有激酶,然后用高性能质谱进行鉴定,这是真正意义上的激酶组研究。Daub 实验室最先建立了该技术并研究了 Jurkat、HCT-116 和 A549 细胞中的激酶组表达谱,共鉴定140 个激酶。

(3)抗肿瘤激酶抑制药的耐药机制:抗肿瘤激酶抑制药的耐药机制研究是激酶组及磷酸化

激酶组研究的最新应用。小分子激酶抑制药是目前最主要的抗肿瘤药物,有 130 多种小分子抑制药正在进行临床试验或临床前试验。小分子抑制药最大的问题在于其容易产生耐药性,其机制可能是其他信号通路的激活或激酶发生突变而降低了与抑制药的结合。例如,人们观察到了特定激酶抑制后 RTK 和其他信号通路的激活,这种激酶组的重编程阻止了对原癌基因的抑制。Duncan 等用基于化学蛋白组的激酶组技术研究了细胞外信号调节激酶(MEK)抑制药 AZD6442 在治疗三阴乳腺癌时的耐药机制。他们通过研究 AZD6442 对三阴乳腺癌细胞系,临床前的肿瘤模型及人肿瘤组织中激酶表达谱的变化发现,用 AZD6442 抑制 MEK 一段时间后整个激酶组会重编程,其中 RTK 的激活是其主要耐药机制。同时抑制 MEK 和 RTK 能够诱导肿瘤抑制,这为临床联合用药提供了科学依据。Cooper 等应用相同的技术研究了对伊马替尼敏感及耐药的白血病细胞株的激酶谱变化,共定量 150 多种激酶,其中 35 种激酶有显著变化。实验进一步证明酪氨酸激酶 Lyn 的上调与伊马替尼的耐药有关,通过小分子抑制药或 shRNA 降低伊马替尼耐药细胞株中的 Lyn,可降低 NF-KB 信号通路的激活从而诱导细胞凋亡。

　　总之,激酶组重编程是抗肿瘤小分子抑制药产生耐药的主要原因之一,通过对抑制药耐药与敏感激酶谱比较研究可为抗肿瘤联合用药的提供依据。

　　随着富集技术的优化,尤其是质谱技术的发展,基于化学蛋白组技术的激酶组研究范围将越来越广,可应用于任何组织或细胞,研究深度也会不断增加,从鉴定、定量到各种翻译后修饰的研究,包括磷酸化、泛素化和乙酰化等。目前,对激酶的翻译后修饰研究主要是磷酸化,因为其对激酶的功能发挥有重要作用。但是,泛素化、乙酰化等翻译后修饰对普通蛋白质的功能发挥起重要作用,对激酶的功能发挥也可能起重要作用,值得进一步研究。另外,限于检测手段、关注热点等原因,仅有约 10% 激酶有临床潜在价值报道,其他大部分激酶的临床潜在价值有待发掘。

二、激酶组学与新药研发

　　激酶是细胞中最重要的蛋白质类别之一。它们在细胞信号传导中发挥作用,对从细胞生长到发炎等各个过程进行调控。不过,更加重要的是,当激酶的功能出现偏差时,在某些人类癌症中会发现其踪影。因此,它已经成为制药公司多年来高度关注的新药靶标。激酶组学是一门比较新的学科,它主要借助于高通量筛选技术迅速而准确地对整个激酶组(细胞中全部激酶的集合)进行研究。

　　1. 药物筛选　制药企业正在已知的人类激酶组平台上研发新的激酶抑制药。现在已经发现了 518 种人类激酶,通过高通量激酶组筛选分析,可以发现能够对不同激酶产生抑制作用的化合物,根据适应证的不同,这种抑制作用或者具有较强的特异性,或者是针对某一种类。为了获得激酶抑制药,制药企业可以对某种化合物应用高端仪器进行高通量筛选。可收到该化合物对各种激酶的抑制分析结果。

　　2. 药物设计　有学者称激酶组学的出现实际早于基因组学,因为高通量激酶组分析在人类基因组测序完成以前就已经存在。因此,激酶组学可能在前基因组时代就帮助过人们进行药物设计。英国 Glasgow 大学生物医学研究中心分子寄生虫学 Wellcome 中心的 Christian Doerig 博士是在前基因组时代就将激酶作为靶标开展研究的科学家之一。基因组时代对疟原虫基因组的测序研究为 Doerig 提供了一份详尽的潜在药物靶标清单,而疟原虫激酶与人类宿主激酶之间缺乏同源性使得 Doerig 的研究令人瞩目。在这种情况下,化学疗法干预具有更多的机会,Doerig 表示:"我们在疟原虫中发现的很大比例的激酶被称作孤儿激酶(orphan kinases),意即它们与任何在人体细胞或者酵母中发现的明确的激酶群体没有关联。"

Doerig 运用反向遗传学,系统地排除全部的 65 个疟原虫激酶,对靶标进行验证,以确定哪些疟原虫激酶在无性生命周期及人体红血球细胞发病机制中是必需的。他还通过大肠埃希菌对激酶进行表达,然后检测其在高通量激酶组学分析中的反应。这通常需要几个月的时间才能确定少数激酶的功能。不过,Doerig 迄今已经研究了约 1/3 的疟原虫激酶。每当他获得一种活性激酶,就将其送出去进行高通量筛选以发现新的抑制药。

尽管还只是一门比较新的学科,基于激酶组学的药物研究已具有很高的可信度。不过,它用于药物研发的前景如何? 一位研究人员这样说:"如果你看一下激酶的现状,你将会发现应用激酶抑制药在一些癌症领域已经取得成功,但缺点是副作用很大。"而在 Goldstein 看来,激酶抑制药还与充血性心力衰竭有关。如果能够通过激酶组学进行预测,进而在设计分子时避免那些激酶,就能够避免副作用。

考虑到公众对制药行业研发药物安全性的担心,激酶组学若能实现这一点将是药物研发领域的一大飞跃。

第十一节 免疫组学技术

一、免疫组学概述

1. **免疫组学的定义** 利用组学技术研究免疫系统全套分子库和它们作用的靶分子及其功能的科学。免疫组学包括了免疫基因组学、免疫蛋白质组学和免疫信息学三方面的研究,特别强调在基因组学和蛋白质组学研究的基础上,充分利用生物信息学、生物芯片、系统生物学、结构生物学、高通量筛选等技术,大规模开展免疫系统和免疫应答分子机制研究,发现新免疫相关分子的功能,为全面系统了解免疫系统和免疫应答提供基础。蛋白质组学是一个旨在大规模、高通量、高效率地分离和鉴定构成生物体的蛋白质及其功能的新研究领域。免疫蛋白质组学随着蛋白质组学的出现也应运而生,为免疫学的快速发展发挥了重要作用。免疫组学重点研究免疫相关的全套分子、它们的作用靶分子及其功能。

免疫蛋白质组学将蛋白质组学技术、鉴定蛋白质的高通量性与免疫学技术鉴定免疫原的可靠性有机地结合起来,在病原微生物及肿瘤免疫原和疫苗候选靶位的研究中有着重要应用,已经成为该研究领域中最具生命力的技术手段。免疫蛋白质组学的关键研究技术包括双向凝胶电泳(2-DE)、多维液相层析(MD-LC)、生物质谱技术(MALDI-TOF/ESIMS)、蛋白质芯片、生物信息学及蛋白质免疫印迹技术等。这些研究技术将随着蛋白质组学及免疫学的发展而不断地改进和完善,而且新发展的研究方法也将进一步完善免疫蛋白质组学的技术体系。

2. **免疫基因组研究**

(1)人类免疫相关新基因及其编码蛋白质的功能研究:目前,虽然基本完成人类基因序列的解析,但仍对大量的人类基因的功能一无所知;对多数已知基因的功能一知半解,大量的人类新基因和蛋白有待于我们发掘。在人类基因组内,目前我们能够根据功能识别的免疫相关分子的数量仍然不多。实际上,人类基因组中编码免疫相关的基因数量应该远大于这个数量,这有待于我们从基因组中发掘更多的免疫基因。我们面前的一个关键问题就是如何开展免疫相关功能基因的研究,这将进一步从分子水平了解免疫的生理和病理过程,有助于免疫相关疾病的发病机理研究,有助于发现疾病基因和抗病基因。在 21 世纪,我们已经不大可能克隆全新的人类基因,但是,我们完全有可能发现人类基因在免疫系统的新功能,在人类免疫相关功能基因组领域仍然有很多有待开掘的处女地,关键是要有创新的研究思路和众多新技术及传统技术的灵活运用,如生物信息学技术、生物芯片技术、转基因和基因敲除技术、酵母双杂交技术、基因表达谱系分析、蛋白质组学、结构基因组学技术、高通量细胞筛选技术等。这一领域的研究必须发挥多学科多领域实验室的相互协作,包括基础与临床的合作,以大科学模式开展研究,这样才能取得真正意义的重要科学成果。

(2)免疫相关疾病的致病基因和易感基因的鉴定:根据遗传特点免疫相关疾病包括单基因遗传病和多基因复杂性疾病。单基因遗传病是由单一的基因缺陷或突变导致病变,例如性联重症联合免疫缺陷(XSCID,IL-2Rγ 基因缺陷)、性联无丙种球蛋白血症(XLA,BTK 基因缺陷)、遗传性血管神经性水肿(CINH 基因缺陷)等。随着人类基因组计划的完成,极大促进了单基因遗传病的研究,其技术包括全基因组扫描技术、定位克隆技术等均已经比较成熟,相对容易获得结果,其关键是有好的遗传疾病家系。目前,已由上千种单基因遗传病的致病基因已经被精确定位,因而这一领域竞争非常激烈。我国有丰富的疾病资源,特别是一些我国特有的单基因遗传病家系,可提供良好的基础发现新的致病基因,因而应重视单基因遗传病特别是免疫相关遗传病的研究,这对于研究免疫应答的分子机制具有重要的意义。

复杂性疾病是由于多种基因的变异加环境和生活习惯等因素的共同影响,使得每个人对不同的疾病的易感性不同,如自身免疫病、变态反应、肿瘤等在临床看到的绝大多数疾病属于复杂性疾病。此外,由病原微生物导致的感染性疾病,如肝炎、艾滋病(AIDS)等也往往与内因(人类基因)有关。在复杂性疾病的研究中,一个重要的指标是单核普酸多态性(SNPs),即不同个体间在基因水平的单核普酸变异。根据分析,无关个体间的基因中约有 300 万个单核普酸多态性。目前已经发现并基因定位的 SNPs 超过 1000 万。通过 SNPs 的研究,可以了解人类个体差异的分子基础,发现正常个体与疾病患者的基因变异,了解机体免疫功能不同的遗传基础和免疫相关疾病的发病机制,并为疾病的诊断及疾病易感性研究提供基础。

3. 免疫蛋白质组学的技术体系　基于 2-DE 的免疫蛋白质组学的技术体系双向凝胶电泳:2-DE 技术是第一种能将近千个蛋白质同时分离并清晰展示的实验技术,也是免疫蛋白质组学分析的关键技术之一。

基于 2-DE 的免疫蛋白质组学研究技术体系流程:首先制备蛋白质样品,同时获得该样品的抗血清通过 2-DE 对蛋白质样品进行分离,经电转印将分离的蛋白质转到硝酸纤维素(NC)膜或聚氟乙烯(PVDF)膜等固相载体上;然后利用上述抗血清通过 Western 印迹对分离的蛋白质进行免疫学检测,获得阳性反应点;从对应的 2-DE 胶上取阳性蛋白质点,经胶内酶切后进行质谱分析获得肽指纹图或肽序列标签,通过蛋白质数据库搜索对蛋白质进行鉴定。目前,基于 2-DE 的技术体系(2-DE-West-ernblotting-MS)已成为免疫蛋白质组学分析的经典途径,大多数研究均利用该技术体系来完成。

基于多维液相层析的免疫蛋白质组学技术体系:Opiteck 等于 1997 年首次运用多维液相层析(MD-LC)结合质谱技术分析蛋白质混合物,从而开创了非凝胶电泳的免疫蛋白质组学研究技术。离子交换层析反相高效液相色谱(RP-HPLC)、分子排阻层析和亲和层析等层析模式都可用来组合多维液相层析。目前,以一维离子交换层析与二维 RP-HPLC 相结合的模式最为常用。多维层析技术能弥补 2-DE 的一些技术缺陷,如能对低丰度疏水性及难溶性蛋白质进行分离分析,而且在分离蛋白质时,蛋白质样品可不经变性处理。此外,液相层析与质谱联用实现了蛋白质分离鉴定的自动化操作。多维液相层析技术因其分辨率高、应用范围广、自动化程度高等优势已成为免疫蛋白质组学研究的关键技术。多维层析技术,以及近年出现的液相层析-毛细管电泳(LC-CE)和二维毛细管电泳(2D-CE)等新型分离技术,都有取代 2D-CE 在免疫蛋白质组学研究中的主导地位之势。

基于蛋白质芯片的免疫蛋白质组学技术体系:蛋白质芯片是高通量、微型化和自动化的蛋白质分析技术,也是免疫蛋白质组学研究相关技术中最具发展潜力的一种技术。Hess 等于 2005 年提出了蛋白质芯片与质谱分析相结合的免疫蛋白质组学方法,该方法分为 3 个步骤:①抗体固定,将抗血清与抗原捕获转移试剂(ACTR)培育,通过抗体的 Fc 区与 ACTR 特异性作用而将抗体固定;②抗原捕获,将含抗原的样品与固定的抗体混合培育,固定的抗体通过与抗原相互作用,从而将抗原捕获;③将抗原-抗体复合体转移到蛋白质芯片上进行 SELDI-TOF 质谱分析,对捕获的抗原进行鉴定。

4. 免疫信息学 随着人类基因和病原微生物基因的序列资料指数增长,面对海量的生物信息数据,只能应用计算机技术加以分析、处理、储存。过去很多需要大量实验的研究工作,现在只要使用鼠标操作即可获得宝贵资料。免疫信息学是生物信息学的分支学科,是计算机科学与免疫学相结合的交叉学科,重点是利用计算机技术开展免疫学的生物信息学分析和计算。对于免疫学家来说,在后基因组时代,必须要了解生物信息学和免疫信息学的基本技术,能够在网络数据库中查找、分析所需的资料,开展免疫相关基因和蛋白质的结构域分析、同源序列检索、基因定位分析、SNP 分析、表达谱分析、结构模建和功能预测、免疫系统数学模型建立、虚拟免疫细胞分析等,促进免疫学的科研水平。

二、免疫组学研究的应用

1. 肿瘤免疫组学 肿瘤免疫组学主要是利用基因组学、转录组学及蛋白质组学等相关的高通量技术开展肿瘤抗原谱及免疫应答分子谱的研究,近年来,已有一些相关的工作发表,例如,利用 SEREX 技术筛选肿瘤患者的肿瘤抗原谱阅;利用蛋白质芯片建立肿瘤抗原及抗原表位谱等。Jongeneel 等建立了肿瘤免疫组的数据库,成为第一个全面反映肿瘤抗原谱和免疫应答谱的数据库(http://www2.licr.org/CancerhnmunomeDB/)。这些研究将促进我们对肿瘤免疫机制的进一步研究,同时,利用类似的免疫组学技术,还可对自身免疫病、感染性疾病、变态反应等免疫相关疾病的抗原谱及免疫应答分子谱进行研究,为这些疾病的诊断、预防和治疗提供新分子靶标。

2. 抗原组学 抗原组是指所有编码的病原生物的抗原蛋白阵列,鉴定病原生物的全部抗原上的抗体结合表位就是抗原组学。抗原组学是建立在基因组学和蛋白质组学基础上的新型领域,其正在成长为继基因组学和蛋白质组学的科学热点。利用基因组学可以预测疫苗的候选抗原,利用蛋白质组学可以筛选疫苗的候选抗原,利用抗原组学可以鉴定疫苗的候选抗原。抗原组是指病原体内所有抗原的总合,利用该技术多种细菌抗原已被确定。抗原组技术也应用于肿瘤相关抗原的筛选,寻找肿瘤相关抗原,建立肿瘤抗原组学的研究策略与技术方案。肿瘤抗原组是指肿瘤细胞内全部抗原(蛋白类抗原与非蛋白类抗原)的总合,肿瘤抗原组学是主要利用免疫学、抗原表位组学、抗体组学及多系统组学相关技术高通量有效筛选、发现肿瘤相关抗炎的一门新兴学科。

3. 抗原表位组学　抗原表位组学概念是建立在基因组学和蛋白组学基础上又一新兴系统生物学及免疫学学科，它以大规模、高通量建立抗原表位库为特色，正成长为新的科学热点。当前针对传染性细菌等病原的疫苗研发也已从传统减毒或灭活的病原微生物发展到基因重组疫苗、亚单位疫苗，甚至表位疫苗，而绘制功能性表位图谱则是病原蛋白"表位组学"其中一项重要的内容。抗原表位分析对抗体人源化改造，抗体亲和力提高，抗体稳定性改造，发现新的功能表位，改变抗体特异性，设计新抗体，基于抗原-抗体相互作用的立体构型设计，新型功能分子改造抗体都很重要。对已确定功能的抗原表位，进行筛选或改造以得到高亲和力、高特异性的诊断及治疗用单抗；已发现的抗原表位，进一步确定其功能；针对未知抗原表位，结合蛋白质组学、生物信息学、系统生物学，利用计算机模拟等技术，以抗原库、抗原表位库和抗体库为基础，发现并确定抗原表位，对于阐明某些未知的发病机制、发现新的疫苗候选、研发新的抗体与抗体药物具重要意义。利用相关学科的最新成就，结合相关技术，建立抗原表位库及抗体库，高通量筛选抗原靶标及抗原表位，将大大加速药物靶标筛选及抗体组药物的研发进程，对诊断及治疗性新药的基础研究和研发都具有价值。

4. 抗体组学　随着基因组及蛋白组研究的进一步发展，陆续提出了抗原表位组学、抗体组学等新概念，抗体组学是在基因组学和蛋白组学基础上，利用相关学科的最新研究成果，结合鼠、兔、人杂交瘤技术及基因工程抗体技术的一门新兴学科，涉及抗体靶标高通量筛选、建立大规模抗体库、大规模高通量筛选，优化应用于研究、诊断及治疗。抗体组药物是通过抗体组学相关技术筛选研发得到的抗体药物。与传统的抗体药物相比，抗体组药物以高通量、整体化、信息化和系统化为特点，一方面可以大大提高抗体药物的研发速度，缩短药物的研发周期；另一方面由于抗体组药物的筛选利用了基因芯片、蛋白芯片和组织芯片等高通量技术，减少了研发成本和风险，既可获得广谱的抗体药物，又可获得个性化的抗体药物。

第十二节　生物信息学技术

生物信息学是一门新兴的交叉学科，它将数学和计算机知识应用于生物学，以获取、加工、存储、分类、检索与分析生物大分子的信息，从而理解这些信息的生物学意义。简言之，生物信息学就是运用计算机技术，处理、分析生物学数据，以揭示生物学数据背后蕴藏的意义。生物信息学是以生物大分子为研究，以计算机为工具，运用数学和信息科学的观点、理论和方法，去研究生命现象、组织和分析呈指数级增长的生物信息数据的一门科学。研究重点体现在基因组学和蛋白质两个方面：首先是研究遗传物质的载体 DNA 及其编码的大分子量物质，以计算机为工具，研究各种学科交叉的生物信息学的方法，找出其规律性，进而发展出适合它的各种软件，对逐步增长的 DNA 和蛋白质的序列和结构进行收集、整理、发布、提取、加工、分析和发现。由数据库、计算机网络和应用软件三大部分组成。其关注的研究热点：序列对比，基因识别和 DNA 序列分析，蛋白质结构预测，分子进化，数据库中知识发现（knowledge discovery in database，KDD）。这一领域的重大科学问题：继续进行数据库的建立和优化；研究数据库的新理论、新技术、新软件；进行若干重要算法的比较分析；进行人类基因组的信息结构分析；从生物信息数据出发开展遗传密码起源和生物进化研究；培养生物信息专业人员，建立国家生物医学数据库和服务系统。20世纪末,生物学数据的大量积累将导致新的理论发现或重大科学发现。生物信息学是基于数据库与知识发现的研究,对生命科学带来革命性的变化,对医药、卫生、食品、农业等产业产生巨大的影响。

一、生物信息学研究的目的

生物信息学研究的主要目的:①整理和储存各种生物信息,为研究者的检索递交新的数据。②开发分析这些数据的应用软件和分析平台。以最广泛使用的序列比对工具 BLAST 和 FASTA 为例,当我们得到一个蛋白质序列的时候,首先就要把它与已知的其他序列进行比对,找出与之相似的序列,由此序列的功能推测这一新序列的功能。③将这些分析结果进行整合,并从生物学的角度进行合理解释,以指导其应用。传统的研究方法,可以把一个分子研究得很透彻、深入,但无法把它和其他相关分子的关系搞得很清楚。利用生物信息学,我们可以对不同系统的各类分子从整体、系统的水平进行分析,进而发现其整体水平的功能和联系。最近几年生物信息学在深度和广度上都取得了进步。在深度上,以新药开发为例,从一个致病基因开始,我们可以通过信息学手段,知道它的蛋白序列,然后预测其空间结构、表面的形状,利用对接算法找到它的配体,以设计出一种新的配体与之相结合,从而改变它的功能。从广度上讲,最初的生物信息学的工作仅限于比较各种序列的相似性。现在不仅可以两两比较,而且可以多组序列同时比对,从而鉴定蛋白质家族。还可以构建系统进化树来分析整个生物系的进化过程。

二、生物信息学的研究对象

生物信息学的研究对象主要是与生物大分子有关的结构和功能信息,主要有三个来源:DNA 或蛋白质序列信息、生物大分子的结构信息及功能基因组学的研究结果。现在 GenBank 有 17×106 条基因记录,总共有 2×1010 的碱基序列。而已知的蛋白质序列约有 4×105 条,一条典型的大肠埃希菌蛋白序列约有 30 个氨基酸组成。大分子结构信息相当复杂,蛋白质三维结构数据库 PDB 中约有 2×104 条记录,包括蛋白的原子结构,以及相应的 DNA 和 RNA 的结构信息。这些信息一般是由 X 线衍射或磁共振获得的。一个中等大小蛋白分子的 PDB 数据包括约 2×103 个分子的三维坐标数据。全基因组测序是目前科学界的一大热点。目前美国国家生物信息研究院(NCBI,http:www.ncbi.nlm.nih.gov)的 Entrez 数据库中有约 300 种生物的全长基因序列。2001 年 2 月,人类 基因组序列草图完成,这标志着人类基因组全长测序工作取得了阶段性成果。下一步就是对这些海量的数据进行分析和整合,用功能基因组的手段解析和阐明。全长基因组一个很重要的特征就是在蛋白质的编码序列之间有许多非编码序列-Junk 重复序列。这些序列在真核生物中占了基因组的绝大部分。普遍认为这些序列与基因表达的调控存在直接或间接的关系。

功能基因组研究是目前生物信息学数据的主要来源,其中最多的是基因表达研究的数据。目前几乎可以检测任何类型细胞的基因组的各个基因的表达情况。但是还没有集中的公共数据库来收集和储存这些数据,一些研究单位或公司的数据库一般是不公开的,因为这些数据里面有很大的商业价值,对于新药开发、疾病诊疗均有很重要的意义。基因表达研究是指检测多细胞生物的不同类型细胞,同一细胞的不同增值周期或不同条件下的 mRNA 转录产量。目前研究最多的是酵母和人类基因组。酵母的基因表达数据已经包括了 6×103 条基因的各个生长周期上的20个时间点的表达数据。其他的生物信息学数据类型有生物大分子的代谢通路、调控网络、蛋白-蛋白相互作用的信息、基因敲除试验得到的某个基因在某个生物体内的生理功能信息。

三、生物信息学的研究内容

按照工作的对象可以分为几大类：对于原始DNA序列数据可以分析它的编码区、非编码区、内含子外显子结构，以及在基因组中的位置、启动区等；对于蛋白质序列，包括开发序列比较的新型算法，研究多序列比对的方法，寻找这些比对结果中的保守序列上的功能域；对于结构信息，分析工作包括预测其二级、三级结构，开发三维结构比对算法，利用距离和弧度分析其空间几何结构，分析它与其他亚基、DNA、RNA等的相互作用。这些研究的进一步深入就是分子仿真研究，它利用生物大分子的结构信息，分析维持其空间结构稳定的热力学，模拟其内部的结构变化，计算分子对接过程的能量变化。基因组信息的分析工作现在已经形成一个相对独立的研究领域：基因组信息学和功能基因组学，目的是分析整个基因组及其对应蛋白的信息。内容包括各个基因组的编码蛋白及其对应的代谢途径，哪些蛋白可以相互作用，基因产物的分析和预测，基因表达水平的系统分析。其他的研究领域：建立生物信息数字图书馆、开发生物信息的知识发现系统、核酸结构的预测、代谢通路的仿真，以及连锁分析，即寻找重大疾病的特异基因。

通过已知的生物大分子信息来预测未知的信息，也是生物信息学的一个方面，如通过已知核酸或者蛋白的序列和结构信息，来预测新的基因的结构和功能。这些方法的基础理论都是遗传统计学，如特定的氨基酸序列一般会形成什么样的二级结构等。分析各种蛋白空间三维结构的相似性就可以预测新发现蛋白的功能。总之，生物信息在同源蛋白之间是具有传递性的。

四、生物信息学在肿瘤研究中的应用

1. 肿瘤相关数据库的建立　建立独立的肿瘤相关的生物信息数据库可以更好地为肿瘤的研究提供支持。如美国癌症研究院（NCI）的小鼠肿瘤生物学数据库（MTB, http∥：tumor. informatics. jax. Org/），它包括了小鼠的各种肿瘤的分子生物学、病理学和疾病表现等相关的各种资料，同时和其他大的数据库都有链接，如小鼠基因组数据库（MGB）、强生研究院的小鼠数据库和人类肿瘤联盟的小鼠肿瘤模型数据库等。在法国的国际癌症研究院（IARC, http∥:www. iarc. fr/）的人类肿瘤和细胞p53基因突变数据库，目前已经收录了6800种与肿瘤有关的p53基因突变信息和8000种肿瘤标志物，IARC还和EBI合作开发了针对这些突变的可视化工具，以便研究者更好地分析这些突变对p53蛋白结构的影响。随着肿瘤基因表达谱研究的深入，这方面的数据库也随之增多，其中著名的有斯坦福大学的SMD（http∥：genome-www5. stanford. edu/）数据库、耶鲁大学的YMD数据库和欧洲生物信息学研究院（EBI）的ArrayExpress数据库。NCI和斯坦福大学还合作开发了60种肿瘤细胞的基因表达谱数据库，目的在于通过系统地分析肿瘤细胞在各种药物治疗时的基因表达改变，来研究肿瘤的药物敏感性和药物抵抗性，为新药开发和分子药理学研究提供第一手的实验资料。另外，各个生物芯片公司也有自己的数据库。对于基因表达谱数据库来讲，目前最大的问题是由于各个生物芯片的试验平台存在差异，各个数据库的数据格式也不同，这样数据库之间的数据就无

法共享和互相比较,这在很大程度上限制了这些数据库的价值和其在科学研究上的应用。

2. 新型肿瘤药物的开发　生物信息学的一个重要方面就是帮助进行新型肿瘤药物分子的设计。以错配修复基因 MLH1 为例,通过连锁分析和小鼠错配修复蛋白 mmr 同源性分析,得知这一基因与家族性非息肉型大肠癌的发病有关。进而拿它作靶点进行药物设计。通过翻译软件把它的核酸序列翻译为蛋白质序列,然后进行序列比对找到模式生物中同源序列,利用模式生物蛋白质的可靠结构信息推测人的这一分子的三维结构,根据对接算法设计出可以和这个分子相互作用的配体,并合成之。最后进行实际的生物化学试验,验证其生物学活性。

3. 肿瘤基因表达谱研究　肿瘤研究的一大难题就是无法找到肿瘤的特定病因,进行针对性的治疗。基因表达研究的一个重要医学应用就是研究肿瘤细胞的分化过程,有可能找到一种或者几种与肿瘤发生发展关键基因。目前已经对大肠癌、肺癌、肝癌、乳腺癌、前列腺癌、脑胶质瘤和白血病等肿瘤做了基因表达谱的分析,大部分研究都是通过对肿瘤的基因芯片数据做聚类分析,找出与肿瘤发生发展密切相关的基因功能群体。如经 GenBank 登录的上皮细胞糖蛋白(M32306)在前列腺癌、大肠癌和卵巢癌中均有高表达;钙平衡素(D38583)、干扰素诱导基因 P27(X67325)、M2 型丙酮酸激酶(M23725)在大肠癌、肝癌中有高表达。而癌基因 FOS 和 JUN 及它们互相作用后形成的转录调控因子 AP1 在乳腺癌、大肠癌和卵巢癌中都出现表达下降。这些结果说明肿瘤的发生是一个共同机制起关键作用,其发生发展过程是有共同特征的。找到这些特征基因,就有可能为治愈肿瘤打开一个缺口。表达谱分析的另外一个很重要的应用就是对肿瘤进行聚类,以便找出一些新的肿瘤亚型。通过基因表达谱分析如果能够有效地改进肿瘤的病理分型也会促进肿瘤治疗。有些肿瘤的分型已经比较成熟,如白血病的病理分型,但同一类型在治疗效果上的差异提示,应该还存在没有被发现的肿瘤亚型。基因表达谱分析可以帮助进一步在分子水平上对肿瘤进行分型,找出其在分子水平上的亚型。

Alizadeh 等研究了 96 例正常或者恶性浸润型大 B 细胞淋巴瘤样品,层次聚类分析显示可能存在两种新的肿瘤亚型,分别代表 B 细胞分化的不同阶段。有意思的是这种新分型与肿瘤患者生存率有很好的相关性,说明这样的聚类方法是有现实意义的。Alon 等利用层次聚类方法分析 6500 条基因在 40 例大肠癌和 20 个正常大肠组织中的表达谱,同时做基因和样品的聚类,这种方法称为"双向聚类",发现一些基因群体是和某些肿瘤类别相关联的。基因表达谱的分析不仅可以促进对于细胞生长、肿瘤分化等生理病理过程的理解,而且可以提示肿瘤发病的关键基因及肿瘤的分子亚型。这些应用均可以有效地促进肿瘤的诊断和治疗。

五、展望

随着生命科学研究的推进和深入,生物信息学手段已经成为一个不可替代的研究工具,其应用范畴也超出了最初的序列分析,在将来应用最多的领域应该是结构生物学、基因组学和肿瘤基因表达谱分析。将来我们不但可以分析单一系统的生物学知识,而且可以比较多个系统之间的差异,进而确定那些差异对于哪些系统是独一无二的。在肿瘤研究中我们可以在基因组水平对于肿瘤相关基因进行扫描和筛选,很快地找到肿瘤易感基因和发病基因,同时依据生物信息学手段,可以很快地构建出针对这些靶标的治疗药物。因此,我们有理由相信,随着生物信息学研究推进,在生命科学,尤其是在肿瘤防治方面会有更多更好的手段,出成果的速度会更快。

第十三节　其他分子生物学技术发展及应用新进展

分子生物学是一门正在蓬勃发展的学科,新技术和应用条件的不断出现,为检验医学的发展提供了崭新的时代并提供新的机遇和挑战。分子生物学是以核酸、蛋白质等生物大分子为研究对象的学科,分子生物学技术即建立在核酸生化基础上的一类研究手段,现已广泛应用于医学检验中,同时也逐渐渗入数理科学、结构基因组学、功能基因组学和环境基因组学,研究内容也从 DNA 鉴定,扩展到核酸及表达产物分析,技术不断进步为微生物检验、肿瘤诊断及评估、遗传病诊断、免疫系统疾病诊断提供重要依据和创新思路。在结构基因组学、功能基因组学和环境基因组学蓬勃发展形势下,分子诊断学技术已取得突破性进展。20 世纪末生物学领域中分子学得到了蓬勃发展,基因克隆技术逐渐热向成熟,而且基因测序工作也逐渐完善,迎来了新的后基因时代,分子诊断学技术得到突破性的进展,检验医学也逐步进入了崭新的时代,为其学科的发展提供了新的机遇和挑战。

一、SELEX 技术

指数富集配体的系统进化(systematic evolution of ligands by exponential enrichment,SELEX)技术是一种新近研发的体外筛选和放大技术。这种组合化学技术的原理是基于进化机制——变异、选择、复制,并因此得名。该技术可从大量随机序列的寡核普酸库中鉴定得到一段能与某种目标分子高亲和力、高特异结合的核酸序列,称之为适配体(aptamer)。SELEX技术之所以能够建立,是由于形成寡核普酸的碱基之间的相互作用往往形成许多空间结构,如发夹(hairpin)、假结(pseudoknot)或凸环(bulge)等,这些结构非常容易与各类靶分子结合。

适配体识别分子的模式与抗体类似,但与抗体相比有很多优越性:不需要免疫动物;可体外合成,纯度高,重复性好,易保存;容易与某些标记分子、治疗药物或光敏感器结合等。与单克隆抗体相比,适配体制备周期短,一般只需 2～3 个月,而制备单克隆抗体至少需要 3～6 个月。更重要的是适配体靶分子范围广,包括蛋白质、染料、小分子药物、细胞因子、糖类、金属离子、抗生素,甚至完整的细菌病原体、病毒和孢子等。适配体与靶物质结合具有比抗体更高的亲和力和特异性,不存在抗体与 Fc 受体非特异性结合的问题,结合的解离常数(Kd)从 μmol/L 到 pmol/L。

目前,已筛选出的大量适配体结合流式细胞术、传感器、荧光偏振、荧光碎灭、毛细管电泳等方法,成功用于肿瘤、HCV、SARS 病毒等的实验室检测,有些已进入临床试验阶段。SELEX 技术本身发展迅速,混合 SELEX(blended SELEX)、复合靶子 SELEX(complex targets SELEX)、基因组 SELEX、芯片 SELEX 等改进技术的建立,使得 SELEX 技术应用前景更加广阔。但仍有很多因素限制适配体的应用,主要问题是适配体的稳定性较差,其次是适配体制备的成本较高,同时来自单克隆抗体的竞争压力也很大。与抗体和肽链一样,适配体很难独立接近和穿透靶组织。如何提高稳定性,降低生产成本,加强靶向性,将是今后 SELEX 技术具有挑战性的研究方向。

二、循环核酸分析技术

1948 年,法国科学家 Mandel 和 Metais 在人血浆中分离得到游离循环核酸(free

circulating nucleicacids，CNAs）。CNAs 包括游离循环 DNA 和游离循环 RNA。近年来新发现的 microRNA（miRNA）分子广泛存在于正常人和不同种患者的血清和血浆中，并与血液中蛋白质结合。

目前 CNAs 的检测方法主要有血 CNAs 质的检测和血 CNAs 量异常的测定。由于血 CNAs 定量测定缺乏足够的敏感性和特异性，大多数学者更着眼于研究血 CNAs 异常基因序列及其临床价值，包括基因点突变和甲基化、微卫星杂合性缺失（LOH）及微卫星不稳定性（MI）分析等。

不同肿瘤患者血 CNAs 的含量较正常人显著改变，其量和质的改变在肺癌、结直肠癌、胃癌、乳腺癌等多种恶性肿瘤中得到证实。血 CNA、来源于全身各处，用这种方法，既能早期诊断肿瘤，又能及时发现根治术后肿瘤的局部复发或远处转移。对于常规方法诊断困难的肿瘤，如胰腺癌、胆管癌，用血 CNAs 检测可以代替活检或开腹探查，因而具有良好的临床应用前景。基于 miRNA 在肿瘤中表达失调，且具组织特异性及在血液中高稳定性的事实，推测 miRNA 也可能是一个理想的肿瘤检测生物标志物。传统采集胎儿核酸进行产前诊断的方法主要有羊膜腔穿刺、绒毛采集和脐静脉穿刺等，这些创伤性的检查具发生感染、出血，甚至流产的可能。母血循环中的胎儿 CNAs 具有含量较高且产后很快被清除等优点，使之成为极具潜力的无创伤性产前诊断方法，已应用于某些性连锁疾病、妊娠相关疾病、染色体病、胎儿 RhD 血型检侧等很多疾病的产前诊断。此外，CNAs 的检测也被应用在外伤、卒中、糖尿病和自身免疫性疾病等研究。CNAs 的检测也可应用于器官移植排斥的监测。对捐献者特异 CNAs 的检测可有效预测肾移植排斥情况。CNAs 检测不仅为临床疾病的诊断提供了一套全新的思路，同时也是今后个体化治疗乃至个体化医学（personalized medicine）的重要依据。

尽管 CNAs 检测具有标本来源方便、无创伤性等优点，但仍存在一些问题：①CNAs 的来源、存在形式、游离 RNA 和 miRNA 稳定性机制及 CNAs 是否具有生理功能等有待进一步研究；②因各研究刚起步，采用的检测方法不尽相同，需将常规检测方法标准化，建立不同对照组人群和不同疾病人群前和术后的统计资料，判断 CNAs 异常及与预后的关系；③ CNAs 增多与许多疾病相关，虽然单基因遗传性疾病诊断的靶标已有一些报道，但目前还缺少针对复杂性疾病特异性标志及疾病发展阶段的标志，筛选各种疾病特异性和敏感性较好的基因谱进行早期诊断是今后研究的重要方向。

三、分子生物传感器技术

传感器是将传感技术与分子生物诊断技术相结合而形成的一门新技术。分子生物传感器是利用一定的生物或化学的固定技术，将生物识别元件（酶、抗体、抗原、蛋白、核酸、受体、细胞、微生物、动/植物组织等）固定在换能器上，当待测物与生物识别元件发生特异性反应后，通过换能器将所产生的反应结果转变为可以输出、检测的电信号和光信号等，以此对待测物质进行定性和定量分析，从而达到检测分析的目的。分子生物传感器可广泛地应用于对体液中的微量蛋白、小分子有机物、核酸等多种物质的检测。近几年，高精密度的生物传感器技术，开启了临床病原微生物的诊断检测的新纪元。生物传感器包括光学生物传感器（optical biosensor）、压电生物传感器（piezoelectric biosensor）和电化学生物传感器（electrochemical biosensor），其中以光学生物传感器广泛应用于病原微生物的检测，以荧光（fluorescence）和表面等离激元（surface plasmon resonance，SPR）为代表的光学生物传感器由于它独有的选择性和灵敏度,可快速检测污染物、毒素、药物及病原菌,因而在生物分析中应用最为广泛。生物传感器法具有稳定性良好、检测时间短、操作方便等优点,并且为检测低水平的生物分子尤其是细菌和病毒提供了一个新方法。

四、分子蛋白组学技术

无数病原体和人类基因组的测序成功为蛋白组学的研究打开了一扇大门,为蛋白组学的开发和应用提供了准确的基因序列编码框架,从而使人类更多的兴趣集中于应用蛋白组学研究,并发现新的早期诊断和早期监测的生物标志物、疾病的进程、加速药物研究的发展。尽管目前癌基因的发现及临床应用使得在分子水平上理解疾病过程得到很大的发展和跨越,但在疾病的发病原因、早期诊断及早期治疗等方面还存在着不同程度的不足和缺陷。值得一提的是,相比其他方法蛋白组学更接近人类生命的实际,更易于发展并展开早期检测、早期诊断,并发现疾病新的生物标志及治疗靶向,继而指导疾病的诊断和治疗。虽然各种蛋白组学方法取得的数据都可以揭示不同疾病条件下不同蛋白的改变和变化水平及翻译后的修饰状态等,但在临床上,直接检测蛋白功能的技术还是必不可少的。我们需要分析疾病状态下的蛋白复合物及它们的裂解情况,并以高通量分析各类蛋白的活性,分析它们在各种疾病中及不同生物学进程中的作用,分析一个细胞内的特定蛋白的水平与活性。目前相对集中的特定复合物的疾病研究领域已经渗入了分析蛋白复合物及蛋白+蛋白相互作用的功能蛋白组学的方法。例如,利用亲和力消除分析和质谱分析及双向电泳发现心肌的蛋白激酶 C(PKC)与至少 61 种多功能的蛋白质复合在一起。PKC 诱导产生的心肌蛋白与活力调整和还原的辅助蛋白的功能有关。

五、分子生物纳米技术

纳米科学技术是 20 世纪末期刚刚诞生并正在崛起的新科技,通过直接操纵和安排原子、分子创制新物质。纳米技术与医学相结合,促进了基础医学研究技术的完善、临床诊断技术的革新及治疗水平的提高。通过应用纳米技术,在 DNA 检测时,检测方法更加简便、快速、准确。纳米生物技术需要的样品量更少,可免去传统的 PCR 扩增步骤,结果可靠、重复性好,操作简单,易实现检测自动化。免疫分析加上磁性修饰已成功地用于各种生物活性物质和异生质(如药物、致癌物等)的检测。将特异性抗体或抗原固定到纳米磁球表面,并以酶、放射性核素、荧光染料或化学发光物质为基础所产生的检测与传统微量滴定板技术相比具有简单、快速和灵敏的特点。纳米细胞分离技术的出现有助于解决生物医学中快速获取细胞标本的难题。应用纳米免疫磁珠检测早期肺癌患者循环血液中的肿瘤细胞,可监测肺癌的转移情况。

参 考 文 献

Bertucci F,Loriod B,Tagett R,et al.2001.DNA arrays:technological aspects and applications.Bull Cancer,88 (3):243-252.

Celhar T,Hopkins R,Thornhill SI,et al.2015.RNA sensing by conventional dendritic cells is central to the development of lupus nephritis.Proc Natl Acad Sci USA,28:201507052.

Chapman MD,Wuenschmann S,King E,et al.2015.Technological Innovations for High-Throughput

Approaches to In Vitro Allergy Diagnosis.Curr Allergy Asthma Rep,15(7):36.

Chiu RW,Lo YM,Wittwer CT.2015.Molecular diagnostics:a revolution in progress.Clin Chem,61(1):1-3.

Colvin CJ,Leon N,Wills C,et al.2015.Global-to-local policy transfer in the introduction of new molecular tuberculosis diagnostics in South Africa.Int J Tuberc Lung Dis,19(11):1326-1338.

Durmaz AA,Karaca E,Demkow U,et al.2015.Evolution of genetic techniques:past,present,and beyond.Biomed Res Int.(7):461-468.

Heuckmann JM,Thomas RK.2015.A new generation of cancer genome diagnostics for routine clinical use:overcoming the roadblocks to personalized cancer medicine.Ann Oncol,26(9):1830-1837.

Kotlan B,Liszkay G,Blank M,et al.2015.The novel panel assay to define tumor-associated antigen-binding antibodies in patients with metastatic melanomas may have diagnostic value.Immunol Res,61(1-2):11-23.

McGinn S,Bauer D,Brefort T,et al.2015.New technologies for DNA analysis-a review of the READNA Project.N Biotechnol,26(15):1871-6784.

Shungin D,Winkler TW,Croteau-Chonka DC,et al.2015.New genetic loci link adipose and insulin biology to body fat distribution.Nature,518(7538):187-196.

Winkler TW,Justice AE,Graff M,et al.2015.The Influence of Age and Sex on Genetic Associations with Adult Body Size and Shape:A Large-Scale Genome-Wide Interaction Study.PLoS Genet,11(10):1005378.

Zhang W,Yu Y,Hertwig F,et al.2015.Comparison of RNA-seq and microarray-based models for clinical endpoint prediction.Genome Biol,16(12):133.

第6章 小儿实体肿瘤常规诊断方法

Chapter 6

第一节　小儿实体肿瘤影像学诊断

一、影像学概述

影像学检查对小儿肿瘤的诊断起重要的作用。在传统 X 线检查的基础上,20 世纪 70 年代 CT 的问世及 20 世纪 80 年代 MRI 投入临床应用,使小儿肿瘤的影像学诊断发生了质的飞跃。CT 和 MRI 检查不但可以观察肿瘤外形、大小,以及肿瘤内的密度及其与周围脏器的关系,还可以观察到大血管有无被肿瘤包裹、血管内有无瘤栓,并能早期发现有无淋巴结及远隔脏器的转移。对于小儿肿瘤的诊断,术后疗效的观察影像学检查的应用越来越广泛。

X 线检查:常规正、侧位摄片,必要时加照切线位片。在小儿纵隔肿瘤、肺内肿瘤、腹部肿瘤、腹膜后肿瘤、骨肿瘤、四肢软组织肿瘤等仍为首选的诊断方法。并可作为 CT 及 MRI 扫描定位的参考。在观察小儿胸腺、肺动静脉畸形、胸主动脉瘤等占位时多轴位透视下动态观察是不可缺少的。

胃肠造影:观察纵隔肿瘤与食管的关系,应做食管钡剂造影,可对后纵隔肿瘤的定位提供帮助。腹部包块应做全消化道钡剂造影,观察包块与肠管、肠系膜、大网膜的关系。盆腔及腹膜后肿瘤应做钡灌肠检查,直肠及升、降结肠的前移对肿瘤的定位可提供帮助。IVP 对腹膜后肿瘤的诊断十分重要,并能了解两侧肾功能的情况。

CT 扫描:CT 扫描检查在小儿各系统肿瘤的诊断中已经成为主要的检查方法。CT 图像软组织对比分辨率高,使普通 X 线摄影不能成像的实质脏形成像。扩大了影像学捡查范围,提高了诊断水平。在颅内、纵隔、肺内、胸壁、腹部实质器官、腹膜后、盆腔的肿瘤等,CT 检查成为主要诊断方法,部分取代了食管钡剂及胃肠造影。CT 检查在肿瘤定位、明确肿瘤的范围、与大血管关系、有无淋巴结大等方面远较普通照片优越,部分肿瘤 CT 检查可做出定性诊断。CT 值的测定可以辨别肿瘤的组织成分,可以区别脂肪、液体、软组织、钙化等,诊断肿瘤常规 CT 检查应平扫加增强。

MRI 检查:可直接三维成像,组织分辨率高,MRI 软组织对比度明显高于 CT。利用血液流空效应可以观察心脏、大血管病变。了解肿瘤与血管的关系,区分大血管与肿大淋巴结。判断后纵隔及腹膜后肿瘤椎管内侵犯的范围及程度。由于 MRI 多轴位扫描,至少有 4 个成像组织参数在显示肿瘤大小、位置与周围脏器关系,较 CT 更清楚。在颅脑肿瘤,尤其是颅后窝占位及椎管内占位 MRI 具有明显的优势。

1. X 线　X 线检查是利用 X 线穿过人体后,根据人体结构对 X 线吸收(减弱)不同,使得荧光屏影像增强或 X 线胶片上显示不同的黑、白、灰影像,从而了解人体生理解剖及病理变化,以达到诊断的目的。

X线之所以能够使得人体在荧光屏上或胶片上形成影像,一方面是基于 X 线的特性(穿透性荧光效应和摄影效应),另一方面是基于人体组织有密度和厚度的差别。当强度均匀的 X 线穿透厚度相当的不同密度组织结构时,由于吸收程度不同,在 X 线片上或荧光屏上显示具有黑、白(或明、暗)对比层次差异的 X 线影像。高密度的物质,如骨骼,吸收 X 线较多,在胶片上感光的溴化银少,在胶片上形成白色,但在荧光屏上是暗区,即致密阴影。反之,低密度的物质,吸收 X 线少,影像在胶片上是黑色,在透视荧光屏上是透明的。所以,胶片上黑、灰、白直接反映物质密度的高低。在 X 线影像中将高、中等或低密度,命名为不透明、半透明或透明。人体组织发生病变时,则用密度增高或密度降低来表述。另外,软组织中包括各种组织,它们各自的结构不同,如腹部和颅内含有多种器官和组织,由于缺乏自然对比,X 线检查密度分辨率低。因此,X 线检查受到很大的限制。人为地将高于或低于该组织结构的物质引入器官内或其组织间隙,使之产生对比显影,此即造影检查,显著的扩大了 X 线检查的范围,但还是有一定的限制。

2. CT CT 是 Computed Tomography 的简称,是一种功能齐全的病情探测仪器,是电子计算机 X 线断层扫描技术的简称。CT 的工作原理是根据人体内不同的组织对于 X 线吸收率的不同对人体进行测量,然后把测量得出的数据输入计算机中,由计算机对数据进行处理,再根据这些数据描绘人体被检查部位的立体图像,从而发现人体内任何部位的细小病变。自第一台螺旋 CT 问世以来,短短 10 余年间,其发展速度令人难以想象。CT 的产生是医学影像学划时代的进展。

电子计算机产生以后,给人们的工作生活带来了极大的便利,同时为了减少人为失误,很多东西都采用计算机进行精确控制,在医学领域更不例外。自从 1972 年头部 CT 正式应用于临床,1976 年发展了体部 CT 后,我国也在 20 世纪 70 年代末引进了这一技术。在短短的 30 年里,全国各地乃至县镇级医院共安装的各种型号的 CT 数以千台,CT 检查在全国范围内迅速展开,成为医学诊断不可或缺的设备。

CT 的结构:一部完整的 CT 系统主要包括扫描部分(包括线阵排列的电子辐射探测器、高热容量调线球管、旋转机架)、快速计算机硬件和先进的图像重建、显示、记录与图像处理系统及操作控制部分。

CT 的成像原理:CT 是用 X 线束对人体的某一部分一定厚度的层面进行扫描,由探测器接收透过该层面的 X 线,所测得的信号经过模数转换(ADC),转变为数字信息后由计算机进行处理,从而得到该层面的各个单位容积的 X 线吸收值,即 CT 值,并排列成数字矩阵。这些数据信息可存储于磁光盘或磁带机中,经过数模转换(DAC)后再形成模拟信号,经过计算机的一定变换处理后输出至显示设备上显示出图像,因此又称为横断面图像。

CT 在小儿肿瘤诊断中的应用:全身 CT 在临床应用中,肿瘤病例占很大比重,临床价值也最显著。螺旋 CT 对小的肿瘤病灶的检出率和敏感性较高。螺旋扫描为容积采样,可避免呼吸运动引起的漏检,螺旋 CT 检查可常规采用薄层重叠技术,特别是增强扫描,对较小脏器中的微小肿瘤,如肾上腺和垂体微小腺瘤的检出率和可靠性明显提高。螺旋 CT 对脏器肿瘤的TNM 分期的准确性较高,因为对于肿瘤的局部侵犯,多轴向重建图像较横断图像判断准确;另外,增强扫描时血管显示清晰,较易判断周围血管受侵犯情况,对肿瘤手术切除野的判断突变重要;淋巴结的转移情况,螺旋 CT 扫描可以分辨淋巴结和血管影,可提高较小淋巴结的检出率,降低假阴性率;螺旋 CT 扫描有利于提高肝、肺和肾上腺等脏器转移灶检出的敏感性。

3. MRI　MRI 是利用原子核在磁场内共振所产生信号经重建成像的一种成像技术。MRI(磁共振成像)作为一项新的医学影像诊断技术,近年来发展十分迅速。磁共振成像所提供的信息量不但多于其他许多成像技术,而且以它所提供的特有信息对诊断疾病具有很大的潜在优越性。

磁共振(nuclear magneticresonance,NMR)是一种核物理现象。早在 1946 年 Block 与 Purcell 就报道了这种现象并应用于波谱学。1973 年 Lauterbur 发表了 MR 成像技术,使磁共振不仅用于物理学和化学。也应用于临床医学领域。近年来,MRI 技术发展十分迅速,已日臻成熟完善。检查范围基本上覆盖了全身各系统,并在世界范围内推广应用。为了准确反映其成像基础,避免与核素成像混淆,现改称为磁共振成像。参与 MRI 成像的因素较多,信息量大而且不同于现有各种影像学成像,在诊断疾病中有很大优越性和应用潜力。

人体内广泛存在的氢原子核,其质子有自旋运动,带正电,产生磁矩,有如一个小磁体。小磁体自旋轴的排列无一定规律。但如在均匀的强磁场中,则小磁体的自旋轴将按磁场磁力线的方向重新排列。在这种状态下,用特定频率的射频脉冲(radionfrequency,RF)进行激发,作为小磁体的氢原子核吸收一定量的能而共振,即发生了磁共振现象。停止发射射频脉冲,则被激发的氢原子核把所吸收的能逐步释放出来,其相位和能级都恢复到激发前的状态。这一恢复过程称为弛豫过程(relaxationprocess),而恢复到原来平衡状态所需的时间则称之为弛豫时间(relaxationtime)。有两种弛豫时间,一种是自旋-晶格弛豫时间(spin-lattice relaxationtime)又称纵向弛豫时间(longitudinal relaxation time)反映自旋核把吸收的能传给周围晶格所需要的时间,也是 90° 射频脉冲质子由纵向磁化转到横向磁化之后再恢复到纵向磁化激发前状态所需时间,称 T_1。另一种是自旋-自旋弛豫时间(spin-spin relaxation time),又称横向弛豫时间(transverse relaxation time)反映横向磁化衰减、丧失的过程,也即是横向磁化所维持的时间,称 T_2。T_2 衰减是由共振质子之间相互磁化作用所引起,与 T_1 不同,它引起相位的变化。

人体不同器官的正常组织与病理组织的 T_1 是相对固定的,而且它们之间有一定的差别,T_2 也是如此。这种组织间弛豫时间上的差别,是磁共振成像的成像基础。有如 CT 时,组织间吸收系数(CT 值)差别是 CT 成像基础的道理。但磁共振成像不像 CT 只有一个参数,即吸收系数,而是有 T_1、T_2 和自旋核密度(P)等几个参数,其中 T_1 与 T_2 尤为重要。因此,获得选定层面中各种组织的 T_1(或 T_2)值,就可获得该层面中包括各种组织影像的图像。

磁共振成像的成像方法也与 CT 相似。有如把检查层面分成 Nx、Ny、Nz 等一定数量的小体积,即体素,用接收器收集信息,数字化后输入计算机处理,获得每个体素的 T_1 值(或 T_2 值),进行空间编码。用转换器将每个 T 值转为模拟灰度,而重建图像。

磁共振成像的成像系统包括 MR 信号产生和数据采集与处理及图像显示两部分。MR 信号的产生是来自大孔径,具有三维空间编码的 MR 波谱仪,而数据处理及图像显示部分,则与 CT 扫描装置相似。

磁共振成像设备包括磁体、梯度线圈、供电部分、射频发射器及 MR 信号接收器,这些部分负责 MR 信号产生、探测与编码;模拟转换器、计算机、磁盘与磁带机等,则负责数据处理、图像重建、显示与存储。

磁体有常导型、超导型和永磁型三种,直接关系到磁场强度、均匀度和稳定性,并影响磁共振成像的图像质量。因此,非常重要。通常用磁体类型来说明磁共振成像设备的类型。常导型的线圈用铜、铝线绕成,磁场强度最高可达 $0.15\sim0.3T^*$,超导型的线圈用铌-钛合金线绕成,磁场强度一般为 $0.35\sim2.0T$,用液氦及液氮冷却;永磁型的磁体由用磁性物质制成的磁砖所组成,较重,磁场强度偏低,最高达 $0.3T$。

　　梯度线圈,修改主磁场,产生梯度磁场。其磁场强度虽只有主磁场的几百分之一。但梯度磁场为人体 MR 信号提供了空间定位的三维编码的可能,梯度场由 X、Y、Z 三个梯度磁场线圈组成,并有驱动器以便在扫描过程中快速改变磁场的方向与强度,迅速完成三维编码。

　　射频发射器与 MR 信号接收器为射频系统,射频发射器是为了产生临床检查目的不同的脉冲序列,以激发人体内氢原子核产生 MR 信号。射频发射器及射频线圈很像一个短波发射台及发射天线,向人体发射脉冲,人体内氢原子核相当一台收音机接收脉冲。脉冲停止发射后,人体氢原子核变成一个短波发射台,而 MR 信号接受器则成为一台收音机接收 MR 信号。脉冲序列发射完全在计算机控制之下。

　　磁共振成像设备中的数据采集、处理和图像显示,除图像重建由 Fourier 变换代替了反投影以外,与 CT 设备非常相似。

　　磁共振成像图像特点灰阶成像。具有一定 T_1 差别的各种组织,包括正常与病变组织,转为模拟灰度的黑白影,则可使器官及其病变成像。磁共振成像所显示的解剖结构非常逼真,在良好清晰的解剖背景上,再显出病变影像,使得病变同解剖结构的关系更明确。

　　值得注意的是,磁共振成像的影像虽然也以不同灰度显示,但反映的是 MR 信号强度的不同或弛豫时间 T_1 与 T_2 的长短,而不像 CT 图像,灰度反映的是组织密度。

　　磁共振成像的图像,如果主要反映组织间 T_1 特征参数时,为 T_1 加权像(T_1 weighted image,T_1WI),它反映的是组织间 T_1 的差别;如果主要反映组织间 T_2 特征参数时,则为 T_2 加权像(T_2 weighted image,T_2WI)。

　　因此,一个层面可有 T_1WI 和 T_2WI 两种扫描成像方法。分别获得 T_1WI 与 T_2WI 有助于显示正常组织与病变组织。正常组织,如脑神经各种软组织间 T_1 差别明显,所以 T_1WI 有利于观察解剖结构,而 T_2WI 则对显示病变组织较好。

　　在 T_1WI 上,脂肪 T_1 短,MR 信号强,影像白;脑与肌肉 T_1 居中,影像灰;脑脊液 T_1 长;骨与空气含氢量少,MR 信号弱,影像黑。在 T_2WI 上,则与 T_1WI 不同,例如脑脊液 T_2 长,MR 信号强而呈白影。

　　流空效应:心血管的血液由于流动迅速,使发射 MR 信号的氢原子核离开接收范围之外,所以测不到 MR 信号,在 T_1WI 或 T_2WI 中均呈黑影,这就是流空效应(flowing Void)。这一效应使心腔和血管显影,是 CT 所不能比拟的。

　　三维成像:磁共振成像可获得人体横面、冠状面、矢状面及任何方向断面的图像,有利于病变的三维定位。一般 CT 则难于做到直接三维显示,需采用重建的方法才能获得状面或矢状面图像及三维重建立体像。

　　运动器官成像:采用呼吸和心电图门控(gating)成像技术,不仅能改善心脏大血管的 MR 成像,还可获得其动态图像。

　　磁共振成像检查技术:磁共振成像的扫描技术有别于 CT 扫描。不仅要横断面图像,还常要矢状面和(或)冠状面图像,还需获得 T_1WI 和 T_2WI。因此,需选择适当的脉冲序列和扫描参数。常用多层面、多回波的自旋回波(spin echo,SE)技术。扫描时间参数有回波时间(echo time,TE)和脉冲重复间隔时间(repetition time,TR)。使用短 TR 和短 TE 可得 T_1WI,而用长 TR 和长 TE 可得 T_2WI。时间以毫秒计。依 TE 的长短,T_2WI 又可分为重、中、轻三种。病变在不同 T_2WI 中信号强度的变化,可以帮助判断病变的性质。例如,肝血管瘤 T_1WI 呈低信号,在轻、中、重度 T_2WI 上则呈高信号,且随着加重程度,信号强度有递增表现,即在重度 T_2WI 上其信号特强。肝细胞癌则不同,T_1WI 呈稍低信号,在轻、中度 T_2WI 呈稍高信号,而重度 T_2WI 上又略低于中度 T_2WI 的信号强度。再结合其他临床影像学表现,不难将两者区分。

磁共振成像常用的 SE 脉冲序列,扫描时间和成像时间均较长,因此对患者的制动非常重要。采用呼吸门控和(或)呼吸补偿、心电门控和周围门控及预饱和技术等,可以减少由于呼吸运动及血液流动所导致的呼吸伪影、血流伪影,以及脑脊液波动伪影等的干扰,可以改善磁共振成像的图像质量。

为了克服磁共振成像中 SE 脉冲序列成像速度慢、检查时间长这一主要缺点,近年来先后开发了梯度回波脉冲序列、快速自旋回波脉冲序列等成像技术,已取得重大成果并广泛应用于临床。此外,还开发了脂肪抑制和水抑制技术,进一步增加磁共振成像信息。

磁共振成像另一新技术是磁共振血管造影(magnetic resonance angiography,MRA)。血管中流动的血液出现流空现象。它的 MR 信号强度取决于流速,流动快的血液常呈低信号。因此,在流动的血液及相邻组织之间有显著的对比,从而提供了 MRA 的可能性。目前已应用于大、中血管病变的诊断,并在不断改善。MRA 不需穿刺血管和注入造影剂,有很好的应用前景。MRA 还可用于测量血流速度和观察其特征。

磁共振成像也可行造影增强,即从静脉注入能使质子弛豫时间缩短的顺磁性物质作为造影剂,以行磁共振成像造影增强。常用的造影剂为钆——二乙三胺五醋酸(Gadolinium-DTPA,Gd-DTRA)。这种造影剂不能通过完整的血-脑屏障,不被胃黏膜吸收,完全处于细胞外间隙内及无特殊靶器官分布,有利于鉴别肿瘤和非肿瘤的病变。中枢神经系统磁共振成像做造影增强时,症灶增强与否及增强程度与病灶血供的多少和血-脑屏障破坏的程度密切相关,因此有利于中枢神经系统疾病的诊断。

磁共振成像还可用于拍摄电视、电影,主要用于心血管疾病的动态观察和诊断。基于磁共振成像对血流扩散和灌注的研究,可以早期发现脑缺血性改变。它预示着很好的应用前景。

带有心脏起搏器的人需远离磁共振成像设备。体内有金属置入物,如金属夹,不仅影响磁共振成像的图像,还可对患者造成严重后果,也不能进行磁共振成像检查,应当注意。

MRI 在小儿肿瘤诊断中的应用:MRI 在小儿颅脑肿瘤的诊断中提高了对幕下肿瘤的检出率,CT 扫描时颅底部经常发生骨性伪影,颅中窝及颅后窝病变显示不佳。幕下肿瘤又占小儿颅内肿瘤较大的比例,MRI 无骨性伪影,有利于显示幕下颅内结构。

MRI 在检查小儿颈部肿瘤时,病变属于实质性或囊性、良性或恶性大致可由 MRI 区分。MRI 不仅有助于确定小儿颈部肿块的部位、大小、范围,以及与邻近正常结构的关系,同时也有利于显示肿块的内部结构。MRI 特别有利于显示肿块是否进入颅内或胸部。常规检查时,T_1 加权像、T_2 加权像即可揭示肿瘤的血供情况,以及它们与邻近大血管的关系。另外,MEI 能很好地显示颈部淋巴结大,其中包括临床上未察觉的、位置较深的肿大淋巴结。

MRI 对小儿腹部肿瘤的诊断也有成效。多方位成像不仅可以清晰显示肾、肾上腺及腹部大血管,还可显示肿瘤的内部结构及肿瘤与邻近结构的关系,不但利于定性,也有利于肿瘤分期。

MRI 显示与诊断小儿骨肿瘤方面的作用较其他检查方法更可靠。由于骨髓腔的脂肪信号被肿瘤组织信号代替，所以，仅 T_1 加权像即可判断肿瘤的范围。一旦骨皮质为肿瘤侵犯，正常时具有连续性的无信号带失去其完整性，并为较高的肿瘤信号所代替。

近年来，MRI 不仅用于检查相对静止的部位，还用于检查一些处于运动的器官和结构，今后随着 MRI 的不断改进，MRI 在小儿肿瘤的诊断将得到更为广泛的应用。

4. 超声检查 超声检查儿童腹部肿块，可测定肿块的大小，回声，判断肿块的部位、来源，不能确定来源的，观察肿块与周围脏器的关系，初步判定肿物性质，对于良、恶性肿瘤的鉴别有一定的意义。对于恶性肿瘤还可及早发现是否有复发和转移病灶等，早期明确诊断可改善患者的预后。超声是儿童腹部肿块重要的检查方法之一。且超声检查安全、方便、迅速、无创、无痛、无特殊禁忌证，重复性强，在临床各项诊断检查中具有自己独特的优点，还有适时动态观察，不同角度多方位观察。

目前应用于超声检测方法中，常用的是常规二维超声基础上进行彩色多普勒方法显示血流，可动态、直观地观察血流的分布、方向、性状。在儿童腹部肿瘤的诊断过程中，应用彩色多普勒超声可以观察肿瘤内部的血液供应情况，对确定肿瘤的良、恶性有一定意义，总体观察，恶性肿瘤血液供应较丰富，良性肿瘤血液供应较少；观察肿瘤内部的血液供应情况，对区分肿瘤类型也有一定意义。应用彩色多普勒超声还可观察肿物周边的血流情况，了解肿瘤与相邻大血管的关系，诊断是否有大血管的浸润，对判断不清和指导治疗有重要意义；还可以观察肿瘤所在器官的动静脉血管，发现血管阻塞、栓塞等情况。

超声造影又称声学造影（CEUS），是利用声学造影剂使后散射回声增强，明显提高超声诊断的分辨率、敏感性和特异性的技术。超声造影技术用于肿瘤的检测，以肝肿瘤的诊断和鉴别最为成熟，此外还可用于肾、胰腺、乳腺、甲状腺等脏器肿瘤的诊断和鉴别诊断，目前应用的新一代声学造影剂可产生能进入毛细血管的微气泡，在血液中存留时间较长可以产生稳定而持久的声学效果，在超声图像中可以了解组织和脏器的微循环情况。对于肿瘤的诊断中，彩色造影对肿瘤血管检测的敏感性和特异性明显高于彩色多普勒超声检查，不但能提高肿瘤的检出率，还能观察肿瘤血管灌注方式和做动态灌注分析，以鉴别肿瘤的良、恶性。

综上所述，儿童腹部肿瘤尽早明确肿瘤类型、性质对指导治疗、估计预后，提高患儿存活率有重要意义。随着超声技术的不断发展，超声对儿童腹部肿瘤定位和定性诊断的价值更为重要。

二、小儿肿瘤影像学检查的临床意义

1. 肿瘤的临床分期 良性恶性肿瘤在儿童各年龄组均有发生，其中恶性肿瘤是儿童死亡的重要原因。目前儿童肿瘤的发病率和死亡率有较其他疾病上升的趋势。儿童肿瘤早期手术治疗效果良好。多数恶性肿瘤对放、化疗敏感，疗效优于成年人，所以早期诊断对于儿童肿瘤的预后非常重要。影像学检查对儿童肿瘤的诊断及临床分期有极其重要的价值。对于骨肿瘤，X 线片结合 CT 和 MRI，可以全面地评价肿瘤的范围和软组织侵犯情况；核素骨显像常用来寻找骨骼的转移灶；PET 显像也可用来诊断各脏器、组织的转移灶；X 线胸片和 CT 可以了解肺转移情况；对于中枢系统的肿瘤，MRI 是最佳的检查方法。由于 MRI 对于钙化和骨化的显示不如 CT 敏感，所以有时需要结合 CT。对于纵隔、腹部及盆腔肿瘤，CT 平扫结合增强扫描是最重要的检查方法。如观察肿瘤的包膜是否完整、是否侵犯邻近组织、周围淋巴结是否肿大、有无邻近转移或近处转移等。MRI 能多方位显示肿瘤本身的情况及与周围组织的关系。CT 和 MRI 两者结合对肿瘤的临床分期起非常重要的作用。由于超声检查不需用镇静药，安全且价格低廉，对于儿童腹部及软组织肿瘤的诊断仍不失为一种有用的检查方法。

2. 指导肿瘤治疗、观察疗效　影像学检查对肿瘤的生长部位和所累及范围的准确评价，对外科手术方案的制订，以及放疗照射视野大小的决定是非常重要的，它直接影响肿瘤的治疗效果。临床常用的影像学检查在观察肿瘤的治疗效果中，必须注意，最好先用与治疗前相同的检查方法，最常用的是 CT 或 MRI，这样有利于比较治疗前、后肿瘤的变化情况。对于儿童常见的淋巴瘤，PET 对于放疗和化疗的疗效观察尤为重要。如果治疗方案正确，可在治疗后数小时、数天后的显像中发现呈高摄取的病灶表现为放射性摄取降低，甚至降至正常摄取水平，说明治疗方案有效。

3. 观察肿瘤的复发和治疗中的并发症　肿瘤的复发意味着在原先肿瘤发生的部位再次出现同样性质的病灶。远处转移则为原先的肿瘤出现在远处。复发者应用原先影像学检查手段容易发现，而转移则需了解肿瘤的特性，选择适当的检查手段，如为排除骨肉瘤转移，需摄 X 线胸片或 CT 检查以观察肺部有无结节转移病灶或行放射性核素骨扫描以了解有无远处的骨转移灶。当肿瘤经治疗缓解后，何时复查，间隔多久随访，各家略有分歧。目前，多数学者建议非霍奇金淋巴瘤在缓解后，每 6 个月需影像学检查 1 次，连续 2 年，以后每年复查 1 次。Wilms 瘤治疗后需每个月复查 X 线胸片 1 次，化疗结束后 1 年仍需每个月复查 X 线胸片 1 次，以后 6 个月复查 1 次，腹部超声每 3 个月复查 1 次，化疗结束后头 2 年每年复查 2 次，以后每年复查 1 次。对于肿瘤残留和复发或组织坏死的鉴别，PET 显像比其他形态学、影像学检查手段具有优势，这对于下一步治疗方案的制订非常重要。

对于放疗和化疗引起的并发症，影像学检查也有一定的帮助。如 MRI 能显示颅内肿瘤放疗后引起的放射性脑病。脊柱 X 线片即能反映脊柱肿瘤放疗后导致的脊柱椎体压缩及脊柱侧弯。MRI 可显示脊柱放疗后的骨髓改变。MRI 能清楚显示放射区域中软组织和筋膜的坏死，在 T_1WI 表现为低信号，在 T_2WI 呈高信号。总而言之，各种影像学检查方法在儿童肿瘤的诊断、分期、治疗、疗效观察、肿瘤复发及并发症的诊断等方面起着互为补充、各有侧重的重要作用。

第二节　小儿实体肿瘤病理学诊断

随着现代医学的发展，外科病理学越来越与众多的医学分支发生着密切关系，除了包括所有的外科学专业外，还包括内科学、皮肤病学、神经病学、诊断放射学放射治疗学等。单就肿瘤外科病理学的发展而言，这一专业除了有赖于病理工作者对上述诸多的交叉学科的深刻了解外，还需要与理解病理学潜能和了解其局限性的临床医师的积极配合。临床医师要清楚镜下诊断是一个主观的评论。只有当病理医师全面掌握了必要的临床资料、手术所见及手术种类时，镜下诊断才具有完整的意义。正因为如此，病理医师希望肿瘤病理检查申请单最好由熟悉这个病例的临床医师亲自详细而认真地填写，这对于帮助病理医师做出正确的诊断是非常必要的。对准备做冷冻切片病理的病例，术前儿科医师应向病理医师详细地介绍病情，必要时应请病理医师共同检查患儿，这是保证术中快速、正确诊断并做冷冻切片病理的必要条件之一。

对特殊病例，病理医师还应亲自观看手术，重点了解肿物的位置、形态、大小，与邻近的关系及对周围组织的浸润程度，并指导外科医师切取活体组织，以此做出正确诊断。

一、小儿肿瘤的病理学特点

小儿肿瘤在其发病学、自然史、疗效及病理特征等方面与成年人肿瘤不同。小儿肿瘤常常潜伏期较短，恶性程度高，在病程的早期即发生转移，其组织学类型更像是它们所起源细胞的胚胎性前驱。

小儿恶性肿瘤的分类、分型和分级

小儿肿瘤的病理分类、分型和分级标准基本与成年人肿瘤一致。

肿瘤的病理分级是根据其分化程度的高低来确定恶性程度的级别，常为三级分级法：即Ⅰ级为分化良好，属于低度恶性；Ⅱ级为分化中等，属于中度恶性；Ⅲ级为分化低，属于高度恶性。

肿瘤的分期方法有多种，主要原则是根据原发肿瘤的大小、浸润深度、范围，以及是否累及邻近脏器、有无局部和远处淋巴结转移，有无血行转移来确定治疗病程发展阶段或早晚。

肿瘤的分类通常是以它的组织发生为依据的。每一类别又按其分化成熟程度及对机体的影响的不同分为良性和恶性两大类。

小儿肿瘤与成年人肿瘤相比有明显的区别。良性肿瘤中以软组织肿瘤最常见，其次为胚胎残余组织肿瘤，两者几乎占了良性肿瘤的70%以上，而上皮来源的肿瘤仅占极少数。有研究对56例住院儿童实体肿瘤的特点进行分析发现，软组织肿瘤以血管瘤、淋巴管瘤、纤维瘤、脂肪瘤等为主要类型，占52.6%；胚胎残余组织肿瘤主要包括畸胎瘤、皮样囊肿、先天性囊肿等，占20.2%。儿童恶性肿瘤尽管仅占所有肿瘤发病的0.6%～0.8%，但是以每5年5%的发病率增长。据不完全统计，我国每年约有3万名儿童被诊断为恶性肿瘤。在病理类型上，儿童恶性肿瘤多来源于胚胎残余组织的中胚层，从未成熟的细胞发生，故以胚胎性肿瘤和肉瘤为主。神经母细胞瘤、肾母细胞瘤、肝母细胞瘤等胚胎性肿瘤占儿童恶性肿瘤的43.5%。有研究发现在496例儿童恶性肿瘤中，恶性淋巴瘤最常见，包括霍奇金淋巴瘤32例和非霍奇金淋巴瘤92例（25.0%）；其次为神经母细胞瘤109例（22.0%）、肾母细胞瘤53例（10.7%）、横纹肌肉瘤51例（10.3%）。北京儿童医院2705例儿童恶性肿瘤中，恶性淋巴瘤521例（19.26%），居第一位；其余依次为肾母细胞瘤420例（15.53%）、神经母细胞瘤325例（12.01%）、生殖细胞肿瘤314例（包括内胚窦瘤和不成熟畸胎瘤）（11.61%）、横纹肌肉瘤176例（6.51%）、肝母细胞瘤108例（3.99%）。儿童肿瘤常表现为细胞增生活跃，或为胚胎型，细胞分化差或未分化形态。肿瘤的生物学行为常表现为高度恶性、病情进展迅速，预后较差。也有些肿瘤虽然细胞增生非常活跃，细胞轻度异型、核大、染色质丰富、核分裂象较多，但其临床经过表现良好，如婴幼儿毛细血管瘤、幼年性黑色素瘤、婴儿型血管周细胞瘤、幼年型颗粒细胞瘤和先天性中胚叶肾瘤等。少数甚至可发生奇迹般的自发性消退。儿童恶性肿瘤多表现为母细胞瘤的特点，如神经母细胞瘤、肝母细胞瘤、肾母细胞瘤、肺母细胞瘤、胰母细胞瘤、视网膜母细胞瘤和畸胎瘤等，多属于胚胎残余组织肿瘤，来自神经嵴、后肾嵴和卵黄囊壁全能的生殖细胞。很多肿瘤呈现出胚胎发育过程的重演，表现为组织器官胚胎发育不同分化阶段的形态特点，在这些肿瘤中可见到从良性病变到分化差或未分化的病变，变化范围很广。例如在肾母细胞肿瘤中可见良性多囊性肾瘤，囊性肾母细胞瘤，胚芽型、上皮型、间叶型、混合型和间变型肾母细胞瘤等不同分化的形态谱。肝母细胞瘤也有胎儿型、胚胎型和未分化型等组织学类型，其中胎儿型肝母细胞瘤与胎儿肝细胞相似,分化较高,患儿预后较好。神经母细胞肿瘤可以看到从节细胞神经瘤、节细胞神经母细胞瘤到神经母细胞瘤的不同分化,少数神经母细胞瘤可以分化成熟,肿瘤可自发消退。这些儿童母细胞肿瘤反映了胚胎残余组织发生肿瘤以后,可能受某些调控因素的诱导,出现不同的分化过程。

二、小儿实体肿瘤病理诊断技术

1. 活体组织检查　是肿瘤病理学最重要的诊断技术。分切取活检和切除活检两种。在切取活检时,只有部分病变被切除,因此这种方法完全是为了诊断的需要。为使诊断可靠,切取活检时,组织应足够大,勿挤压组织。在切除活检时,整个病变被切除,通常一并切除部分周围的正常组织,因此这种方法适用于诊断和治疗两种目的。

2. 冷冻切片　是病理医师在其实践中所做的最重要而又最困难的工作之一。它要求病理医师具有良好的临床和病理学知识,具有能迅速做出决断的能力,具有好的判断力及适当保守的态度。即使这样,有时冷冻切片也会因组织块太小,不能代表全部病变而不能诊断或误诊或必须等待石蜡切片。但是术前外科医师与病理医师对病例的沟通很重要。

3. 诊断细胞学　是肿瘤病理学的常规诊断技术。特别是恶性肿瘤的阳性细胞学诊断具有与手术活检一样的重要性。细胞病理学医师可能会做出一定数量的假阴性诊断,这取决于标本的来源和标本的质量,但假阳性诊断几乎不应该发生。

三、特殊诊断技术

1. 特殊染色　随着免疫组织化学问世及组织化学染色的日益成熟,很多常用的特殊染色已不再使用。目前常用的特殊染色(如 PAS 染色),用于显示肿瘤细胞质内的结晶。网状纤维染色,在组织病理学主要用于鉴别上皮性和非上皮性肿瘤、原位癌和浸润癌,以及各种间叶性肿瘤间的鉴别。

2. 电子显微镜　主要用于肿瘤病理学和肾病理学领域。在肿瘤病理中,超微结构检查对于判定各种肿瘤的组织发生或分化及其有用。但不能鉴别同一细胞类型的反应性病变及良、恶性肿瘤之间的差别。电子显微镜通过确定细胞的本质而确定病变的组织发生。

3. 免疫组织化学　是免疫学原理和技术在细胞和组织研究中的应用,这项技术目前是肿瘤病理学的重要辅助诊断手段,特点是敏感和特异,能应用于常规处理的材料,解决普通光镜检查难以确定的肿瘤组织和细胞来源。

4. 流式细胞学　通过恒定的探测装置检测通过一束光的细胞悬液的各种参数,可以评估细胞大小、细胞活性、细胞周期(S 期比率)、DNA 含量(DNA 倍体)、表面标志物表型和酶含量。根据 DNA 含量,肿瘤倍分为二倍体肿瘤和非整倍体肿瘤。这项技术的限制是必须将用于分析的组织细胞制成单细胞悬液。目前流式细胞仪在实体性肿瘤中的主要临床应用:①当形态学的良、恶性改变不确定时,对恶性诊断提供支持。②提供独立于分级和分期的预后信息。③判定肿瘤的复发。

5. 细胞遗传学　肿瘤的细胞染色体核型分析研究应用于病理诊断的肿瘤,主要是白血病和淋巴瘤的染色体异常的特异性分析;另外,还可以用生殖细胞性肿瘤、间叶性肿瘤的核型分析等。

6. 分子病理学　20 世纪 80 年代以来,分子生物学技术的飞速发展正对传统病理学诊断技术产生重要影响。如 PCR、原位杂交技术等用于肿瘤中的染色体重排或癌基因及抑癌基因的检测。在一些疑难病例的诊断及判断预后中起着重要的作用。

7. 组织培养 用于肿瘤诊断的理论基础是肿瘤细胞在体外能表达出体内表现不出或觉察不到的分化特征。例如,神经母细胞瘤,将其放入适当的培养基中,24h 内可见到轴突生长。无色素性黑色素瘤有时在体外可出现深浓的色素。因此,目前国际上提倡将短期组织培养应用于婴幼儿的小圆细胞肿瘤的鉴别诊断。我国现阶段的肿瘤细胞组织培养还停留在实验室阶段,希望能在不久的时间内将其应用于临床病理的鉴别诊断。

第三节 小儿实体肿瘤血清学诊断

自 19 世纪末以来,人们已开始对肿瘤免疫学的研究;于 20 世纪初,证明肿瘤有免疫性;到 20 世纪 60 年代,才证明化学致癌物质或病毒能诱发动物的实验性肿瘤,有新生的、与宿主正常组织不同的肿瘤特异性抗原存在。

肿瘤的免疫诊断,一般的方法阳性率虽高,但是特异性却不高。因为方法简便,所需患者血量少,用于人群普查及初步检查,仍有诊断价值。在病程中检测抗原动态,对判断预后有帮助。

肿瘤患儿体内可有某些化学物质在质或量上的特异性改变,生化诊断就是利用生物化学的方法对其进行检测。因为有肿瘤产生的体内生化物质,通常称为肿瘤标志物。来自肿瘤细胞的标志物,可用灵敏的方法进行检测,以早期发现肿瘤;有的标志物具有器官特异性,检出标志物提示这些器官可能患有肿瘤。测定非特异性的标志物,还能早期发现肿瘤的转移。追踪观察肿瘤生化指标的变化,以观察病情的变化,指导治疗方案。

肿瘤标志物是指特征性存在于恶性肿瘤细胞或由恶性肿瘤细胞异常产生的物质或是宿主对肿瘤反应而产生的物质。这些物质存在于肿瘤细胞和组织中,也可进入血液和其他体液,当肿瘤发生、发展时,这些物质明显异常,提示肿瘤的存在。存在于组织和细胞中的肿瘤标志物,需要取得细胞和组织的标本,利用基因分析法和组织化学法测定,属病理科的范畴。这里仅讨论能应用临床生化法测定的体液中的肿瘤标志物。

绝大部分的体液中的肿瘤标志物既存在于肿瘤中,也存在于正常人群和非肿瘤患者中,只是肿瘤患者的肿瘤标志物浓度高于非肿瘤患者。唯有前列腺特异性抗原(PSA)等几个极少数的肿瘤标志物和特定的器官相关联呈现器官特异性。大多数肿瘤标志物在某一组织类型的多种癌症上呈阳性。除少数肿瘤外,部分肿瘤往往会有多个肿瘤标志物阳性。一个特定的肿瘤,不同肿瘤阶段、不同的肿瘤细胞类型、不同的预后时,呈阳性的肿瘤标志物可能不尽相同;相同的标志物阳性率不同,增加了肿瘤标志物应用的复杂性。

肿瘤标志物来源广泛,其分类和命名尚未完全统一,习惯上,体液中的肿瘤标志物按本身的性质一般分为 7 类:①酶和同工酶类;②激素类;③胚胎抗原类;④特殊蛋白质类;⑤糖蛋白类;⑥癌基因蛋白类;⑦其他肿瘤标志物。

一、酶类肿瘤标志物

酶类存在广泛,多数酶存在于细胞中,肿瘤的发生、发展涉及全身多种酶类。许多脏器在其损伤、炎症和功能改变时都能引起酶的异常,因而总体来说酶类标志物的特异性不高。正常时,组织中酶的浓度是血清中的许多倍,因组织破坏进入血液的酶类标志物的敏感性较高,但其低特异性限制了酶类标志物的应用,目前主要用于肿瘤治疗和预后的监侧。同工酶分析的应用提高了酶类标志物的敏感性和脏器特异性。目前临床上主要测定酶的活性,酶的活性受多种因素的影响和干扰,稳定性较差,不少学者建议用酶质量测定代替酶活性测定。

(一)碱性磷酸酶

在碱性条件下,碱性磷酸酶(ALP)能水解各种磷酸酯键,释放出无机磷,在磷酸基的转移中起重要作用。ALP 来自肝、胎盘和骨组织。ALP 异常多见于原发性和继发性肝癌、胆道癌。其他肿瘤,如前列腺癌、白血病、肉瘤、淋巴瘤中 ALP 也会升高。

ALP 及其同工酶相结合,提高了诊断的敏感性和特异性。①ALP 升高最常见于原发性和继发性肝癌,ALP 特别是肝型 ALP 同工酶判断肝癌转移好于其他生化指标。②1986 年 Fishman 发现了 ALP 新的同工酶——胎盘型 ALP 同工酶(PALP),此酶在滋养层合成,妊娠妇女血清 PALP 升高。这是继 AFP 和 CEA 后发现的胚胎发育期的肿瘤标志物。PALP 在正常人中几乎为 0,其升高见于各种癌症,如卵巢癌、胃肠道癌、精原细胞癌和霍奇金淋巴瘤。③骨型 ALP 同工酶(BALP)是判断癌症骨转移的较好的标志物,BALP 的急剧升高常意味着成骨细胞的破坏,BALP 的缓慢升高可见于乳腺癌溶骨性转移。④动态观察 ALP 及其同工酶的变化可以有助于判断预后。如 M_0 期前列腺癌患者的 BALP 为 $10\mu g/L$,$M_1 \sim M_4$ 期患者的 BALP 为 $83.2\mu g/L$。ALP 正常者有较好的预后,平均生存期为 38 个月,ALP 异常者的平均生存期为 19 个月。

检测方法:常用速率法。

(二)乳酸脱氢酶

乳酸脱氢酶(LD)是糖酵解通路中的主要酶,催化乳酸变成丙酮酸的氧化反应,广泛分布于各种细胞中,一旦细胞受到肿瘤侵袭,LD 就从细胞中释放出来,血中 LD 水平随之增高。不同组织的乳酸脱氢酶同工酶分布不同,存在明显的组织特异性,人心肌、肾和红细胞中以 LDH1 和 LDH2 最多,骨骼肌和肝中以 LDH4 和 LDH5 最多,而肺、脾、胰、甲状腺、肾上腺和淋巴结等组织中以 LDH3 最多。①LD 的特异性较差,在多种疾病,如肾炎、肝炎、心肌损伤和多种肿瘤,如肝癌、非霍奇金淋巴瘤、急性白血病、神经母细胞瘤、乳腺癌、结肠癌、胃癌和肺癌中都能升高。②由于 LD 在各组织中的含量较血清高上千倍,微量损伤也足以引起血清 LD 的升高,故敏感性较高。分析无明显原因升高的 LD 及其同工酶,可以为早期发现无症状肿瘤患者提供线索。③血清 LD 水平在实质性肿瘤中与肿瘤大小相关,可以用于监测病程、预测预后。但在监测治疗效果方面的价值并不很大。④用于估计癌症患者有无转移和向何处转移,当肝癌患者脑脊液 LDH5 升高,预示肿瘤向中枢神经系统转移。

检测方法:常用速率法。

(三)神经元特异性烯醇化酶

神经元特异性烯醇化酶(NSE)又称磷酸烯醇转化酶,也是糖酵解中的限速酶,催化 2-磷酸甘油酸裂解生成水及烯醇式磷酸丙酮酸。它存在于神经组织和神经内分泌系统,当这些部位患癌症时 NSE 都会升高,如小细胞肺癌、神经母细胞瘤、嗜铬细胞瘤、甲状腺瘤、骨髓瘤、类癌、胰腺癌。NSE 对儿童型神经母细胞瘤阳险率为 90%,NSE 和病情的发展相关,其值越高,疾病恶性程度越高,患者血清 NSE 初始化水平低于 100mg/L 者预后良好,存活率高。NSE 在监测化疗和疾病状态评价方面有很大作用。NSE 免疫染色可用于区分小细胞肺癌和其他组织类型肺癌。对于儿童高分化的神经母细胞瘤，NSE 升高意味着预后较差。采用血清 NSE 监测疗效目前尚存在争议，这主要是由于其组织特异性不太高。但在儿童Ⅳ期神经母细胞瘤中。NSE 升高意味着疗效较差。

检测方法：常用速率法、放射免疫法和酶联免疫法。

血清 NSE 正常参考值上限为 12.5mg/L，NSE 对小细胞肺癌敏感度为 80%，特异度为 80%～90%；儿童高分化神经母细胞瘤中，超过 90% 的患者血清 NSE 水平升高。

（四）前列腺特异性抗原

1. 生物学特性　前列腺特异性抗原是一种 γ-精蛋白，编码 PSA 的基因位于 19 号染色体上，和缓激肽-1 基因有 82% 的同源性。PSA 由前列腺管和腺泡上的上皮细胞分泌，通过使精囊特异蛋白变成几个小分子量蛋白，从而起到液化精液的作用。正常人 PSA 主要存在于精液中，其浓度（0.5～5.5g/L）约为血清（<0.4μg/L）的 100 万倍，当肿瘤发生时，前列腺和淋巴系统间组织屏障破坏，前列腺内容物进入血液循环，使血中 PSA 升高，每克前列腺癌使血清 PSA 升高 0.3μg/L。前列腺癌是老年男性中发病率最高的癌症。如能早期发现，通过根治性前列腺切除术有治愈的可能，因而前列腺特异性抗原（PSA）检测在前列腺癌早期诊断中的作用重大。前列腺特异性抗原（PSA）是一种存在于精液中的蛋白酶，它和缓激肽家族的丝氨酸蛋白酶氨基酸顺序相似。PSA 有高度脏器特异性，但部分良性前列腺病（BPH）PSA 也能升高。血中的总 PSA（t-PSA）包括两种形式，较少的是游离 PSA（f-PSA），大量存在的是 f-PSA 和 α$_1$-抗糜蛋白酶（ACT）或 α$_2$-巨球蛋白（A2M）结合的复合物（c-PSA），f-PSA 半衰期为 0.75～1.2h，复合 PSA 半衰期较长，为 2～3d。当前列腺癌成功治疗后，高浓度的 PSA 回到正常值需 2～3 周。

2. 临床应用

（1）早期发现前列腺癌：PSA 是目前可用于前列腺癌筛查的早期标志物，但是 PSA 在低浓度时和良性前列腺增生（BPH）有重叠。为了改善 PSA 的早期诊断能力，学术界提出了几个方法：①以年龄调整参考值范围上限，40～49 岁为 2.5μg/L，50～59 岁为 3.5μg/L，60～69 岁为 4.5μg/L，70～79 岁为 6.5μg/L；②PSA 增长速率，高速增长者（每年 0.75μg/L）为癌症；③PSA 密度，即 PSA 浓度/超声测量前列腺体积，如 PSA 为 4～10μg/L，直肠指检结果阴性，但 PSA 密度阳性[阳性判断值为 >0.15ng/（ml·cm）]，则可能是癌症；④f-PSA 和 t-PSA 比值，具有重要的诊断价值，特别是当 t-PSA 在 4.0～10.0μg/L 时，血清中 f-PSA/t-PSA 比值为 0.15 可作为前列腺肥大和前列腺癌的鉴别要点，比值 <0.15 时前列腺癌的可能性大。临床大都应用血清中 f-PSA/t-PSA 比值来鉴别良、恶性前列腺肿瘤。

（2）临床分期和预后判断：单纯的 PSA 不是很好的前列腺癌的分期指标，但它和前列腺癌的恶性程度及转移有关，PSA 阳性患者大都处于 A～D2 期，PSA 浓度越高，恶性度越高；如果 PSA>50μg/L，绝大部分患者伴有癌症浸润和转移，PSA<20μg/L 者很少有骨转移，<10μg/L 基本没有转移。

（3）监测前列腺癌的复发临床发现，前列腺癌手术后即使没有症状，PSA>0.5μg/L 者，其复发比例远高于 PSA<0.5μg/L 者。有学术团体建议前列腺癌术后第 1 年，每 3 个月测 1 次 PSA，第 2 年每 4 个月测 1 次，以后每 6 个月测 1 次，直至第 5 年。

3. PSA 检测　目前检测 PSA 的方法多用放免法和酶免法，测定的是和 ACT 结合在一起的 c-PSA，检测极限为 0.1μg/L，阳性参考值为 >4μg/L。当判断值为 4μg/L 时，PSA 的敏感度为 78%,特异度为 33%;当判断值降至 2.8μg/L 时,敏感度为 92%,特异度为 23%;当判断值升至 8.0μg/L 时,特异度提高至 90%。

(五)谷胱甘肽-S-转移酶

谷胱甘肽-S-转移酶(GST)是一组具有多种生理功能的同工酶家族,能催化体内有毒物质和谷胱甘肽相结合并以转运蛋白形式把它们运出细胞外。它有 3 种同工酶,分别为酸性 GST-π(pI<7.0)、中性 GST-ρ(pI 7~8)、碱性 GST-α 为(pI>8.0)。GST-π 属胚胎型同工酶。Severini 测定了 95 例消化道癌症患者和 49 例正常人,对照组 GST 为 3.2U/L,胃癌、肝癌、直肠癌患者 GST 分别为 10.4U/L、11.1U/L、12.3U/L;阳性率分别为 90%、100%、89%。Mulder 认为 GST 和直肠癌的分化程度、预后有关,GST 阳性者,生存期为 1~65 个月,平均为 21 个月;GST 阴性者,生存期为 60~87 个月,平均为 68 个月。

检测方法:速率法、放射免疫法和酶联免疫法。

(六)γ-谷氨酸转肽酶

γ-谷氨酸转肽酶(γ-GT)是 γ-谷氨酰循环中的关键酶,催化谷氨酰基转移到氨基酸上,形成 γ-谷氨酰氨基酸。正常分布于小肠黏膜上皮、涎腺、附睾、脑组织、肾、肝、胰腺中。胚胎期各脏器 γ-GT 较高。用 4%~30% 聚丙烯胺电泳,从血清 γ-GT 中分离出 12 条区带,正常人以 I 带为主,胎肝和肝癌中的 γ-GT 以 II 带为主,在前列腺癌、骨癌、胰腺癌、食管癌、胃癌时 γ-GT 也升高,可达正常的 10 倍以上。近年来,有关 γ-GT 的研究报道很多,有学者研究 γ-GT 和肝癌 10 年,认为:①γ-GT II 诊断肝癌的阳性率达 90%,γ-GT II 诊断阳性率>ALP1>AFP。但急性肝炎、肝外肿瘤、孕妇亦可升高,特异性不高。②γ-GT II 诊断小细胞肝癌阳性率为 78.6%,AFP 阳性率为 5%,其中部分假阴性,在随访 2.1~20 个月后发现表现为肝癌。临床 γ-GT II 多用于 AFP 阴性的肝癌的辅助诊断。

检测方法:速率法、放射免疫法和酶联免疫法。

(七)基质金属蛋白酶

基质金属蛋白酶(MMPs)是一类结构相似的锌依赖性内肽酶家族,目前发现有 23 个酶,可以降解细胞外基质(ECM)组分。多数 MMPs 以酶原的形式分泌,通过去除一个 10kD 的氨基酸末端结构激活。一旦激活,MMPs 的蛋白水解活性,即受金属蛋白酶组织抑制药(TIMPs)的抑制。依据 MMPs 降解 ECM 特异性的不同,可将 MMPs 分为 4 个亚群:胶原酶、明胶酶、基质降解酶和膜 MMPs。

MMPs 在许多生理过程中发挥一定作用,比如骨再生、创伤愈合等,但也与肿瘤生长、浸润和转移相关。应用基因敲除技术研究发现,缺乏 MMPs 的小鼠肿瘤发生和进展明显下降,这为 MMPs 在肿瘤发生、发展中的作用提供了直接的论据。与此相反,MMPs 表达增高与高侵袭性和较差的预后相关,MMP-2 和 MMP-9 水平升高与口腔癌、肺腺癌、膀胱癌、卵巢癌、乳头状甲状腺癌等肿瘤的进展加速相关。类似的,MMP-3 和 MMP-9 水平在恶性程度较高的子宫内膜肉瘤中比恶性程度较低者要高。在食管癌中 MMP-7 水平与肿瘤侵袭性相关。

MMPs 还可用于评估复发和转移风险,晚期膀胱上皮癌患者血清 MMP-2 或 MMP-3 水平可以预测复发。此外,MMP-2 水平可以预测卵巢癌复发。特定 MMPs 的表达可以用于判断转移风险。例如在胃癌中,MMP-1 水平升高与腹膜和颈部淋巴结转移相关。MMPs 抑制药治疗也许是一种新的肿瘤治疗战略。

通常采用凝胶酶谱技术检测 MMPs,诸如 MMP-2、MMP-9 等。这项技术是利用 SDS-聚丙烯酰胺凝胶电泳在非还原条件下分离蛋白酶,然后去除 SDS,从而 MMPs 得以复性,接着在其分离后的位置消化明胶。这种方法尽管烦琐,但在检测活化形式的蛋白酶组分方面具有明显的优势。另外,在组织切片中可应用免疫组化技术检测 MMPs,在组织液和血清中可以采用免疫技术检测 MMPs。

二、激素类肿瘤标志物

激素被看做肿瘤标志物已有半个世纪了,肿瘤患者激素升高的机制:①在肿瘤发生时,内分泌组织反应性地增加或减少激素分泌;②正常时不分泌激素的组织部位患肿瘤后开始分泌激素,后者常称为异位激素,如小细胞肺癌分泌促肾上腺皮质激素(ACTH)。这些大都是多肽类激素,和天然激素有相同的免疫性,可用天然激素的抗体检测出来。

(一)降钙素

降钙素(CT)是由甲状腺 C 型细胞分泌的一种单链多肽激素,半衰期为 4~12min。它在血清钙升高时分泌,抑制钙自骨中释放,增加尿磷,降低血钙和血磷。

放射免疫法和电化学发光法都可以用来测定,正常参考值上限为 100ng/L。

降钙素常用于筛查甲状腺髓样癌患者的无症状家族成员。由于其半衰期短,且降钙素和肿瘤大小、浸润、转移有关,临床上常用降钙素监测甲状腺髓样癌的治疗。此外,肺癌患者也常见降钙素升高,乳腺癌、消化道癌症患者偶见降钙素升高。

(二)人绒毛膜促性腺激素

人绒毛膜促性腺激素(hCG)是在妊娠期由胎盘滋养细胞分泌的糖蛋白,半衰期为 12~20h,由 α 和 β 两个亚单位组成,α 亚单位也是其他激素,如促卵泡生成素(FSH)、黄体生成素(LH)和促甲状腺素(TSH)的组成成分,β 亚单位仅存在于 hCG。

放射免疫法和电化学发光法都可以用来测定。βhCG 正常参考值上限为 5.0IU/L。正常孕妇在早期 βhCG 升高,直至分娩后下降。

肿瘤组织分泌的 hCG 多为 β 亚单位。100%滋养体瘤和绒毛膜上皮细胞癌 βhCG 异常升高,可达 100 万 IU/L。βhCG 的中度升高见于精原细胞睾丸癌,70%非精原细胞性睾丸癌 βhCG 低度升高(往往和 AFP 同时升高)。部分乳腺癌、胃肠道癌、肺癌,良性疾病。如肝硬化、十二指肠溃疡、炎症也可见 βhCG 轻度异常。由于 βhCG 无法穿过血-脑屏障,所以脑脊液中出现 βhCG 并且和血清中的 βhCG 比例超过 1:60,可说明肿瘤脑转移。当 βhCG 用于治疗监测时,建议每周测 1 次。在肿瘤患者少见其他性激素异常的报道。

(三)儿茶酚胺类物质

儿茶酚胺类物质(CA)是一类结构中都含有儿茶酚的物质的总称,包括肾上腺素、去甲肾上腺素、香草扁桃酸(VMA)等,它们除了在嗜铬细胞瘤明显升高外,70%的神经母细胞瘤的 VMA 升高。和儿茶酚胺类有关的物质还包括促肾上腺皮质激素(ACTH),ACTH 由垂体前叶促皮质素细胞分泌。早在 1928 年就有学者描述了小细胞肺癌患者有皮质素过多症,现在已经知道,约 70%的肺癌患者 ACTH 增加,其中大部分为无生物活性的大分子 ACTH,但它和小分子的 ACTH 一样,可生成黑色素细胞刺激素,故肺癌患者很少患有库欣综合征,但常伴皮肤色素沉着。部分胰腺癌、乳腺癌、胃肠道癌症患者也可见大分子的 ACTH 增加。

检测方法:放射免疫法和电化学发光法。

(四)激素受体

在乳腺癌患者,黄体酮和雌二醇水平并无变化,但部分患者黄体酮受体(PR)和雌二醇受体(ER)增加。目前测定此两种受体以免疫化学法为主,滴定法、酶联免疫法和免疫细胞化学法(ERICA 和 PgRICA)测组织提取液。

ASCO 推荐免疫细胞化学法作为统一标准检测的方法。正常参考值为>10fmol/mg 蛋白质。

根据 ASCO 建议,乳腺组织细胞质中的雌激素受体和黄体酮受体已作为乳腺癌诊治的常规项目,60%的阳性患者内分泌治疗较有效,95%的阴性患者治疗无效,1/3 的乳腺癌转移患者雌激素受体较低。临床上发现在化疗时有一些假阳性的患者,内分泌治疗无效。由于黄体酮受体的合成依赖雌激素,黄体酮受体检测是雌激素受体测定的补充,乳腺癌转移患者如果两种受体均阳性,内分泌治疗有效率为 75%;雌激素受体阳性、黄体酮受体阴性者,有效率为 40%;雌激素受体阴性、黄体酮受体阳性者;有效率为 25%。临床根据受体测定结果制订相应的治疗方案,内分泌治疗有效者生存期较长,预后较好。

三、胚胎抗原类肿瘤标志物

20 世纪 60 年代发现的 AFP 和 CEA 至今仍是常用的肿瘤标志物。AFP 和 CEA 都属胚胎抗原类物质,这类物质是胎儿期才有的蛋白,成人后逐渐下降、消失。在癌症患者这些胚胎抗原重新出现,可能和恶性细胞转化时激活了某些在成年后已关闭的基因有关,这些基因制造了胚胎抗原。胚胎抗原类肿瘤标志物不多,但都是临床常用的重要标志物。

(一)甲胎蛋白

甲胎蛋白(AFP)是人类认识较早的比较有价值的肝癌和生殖细胞瘤肿瘤标志物,至今已应用了 50 多年。AFP 是一种含 4%糖类的单链糖蛋白,半衰期为 5d,AFP 和白蛋白基因都定位于 4 号染色体 4q11~4q21 区域,AFP 和白蛋白的氨基酸顺序十分近似,具有高度同源性。AFP 是胎儿循环中的主要蛋白。在胎儿诞生后 18 个月,白蛋白合成逐渐增加,AFP 浓度随之下降,健康成年人血清中 AFP 低于 10μg/L,妇女妊娠 6 个月后 AFP 可达 500μg/L。

1. AFP 和肝癌 良性肝病,如肝炎、肝硬化患者血清中 AFP 也升高,但 95%小于 200μg/L。AFP 是原发性肝癌最灵敏、最特异的肿瘤标志物,血清 AFP 测定值大于 500μg/L,并有不断增高者应高度警惕。肝癌患者血清 AFP 含量变化的速率和程度与肿瘤组织分化程度高低有一定相关性。分化程度差的肿瘤,AFP 含量常大于 200μg/L。如果 AFP 超过 500μg/L,谷丙转氨酶(SGPT)基本正常,意味着存在肝癌。几乎 80%的肝癌 AFP 升高,约一半的肝癌可测到高浓度的 AFP。AFP 浓度和肝癌大小有关。目前在中国、日本、非洲和阿拉斯加地区都用 AFP 普查肝癌。国际学术团体建议参考值上限定在 20μg/L。灵敏的 AFP 检测方法结合超声常常能发现早期肝癌(直径<5cm)。当 GPT 正常,用 AFP 来诊断肝癌可取性 100%。AFP 还用于治疗监测和预后判断,AFP>500μg/L,胆红素>2mg/L 的患者存活期很短;患者 AFP 急剧增长意味着肝癌转移;手术后 AFP>200μg/L,意味着肝癌组织未完全切除或有转移。

2. AFP 和生殖细胞瘤 AFP 和 hCG 结合还用于为精原细胞瘤分型和分期,精原细胞瘤可分为精原细胞型、卵黄囊型、绒毛膜上皮细胞癌和畸胎瘤。精原细胞型 AFP 正常,βhCG 升高;卵黄囊型 AFP 升高;绒毛膜上皮细胞癌患者 hCG 升高;畸胎瘤两者均正常;90%非精原细胞性睾丸癌至少一项升高。其中＜20％的Ⅰ期患者。50％～80％的Ⅱ期患者,90％～100％的Ⅲ期患者两项同时升高。这两个标志物的浓度高低也和病情轻重、是否转移有关。

检测方法:电化学发光法、放射免疫法和酶联免疫法。

(二)癌胚抗原

癌胚抗原(CEA)是1965年在大肠癌的提取物中发现的,此提取物的抗原也出现在胚胎细胞上,故称为癌胚抗原。CEA属细胞表面的糖蛋白家族,这一大家族基因位于19号染色体(PSA基因也在此染色体上),它和免疫球蛋白IgG的γ重链结构极相似,有学者认为CEA是免疫球蛋白超家族中的一员。胎儿在妊娠2个月后由消化道分泌CEA,出生后消失。正常组织分泌CEA的有支气管、涎腺、小肠、胆管、胰管、尿道、前列腺。在成年人CEA主要是由结肠黏膜细胞分泌到粪便中,每天约70mg,少量重吸收至血液。大部分健康人群CEA血清浓度小于2.5mg/L,吸烟者CEA会升高,一般低于5mg/L。少数肺和支气管疾病、肠道炎症和慢性肝病患者血清CEA＞5mg/L。

检测方法:电化学发光法、放射免疫法和酶联免疫法。

参考值上限:健康人CEA＜3μg/L,吸烟者＜5μg/L。

CEA属于非器官特异性肿瘤相关抗原,分泌CEA的肿瘤大多位于空腔脏器,如胃肠道、呼吸道、泌尿道等。约70％的直肠癌、55％的胰腺癌、50％的胃癌、45％的肺癌、40％的乳腺癌、40％的尿道癌、25％的卵巢癌患者CEA升高。但需与肝硬化、肺气肿、直肠息肉、良性乳腺癌、溃疡性结肠炎相鉴别。

目前认为CEA有较高的假阳性和假阴性,所以不适用于肿瘤普查。当CEA比正常持续升高5～10倍,提示恶性肿瘤,特别是肠癌的存在。在直肠癌,CEA浓度和Duke分期有关,28％的A期和45％的B期患者CEA都异常。CEA＞80μg/L,可看作已有肿瘤转移。因为CEA是一种细胞黏附分子,极易浸润和转移。在早期和局部的乳腺癌,CEA常在正常参考值范围,一旦CEA升高,往往意味着有转移。肿瘤治疗有效,CEA即下降。如CEA水平又升高往往意味着肿瘤复发。一般说来,从CEA开始升高到临床有明显复发症状约5个月,这在90％的再手术的患者身上得到了证实。在整个直肠癌治疗期间,CEA是一个有效的监视指标。是发现复发的理想指标,其敏感性高于X线和直肠镜。CEA还常用于监视胰腺癌、胃癌、肺癌、乳腺癌的治疗。早期局限的乳腺癌患者CEA应该是正常的,一旦升高表明有骨或肺转移。据不完全统计,有65％的小细胞肺癌患者CEA升高,所以CEA也是诊断和监视小细胞肺癌的有效工具。

四、特殊蛋白质类肿瘤标志物

大多数实体瘤是由上皮细胞衍生而来,当肿瘤细胞快速分化、增殖时,一些在正常组织中不表现的细胞类型或组分大量出现,如作为细胞支架的角蛋白,成为肿瘤标志物。由于角蛋白有多种类型,这也就形成了多种肿瘤标志物。这一类标志物的分子组成往往是不含糖或脂的多肽链,由于其体现了肿瘤共有的增殖特性,因而器官特异性差,是和多种肿瘤有关的广谱肿瘤标志物,在鳞状细胞癌,如膀胱癌、肺癌中阳性较高。实体瘤大体来自腺癌或鳞状细胞癌,在标志物中,与鳞状细胞癌有关的标志物较少,鳞状细胞癌抗原是其中的一种。铁蛋白也是一种较特殊的金属蛋白。

(一)角蛋白

细胞角蛋白(CK)是细胞体间的中间丝,在正常及恶性的上皮细胞中起支架作用,支撑细胞及细胞核。已知的角蛋白有 20 多种,肿瘤细胞中最丰富的是 CK18 和 CK19,细胞分解后释放至血中。CK19 是一种酸性多肽,主要分布在单层上皮上,如肠上皮、胰管、胆囊、子宫内膜和肺泡上皮。这些细胞癌变时 CK19 含量增加。

Cyfra2l-1 是角蛋白 CK19 的一种,其试剂是从 MCF-7 癌细胞株制备出来的抗 CK19 单克隆抗体 KS19-1 和 BM 19-21。这是一个近年来引起高度关注的肿瘤标志物,对肺癌,特别是非小细胞肺癌(NSCLC)有较高的诊断价值,敏感度达 80%。它既能早期诊断,又与瘤块生长有关,诊断鳞状细胞癌、腺癌、大细胞癌的阳性率分别为 67%、46%、67%,远高于 CEA 和其他标志物,其假阳性率为 4%~8%,而且 Cyfra 21-1 水平和肿瘤的恶化程度,转移相一致。

检测方法:电化学发光法、放射免疫法和酶联免疫法都可以用来测定。

(二)组织多肽抗原、特异性组织多肽抗原

组织多肽抗原(TPA)和特异性组织多肽抗原(TPS)是比 CEA 和 AFP 出现更早的肿瘤标志物,但由于缺乏特异性,限制了其应用。角蛋白家族按分子量分成 20 种,TPA 是低分子量角蛋白的混合物,TPS 是 TPA 在血中的特异部分。在细胞增殖时,产生大量的角蛋白,当细胞坏死时,角蛋白的可溶部分释放入血。

TPA 类的升高表明细胞处于增殖转化期,所以临床上 TPA 更多的被看作是细胞增殖的标志。妊娠期妇女在整个妊娠期 TPA 均升高,分娩 5d 后 TPA 下降;此外,在部分炎症患者,TPA 也可升高。TPA、TPS 是一早期出现的敏感的广谱肿瘤标志物,但特异性较低,因而在肿瘤诊断上作用有限。

目前在肿瘤临床上,TPA 主要应用于:①鉴别诊断胆管癌(TPA 升高)和肝细胞癌(TPA 不升高);②和 CEA 及糖蛋白类抗原结合判断膀胱癌、乳腺癌、直肠癌、肺癌、卵巢癌有无转移。

(三)鳞状细胞癌抗原

鳞状细胞癌抗原(SCCA)也是一种糖蛋白,曾被称为肿瘤相关抗原。通过等电聚焦电泳可把 SCCA 分为中性和酸性两个亚组分,恶性和正常的鳞状上皮细胞均含中性组分。酸性组分仅见于恶性细胞。血清中的 SCCA 浓度和鳞状细胞癌的分化程度有关,正常人血清中 SCCA 浓度$<1.5\mu g/L$。少数良性疾病也能见 SCCA 升高,如肺部感染、皮肤炎、肾衰竭和肝病。

在子宫颈癌、肺癌(非小细胞肺癌)、皮肤癌、头颈部癌、消化道癌、卵巢癌和泌尿道肿瘤中都可见 SCCA 升高。早期癌肿 SCCA 很少升高,故 SCCA 不能用于肿瘤普查。SCCA 升高程度和肿瘤的恶性程度密切相关,SCCA 一旦升高往往预示病情恶化,伴发转移,所以常用于治疗监视和预后判断。70% 的进展型子宫颈癌患者 SCCA 升高,90% 以上的复发的子宫颈癌SCCA 异常。

检测方法:酶联免疫法。

(四)铁蛋白

铁蛋白对体内铁的转运、储存及铁代谢调节具有重要作用,是铁的主要储存形式。它呈球状,外壳由脱铁蛋白构成,内核为结晶状的氢氧化高铁,直径 13mm,由 24 个亚基组成。其亚基分成 H 型和 L 型,前者偏酸性,后者偏碱性。胎儿组织和癌组织中以 H 型为主,正常人铁蛋白$<250\mu g/L$。一般来说,当铁负荷增多或肝病时铁蛋白可升高,除此之外很多肿瘤患者,

如霍奇金淋巴瘤、白血病、肝癌、胰腺癌、乳腺癌中铁蛋自也可升高,其灵敏度为5%～56%。

检测方法:电化学发光法、放射免疫法和酶联免疫法。

(五)糖蛋白抗原类肿瘤标志物

广义的糖蛋白包括了两大类蛋白,人们把糖类少于4%的糖蛋白称为狭义糖蛋白,把含糖类超过4%的糖蛋白称为黏蛋白。糖蛋白所结合的糖类是一类含氮的多糖(黏多糖),比较常见的是涎液酸和岩藻糖。一般的细胞膜表面都有丰富的糖蛋白,当正常细胞转化为恶性细胞时,细胞表面的糖蛋白发生变异,形成了一种和正常细胞不同的特殊抗原,可以用单克隆技术检测这些抗原,结果诞生了糖蛋白类抗原标志物。这是和酶、激素不同的新一代的肿瘤标志物,远较酶和激素类标志物敏感和特异,它们的诞生促进了肿瘤标志物学的发展和临床应用。

糖蛋白类抗原可粗分为两类:CA125、CA15-3、CA549、CA27-29("CA",意味着癌症,后面的数字往往代表了制造该抗原的肿瘤细胞系编号)是哺乳动物上皮细胞分泌的大分子黏蛋白,其中有些(CA15-3、CA549、CA27-29)实际上是异构体,都是乳腺癌的肿瘤标志物;而CA19-9、CA19-5、CA50、CA72-4、CA242是和液酸涎岩藻糖的衍生物,常为消化道肿瘤、胰腺癌的标志物。

检测方法:电化学发光法、放射免疫法和酶联免疫法。

1. CA125 CA125是由鼠抗人乳头状囊性卵巢上皮细胞系OC125制备而成。OC125的抗原决定簇和胚胎发育期卵巢腔上皮的大分子的糖蛋白相关,能检测出常见的非黏液性卵巢上皮细胞癌,但不易测出内膜细胞癌和透明细胞癌。

健康人群血清CA125含量很低,其上限为35kU/L。

临床意义:50%的Ⅰ期卵巢癌患者和90%的Ⅱ期以上的卵巢癌患者血清CA125升高,CA125值和肿瘤大小、肿瘤分期相关。CA125在鉴别良、恶性卵巢包块方面特别有价值,敏感度为78%、特异度为95%、阳性预测值为82%、阴性预测值为91%,能协助制订正确的手术方案。当CA125水平低于65kU/L时,卵巢癌患者的5年生存率为42%,生存率高于CA125＞65kU/L者。利用CA125还可判断残存肿瘤情况,CA125估计再手术的敏感度为50%、特异度为96%,第一个化疗周期后CA125水平如能降至原来水平的1/10,表明病情转归良好。此外,CA125预测肿瘤复发、转移的精确度为75%。从CA125升高到出现临床症状3～4个月。CA125是少数正在试用于普查的肿瘤标志物。在化疗时,CA125会出现假性降低。CA125常和CEA联合测定,计算两者比例较单一标志物好,可提高检出卵巢癌的敏感度和特异度。除了卵巢癌,CA125在子宫内膜癌、胰腺癌、肺癌、乳腺癌、直肠癌和肠道癌症中均可升高。在某些良性疾病,如肝炎、肝硬化、子宫内膜异位症、心包炎、早期妊娠、妇女黄体期也可升高。

2. CA15-3 CA15-3包含两种抗体,一种是用鼠抗人乳腺癌肝细胞转移株的膜的单克隆抗体DF3制备的,另一种抗体115DB是鼠抗人乳小脂球抗体。与DF3抗体反应的是分子量为30～45kD的糖蛋白分子,多态的上皮黏蛋白(Mucin)。在健康人群,血清CA15-3参考值上限为25kU/L。5.5%的正常人、23%的原发性乳腺癌患者和69%的有转移的乳腺癌患者超过了参考值水平。在另一些恶性肿瘤中也能见到CA15-3升高,这包括80%的胰腺癌、71%的肺癌、68%的乳腺癌、64%的卵巢癌、63%的直肠癌、28%的肝癌;CA15-3升高还可见于一些良性疾病,如肝病和良性乳腺病(16%)。

由于原发性乳腺癌CA15-3升高不显著,因而CA15-3常用于转移的乳腺癌患者的治疗监视和预后判断;大量的研究表明,Mucin作为一种肿瘤相关蛋白,在乳腺癌中高度异常表达,是乳腺癌的重要生物学指标,CA15-3、CA27-29、MCA、BCM 等都是 Mucin,其抗原决定簇仅有微小差别。在乳腺癌等多种肿瘤中,Mucin 发生以下变化:①表达增高,且表达与肿瘤的恶性程度呈正相关。②细胞表面的极性分布丧失,整个细胞表面及胞质都能表达 Mucin 1。③结构发生改变,出现了新的肽链及糖链表位。这种质和量的变化使 Mucin 1 成为一个观察肿瘤复发和转移的标志。1997 年美国 FDA 批准 Mucin 1(CA15-3)作为 Ⅱ/Ⅲ 期乳腺癌复发的检测指标。

当 CA15-3 比原来水平升高 25% 预示病情进展或恶化,无变化意味着病情稳定。由于 CA15-3 对转移性乳腺癌诊断的敏感度和特异度均优于 CEA,因而成为诊断转移性乳腺癌的首选指标。ASCO 建议,Mucin 1 抗体(CA15-3、CA549、MCA 等)可用于分期,乳腺癌 Ⅰ、Ⅱ、Ⅲ、Ⅳ 期患者该抗体阳性率分别为 5%~30%、15%~50%、60%~70%、65%~90%,并认为 CA 27-29 检测乳腺癌比 CA15-3 更敏感。

3. CA27-29　CA27-29 是由乳腺癌转移至腹水的细胞作为抗原所诱导的抗体(B27.29)组成的,在竞争抑制试验中,B27.29 抗体可和 DF3 抗体有效竞争,均可和 CA27-29 及 CA15-3 抗原结合。CA27-29 的参考值上限为 36.4kU/L。

CA27-29 临床作用和 CA15-3 一样,但诊断转移性乳腺癌的特异度和敏感度两者略有差别。ASCO 关于乳腺癌应用指南提出:CA27-29 发现复发的敏感度高于 CA15-3。

4. CA549　CA549 是酸性糖蛋白,用 SDS-PAGE 电泳可分离出分别为两条带。CA549 和 CA15-3 来自相同的复合物分子不同的抗原决定簇,所以两者特性有许多相似之处。在 95% 健康妇女中,CA549 水平低于 11kU/L;妊娠妇女和良性乳腺瘤、肝病患者 CA549 略微升高;非乳腺癌,如卵巢癌(50%)、前列腺癌(40%)、肺癌(30%)CA549 也可上升。

作为乳腺癌标志,CA549 在肿瘤早期阳性率较低,阴性预测值仅为 51%,所以它和 CA15-3 一样都不宜作为普查指标。但它有很高的特异性,阳性预测值达 93%,临床常把 CA549 升高看成乳腺癌复发的信号,CA549 已处于稳定或下降时,突然地升高意味着转移。

5. CA19-9　CA19-9 是大分子的糖蛋白抗原。CA19-9 抗原决定簇是涎液酸化 Ⅱ 型乳酸岩藻糖,是肿瘤细胞神经节苷脂。它存在于胰腺、胆道、胃、肠、子宫内膜、涎腺上皮上。它和 CEA 的抗原决定簇性质相近,实际上,早期的抗 CEA 多克隆抗体试剂盒也有抗 CA19-9 抗体。CA19-9 正常参考值上限为 37kU/L,99% 的正常人<37kU/L。

CA19-9 脏器特异性不强,在各种腺癌中都可升高,99% 的胰腺癌、67% 的肝胆管癌、40%~50% 的胃癌、30%~50% 的肝癌、30% 的直肠癌、15% 的乳腺癌患者 CA19-9 升高。有报道,10%~20% 的良性胰腺炎和胃肠道疾病患者 CA19-9 均可升高,但其值很少超过 120kU/L。CA19-9 水平还和胰腺癌的分期有关,CA19-9 在 37~1000kU/L 时,有 67% 的患者可经手术切除;当 CA19-9>1000kU/L 时仅有 5% 的患者可以手术治疗。当胰腺癌患者复发时,CA19-9 异常出现在有放射或临床症状前 1~7 个月。

6. CA50　CA50 和 CA19-5、CA19-9 有很小的差别。CA50 主要识别上皮细胞癌中涎液酸基,这一抗原也可为 CA19-9 所识别。CA50 来自抗直肠腺癌细胞系抗体,CA50 抗体可识别含两个糖类的抗原决定簇,这一抗原在血清中的存在形式是糖蛋白,是去岩藻糖基的 CA19-9,涎液酸化的 Ⅰ 型乳糖系四糖,在组织中的存在形式是神经节苷脂。不同的方法测得的血清 CA50 的正常参考值不同,大致为 14~20kU/L。

CA50 升高最多见于消化道癌症,其阳性率为食管癌 41%~71%、胃癌 41%~71%、胆管癌 58%～70%、肝癌 14%～78%。CA50 诊断胰腺癌阳性率最高,达 80%～97%;诊断直肠癌阳性率依病情轻重而不同,Duke A 级为 19%～43%,Duke B 级为 30%～59%,Duke C 级和 Duke D 级均为 53%～73%。有学者认为 CA19-9 和 CA50 有互补作用,同时测定可以提高检测的特异度和敏感度。CA50 在消化系统的良性病变(如胰腺炎、胆管病、肝病)中也有一定的阳性率。

7. CA242　CA242 是胰腺和直肠癌的标志物,抗体来自直肠癌细胞系,CA242 能识别 CA50 和 CA19-9 的抗原决定簇。CA242 的参考水平为 20kU/L,5%～33% 的良性疾病,如直肠、胃、肝、胰和胆道疾病患者 CA242 可升高;68%～79% 的胰腺癌患者、55%～85% 的直肠癌患者、44% 的胃癌患者 CA242>20kU/L。CA242、CA50 和 CA19-9 相关系数在 0.81～0.95,三者作用十分近似,比较起来 CA19-9 的敏感性和特异性好一些更为常用。

8. CA72-4　CA72-4 含有两种抗体,B72.3 是抗乳腺癌肝转移细胞株单抗,CC49 的抗原来自直肠腺癌株。CA72-4 的正常值为 6kU/L。

CA72-4 升高可见于下列情况:3.5% 的健康人,6.7% 的胃肠道疾病,24% 的卵巢癌,36% 的肺癌,40% 的胃肠道癌。CA72-4 的敏感度不高,但它和 CEA 在诊断肿瘤时有互补作用,两者同时使用可提高诊断胃癌的敏感度和特异度。有学者研究,如果癌瘤完全切除,CA72-4 在 23.3d 内降至正常,故人们认为 CA72-4 是疾病分期和判断胃、肠道癌症患者是否有残存肿瘤的良好指标。

五、癌基因蛋白类肿瘤标志物

随着肿瘤分子生物学的发展,人们把目光逐渐转向了癌基因。目前,肿瘤癌基因的异常表达已公认是肿瘤发生的起因,但由于癌基因仅存在于细胞中,故无法作为常规无创检查。随检测技术的进步,人们开始考虑利用血清出现的癌基因表达蛋白作为肿瘤标志物。迄今为止,虽然已发现了近 100 种癌基因和肿瘤发生、发展有关,但仅有少数几种可在血清中检出。

检测方法:分子诊断技术,如基因测序、核酸杂交、PCR 等。

(一)ras 基因蛋白

ras 族基因编码酪氨酸激酶,位于人类 1 号染色体短臂,由 K-ras、H-ras 和 N-ras 组成,在 DNA 水平上三者高度同源,均有 4 个外显子,相互间同源性达 85%。当 ras 基因的第 12 位、第 13 位、第 61 位碱基发生点突变,编码产物发生变化,这是癌症形成的关键一步,又称启动基因。临床上 ras 基因突变多见于神经母细胞瘤、膀胱癌、急性白血病、消化道肿瘤、乳腺癌,在上述疾病时 ras 基因突变后的表达产物 p21 蛋白增加并且和肿瘤的浸润度、转移相关,在肿瘤患者 ras 基因的突变率为 15%～20%。也有研究指出 p21 在良、恶性之间无鉴别价值,如胃良性病变、肠化和异型增生上皮中 ras 的阳性率与胃癌组织阳性率无显著差异。

(二)myc 基因蛋白

myc 基因是从白血病病毒中发现的,它和转录的调节有关。myc 家族也有 4 个:c-myc、N-myc、L-myc、R-myc;其中 c-myc 研究最详细,它由 3 个外显子组成,其表达蛋白是磷酸蛋白 p42,myc 基因和 DNA 合成、细胞信号转录、细胞分化相关,尤其在 G1 期和 S 期 myc 表达最强。最早人们在 B 淋巴细胞瘤、T 淋巴细胞瘤、肉瘤、内皮瘤病发现 myc 基因的激活,以后又发现小细胞肺癌、幼儿神经母细胞瘤的临床进展和 myc 基因表达扩增有关,而且多见于转移的肿瘤组织,目前 myc 基因蛋白标志物主要用于判断肿瘤的复发和转移。

(三)erbB-2 基因蛋白

erbB-2 基因又称 HER-2/neu 基因,它属于 src 癌基因家族,和表皮生长因子受体(EGFR)同源,在结构和功能上都和 EGFR 相似。能激活酪氨酸激酶。erbB-2 基因通过基因扩增而激活,多见于乳腺癌(Paget 病)、卵巢癌和胃肠道肿瘤。虽然 erbB-2 基因蛋白在诊断乳腺癌中的阳性率不高,仅为 $25\%\sim30\%$,但它在乳腺癌诊断中特别有价值,它和肿瘤的大小、雌激素受体、黄体酮受体一样可判断患者的预后,其准确性只比转移导致的淋巴结数目略差,在乳腺癌诊断中被看作一个独立的指标。erbB-2 基因蛋白增加,患者预后较差,极易复发,存活期短。

(四)p53 抑癌基因蛋白

p53 基因是一种抑癌基因,位于 17 号染色体短臂(17p13),通过控制细胞进入 S 期而控制细胞分化,监视细胞基因组的完整性,阻止具有癌变倾向的基因突变的发生。野生型的 p53 基因突变使这一控制作用消失,诱发肿瘤。p53 基因的产物为 p53 蛋白,是由 393 个氨基酸组成的含磷蛋白。p53 基因的点突变常见第 175、218、273 位的碱基对变异,而在肝癌细胞中 p53 基因第 249 位的碱基对由鸟嘌呤变成胸腺嘧啶。突变的 p53 蛋白半衰期较长,由于许多肿瘤与 p53 抑癌基因异常有关,因而人体大部分肿瘤都可测到突变的 p53 蛋白,尤其是乳腺癌、胃肠道肿瘤、肝细胞癌及呼吸道肿瘤,阳性率为 $15\%\sim50\%$。

(五)bcl 基因蛋白

bcl 基因是在造血系统肿瘤中首先发现的一个癌基因,它位于 18 号染色体长臂,由 3 个外显子组成,通过抑制细胞死亡而参与肿瘤的发生。除正常造血组织外,bcl 基因主要分布在腺上皮、外分泌腺体的导管细胞和增殖细胞上。此外,bcl 基因在小儿肾和肾肿瘤上均有高度的表达。bcl 基因在各类淋巴瘤、急(慢)性白血病、霍奇金淋巴瘤、乳腺癌和甲状腺髓样癌等病中均可呈阳性。

六、其他肿瘤标志物

涎液酸酰基转移酶、涎液酸和多胺均属于肿瘤标志物,较难归类,暂称为其他肿瘤标志物。

1. 涎液酸　涎液酸(SA)是细胞膜糖蛋白的重要组成部分,与生物体的许多生物学功能有关,且与细胞恶变、癌转移、浸润、失去接触性抑制、细胞黏附性降低及肿瘤抗原性密切相关。早在 1976 年就发现多种肿瘤细胞表面的涎液酸糖蛋白活性升高,最高值为对照组的 4 倍,并和肿瘤的浸润、转移有关。涎液酸又称总涎液酸(TSA)中,其中脂结合涎液酸(LSA)更敏感、更特异,应用更多。由于涎液酸和多种肿瘤有关,临床常把涎液酸看成广谱肿瘤标志物。和其他标志物结合,可以提高诊断的敏感度和特异度。

检测方法:一般为电化学发光法、放射免疫法和酶联免疫法。

2. 涎液酸酰基转移酶　涎液酸酰基转移酶(ST)是神经节苷脂的成分之一,它催化 N-乙酰神经氨酸(即涎液酸)转移至糖蛋白或糖脂受体上,与细胞膜形成和维持正常功能有关,在调节细胞生长及细胞沟通上起重要作用。在肿瘤发生时,血中涎液酸和涎液酸酸基转移酶浓度都会升高。有 3 种涎液酸酰基转移酶和癌肿有关:脂质涎液酸酰基转移酶(LASA),糖蛋白结合酰基转移酶(GPSA)及游离涎液酸酰基转移酶(FSA)。GPSA 的敏感度和特异度高于其他涎液酸成分,但由于分离和提纯较困难,目前临床常测定的涎液酸酰基转移酶多为 LASA 和 GPSA 的混合物,称为涎液酸酶。FSA 由于目前尚无灵敏的检测方法,因而临床较少使用;TSA、LSA 和 LASA 都是临床上常用的肿瘤标志物,其临床价位近似。据报道,患肺癌、乳腺癌、子宫颈癌、胃肠道肿瘤、耳鼻咽喉癌、血液系统肿瘤患者的血和尿中的 TSA 和 LASA 浓度均见升高,但阳性率报道不一,介于 $61\%\sim80\%$,假阳性率为 $12\%\sim21\%$,主要见于风湿性关节炎等自身免疫性疾病和疾病。

检测方法:电化学发光法、放射免疫法和酶联免疫法。

3. 多胺 多胺是氨基酸的分解产物。多胺是一类直链脂肪,在体内有 3 种形式:腐胺、精胺和精脒。大部分多胺是由鸟氨酸在鸟氨酸脱羧酶作用下转化而来,细胞快速生长促使多胺生成增加,而多胺的增加又为细胞快速生长提供了条件。肿瘤具有快速生长的特点,所以肿瘤患者血清和尿中的多胺均会升高。血清中以腐胺升高最为常见。其次是精脒,且多胺的增长和肿瘤的生长相一致,是追踪病情的比较理想的指标。有学者认为血清精脒是了解肿瘤细胞破坏的指标,可借此判断化疗药物的疗效,腐胺水平和细胞增殖有关,它可用于评估肿瘤的生长速度。多胺是一个比较敏感的广谱肿瘤标志物,但只有用高效液相色谱(HPLC)荧光衍生法测定,因而至今仍然难以在临床推广。

检测方法:电化学发光法、放射免疫法和色谱法。

七、多种肿瘤标志物联合应用

由于大部分单个标志物敏感度或特异度偏低,不能满足临床需要。近 10 年来,理论上和实践上都提倡一次同时测定多个标志物,提高敏感度和特异度。肿瘤是由单一变异细胞多次克隆的结果,增长至特定体积的瘤组织有一较长的发展期。细胞在倍增时,遗传基因不稳定,容易发生变异飞突变。在最初的克隆后出现的亚群中,有些可能发展较快,有的亚群可能死亡,最后发展快的一群占了优势,但肿瘤仍保留了占少数的亚群的特性。在一个肿瘤中,存在着不同特性的细胞,在生长速率、表面受体、免疫特性、浸润性、转移性、对细胞毒性药物反应方面均可能不同。发现导管型乳腺癌存在杂合的亚群组,在组织学有多态性,临床特性多处不同。仔细观察培养的肿瘤细胞株,也能见到异类细胞的存在。LNCaP、PC-3 和 DU145 三株细胞都来自转移性前列腺癌,但只有 LNCaP 株有较高的 PSA,所有三株细胞都表达酸性磷酸酶,但在量上差别很大,这解释了为什么有 20% 的前列腺癌患者 PSA 始终呈阴性的原因。临床实践也表明,肿瘤标志物联合应用可以提高检测的敏感度,而当前绝大多数实验室也在用肿瘤标志物联合检测,但无权威的定论。基本原则是选用不同性质、互补的、相对敏感的 3~4 个标志物组成标志群。应用过多的标志物浪费人力和财力,也会增加假阳性比例。常见肿瘤的多标志物组合见表 6-1。

表 6-1 主要肿瘤的多标志物组合

恶性肿瘤	主要标志物	其他标志物
前列腺癌	PSA	f-PSA、PAP、ALP、CEA、TPS
乳腺癌	CA15-3	CEA、CA549、CA72-4、hCG、LASA、erb-B2、铁蛋白、ER、PR
子宫颈癌	SCC	CA125、CEA、TPA
直结肠癌	CEA	CA19-9、CA72-4、NSE
胃癌	CA72-4	CA19-9、CA50、CEA、铁蛋白、SA、CA242
原发性肝癌	AFP	γ-GT、ALP、TPS、GST
白血病		ALP、β_2-M、铁蛋白、LD、ADA

续表

恶性肿瘤	主要标志物	其他标志物
肺癌	NSE	ACTH、降钙素、CA72-4、CEA、铁蛋白、LASA、TPS
淋巴瘤	β_2-M	Ki-67、LASA、LD2
黑色素瘤	黑色素瘤抗原	NSE、LASA、血儿茶酚胺、L-多巴
脑胶质瘤	VMA	HVA、NSE、铁蛋白、甲基卟啉
卵巢癌	CA125	CA19-9、CEA、TPS、AFP、LD、hCG
胰腺癌	CA19-9	CA242、CA50、CA72-4、CEA、ALP、铁蛋白 TPA
膀胱癌	无	CEA、TPA
肾癌		肾素、CA15-3、NSE

参 考 文 献

陈星荣,沈天真,段承祥,等.1994.全身 CT 和 MRI.上海:上海医科大学出版社.

高元桂,蔡幼铨,蔡祖龙.1993.磁共振成像诊断学.北京:人民军医出版社.

李果珍.1994.临床 CT 诊断学.北京:中国科学技术出版社.

李欣,安玉,杨志勇.1998.肾母细胞瘤的 CT 诊断.中华放射学,32(3):185.

潘恩源,陈丽英.2006.儿科影像诊断学.北京:人民卫生出版社.

潘中允.2005.PET 诊断学.北京:人民卫生出版社.

佘亚雄,应大明.1997.小儿肿瘤学.上海:上海科学技术出版社.

孙国强,王晓曼,曾津津,等.2002.小儿盆腔占位的 CT 诊断价值.中华放射学杂志,36(12):127.

徐赛英.1998.实用儿科放射诊断学.北京:北京出版社.

朱杰明.2003.儿童 CT 诊断学.上海:上海科学技术出版社.

Klaus Hahn,Thomas Pfluger.2004.Has PET become an important clinical tool in pediatric imaging.Eur J Nucl Med imaging,31:615-621.

McCarvile MB,spunt SL,Pappo AS.2001.Rhabdomyosarcoma in pediatric patients:the good,th ebad,and the unusual,AJR,176:1563.

Osborn AG,Blaser SI,salzman KL.2002.Pocket Radiologlst Brain Top 100 Diagnoses,Salt Lake City:Amirsys.

Swischuk LE.1997.Imaging of the newborn,infant,and young child,4th ed.Baltimore:Willims & Wilkins.

第三篇

常见小儿实体肿瘤分子诊断

第**7**章 甲状腺肿瘤

Chapter 7

第一节 疾 病 概 述

甲状腺位于环状软骨下缘以下,下颈部器官两旁,形状似蝴蝶状,犹如盾甲,所以称之为甲状腺。甲状腺分为左右两叶和峡部。左右两叶位于喉下部与器官上部的两侧面。上端至甲状软骨的中点,下端至第6气管软骨环,有时达胸骨上窝或胸骨后。

甲状腺有合成、储存和分泌甲状腺素的功能,其结构单位为滤泡。甲状腺素是一种含碘酪氨酸的有机结合碘,有四碘酪氨酸(T4)和三碘酪氨酸(T3)两种,合成后与甲状腺球蛋白结合,储存在甲状腺滤泡中。释放入血的甲状腺素与血清蛋白结合,其中90%为T4,10%为T3。甲状腺素的主要作用:加快全身细胞对氧的利用,加速蛋白质、糖类和脂肪的分解,全面增高人体的代谢,增加热量产生;促进人体的生长发育,主要在出生后影响脑和长骨。

甲状腺肿瘤在小儿实体肿瘤中发病率不高,发生率为2.4%～9.0%,多数为良性肿瘤,恶性肿瘤很少。大部分小儿甲状腺肿瘤无明显临床症状,常因偶尔发现颈部肿块就诊,而恶性肿瘤因为侵犯气管及周围组织,可表现为呼吸困难、声嘶、呛咳和憋气等。

一、甲状腺良性肿瘤

甲状腺良性肿瘤很常见,在颈部肿块中,甲状腺瘤约占50%。一般无明显症状,当瘤体较大时,会因为压迫气管、食管、神经,导致声嘶、吞咽困难、呼吸困难等症状,当肿瘤合并出血而迅速增大时会产生局部胀痛。甲状腺良性肿瘤有恶变的可能,一部分虽然是良性,但呈"热结节"(即高功能性),所以需要积极治疗。

1. 甲状腺瘤 甲状腺瘤(thyroid adenoma,TA)是最常见的甲状腺良性肿瘤,病理学分为滤泡型腺瘤、胎儿型腺瘤、胚胎型腺瘤、嗜酸性细胞腺瘤和乳头型腺瘤。腺胞型腺瘤有大小不等的滤泡构成,内含粉红色的胶状体间质,常有充血、出血与水肿。依据滤泡大小可分为巨滤泡型和小滤泡型。胎儿型腺瘤由类似胎儿甲状腺的小滤泡所构成,内含少量胶状体或无胶状体,肿瘤常呈囊性变或伴有出血,临床上此型多见。胚胎型腺瘤的瘤组织主要为实质性、条索状,内可见少数小滤泡结构,含少量胶状体。

甲状腺瘤好发于中年及青年人,尤其见于40岁以下的妇女,小儿少见。起病隐匿,以颈部包块为主诉,多无症状,病程中突然增大(出血)者常伴有局部胀痛。查体发现颈前区结节,多为单发,呈圆形或椭圆形,常局限于一侧腺体,质地中等,表面光滑,边界清楚,分界明显,不与周围组织粘连,无压痛,随吞咽上下移动。大部分患儿无明显症状,巨大的甲状腺瘤也可产生喉部的压迫感,其生长缓慢,也有恶变者。

2. 结节性甲状腺肿 结节性甲状腺肿(nodular goiter,NG)的原因可能是由饮食中缺碘或甲状腺激素合成的酶缺乏,病史一般较长,一般在不知不觉中长大,而在体格检查时偶然被发现。多数呈多结节性,少数为单个结节。大部分结节为胶性,其中有因发生出血、坏死而形成囊肿;久病者部分区域内可有较多纤维化或钙化,甚至骨化。甲状腺出血往往有骤发疼痛史,腺内有囊肿样肿块;有胶性结节者,质地较硬;有钙化或骨化者,质地坚硬。

3. **亚急性甲状腺炎** 又称 De Quervain 甲状腺炎或巨细胞型甲状腺炎。结节大小视病变范围而定,质地常较硬。常继发于上呼吸道感染,有典型的病史,包括起病较急,有发热、咽痛及显著甲状腺区疼痛和压痛等表现,疼痛常波及患侧耳、颞枕部。常有体温升高、血细胞沉降率增快。急性期,甲状腺摄[131]I率降低,多呈"冷结节",但是血清 T3 和 T4 升高,基础代谢率略增高,这种分离现象有助于诊断。轻者用阿司匹林等非甾体类抗炎药即可,较重者常用泼尼松及甲状腺干制剂治疗。

4. **其他甲状腺良性肿瘤** 甲状腺内也可发生畸胎瘤,主要由软骨、上皮、神经多种组织混合组成,但神经组织为主体。甲状腺良性畸胎瘤多发生于婴儿,如发生在成年人多为恶性。畸胎瘤诊断可依据临床变现及颈部 X 线片,患儿甲状腺区有单个或多个结节,生长速度缓慢。除腺瘤和畸胎瘤外,其他甲状腺良性肿瘤极为少见,偶有血管瘤及平滑肌瘤的例子。血管瘤及平滑肌瘤表现为颈前区的单个结节,生长缓慢,表面光滑,随吞咽动作上下移动,B 超可发现瘤体内结节,确诊主要依据病理检查。

二、甲状腺恶性肿瘤

甲状腺恶性肿瘤中最常见的是甲状腺癌(thyroid carcinoma),小儿甲状腺癌明显较成年人少见,约为 1%。有报道显示,近年来小儿甲状腺癌的发生率有增高的趋势。多见于 10 岁以上儿童,7 岁以下少见,女孩较男孩多见,为(2~3):1。

1. **发病机制** 甲状腺恶性肿瘤的发病机制尚不明确,但是其相关因素包括许多方面,主要如下。

(1)癌基因及生长因子:近代研究表明,许多动物及人类肿瘤的发生与原癌基因序列的过度表达、突变或缺失有关。

(2)电离辐射:目前来说,头颈部的外放射是甲状腺的重要致癌因素之一。

(3)遗传因素:部分甲状腺髓样癌是常染色体显性遗传病;在一些甲状腺癌患者中,可有家族史。

(4)缺碘:20 世纪初,已有人提出缺碘可导致甲状腺肿瘤。

(5)雌激素:近些年的研究提示,雌激素可影响甲状腺的生长,主要是通过促使垂体释放TSH 而作用于甲状腺,因为当血浆中雌激素水平升高时,TSH 水平也升高。至于雌激素是否直接作用甲状腺,尚不明确。

2. **甲状腺癌** 小儿甲状腺癌,大部分属于分化较好的乳头状癌,约占 90%;分化不良的梭状细胞癌巨细胞癌极为罕见。病程较长,肿瘤增长缓慢。此癌可为单结节或多结节状,而互不相连,体积或大或小,质地坚硬,表面较光滑,无痛感,肿瘤组织往往局限于一叶,远处转移较少。有些患者的甲状腺肿块并不明显,而以颈部、肺、骨骼的转移癌为突出症状。

3. **甲状腺恶性淋巴瘤** 原发性甲状腺恶性淋巴瘤(primary thyroid malignant lymphoma,PTML)是指原发于甲状腺的淋巴瘤,为少见的甲状腺恶性肿瘤。绝大多数为非霍奇金病,占所有非霍奇金恶性淋巴瘤的 2%~3%,占甲状腺恶性肿瘤 3.0%~5.0%,占结外恶性淋巴瘤的 2.2%～6.5%。

4. 甲状腺转移癌　甲状腺转移癌少见,发病率约为 1.5%,占所有甲状腺恶性肿瘤的 1.4%～10%。原发于全身其他部位的恶性肿瘤科转移至甲状腺,如乳腺癌、食管癌、肺癌等。甲状腺转移癌预后不良,但肾透明细胞癌甲状腺转移积极治疗仍有望长期存活。

第二节　常 规 诊 断

一、甲状腺良性肿瘤

1. 甲状腺功能检查　血清 TT3、FT3、TT4、FT4、TSH 均正常。自主性高功能甲状腺瘤患者 TT3、FT3、TT4、FT4 增高,TSH 降低。

血清甲状腺激素测定:血清游离甲状腺素(FT4)和三碘甲状腺原氨酸(FT3)不受甲状腺激素结合球蛋白(TBG)影响,直接反映甲状腺功能状态,敏感性和特异性明显高于总 T3 和总 T4,因为只有游离的激素浓度才能确切反映甲状腺功能。目前认为联合进行 FT3、FT4 和超敏 TSH 测定,是甲状腺功能评估的首选方案和第一线指标。

放射免疫法参考值(成年人):FT3 为 3～9pmol/L(0.19～0.58ng/dl)

FT4 为 9～25pmol/L(0.7～1.9ng/dl)

免疫化学发光法参考值:FT4 为 9.0～23.9pmol/L(0.7～1.8ng/dl)

FT3 为 2.1～5.4pmol/L(0.14～0.35ng/dl)

FT3、FT4 升高见于甲状腺功能亢进;降低见于甲状腺功能减退、垂体功能减退及严重全身性疾病等。

(1)血清总甲状腺素(TT4):是判定甲状腺功能最基本的筛选试验。血清中 99.95% 以上的 T4 与蛋白结合,其中 80%～90% 与甲状腺激素结合球蛋白(TBG)结合。TT4 是包括了与蛋白结合者的总量,受 TBG 等结合蛋白量和结合力变化的影响。

放射免疫法参考值(成年人):65～156nmol/L(5～12μg/dl)

ICMA 法参考值:58.1～154.8nmol/L(4.5～11.9μg/dl)

TT4 测定受 TBG 的影响,TBG 升高见于高雌激素状态。TT4 测定时最好用血清,并应尽量避免溶血,因为溶血会对样品本身有稀释作用。

(2)血清总三碘甲状腺原氨酸(TT3):血清中 T3 与蛋白结合量达 99.5% 以上,所以 TT3 也受 TBG 的影响,TT3 浓度的变化常与 TT4 平行。

放射免疫法参考值(成年人):1.2～2.4nmol/L(75～220ng/dl)

超过 50 岁参考值:0.6～2.8nmol/L(40～180ng/dl)

增高见于甲状腺功能亢进时,和 FT3、FT4 一起可用在甲状腺功能亢进及甲状腺功能减退的诊断、病情评估和疗效检测上。降低见于甲状腺功能低下。

(3)TSH 由垂体前叶分泌,分子量25 000～28 000,由 α 和 β 亚基组成,其生理功能是刺激甲状腺的发育、合成和分泌甲状腺激素。TSH 的分泌受下丘脑促甲状腺激素(TRH)的兴奋性影响、生长抑素的抑制性影响及外周甲状腺激素水平的负反馈的调节。在甲状腺功能改变时 TSH 的变化较 T3、T4 更迅速而显著,所以血中 TSH 是反映下丘脑-垂体-甲状腺轴功能的敏感试验。

参考值:0.63～4.19μU/ml。TSH测定采用血清样本,4℃稳定5d,不宜使用有明显溶血和脂血的标本。

新生儿的TSH水平高,出生3d后应降至正常水平。TSH测定加上甲状腺激素水平测定,对甲状腺功能紊乱的诊断及病变部位的诊断有很大的意义。TSH增高见于原发性甲状腺功能减退、甲状腺激素抵抗综合征、异位TSH综合征、TSH分泌肿瘤等。TSH降低可见于原发性甲状腺功能亢进、亚临床甲状腺功能亢进、PRL瘤、Cushing病、肢端肥大症、抗甲状腺药物时。

2. 影像学检查

(1)X线检查:如腺瘤较大,颈、胸部X线检查可见气管受压移位,部分患者可见瘤体内钙化等。

(2)放射性核素扫描:90%的腺瘤不能聚集放射性碘,放射性核素扫描多显示为"冷结节",少数腺瘤有聚集放射性碘的能力,核素扫描为"温结节";自主性高功能腺瘤表现为放射性浓聚的"热结节";腺瘤发生出血、坏死等囊性变时均呈"冷结节"。

(3)B超检查:对诊断甲状腺腺瘤有较大价值,超声下腺瘤和周围组织有明显界限,有助于辨别单发或多发,囊性或实性。

(4)甲状腺穿刺活检:有助于诊断,特别在区分良、恶性病变时有较大价值,但是为创伤性检查,不宜常规进行。

二、甲状腺恶性肿瘤

1. 实验室检查

(1)甲状腺功能检查:一般包括血清TSH、T3、FT3、T4及FT4的测定。甲状腺癌患者很少出现甲状腺功能异常,但有甲状腺功能异常不能除外恶性结节的可能。有部分甲状腺滤泡癌可伴有甲状腺功能亢进。如有必要,还可以检测甲状腺球蛋白(thyroglobulin,Tg)、甲状腺过氧化物酶抗体或甲状腺兴奋性抗体。血清TGAb和血清TPOAb水平测定有助于诊断为慢性淋巴细胞性甲状腺炎。部分慢性淋巴细胞性甲状腺炎可表现为单个实性结节。然而,有自身免疫性甲状腺炎也不能排除甲状腺癌的可能。滤泡细胞癌可产生和释放多量的Tg,血中的Tg水平升高。但许多良性甲状腺疾病也可造成血Tg水平升高。当血Tg水平高于正常的10倍以上,且无甲状腺功能亢进的情况下,就有甲状腺癌的可能。甲状腺癌患者很少出现甲状腺功能异常,但有功能异常不能排除恶性结节的可能。

(2)Tg测定:临床上如怀疑为甲状腺癌的患者应常规检测血清Tg水平,在70%～80%分化良好的甲状腺癌患者Tg水平有异常升高。值得注意的是,血清Tg水平在良性甲状腺疾病患者中也可以异常升高,而且Tg的免疫检测结果可能会受到患者体内自身免疫性Tg的干扰。

(3)血清降钙素(CT)测定:甲状腺内滤泡旁细胞也称C-细胞或明亮细胞,CT是由甲状腺内滤泡旁细胞分泌的钙调节激素,由32个氨基酸组成,主要抑制骨的吸收,加速破骨细胞转化为成骨细胞,减少肾小管对钙磷的重吸收,降低血钙磷浓度。其分泌主要受血钙调节,高血钙刺激CT分泌。

甲状腺髓样癌发生时,血清CT明显升高,对诊断甲状腺髓样癌及甲状腺髓样癌手术后随防是十分好的指标。血清CT正常值<50pg/ml。

血清 CT 测定可以帮助诊断甲状腺髓样癌,基础状态血清降钙素＞500pg/ml,即可诊断。在甲状腺髓样癌发生前许多年,甲状腺滤泡旁细胞可能已经表现为非恶性的高分泌增生状态。此时尽管 CT 基础值正常,但刺激后反应增强,可以早期发现甲状腺髓样癌的患者。用钙激发试验和(或)五肽胃泌素试验测定血清降钙素水平可以发现这种肿瘤前增生状态。受试者过夜空腹,快速静脉推注五肽胃泌素(0.5μg/kg),静脉滴注钙(3mg/kg),注射后 1.5min 和 5min 分别取血测定 CT,滴注后血清 CT 峰值＞500pg/ml 或峰值大于基础值的 3～5 倍,可诊断甲状腺髓样癌。CT 值不能鉴别甲状腺 C-细胞增生和肿瘤。

2. 影像学检查

(1)X 线平片:可以了解器官移位和胸内甲状腺,并可显示甲状腺钙化影。钙化阴影在甲状腺良性肿瘤中,一般为较致密,边缘较清晰;恶性肿瘤的钙化影较浅,边缘较模糊。

(2)超声检查:甲状腺结节可分为实性、囊性和囊实性,其中囊性病变多为良性,但应考虑到甲状腺癌囊性病变可能。甲状腺癌大多为实性结节,不均质低回声,尤其是微小癌,囊性结节也不应排除恶性的可能,若结节为囊性,注意观察囊肿壁是否有小实性团块及点状钙化回声,液性区内是否可见小光点漂浮。随着结节增大,可呈多种回声,以低回声为主,极低回声结节恶性可能性更大。甲状腺癌结节形态多不规则,无完整包膜,可呈分叶状或毛刺状,纵横比多＞1。微钙化是甲状腺癌特征性表现之一,为散在分布的针尖样或沙砾状强回声,后方无声影。结节血流分布多为既见周边血流,也可见丰富内部血流,或内部血流较周边血流丰富,多为低速高阻血流。肿大淋巴结在甲状腺癌诊断中也有重要意义。肿大的淋巴结中如出现与原发灶相似的微小钙化、液化或者相互融合,无论其性状及大小,基本上就可以确定为转移灶。因此,应对甲状腺结节回声、边缘、有无微钙化及多普勒超声血流信号进行综合分析,并结合颈部淋巴结特征性表现,多能正确诊断。

(3)CT 和磁共振(MRI):CT 扫描是检查甲状腺病变的有效方法之一。正常甲状腺含碘量高、血供丰富、表面有完整的双层被膜覆盖,CT 扫描可清楚地显示甲状腺。当甲状腺发生病变时,储碘细胞被破坏,甲状腺组织中含碘量下降,在 CT 图像上表现为低密度。因此,甲状腺 CT 扫描多能明确显示病变部位。增强 CT 检查甲状腺癌多为动脉期不均匀强化,但直径较小病灶因血供不够丰富可不强化。病灶密度不均匀,形态及边缘不规则,瘤周"半岛状"瘤结节及瘤周"强化残圈",病灶中沙砾状钙化、混合性钙化及囊内壁钙化性结节均是甲状腺癌的特征性表现。甲状腺癌转移淋巴结可见细颗粒状、斑点状、斑片状及不连续蛋壳样钙化,以颗粒状钙化多见。CT 检查对确诊甲状腺癌有一定局限性,确诊还需结合其他检查方法综合分析。

MRI 对软组织分辨率高,能准确判断病灶的位置、大小、范围、有无淋巴结转移,以及其与周围组织器官的关系。病灶边缘模糊、形状不规则及信号不均匀是诊断甲状腺癌的重要指征;病灶周围不完整包膜样低信号影,甲状腺周围组织器官浸润,颈部淋巴结转移更能明确甲状腺癌的诊断。MRI 能更好地显示微小病灶,更易于发现存在癌转移的淋巴结。但 MRI 对钙化不敏感,而微钙化是甲状腺癌的重要特征表现,这是其不足之处。

(4)放射性核素扫描:甲状腺放射性核素扫描对甲状腺癌诊断有一定意义。传统意义的甲状腺核素扫描应用的显影剂为[131]I,根据甲状腺吸碘情况分为热、温、凉、冷 4 种性质的结节,以凉、冷结节为恶性的可能性大。但热、温结节也有恶性可能。通过甲状腺对[99]TcO4-的吸收情况,可以客观显示甲状腺肿物位置、大小、形态,推断其良、恶性,且对甲状腺癌颈部、纵隔、肺、骨转移可做出明确判断。少数非冷结节也有出现甲状腺癌的可能。

(5)细针穿刺细胞学诊断：针吸细胞学检查方法简单易行，以20ml注射器，配以直径0.7~0.9mm的细针。一般不需要局部麻醉，并发症少，除组织内有微量出血外，无癌细胞播散或种植的危险，诊断正确率高达80%以上。在B超引导下进行穿刺，提高确诊率。

细针穿刺细胞学检查(FNAC)经济、操作简便、创伤小、准确率较高，可以提高甲状腺癌诊断的准确性，但有一定的假阳性率和假阴性率。结节过小、针太细可能导致取材不充分或不能准确于病变部位取材。由于所取组织较少，制片、阅片较困难，均能影响检查结果。因此，即使细针穿刺细胞学检查阴性也不能完全排除恶性可能。结节较小可于超声引导下穿刺，多次多点取材，以提高诊断准确性。对颈部淋巴结肿大未发现甲状腺结节者，可行颈部淋巴结穿刺，明确病变来源。

第三节 分子诊断

在过去的几十年里，随着甲状腺肿瘤的全球发病率迅速上升，我国流行病学资料也显示，甲状腺肿瘤发病率呈逐年上升趋势，随着分子生物学技术的发展及其在临床领域中的应用，甲状腺肿瘤发生、发展、转移及预后相关基因的研究已经取得了重大进展，主要是甲状腺癌方面；因其构筑在基因分子层面和临床实践之上，极有可能改变目前甲状腺癌的诊断治疗理念，故基因诊断及相关治疗可能逐渐成为肿瘤生物学干预中的重要组成部分。本文主要介绍甲状腺癌的一些分子诊断。

一、甲状腺癌分子诊断的适应证

分子检测的出现有效的提高了甲状腺癌的检出率，避免了不必要的甲状腺手术，但相对传统的临床和病理诊断，明显增加了诊断流程的复杂性，提高了诊断费用。对于患者来说，是否需要分子检测应该考虑多种因素。

二、甲状腺癌分子诊断的相关技术

对甲状腺癌分子诊断的检测平台和技术常取决于样本来源和突变类型。常规聚合酶链式反应(polymerase chain reaction，PCR)相关的方法由于快速、可靠和敏感等优点，成为常用的方法之一。对于BRAF和Ras等点突变，PCR、Sanger sequencing、焦磷酸测序法(pyrosequencing)、实时定量PCR(real-time PCR，RT-PCR)(检测结果通常都只能是定性分析，阳性或者阴性，不是定量分析)合并PCR后溶解曲线分析及等位基因特异性PCR(allele-specific PCR)等技术都有较高的可信度和敏感度。此外，从甲状腺结节细针穿刺细胞学诊断(FNAB)和细胞学检测后能获得可用于分子检测的标本也相当有限。目前，此类定量的分子生物学方法用于检测甲状腺癌的分子标志物非常有限，但在未来甲状腺癌的诊断和治疗中会发挥重要的作用。

基因重排，如RET/PTC和PAX8/PPARγ的检测，依赖于反转录PCR和荧光原位杂交技术(fluorescence in situ hybridization，FISH)。由于此类染色体重排时的基因断裂点通常发生在相当大的遗传距离，以PCR作为检测基础的技术常只能分析RNA，而RNA缺乏基因组DNA大量的内含子序列。这也需要外科医师、病理医师和内分泌专业医师的良好配合，尽量取得最佳标本，保存好新鲜或速冻标本，以进行RT-PCT检测。

三、甲状腺癌分子诊断的价值和意义

理想的甲状腺癌分子标志物需要符合的特征：①能够有效区分良、恶性结节，尤其是在FNAB 不能明确诊断的情况下；②能够得到不同研究组的公认；③能够通过 FNAB 所得组织进行检测，易于操作；④对甲状腺癌的预后有预测意义，有助于寻找到新的治疗靶点。目前仍没有能完全达到上述标准并应用于临床的标志物，不过，技术的发展会出现有越来越多临床价值的分子标志物进入人们的视野。

在各类甲状腺癌中，甲状腺乳头状癌（papillary thyroid carcinoma，PTC）和甲状腺滤泡状癌（follicular thyroid carcinoma，FTC）是最常见的类型，来源于甲状腺滤泡旁细胞（C 细胞）的甲状腺髓样癌（medul-lary thyroid carcinoma，MTC）较为少见，恶性程度高、预后差的未分化癌（anaplastic thyroid cancer，ATC）则更为少见。甲状腺癌分子标志物的研究对于这些肿瘤的诊断、治疗和随访都至关重要。目前，甲状腺癌的分子标志物较多，其研究主基于外周血或FNAB 后可获得 DNA、RNA 和（或）蛋白组织。DNA 相关研究标志物主要包括 BRAF、RAS、RET/PTC 和 PAX8/PPARγ 重排等，RNA 相关研究标志物包括 HMGA2、hTERT、TFF3 和miRNA 等，两者之间区别在于 DNA 含有大量编码和非编码区，内含子等转录的 RNA 常被修饰切除，因此，有些基因突变常不能通过 RNA 检测发现。蛋白组学主要是一些肿瘤标志物，如 Galectin-3、CK19 等。

四、甲状腺癌的分子诊断相关标志物

1. DNA 相关标志物

（1）甲状腺乳头状癌（papillary thyroid carcinoma，PTC）：PTC 是最常见的一类甲状腺癌，已经发现有多种基因突变：主要包括 BRAF 和 RAS 及 RET/PTC 基因重排等。70％以上的PTC 已经被发现存在 BRAF 和 RAS 基因的点突变，或导致 RET 和 NTRK1 等酪氨酸激酶受体的染色体结构重排。

①BRAF 是 PTC 为常见的基因突变，超过 5％的 BRAF 基因突变发生在核苷酸 1799（T1799）的蛋白质残基 600（V600E）中，由于胸腺嘧啶取代腺嘌呤，导致缬氨酸被谷氨酸替代，该点突变激活 BRAF 激酶，导致 MEK（丝/苏氨酸蛋白激酶）持续磷酸化，继而慢性刺激活化丝裂原活化蛋白激酶（MAPK）下游信号通路，最后影响细胞的生长和增殖。研究表明，BRAF突变可见于 35％～70％的典型 PTC，5％～20％的滤泡变异型 PTC（follicular variant of PTC，FVPTC）。最近，美国病理学家学会（CAP）发布的一篇甲状腺癌的分子诊断中表明，是乳头状甲状腺癌最常见的已知的基因变异，它代表乳头状癌一个特定的标志和相关的肿瘤类型。CAP 同样表明 BRAFV600E 变异与肿瘤的侵袭性特征相关，比如甲状腺癌侵袭性生长，淋巴结远处转移，且肿瘤复发率和死亡率增加。BRAFV600E 变异已被证实可以作为独立的预测指标，评估治疗失败和复发，同样适用于低级别肿瘤患者。普遍认为 BRAF 基因突变会导致很多肿瘤促进分子，如血管内皮生长因子（VEGF）及肝细胞生长因子（MET）的过度表达。国内外也通过多学科多方面研究证实了 BRAF 基因突变与甲状腺乳头状癌死亡率密切关系。另一项研究更是表明 BRAFV600E 突变是肿瘤相关致死的独立风险因素之一。对 95 例外怀疑 PTC 的患者进行 FNAB 后细胞学检查和 BRAF 突变检测，结果发现，74％的 PTC 患者为BRAF 阳性，联合 BRAF 检测后，PTC 的检出率可从仅有细胞学检查的 45％提高至 82％。

BRAFV600E 也可见甲状腺未分化癌(anaplastic thyroid carcinoma，ATC)和甲状腺低分化癌，然而，在甲状腺滤泡癌(follicular thyroid carcinoma，FTC)和甲状腺良性结节中几乎不表达，故其对 PTC 及其相关肿瘤特异性非常高，具有较好的临床应用前景。

② RET/PTC 重排也是 PTC 一种较为常见的基因改变：除良性病变中部分可见外，其他几乎仅见于 20%～30% 的 PTC。美国病理学家学会(CAP)证实乳头状甲状腺癌患者常发生 RET/PTC 基因重排，尤其在年轻患者和曾暴露于辐射的患者中频发。重排主要发生在 RET 酪氨酸激酶受体(receptor tyrosine kinase，RTK)基因的 3′-端与多种非相关基因的 5′-端之间，继而激活丝裂原激活的蛋白激酶(MAPK)和磷脂酰肌醇 3 激酶(PI3K)通路，后者与甲状腺去分化密切相关。最常见为 RET/PTC1 和 RET/PTC3 型，前者常与典型 PTC 相关，后者更多见于实体型 PTC。是定位于 10 号染色体上的 RET 及其融合基因——H4 和 NCOA4(也被称为 ELE1)在染色体内倒置所致。RET、PTC2 和 9 个最近确定的 RET/PTC 类型是染色体间的易位。所有的重排类型包含完整的 RET 受体的酪氨酸激酶结构域，使 RET，明 C 融合蛋白激活，进而造成 RAS—RAF—MAPK 级联反应，最终启动甲状腺肿瘤的发生。RET/PTC 表达阳性的，特别是那些存在着 RET/PTC1 重排的甲状腺乳头状癌，通常患者发病年龄较轻，而淋巴结转移率很高。在大多数 RET/PTC 表达阳性，尤其是 RET/PTC1 重排的肿瘤中，呈现典型的乳头状结构，而且微小乳头状癌中 RET/PTC1 重排的出现尤其多。甲状腺乳头状癌的滤泡亚型中 RET/PT 的表达较低。研究发现，50%～80% 的放射照射史后者出现 RET/PTC 重排，多见于儿童和年轻人(40%～70%)。由于其对 PTC 的特异性较高，因此也被认为是 PTC 相对有前景的标志物之一。

(2)FTC：FTC 是仅次于 PTC 而较为常见的甲状腺癌。

①RAS 突变是仅次于 BRAF 突变后的次常见突变基因：常见的是 H-RAS、K-RAS、N-RAS，占 FTC 的 40%～50%，其中，N-RAS 突变最常见。RAS 基因特定位点的突变，一方面增加其对 GTP 的亲和力(12 和 13 密码子突变)，另一方面灭活其催化 GTP 酶的功能(第 61 位密码子的突变)，从而造成永久的 RAS 激活，以及其下游 MAPK 和 P13K/Akt 信号通路中靶分子的长期刺激。RAS 突变也可见于 20%～40% 的良性滤泡腺瘤或其他良性肿瘤。在甲状腺乳头状癌中，RAS 突变率为 15%～20%。带有 RAS 基因突变的甲状腺乳头状癌，几乎都伴有组织学上的滤泡样结构。这种突变也与肿瘤细胞核形态不突出，更多的核包装，以及低淋巴结转移率相关。在 40%～50% 的滤泡性甲状腺癌中发现有 RAS 突变。而在腺瘤中，微滤泡形态的肿瘤中 RAS 突变较多。嗜酸性细胞肿瘤中 RAS 突变率较低，其中只有不到 4% 的甲状腺瘤和 15%～25% 的甲状腺癌中存在。在甲状腺瘤的冷结节和结节性甲状腺肿中也发现少量的 RAS 突变。这些结节中胶质丰富呈巨滤泡样结构，所以尽管它们可能就是甲状腺癌，但是还是应该诊断为甲状腺滤泡样腺瘤。其特异性相对低，有学者认为 RAS 突变的 FA 可能是 FTC 前期病变，也是甲状腺癌发病的中间阶段。

②PAX8/PPARγ 基因重组可以作为 FTC 特征性诊断性标志物：35%～47% 的 FTC 发生此突变，其在 FA 和 FVPTC 中阳性率较低。该突变为甲状腺特异性结合成转录因子(thyroid specific paired domain thyroid transcription factor)的 PAX8 基因与 PPARγ 基因融合，可引起 PPARγ 蛋白过度表达，结果导致上皮细胞过度增生形成肿瘤。美国病理学家学会也指出 PAX8/PPARγ 重排发生于常规的滤泡癌和嗜酸细胞癌。偶尔，滤泡性变异乳头状癌和滤泡腺瘤也具有 PAX8/PPARγ 的重排。有报道证实，在滤泡性变异乳头状癌和滤泡腺瘤中发现

高频的 PAX8/PPARγ 基因重排。PPARγ 基因融合,被报道的还有 CREBL3L2/PPARg。有 PAX8/PPARγ 基因重组的甲状腺癌一般见于年轻人,且肿瘤体积小,呈实性或局灶性生长,伴有血管浸润。但是单独检测到,不能作为恶性肿瘤的特征,需要联合其他相关分子检测,以期为临床诊断分析提供更多有价值的参考信息。

(3)其他类型甲状腺癌:低分化型甲状腺癌是甲状腺癌中较为少见的类型,主要特点是局灶性滤泡特征的部分丧失。目前认为有三种起源:直接来源于甲状腺滤泡上皮细胞,分化良好的 PTC 和 FTC。因此,此类肿瘤的分子特征类似于部分分化良好的甲状腺肿瘤,如 BRAF、RAS 突变。另外,对低分化甲状腺癌相对具有特异性的 TP53 和 CTNNB1 被认为于肿瘤的进展更相关,前者突变可见于 1/3 的低分化癌。

ATC 是甲状腺癌发病率低、恶性程度最高、进展最快的一类。分子特征与低分化癌常有类似,如也可存在 TP53 突变,可见于 55%ATC 患者。另外,PIK3CA 和 PTEN 突变也可见于部分 ATC,且常与 BRAF 和 RAS 突变同时存在,这一现象在 PTC 和 FTC 相当少见,提示可能与肿瘤进展有一定联系。

甲状腺髓样癌(medullary thyroid carcinomas,MTC)是一类 C 细胞恶性肿瘤,占甲状腺癌的 3%～12%;大部分 MTC 为散发,仍有 15%～30% 为常染色体遗传性。目前,有三类遗传性 MTC 相关疾病,多发性内分泌腺瘤病 2A 型(MEN2A)、多发性内分泌腺瘤病 2B 型(MEN2B)和家族性 MTC(familial MTC,FMTC),都与 RET 基因的点突变相关,后者可激活 MAPK 和其他信号通路,继而调控细胞增殖和分化引起肿瘤。大部分 MEN2A 和 FMTC 都与 RET 的胞外区域突变有关,胞外区域的突变可引起胞内激酶区域的活化。MEN2B 相关的 RET 突变仅见于胞内区域,后者可改变酪氨酸激酶的结构。

(4)BRAF、RET/PTC 和 PAX8/PPARγ 重排对于甲状腺乳头状癌(papillary thyroid carcinoma,PTC)和甲状腺滤泡癌(follicular thyroid carcinoma,FTC)的诊断率可到 100%:BRAF 基因突变和 RET/PTC 对 PTC 具有较好的特异性,如果细胞学检查不典型或难以确诊而 BRAF 突变阳性,几乎可以确诊为 PTC。RAS 基因的突变虽然对 PTC 和 FTC 并非特性,但其同样具有临床意义。如细胞学检查为"滤泡性病变"同时伴 RAS 突变阳性,提示为 FVPTC 或甲状腺腺瘤,后者更多处于腺瘤向 FTC 转变阶段,此时手术治疗可能是适宜的。除了上述几种研究较多的分子标志物外,由多种分子标志物组成的诊断模型也被越来越多地应用于各类研究或临床实践中。有研究对 HMGA2、MRC2、SFN 三种标志物建立诊断模型,对 154 分癌标本进行免疫组化和 FNAB 后定量 RT-PCR 分析,其灵敏度和特异度分别达到 80%、100% 和 71%、84%。另一项研究显示,TFF3、HGD1、ADM3 和 LGALS3 在甲状腺癌中的表达显著提高灵敏度和特异度。然而,Galectin-3 和 CD44v6 组成的模型对甲状腺癌术前诊断的敏感度和特异度仅为 82% 和 79%。两者单独的特异性更低,故其应用价值有限;有效的标志物组合可显著提高诊断的效率。

分子诊断也有助于判断预后及选择合适的治疗方案。BRAF 突变阳性常与肿瘤进展相关,并提示此类肿瘤对放射性碘治疗反应较差,这与破坏了碘的摄取有关,而且,对于某些进展期的甲状腺癌,针对 BRAF 较新的分子治疗已取得一定效果。

分子诊断作为临床、FNAB 细胞学检查的重要补充,为甲状腺肿瘤的临床诊断和治疗带来了光明,不仅有助于明确甲状腺肿瘤的诊断、判断病理类型及预后,更有助于选择合适的治疗方法。然而,对于一些恶性程度较高的甲状腺肿瘤,目前仍缺乏特异性的分子标志物。但是随着对甲状腺肿瘤分子生物学的研究不断发展和深入，以后为甲状腺疾病的诊断、治疗及预后分析提供了更有利的证据。

2. RNA 相关标志物

（1）HMGA2：HMGA2 属于非组蛋白的染色质相关蛋白，本身无转录活性，通过与染色质结合后改变染色质构象调节其他基因的转录。HMGA2 在正常组织中低表达或不表达，而在胚胎期及恶性肿瘤组织中的表达明显上调。Jin 等利用 RT-PCR 技术对 120 例标本进行检测，其中 64 例甲状腺恶性肿瘤，56 例甲状腺良性病变；HMGA2 在甲状腺恶性肿瘤中的表达均明显高于良性病变，区分良、恶性甲状腺肿瘤的敏感度和特异度分别为 90.2% 和 97.1%。因此，HMGA2 是区别甲状腺良、恶性肿瘤的重要标志物之一。

（2）hTERT：人端粒酶反转录酶（humantelomerasere versetranscriptase，hTERT）属于核糖核蛋白酶，能以自身 RNA 为模板，延长端粒，确保 DNA 的连续复制，其激活、表达与细胞的增殖密切相关。大多数恶性肿瘤中端粒酶的活性明显增加，其活性对于甲状腺良、恶性具有良好的鉴别作用。hTERT 是端粒酶的催化单位，其在永生细胞及癌细胞中高表达，被认为与肿瘤的发生、发展相关。hTERT 的表达作为甲状腺恶性肿瘤的潜在标志物，且敏感性高于端粒酶的活性检测。Sugishita 等报道显示 hTERT 在 FTC 中阳性率明显高于甲状腺滤泡状腺瘤。研究表明 hTERT 在甲状腺癌中高表达，可能是一个特异性较高的甲状腺癌生物标志物，有利于对良、恶性甲状腺肿瘤的鉴别诊断。

（3）miRNAs：miRNAs 是一类短序列、非编码的 RNA，长 19~25 碱基对。研究显示，目前有多种 miRNA，如 miR-221、miR-222 等，已被证实在 PTC 中表达上调。最近 Yu 等对 106 例 PTC 患者、99 例良性结节患者及 44 例正常成年人，利用 Solexa 测序技术和定量 PCR（quantitative RT-PCR）对甲状腺组织和血清 miRNA 的检测发现，相对于良性结节患者和正常成年人，PTC 患者血清中 let-7e、miR-151-5p 和 miR-222 的表达明显增高。进一步分析证实，联合三者对 PTC 的诊断有良好的敏感性和特异性，且和肿瘤的大小、病灶数量及肿瘤分期有着较强的相关性，再者，三者在肿瘤切除后表达明显下降。另外，有文献报道在 FTC 中 miR-885-5p 呈高表达，在 MTC 中 miR-10a 和 miR-375 呈高表达。miRNA 在甲状腺癌的诊断和治疗中可能发挥重要 RAS 基因突变也是 PTC 相关的点突变。人 RAS 基因 H-RAS、K-RAS、N-RAS，约见于 10% 的 PTC，尤其是滤泡型，此型更多见于 FTC。相对未突变者，点突变型 PTC 癌细胞常有肿瘤包膜，这与 BRAF 突变者性质不同，后者无肿瘤包膜。miRNA 癌的发生发展过程中发挥作用较为复杂，其既发挥癌基因的作用，又发挥抑制癌基因的作用，甚至有的研究发现 miRNA 腺癌转移过程，具体的影响机制仍然需要进一步的阐明。

3. 蛋白组学相关标志物

（1）半乳糖凝集素-3（Galectin-3）：Calectin-3 是凝集素蛋白家族的一员，是一种与 β-半乳糖苷具有高度亲和力的糖类结合蛋白，有多种生物学特性，包括细胞生长调控、细胞黏附、炎性介质反应、细胞凋亡等。近年研究发现其与肿瘤的发生、恶化和恶性转移有关，且被认为是区分甲状腺良、恶性肿瘤最有价值的分子标志物之一。Calectin-3 在甲状腺 FTC 和 PTC 中高表达，而在 ATC 或 MTC 中不表达或弱表达。Manivannan 等对 22 例甲状腺滤泡增生性组织中 Calectin-3 表达进行检测，其中 12 例滤泡状腺瘤，3 例 FTC，7 例滤泡变异型 PTC；Galectin-3 在后两者阳性，在良性病灶中阴性。所以 Galectin-3 可鉴别滤泡性结节的良、恶性。Makki 等通过 ELISA 法分别检测 PTC 患者及良性结节患者的血清 Galectin-3 水平，两组患者的平均值分别为 7.07ng/ml、6.6 ng/ml,两者差异无显著性。表明虽然 Galectin-3 在肿瘤组织中高表达,但在血清检测良、恶性肿瘤差异无显著性,不能区分良、恶性,尚有待于进一步分析。

(2)CK19:细胞角蛋白来源于局部上皮细胞,为形成表皮细胞的角质蛋白,其中 CK19 存在于各种上皮和正常上皮来源的肿瘤中,是一种低分子量的细胞角蛋白。

Calangiu 等分析结果显示,CK19 在 FTC 及 PTC 的表达明显强于甲状腺良性病变,故在甲状腺恶性肿瘤的诊断和鉴别中 CK19 具有一定的参考意义。Erkilic 等的研究表明,在甲状腺乳头癌中,CK19 呈弥漫强阳性表达,而在结节性甲状腺肿则为局灶性或弱阳性表达。de Matos 等对 66 篇关于 CK19、Galectin-3 及 HBME-1 在分化型甲状腺癌组织中表达的论文进行 Meta 分析,通过免疫组化检测,CK19 敏感性及特异性分别为 81%、73%,Galectin-3 敏感性及特异性分别为 82%、81%,HBME-1 敏感性及特异性分别为 77%、83%,三者联合的敏感性及特异性分别 85%、97%。表明联合三种分子标志物对与良、恶性肿瘤鉴别的敏感性及特异性均有提高,但仍存在假阴性率及假阳性率,故需要不断探索其他标志物进一步巩固诊断的准确性。在正常甲状腺滤泡局灶性表达,在 PTC 中呈弥漫强阳性表达。总之,CK 是一个有用的 PTC 辅助诊断标志物,其特异性不强,与其他标志物联合检测敏感性及特异性较高。

4. 其他分子标志物　除上述的分子标志物以外,其他的(如 Maspin、Neu、met、C-myc、N-myc 等)癌基因,PETN、p53、p27、p16 等抑癌基因,VEGF、MMP、B-catenin、p-JNK、TPO 等相关的分子标志物也值得关注。已经发现的与甲状腺癌相关的分子标志物众多,但目前尚未发现针对甲状腺癌完全特异性的标志物。

五、多基因联合检测

随着越来越多的基因检测技术深入研究,许多单独的基因检测表现出特异性高、灵敏度差且在癌组织中经常缺失的特性,而研究显示对多个基因进行联合检测比单一基因检测能够显著提高诊断率。如术前使用 FNAB 联合检测 BRAF、P27、Cyclin D1 基因的表达情况来评估 PTC 患者是肿瘤扩散和淋巴结转移风险性。这种方法不仅提高了 PTC 的诊断率,并可进一步为手术治疗提供依据及可为晚期的 PTC 患者提供新的治疗方法。同时,对于 BRAF 突变患者,P27 表达过低及 Cyclin D1 表达增高时可以加大手术范围,减少术后复发的概率。这样必然为 PTC 的治疗及预后的判断提供了有效的手段,给更多 PTC 患者带来新的治疗希望。然而,甲状腺癌的诊断和预测预后需要综合考虑多个基因,不能孤立于单一的指标,对 FNAB 活检组织进行多个基因标记的基因谱联合检测,可以帮助我们更早地诊断疾病,更合理地选择治疗方案、评价疗效和评估预后,进而完善个体化治疗方案提高患者的生存质量。

六、甲状腺癌预后相关分子标志物的研究进展

肿瘤标志物是指一类由恶性肿瘤细胞合成、分泌并释放入血液和体液中的生物活性物质,是细胞癌变过程的某阶段中被激活基因产物。肿瘤标志物以抗原、激素、酶及代谢产物等形式存在于瘤细胞或宿主体内。可从血液和其他组织中测出其与正常组织成分的区别,仅在表达数量和时间、空间上有一定的差异。肿瘤自癌前状态发展到早期肿瘤,最后到晚期并有转移,都伴有不同性质的标志物。其临床意义不仅作为良、恶性肿瘤的判断,高危人群的普查;而且能测出肿瘤负荷量、判断预后、评估疗效、检测肿瘤的复发和转移。近年来采用生化法和免疫组化法能鉴定的肿瘤标志物甚多,但至今未发现针对甲状腺癌组织类型具有完全特异的标志

物。然而众多甲状腺癌标志物中，只要合理地对其检测，有助于对甲状腺癌的早期诊断和预后监测。

1. Survivin　Survivin 是凋亡抑制蛋白（inhibitor of apotosis protein，IAP）家族中新近被发现的一种蛋白，在肿瘤细胞凋亡过程中的调控作用已受到科学工作者的关注。因其独特的结构，使 Survivin 在正常组织中表达极少，而在几乎所有的恶性肿瘤组织中均呈阳性表达，并与被研究的多种肿瘤的恶性程度和预后相关。有研究结果表明，在甲状腺癌组织中，Survivin 蛋白的表达与临床分期、颈淋巴结转移及原发灶的包膜侵犯具有显著相关性，而与患者的性别、年龄及肿瘤大小无关。在恶性程度较高的甲状腺未分化癌和髓样癌中，Survivin 阳性表达率明显高于恶性程度较低的乳头状癌，并且在有淋巴结转移或临床分期达Ⅲ、Ⅳ期的病例中，Survivin 阳性表达率明显高于相应的无淋巴结转移和临床Ⅰ、Ⅱ期病例。田忠成等的试验结果也表明在甲状腺癌组织中 Survivin 蛋白的表达强度随着肿瘤恶性程度的增加而增高，同时在甲状腺癌患者中 Survivin 表达阳性组的生存率明显低于阴性组的生存率，说明其高水平表达可将作为预测恶变潜能和预后的重要标志物，抑制 Survivin 的表达将可能成为甲状腺癌靶基因治疗的理想靶点。

2. Ki-67　Ki-67 是 1983 年 Gerders 等发现在增殖细胞中表达的一种抗原，是由分子量为 345kD 和 395kD 的 2 条多肽链组成的核蛋白，具有非组蛋白的特点，被认为是目前临床最好的细胞增殖标志物之一，其高表达与侵袭转移行为有关。已有大量研究结果揭示，恶性肿瘤细胞中 Ki-67 的蛋白表达水平与临床疗效及预后呈负相关。冯雯等实验研究结果显示 Ki-67 在甲状腺癌组织中的表达与病理类型有关，在髓样癌、乳头状癌中 Ki-67 蛋白表达较强，在滤泡状癌表达相对比较弱；而王明华等实验结果显示 Ki-67 在乳头状腺癌、滤泡状腺癌、髓样癌、未分化癌组织中的增殖指数依次升高，即 Ki-67 增殖指数与其病理分化程度呈负相关，但在出现淋巴结转移的组织中的表达阳性率较无淋巴结转移的阳性率两者实验中均明显增高，因此 Ki-67 表达水平的变化可作为临床客观评价甲状腺癌侵袭性、增殖活性及预后判断的参考指标。在多灶性甲状腺乳头状癌的研究中发现 Ki-67 的高水平表达与侵袭转移复发有关，Ki-67 增殖指数>20%转移复发风险增高。

3. Kiss-1　肿瘤转移抑制基因是近年来关注的研究领域。如 Kiss-1，通过调节细胞的迁移和浸润在多种类型的肿瘤中起到抑制转移的作用，其编码蛋白可与 GPR54 受体结合后可激活细胞内磷脂酶 C，从而进一步产生第二信使三磷酸肌醇和二酰甘油，分别起到促进钙离子释放和活化蛋白激酶 C 的作用，从而抑制肿瘤细胞的增殖，诱导肿瘤细胞的分化和凋亡，同时通过引起细胞局部黏附和形成大量的纤维而抑制肿瘤转移。Takeda 等报道 Kiss-1 的低表达是肿瘤转移的独立预测因素，并且 Kiss-1 高表达的肿瘤患者 5 年生存率高。姚武等在分析甲状腺癌中 Kiss-1 蛋白的表达时，发现 Kiss-1 蛋白表达与甲状腺癌患者的不同临床分期及有无淋巴结转移有关，而与患者的年龄和肿瘤的病理类型无关，提示 Kiss-1 蛋白可能在甲状腺癌的浸润和转移过程中起着重要的作用。有研究结果显示在甲状腺乳头状癌组织中 Kiss-1 的表达会随着基质金属蛋白酶 2（MMP2）的增强而减弱，考虑 MMP2 可能直接或间接参与降解 Kiss-1 蛋白的过程，从而促进甲状腺癌的发生与转移。

4. EG-1　EG-1 基因定位于 4 号染色体，与上皮、内皮细胞的增生激活状态密切相关，考虑其可能与恶性肿瘤的血管生成相关。有研究发现甲状腺癌患者 EG-1 基因表达组（38 例）和未表达组（14 例）总生存曲线分析存在差异，在年龄、淋巴结转移、肿瘤分期、病理类型等独立预后因素中 EG-1 基因表达组死亡风险与未表达组相比明显增高(RR＝4.947)。体外激酶试验表明随着 EG-1 蛋白与 c-Src 蛋白复合物的增加,进而激活 c-Src 介导的 MAPK 信号通路,引起肿瘤细胞增殖或分化,从而使甲状腺癌的恶性行为增强,导致患者死亡率增高。因此,EG-1 基因有可能成为评价甲状腺癌患者预后较好的分子生物学标志物。通过检测该基因的表达水平,有助于确切评价甲状腺癌患者的预后,制订合理的复诊时间。

5. MMP-2　甲状腺癌的发生发展和转移与癌细胞周围的细胞外基质(ECM)和基底膜的降解密切相关。细胞外基质是肿瘤转移的主要屏障,突破周围的基底膜,进入 ECM 是甲状腺癌发生转移和侵袭的第一步。Waveren 等认为,MMP2 与其抑制药(TIMP2)之间的动态平衡影响肿瘤的侵袭和转移。研究表明,在正常甲状腺组织和甲状腺腺瘤组织中 MMP-2 多呈阴性表达,而在高度恶化或侵袭性甲状腺癌组织中表达多为强阳性。国外的一些研究提出 MMP-2 的高表达与肿瘤大小、淋巴结转移、较高的临床分期及肿瘤外侵犯具有相关性。因此,当 MMP-2 强阳性表达时,很有可能揭示较差的预后。

七、发展趋势

世界各国高度重视分子诊断技术的发展,分子诊断也为甲状腺的诊断带来了很大的好处,随着科技的发展,特异性分子诊断的出现,诊断甲状腺疾病,治疗及预后分析提供了更有利的证据。

参 考 文 献

陈一峰,钟清木,张白凌,等.2014.Kiss-1、MMP2/TIMP2 蛋白在甲状腺乳头状癌中的表达及临床意义.中国组织化学与细胞化学杂志,23(2):137-140.

姜双全,姜丽丽,田家玮,等.2013.应用二分类 Logistic 回归模型评价超声弹性成像在甲状腺微小结节鉴别诊断中的价值.中华超声影像学杂志,22(5):422-425.

金占强,徐晓红,毛东洲,等.2011.彩色多普勒超声在诊断甲状腺癌中的应用.中华医学超声杂志(电子版),8:1296.1303.

李超,李伦,张兵,等.2008.高频超声对肿瘤颈部转移性淋巴结的诊断价值.中华全科医师杂志,7:471-472.

田忠成,邵飞飞,党雪菲,等.2014.Survivin 在甲状腺癌中的表达及临床意义.中国实验诊断学,18(3):390-393.

王剑侠,王琦,时高峰.2010.MRI 在甲状腺癌诊断中的价值.当代医学,16(22):4-6.

王旭红,任晋军,米玉录.2010.Survivin 血管内皮生长因子在甲状腺癌中的表达及其与预后的关系.中国药物与临床,10(6):651-654.

姚宏,魏正玥,梁晓燕,等.2012.肿瘤转移抑制基因 Kiss-1 在甲状腺癌组织中表达和预后的研究.中国药物与临床,12(11):1408-1411.

张笑男,曹万辉,张晓平.2014.MMP-2 和 HBME-1 在分化型甲状腺癌的表达及其临床意义.中国老年学杂志,34(18):5126-5128.

Basolo F,Pisatum F,Pollina LE,et al.2000.Nras mutation in poorly differentiated thyroid carcinomas:correlation with bone metastases and inverse correlation to thyrodobulin expression.Thymid,10(1):19-23.

Calangiu CM,Simionescu CE,Stepan AE,et al.2014.The expression of CK19,vimentin and Ecadherin in differentiated thyroid carcinomas.Rom J Morphol Embryol,55(3):919-925.

Canbay E,Ergen A,Bugra D,et al.2012.Kisspeptin-54 levels are increased in patients with colorectal cancer.World J Surg,36(9):2218-2224.

Chen ZX，Liu NX，Zhu GB，et al.2012.Targeting of the antiapoptotic gene survivin in human thyroid carcinoma. Int J Mol Med，30(3)：465-472.

Ciampi R，Giordano TJ，Wikenheiser-Brokamp K，et al.2007.H00K3-RET：a novel type of RET/PTC rearrangement in papillary thyroid carcinoma.Endocr Relat Cancer，14(2)：445-452.

Dalle Carbonare L，Frigo A，Francia G，et al.2012.Runx2 mRNA expression in the tissue，serum，and circulating non-hematopoietic cells of patients with thyroid cancer.J Clin Endocrinol Metab，97(7)：1249-1256.

Esapa CT，Johnson SJ，Kendall-Taylor P，et al.1999.Prevalence of Ras mutations in thyroid neoplasia.Clin Endocrinol(0)(f)，50(4)：529-535.

Ezzat S，Zheng L，Kolenda J，et al.1996.Prevalence of activating rasmutations in morphologically characterized thyroid nodules.Thyroid，6(5)：409-416.

Fujiwara H，Wake Y，Hashikawa-Hobara N，et al.2012.Endotheli-um-derived relaxing factor-mediated vasodilation in mouse mesenteric vascular beds.J Pharmacol Sci，118(3)：373-381.

Furlan JC，Bedard YC，Rosen IB.2005.Single versus sequential fine-needle aspiration biopsy in the management of thyroid nodular disease.C an J Surg，48：12-18.

Grieco M，Santoro M，Bedingieri MT，et al.1990.PTC is a novel reallged for of the ret prolo-oncogene afld is frequently detected in vivo in human thyroid papillary carcinomas.Cell，60(4)：557-563.

Hassell LA，Gillies EM，Dunn ST.2012.Cytologic and molecular diagnosis of thyroid cancers：is it time for routine reflex testing? Cancer Cytopathol，120：7-17.

Hudson J，Duncavage E，Tamburrino A，et al. 2013. Overexpression of miR-10a and miR-375 and downregulation of YAP1 in medullary thyroid carcinoma.Exp Mol Pathol，95(1)：62-67.

Ikiforov YE.2011.Molecular analysis of thyroid tumors.Mod Pathol，24(2)：34-43.

Ji K，Ye L，Mason MD，et al.2013.The Kiss-1/Kiss-1R complex as a negative regulator of cell motility and cancer metastasis.Asian Pac J Cancer Prev，14(11)：6215-6220.

Jin L，Lloyd RV，Henry MR，et al.2015.The diagnostic utility of combination of HMGA2 and IMP3 qRT-PCR testing in thyroid neoplasms.Appl Immunohistochem Mol Morphol，23(1)：36-43.

Karger S，Krause K，Gutknecht M，et al.2012.ADM3，TFF3 and LGALS3 are discriminiative molecular markers in fine-needle aspiration biopsies of benign and malignant thyroid tumours.Br J Cancer，106：562-568.

Kim YA，Chang M，Park YJ，et al.2012.Detection of Survivin and COX-2 in Thyroid Carcinoma：Anaplastic Carcinoma Shows Overexpression of Nuclear Survivin and Low COX-2 Expression.Korean J Pathol，46(1)：55-60.

Knaisky G，Zeiger MA.2012.The quest for diagnostic molecular markers for thyroid nodules with indeterminate or suspicious cytology.J Surg Oncol，105：438-443.

Krohn K，Reske A，Ackermann F，et al.2001.Ras mutations are rare in solitary cold and toxic thyroid nodules. Clin Endocrinol(Oxf)，55(2)：241-248.

Lloyd RV，Buehler D，Khanafshar E.2011.Papillary thyroid carcinoma varians.Head Neck Pathol，5：51-56.

Makki FM，Taylor SM，Shahnavaz A，et al.2013.Serum biomarkers ofpapillary thyroid cancer.J Otolaryngol Head Neck Surg，42(1)：16.

Manivannan P，Siddaraju N，Jatiya L，et al. 2012. Role of pro-angiogenic marker Galectin-3 in follicular neoplasms of thyroid.Indian J Biochem Biophys，49(5)：392-394.

Marchetti I，Iervasi G，Mazzanti CM，et al. 2012. Detection of the BRAF(V600E) mutation in fire needle aspiration cytology of thyroid papillary microcarinoma cells selected by manual macrodissection：an easy tool to improve the preoperative diagnosis.Thyroid，22：292-298.

Michaele J，Armstrong，Huaitao Yang，et al.2014.PAX8/PPARc rearrangement in thyroid nodules predicts follicular-pattern carcinomas,in particular the encapsulated follicular variant of papillary carcinoma.Thyroid Cancer And Nodules,24(9):1369-1374.

Motoi N,Sakamoto A,Yamochi T,et al.2000.Role of ras mutation inthe progression of thyroid carcinoma of follicular epithelial origin.Pathol Res Pract,196(1):1-7.

Nikiforov YE.2008.yroid carcinoma:molecular pathways and therapeutic targets.Mod Pathol,21(2):37-43.

Nikiforov YE.2011.Molecular analysis of thyroid tumors.Mod Pathol,24:34-43.

Ohori NP,Nikiforova MN,Schoedel KE,et al.2010.Contribution of molecular testing to thyroid fine-needle aspiration cytology of"follicular lesion of undetermined significance/atypia of undetermined significance".Cancer Cytopathol,118:17-23.

Prabhu VV,Sakthivel KM,Guruvayoorappan C.2013.Kisspeptins(Kiss-1):essential players in suppressing tumor metastasis.Asian Pac J Cancer Prev,14(11):6215-6220.

Prasad NB,Kowalski J,Tsai HL,et al.2012.Three-gene molecular diagnostic model for cancer.Thyroid,22:275-284.

Sami JA I,Matesa N,Lukac J,et al.2011.Galectin-3 and CD44v6 as markers for preoperative diagnosis of thyroid cancer by RT-PCR.Diagn Mol Pathol,20:233-241.

Selemetjev S,Dencic TI,Marecko I,et al.2013.Evaluation of survivin expression and its prognostic value in papillary thyroid carcinoma .Pathol Res Pract,210(1):30-34.

Smith N,Nucera C.2015.Personalized therapy in patients with anaplasticthyroid cancer:targeting genetic and epigeneticalterations.J Clin Endocrinol Metab,100(1):35-42.

Suarez HG,du Villard JA,Severino M,et al.1990.Presence of mutations in allthree ras genes in human thyroid tumors.Oncogene,5(4):565-570.

Sugg SL,Ezzat S,Rosen IB,et al.1998.Distinct multiple RET/PTC gene rearrangements in multifbcal papillary thyroid neoplasia.J Clin Endocrinol Metab,83(11):4116-4122.

Sugishita Y,Kammori M,Yamada O,et al.2014.Biological differential diagnosis of follicular thyroid tumor and Hurthle cell tumor on the basis of telomere length and hTERT expression. Ann Surg Oncol,21（7）:2318-2325.

Takeda T,Kikuchi E,Mikami S,et al.2012.Prognostic role of Kiss-1 and possibility of therapeutic modality of metastin,the final peptide of the Kiss-1 gene,in urothelial carcinoma.Mol Cancer Ther,11(4):853-863.

Tallini G,Hsueh A,Liu S,et al.1999.Frequent chmmosomal DNA unbalance in thyroid oncocytic(Hurthle cell) neoplasms detected by comparative genomic hybridization.Lab Invest,79(5):547-555.

Tallini G,Santor0 M,Helie M,et al.1998.RET/PTC,oncogene activation defines a subset of papillary thyroid carcinomas lacking evidence of progression to poorly differentiated or undifkrentiated tumor Phenotypes.Clin Cancer Res,4(2):287-294.

Vasko VV,Gaudart J,Allasia C,et al.2004.Thyroid follicular adenomas may display features of follicular carcinoma and follicular variant of papillary carcinom.Eur J Endocrinol,151(6):779-786.

Vidietto G,Chiapetta G,Maninez-Tello FJ,et al.1995.RET,PTC oncogene activation is an early event in thyroid carcinogenesis.Oncogene,11(6):1207-1210.

Yu S,Liu Y,Wang J,et al.2012.Circulating microRNA profiles and features of papillary thyroid carcinoma.J Clin Endocrinol Metab,97:2084-2092.

Zhu Z,Gandhi M,Nikiforova MN,et al.2003.Molecular profile andclinical-pathologic features of the follicular variant of papillary thyroid carcinoma.An unusually high prevalence of ras mutations.Am J Clin Pathol,120(1):71-77.

第8章 骨肉瘤

Chapter 8

第一节 疾 病 概 述

一、流行病学特点及发病机制

骨肉瘤(osteosarcoma)又称成骨肉瘤,起源于成骨性结缔组织,是最常见的原发于骨的恶性肿瘤。

1. **流行病学特点** 骨肉瘤是儿童及青少年时期最常见的原发恶性骨肿瘤,占20岁以下恶性骨肿瘤的56%,约占全部儿童及青少年恶性肿瘤的5%。在美国,每年0~24岁的新发病例约4.4/100万人。在中国,由于病例登记不完善,没有准确的发病率数据。骨肉瘤主要发生于儿童和青少年,10~20岁、20~30岁是两个发病高峰,发生于5岁以下患者少见。骨肉瘤的进展可能与骨生长有关,骨肉瘤的发病率最高在青春期,骨迅速生长的15~19岁期间,患者的身高通常高于同年龄段的平均身高,最常见的原发部位是骨最快速生长的长骨干骺端。在所有骨骼中,约40%的肿瘤发生于股骨,其中80%位于股骨远端。其他的原发部位按发生率依次递减为胫骨近端、肱骨远端、骨盆、颌骨、腓骨及肋骨,极少一部分发生于骨外软组织及内脏器官。其中发生在肱骨远端的约占32%,胫骨近端约占15%,肱骨远端约占9%,股骨近端约占5%。发病率在不同性别中有差别,男性发生骨肉瘤的概率多于女性,比例约为2∶1。不同种族的发病率有差别,在美国黑种人儿童骨肉瘤的发病率高于白种人儿童。在中央型和表面型的各种不同病理亚型中,经典型骨肉瘤占全部类型骨肉瘤的80%以上。几乎所有骨肉瘤的首发症状都是疼痛及局部肿胀。有超过20%的骨肉瘤患者在就诊时就发现远处转移,肺转移最常见。

2. **病因及发病机制** 骨肉瘤的病因学及发病机制到目前为止仍在研究探索中,并不是很明确,可能的因素如下。

(1)电离辐射与射线:有证据显示骨肉瘤的发生与放射线有关,约3%的骨肉瘤由曾经接受的放疗引发,从放疗到出现骨肉瘤的间隔在4~40年。

(2)化学药物:烷化剂类化疗药可以引发继发性骨肉瘤在内的第二肿瘤。

(3)遗传因素:①有证据表面某些遗传因素参与了骨肉瘤的发病,如家族性双侧视网膜母细胞瘤患者发生骨肉瘤的概率高于正常人群2000倍,据统计有12%家族性视网膜母细胞瘤患者合并骨肉瘤。无论是否患有视网膜母细胞瘤,Rb基因可以在骨肉瘤中被发现。②抑癌基因p53突变同样被认为在骨肉瘤的发生和进展过程中起到重要的作用,在25%的病例中发现p53基因突变。

(4)恶变:某些骨病变可以发生恶变。

(5)病毒感染:Finkel 等在 20 世纪六七十年代即在动物实验模型中发现病毒感染可以诱发骨肉瘤,但始终没有在人体上得到证实。

(6)外伤:骨肉瘤的发生是否与外伤有关尚无定论,但部分患者在外伤后可以导致骨肉瘤迅速进展,被患者及其家属发现而得到就诊。

二、病理学

肿瘤源于长管状骨干骺端的髓腔,随后可穿透骨皮质并揭起骨膜,骨膜穿孔,在肌肉内也能发现软组织肿物。一般情况下,肿瘤中央部的骨化较四周为重。骨化部分为黄色沙砾状,细胞较多的区域韧性较大,呈白色。肿瘤的纵剖面血管丰富,易出血。骨的干骺端和瘤体之间边界不清。骺板常不受侵犯,肿瘤晚期骺板破坏也较骨皮质轻。关节面的玻璃软骨也能防止肿瘤向关节内侵犯,偶尔出现跳跃型的病变,在选择截肢高度时应牢记。

骨肉瘤的组织学诊断依据主要是肿瘤内由未分化梭形基质细胞构成的类骨样结构取代了正常骨或骨样组织。

WHO 骨肿瘤的组织学分类系统将骨肿瘤分为中央型(髓质型)和表面型(周围型),每一组中有多个亚型。

1. 中央型(髓质型)　①传统的中央型骨肉瘤(经典型);②毛细血管扩张型骨肉瘤;③骨内分化良好型(低恶性度)骨肉瘤;④小细胞型骨肉瘤。

2. 表面型(周围型)　①分化良好型骨旁骨肉瘤(低恶性度);②骨膜骨肉瘤(低、中恶性度骨肉瘤);③高恶性度表面型骨肉瘤。

最常见的组织学亚型是传统的中央型骨肉瘤,占所有类型的 80% 以上,组织学上以坏死区、不典型有丝分裂、恶性骨样组织和(或)软骨组织为特征。其他亚型不常见,每种亚型的发生概率均低于 5%。从 X 线片上看,毛细血管扩张型骨肉瘤容易与动脉瘤样骨囊肿或骨巨细胞瘤相混淆。应充分认识和重视骨内分化良好型(低恶性度)骨肉瘤和分化良好型骨旁骨肉瘤,因为它们具有最好的预后,而且单纯手术彻底切除原发灶就可以治愈。骨膜骨肉瘤具有中等的预后,应根据组织学分级进行治疗。

骨外骨肉瘤是一种不直接附属于骨骼系统的间质性恶性肿瘤,治疗应当遵照软组织肉瘤的治疗原则,而不是采用骨肉瘤的诊疗方法。

三、临床表现

1. 局部表现　患者多在就诊的数月至数日前出现局部进行性疼痛和肿胀,外伤可以是重要的诱因,10%～30% 的患者在发病前曾有外伤史。

(1)疼痛:是骨肉瘤最早出现的,也是最常见的症状,可发生在肿瘤出现以前,约有 90% 的患者出现疼痛。起初为间断性疼痛,早期常时隐时现,可存在数周至几个月,后逐渐发展为持续性或跳动性剧烈疼痛,患者难以忍受,夜间更加严重。恶性度高的肿瘤疼痛发生较早且较剧烈。

(2)局部肿胀:约 50% 的患者出现局部肿胀,体格检查可见患肢原发部位呈偏心性肿胀,进行性加重,有时可摸出搏动感,可在创伤后发生病理性骨折。

(3)患肢功能障碍:疼痛、关节肿胀、病理性骨折都可能导致明显性的患肢功能障碍,有45% 的患者出现患肢活动受限。

(4)病理性骨折：出现在 8% 的患者中，可有外伤史等诱因，也可自发出现。

(5)关节积液：部分患者出现关节积液，提示肿瘤可能侵犯关节腔。

(6)干骺端病变：有 1%～2% 的患者出现对称性的干骺端病变，提示可能是多病灶骨肉瘤。

(7)其他：(1)～(6)项症状通常出现在生长快速的长骨，其中 50% 以上发生于股骨。

2. 全身表现　患病早期可无明显全身症状，随着病情的进展可出现发热、不适、贫血、进行性消瘦等，全身健康状况逐渐恶化，甚至出现衰竭。肺部转移的患者还可以有咳嗽、咯血、胸痛等相应的转移症状。除肺转移外，一部分骨肉瘤患者还可发生其他骨、肝、脑等转移并出现相应的症状。

3. 肿瘤生长及转移　所有常见的骨肉瘤都是高度恶性的，生长迅速，易发生远处血行转移。为了临床治疗的实用和方便，结合 Enneking 肌肉骨骼肿瘤分期系统，将骨肉瘤分为局限性骨肉瘤和转移性骨肉瘤。

(1)局限性骨肉瘤：局限性骨肉瘤是指肿瘤的原发灶或跳跃病灶局限于原发骨髓内，且跳跃病灶应当包括在计划手术切除的范围内。局限性骨肉瘤的生长方式分为局限性生长(间室内型)和侵袭性生长(间室外型)。间室内型的肿瘤生长必须局限于骨膜内，这种情况在 Enneking 分期系统中为ⅡA 期，而大多数局限性骨肉瘤生长迅速，超出骨膜累及周围软组织及血管、神经，Enneking 分期为ⅡB 期。

长骨骨肉瘤起源于干骺端，肿瘤沿着髓腔生长，近年来发现，在儿童骨肉瘤中，有近 70% 的患儿出现肿瘤穿越骺板进入骨骺软骨区，甚至发生跳跃性生长，在临床诊断治疗中应引起注意。

(2)转移性骨肉瘤：在诊断时约 20% 骨肉瘤患者通过放射学检查发现肺、其他骨或其他远端部位的转移，Enneking 分期为Ⅲ期。转移部位中 85%～90% 发生于肺，其次最常见的转移部位是原发骨骼外的其他骨，转移灶可以是多发的。没有明确原发病灶的多发骨髓瘤称为多病灶骨肉瘤综合征，常伴对称的干骺端受累。Bacci 等认为多病灶骨肉瘤并不是多原发病灶，而是某一个原发病灶到其他骨骼的多发转移。

四、治疗

治疗骨肉瘤应行根治手术。截肢前要做活体组织检查，以进一步证实临床和 X 线诊断。

为了防止肿瘤扩散可用电刀操作。仔细阅读 X 线片以决定截肢的平面。骨肉瘤截肢后的残端可有肿瘤复发。因此，最好从病骨的最近端实施截肢。经验证明，若肿瘤发生在股骨下端，髋关节离断的效果并不比高位截肢好。但是，肿瘤已经侵犯股骨中部，仍以髋关节离断为佳。胫骨肿瘤适宜做膝关节离断术。股骨颈受累应行半侧骨盆切除术。肱骨上端发生病变适宜做半肩切除术。

骨肉瘤可很早发生肺转移。肺部 X 线片阴性也不能确保没有肺的转移瘤。诊断之初如有肺部转移，是否截肢应取决于患肢因疼痛造成的残疾程度，患者的全身状况，当时肺转移瘤的发展的速度。

放射治疗、化学治疗均可作为辅助疗法。免疫状况方面可静脉输入淋巴细胞、干扰素或转移因子，但效果未定。

第二节　常规诊断

一、实验室诊断

1. 血、尿、肝肾功能等常规检查。

2. 血清碱性磷酸酶(AKP)和乳酸脱氢酶(LDH)的测定。

骨肉瘤目前尚未发现特异性的肿瘤标志物。AKP 在骨肉瘤的诊断和随访中有一定的意义,50％以上的骨肉瘤和其他成骨性肿瘤可以显示升高,但在儿童的生长期也会升至正常值的 1～2 倍。一般情况下,骨肉瘤的恶性度越高,AKP 值越高,根治性手术后 2 周内可降至正常,如正常后再次升高,常预示了复发或转移的可能,应引起重视。LDH 在发生恶性肿瘤时也可升高,提示肿瘤负荷水平,有一定的参考价值。上述对于骨肉瘤的辅助诊断、疗效评估及随访有一定的意义。

二、影像学诊断

1. X 线表现

(1)一般要求患肢骨的正、侧位 X 线片,有一定特异性,是首选的检查筛选方法。主要表现:①浸润性、溶骨性的骨破坏,边界不清,髓腔、骨皮质可呈虫蚀样、浸润状或斑片状骨破坏,骨破坏间有新骨形成。②肿瘤组织内可见到不规则、不清楚、浓淡混杂的钙化和骨化影。③放射状骨膜反应,肿瘤侵犯骨皮质,产生明显破坏和新生骨。骨膜揭起后拉长的血管与骨干垂直,沿血管产生的新骨形成"日光放射"状阴影。掀起的骨膜与骨干之间形成三角形新生骨称为"考德曼(Codman 套袖状三角)"。

(2)估计能够保肢治疗的患者,定制人工关节和假体,术前应拍摄患肢骨全长片。

2. CT

(1)患肢的 CT 扫描是对 X 线检查的有效补充,尤其对骨盆、脊椎等解剖上骨重叠多的部位诊断有帮助。除了可以看清骨皮质变化,肿瘤内骨化、是否侵入软组织外,增强 CT 还可以观察肿瘤内及周围血流情况。

(2)胸部常规 CT 平扫,了解是否有肺部转移病灶。

(3)怀疑其他脏器转移者,可以加做部位 CT,必要时进行强化 CT 检查。

3. MRI

(1)可以显示髓腔内、软组织、骺板、关节软骨等情况,发现跳跃病灶,尤其对软骨及软组织情况显示比较清楚,但缺点是扫描时间长、噪声大,用于儿童有一定的困难。含纤维成分多的骨肉瘤以纤维组织的短 T_1 和 T_2 弛豫时间为特征。含有软骨成分多的骨肉瘤,典型者其非钙化部分在 T_2 加权像上为高信号,其软骨钙化部分呈现为低信号,在 T_1 加权像上非钙化部分为中等信号。含骨性成分多的骨肉瘤在 T_1 和 T_2 加权像上均显示为云絮状低信号,成骨反应越重,低信号越明显。含血管成分多的骨肉瘤,含有大小不等的囊性积血区,在 T_1 和 T_2 加权像上均为片状中等或混合性信号,其内含有大小不等、边界相对清楚的高信号区。

(2)有假体、钉棒等金属置入物的患者不能做此项检查。

(3)估计可保肢需人工关节、假体者,可用于指导瘤骨扩大切除的长度定位。

（4）化疗前、后对比，为化疗效果的评估，尤其是软组织的评估提供依据。

4. ECT骨扫描或PET-CT　ECT和PET-CT利用放射性核素在病变处的浓集，可以发现其他无症状多病灶或髓腔内的跳跃病灶，了解有无骨转移及全身远处转移。但对于炎症、外伤也可以出现放射性核素的浓集，需结合其他检查进行综合判断。

5. B超

（1）常规腹部（盆腔）超声检查，可以显示出有无肝、肾等实质脏器的转移。

（2）局部引流区域淋巴结超声检查。

6. 血管造影　血管造影包括动脉造影剂新近发展的数字减影血管造影（DSA）。血管造影的主要目的：行肿瘤供血动、静脉插管化疗者，行血管造影检查，判断肿瘤血管来源、了解肿瘤侵犯软组织的范围，肿瘤血供情况及肿瘤内血管分布，肿瘤与邻近主要血管间的关系、怀疑血管内瘤栓者，行血管造影检查、评估化疗效果，可行化疗前后血管造影对比。

三、病理诊断

肿瘤活检后的病理诊断时确诊骨肉瘤的唯一诊断。肿瘤组织活检的常用方法有穿刺活检和切开活检。

1. 穿刺活检　针吸活检包括粗针和细针穿刺，前者适于肿瘤位置表浅者，直接抽取组织用于组织学检查。后者适于肿瘤位置深者，与周围重要结构关系密切者，需在B超或CT引导下穿刺，应尽量保证穿刺的阳性率。

穿刺活检的优点是创伤小、方法简单，可有效避免活检过程中肿瘤细胞的扩散及污染；缺点是获取的组织较少，有时无法获得阳性标本，仍需行开放性切开活检。即便穿刺后能够确诊，也可能是因为缺少足够的组织无法进行进一步免疫组织化学及分子生物学检查。

2. 切开活检　切开活检的阳性率高，可以获得足够的组织进行免疫组织化学及分子生物学检查；最大的缺点是容易污染切检通路的组织，造成肿瘤细胞扩散和种植。

四、分期诊断

针对肌肉骨骼系统肿瘤的Enneking分期是以组织学恶性度分级、肿瘤范围和有无转移为基础制定的，是目前应用最广泛、最实用的骨肉瘤（表8-1）。

表8-1　骨肉瘤分期表

分　期	组织学	肿瘤范围	是否转移
ⅠA	G1	T_1	M0
ⅠB	G1	T_2	M0
ⅡA	G2	T_1	M0
ⅡB	G2	T_2	M0
Ⅲ	G1或G2	T_1或T_2	M1

G1. 低度恶性；G2. 高度恶性；T_1. 间室内；T_2. 间室外；M0. 无区域或远隔转移；M1. 有区域或远隔转移

在进行肿瘤活检的同时，实施包括瘤骨的正、侧位X线片、患肢的CT或MRI、胸及其他可疑转移部位CT和ECT骨扫描或PET-CT扫描、腹盆腔B超等辅助诊断项目，可以对局部瘤骨范围、周围软组织累及情况、有无跳跃病灶、是否远处转移等进行全面评估，尽快做出分期。

第三节　分 子 诊 断

骨肉瘤是一种以 4.4/100 万人的发病率高居于恶性肿瘤第 8 位的恶性骨肿瘤,其主要侵犯儿童和青少年长骨干骺端,且以膝关节周围多见。研究显示骨肉瘤男女发病率之比约为 5.4/4.0,其中约 53% 发生于 0～24 岁的儿童和青少年。骨肉瘤起源于正常成骨细胞分化异常的间充质干细胞。其 5 年生存率虽然在近年随着新辅助化疗及手术的发展而提高到 60%～70%,但是许多患者却因为严重影响预后的化疗抵抗而出现复发和远处转移。目前关于骨肉瘤发生发展等生物活动的分子机制的研究方兴未艾。尽早阐明骨肉瘤相关的生物学机制,以期发现反映其进程的生物标志物,实现早期诊断和病情检测,以及研究分子治疗的靶点和靶向药物的开发理应成为我们未来研究的重点。

一、抑癌基因

1. p53　最常见的抑癌基因是 p53,定位于染色体 17q13,野生型的 p53 的蛋白在 NH 末端具有转录因子的活性,可与启动子上特异性的 DNA 序列相结合而激活靶基因(如 pZ1)。其在骨肉瘤中的改变有点突变、重排或缺失。骨肉瘤中 p53 改变文献很多,最近,Lonardo 等总结前人文献,发现骨肉瘤中 p53 改变为 18%～42%。近年来,有关 p53 基因在骨肉瘤的研究热点放在 p53 和 MDM2 联合作用上。Chen 等研究发现 MDM2 通过与 p53 基因结合来阻止 p53 的功能,当 MDM2 过量时,导致肿瘤或转化。在另一研究中还发现 MDM2 抑制抑癌基因引起 p53 的 G1 期生长停滞和凋亡的功能。

2. Rb 基因　Rb 基因定位于 13q14,是目前研究的最多和公认的抑癌基因之一。国内外研究均已证实,其功能失活在骨肉瘤的发生和发展中起着重要的作用。骨肉瘤中 Rb 功能失活机制:Rb 基因缺失、重排、点突变,从而不能编码 Rb 基因;Rb 基因结构正常,但转录调节、转录后修饰或翻译等异常,也不能产生 Rb 蛋白或产生异常 Rb 蛋白;Rb 基因蛋白活性受到抑制,如骨肉瘤中细胞周期调控蛋白(Cycllns、CDKs、CKIS)异常造成 pRb 磷酸化,从而功能丧失。Feugeas 等发现 Rb 基因杂合性缺失与骨肉瘤的预后不良密切相关提示 Rb 基因缺失可以作为判断骨肉瘤预启的指标之一。

3. DCC 基因　DCC 基因(deleted ln col-orectal carcinoma)是 Fearon 等研究结直肠癌于 1990 年确定并命名的一个重要的抑癌基因。其长约 1.35Mh,含转录起始部位、信号肽及编码跨膜蛋白的基因位点,至少含有 29 个外显子。最近,Horstmann 等应用 RT-PCR 技术研究骨肉瘤中 DCC 基因 mRNA 表达,发现 19 例高度恶性骨肉瘤中有 14 例,6 例低中度恶性骨肉瘤有 3 例 DCC 基因不表达或低表达;他们采用免疫组化技术检测其中的 14 例,结果和 RT-PCR 结果相吻合。他们还发现包括骨肉瘤细胞系在内的多数肿瘤细胞系 DCC 基因缺失或低表达。这证实 DCC 抑癌基因的失活和骨肉瘤的发生有关。

4. PTEN 基因　PTEN 基因位于染色体 10q23。PTEN 作为抑癌基因,最主要的生理性底物就是 3,4,5-三磷酸磷脂酰肌醇(PIP3)。PIP3 是上皮生长因子、胰岛素样生长因子、血小板样生长因子等细胞生长因子的细胞中的第二信使。这些生长因子通过与特异性受体结合,激活磷脂酰肌醇 3 激酶(PI3K),调节细胞的 AKT 的功能,从而调节细胞的转移、粘连及细胞的生长。PTEN 基因抑制对 AKT 的活化,而对肿瘤产生抑制作用。Nielsen 等对人骨肉瘤细胞系研究发现,PTEN 表达的缺失能增加 AKT 的活性从而导致骨肉瘤细胞的生长。

5. p16、p15 抑癌基因 又称 MTSI、CDKN2 基因。编码分子量为 15.84kD 的单链多肽。p16、p15 抑癌基因突变或缺失广泛存在于各种肿瘤中,如胶质瘤、黑色素瘤等。最近 Miller 等用 PCR-SSCP 和 Southerm bolt 方法研究 52 例骨肉瘤,发现 2 例有 p16、p15 基因缺失。他们还发现骨肉瘤细胞系中 p16、p15 基因缺失为 5/8。p16 位于染色体 9p21,含 3 个外显子和 2 个内含子,全长 8.5 kb,编码 1 个由 148 个氨基酸组成的蛋白质。p16 基因功能的实现主要通过其产物 p16 蛋白,该区域在许多原发肿瘤和细胞株中表现为缺失或突变,是一个抑制基因。p16 蛋白可抑制 CDK4 和 CDK6,在细胞 G1/S 期转换起到关键调控基因,它失活引起 G1 期缩短,细胞周期加速,使其过早的进入 S 期,这可能是细胞向恶性转化的关键。李永昊等应用免疫组化的方法证实在骨肉瘤中 p16 蛋白及基因表达,较骨软骨瘤显著减少,两者差异显著,呈负相关。p16 蛋白及基因表达在骨肉瘤Ⅱb、Ⅲ期的表达率明显低于Ⅰ、Ⅱa 期。随着病理分级的增高,p16 蛋白及基因阳性表达水平呈逐渐下降。p16 蛋白及基因阳性表达,有软组织浸润及转移,比无软组织浸润和转移者有显著性差异,呈负相关。以上结果提示 p16 在骨肉瘤的发生,发展中起着重要的作用。

二、促癌基因

1. MDM-2 基因 最初是从致瘤的鼠成纤维细胞系中发现的,随后人类的 MDM-2 也被鉴定出来并定位于染色体 12q 上。MDM-2 基因所编码的蛋白质能与 p53 及 RB 相结合并抑制它们的功能。约 25% 的人类骨肉瘤中有 MDM-2 基因扩增,而在有基因扩增的患者中部分已发生肿瘤转移。Michael 等通过 DNA 杂交分析确定了 MDM-2 的基因扩增与骨肉瘤的复发和转移之间存在着显著的相关性。MDM-2 通过和 p53 结合才能发挥功能,MDM-2 包含 491 个氨基酸,只有 N 末端 100 个氨基酸序列和 p53 相结合,人为造成的 MDM-2 的突变比野生型的 MDM-2 所导致的 p53 水平高 20 倍,说明这种突变的 MDM-2 能保护 p53 蛋白使其不被降解。如果对 p53 进行突变修饰 p53-I(缺少氨基酸 13～19),它就不和 MDM-2 相结合,但仍然具有野生型 p53 的功能,能够诱导细胞凋亡和阻止细胞在 G1 期的增殖。

2. SAS 基因 SAS 基因(sarcoma amplifled sequence)最初从恶性纤维组织细胞瘤中分离出来,其编码的蛋白质是跨膜超家族(TM4SF)的一员,可能在细胞信号传递和生长控制方面起作用。Tarkkanen 用互补基因组杂交法研究 11 例骨肉瘤,发现 8 例有 SAS 区域的扩增。最近 Noble 等用 Southern blot 方法研究 28 例骨肉瘤,发现 10 例有 SAS 基因扩增,其中 7 例表面性骨肉瘤均有扩增,而 15 例髓性骨肉瘤中只有 2 例扩增,提示表面性骨肉瘤和髓性骨肉瘤可能存在基因的改变不同。

3. c-myc 基因 c-myc 基因也是较早发现的癌基因之一,它的过表达与骨肉瘤细胞的生长、转移关系密切。肖强等通过实验显示了 c-myc 蛋白的表达在骨肉瘤中表达成正相关,提示 c-myc 的激活可能与骨肉瘤的发生、发展有关。

三、与骨肉瘤生物学特性相关基因

1. CDK4 基因 CDK4 基因位于染色体 12q13,其编码的 CDK4 蛋白是 cylins-cdk-ck 网络系统的重要一员,是通过调控细胞周期参与细胞增殖、细胞分化和凋亡。CDK4 所处的区域在人肉瘤中经常被扩增。王文己等应用 S-P 免疫组化方法检测 68 例骨肉瘤组织中 p16 和

CDK4 的表达情况后发现,低分化骨肉瘤组织中 p16 的阳性率和阳性强度明显低于高分化骨肉瘤组织,而低分化骨肉瘤组织中 CDK4 的阳性率和阳性强度明显高于高分化骨肉瘤组织,说明 CDK4 和 p16 存在某种负相关,且都与骨肉瘤的病理分期有关。

2. HER2 基因　HER2 基因位于 17q21。HER2 蛋白的高表达与骨肉瘤的恶性生物学行为密切相关,并且是预后不好的表现。Scotlandi 等运用免疫组化染色研究了 84 例骨肉瘤,发现 32% 的骨肉瘤中有 HER2 基因扩增。

3. miRNA　骨肉瘤中 miRNA 的表达异常,目前对骨肉瘤发生发展和化疗抵抗等相关机制的研究正在全球范围内如火如荼地进行着。随着 miRNA 的发现及研究的深入,大量与骨肉瘤相关的 miRNA 展现在人们面前。研究证据揭示部分 miRNA 的表达上调或者下调与骨肉瘤的发生发展等进程有密切的关系。表达谱分析为阐明特定 miRNA 在骨肉瘤中的功能开辟了新的疆域。HU 等检测了 MG63 骨肉瘤细胞系中 268 种 miRNA 的表达变化情况,发现其中表达上调的有 miR-9、miR-99、miR-195、miR-148a 和 miR-181a,而表达下调的有 miR-143、miR-145、miR-335 和 miR-539。而 WON 等最近发现在石蜡包埋的骨肉瘤标本中,包括 miR-199b-5p、miR-338-3p、miR-891a 等在内的 10 种 miRNA 表达上调,其中 miR-199b-5p 相对上调了 235 倍,而 miR-451、miR-891a 和 miR-338-3p 分别相对上调了 83、52 和 20 倍。LULLA 等为了鉴别出 miRNA 在骨肉瘤标本中和细胞系中的不同表达情况,他们在 4 个甲醛溶液固定石蜡包埋的骨肉瘤标本和 2 个骨肉瘤细胞系中对 762 个成熟的 miRNA 进行筛查。结果显示包括 miR-126、miR-135b、miR-1403p/5p 等在内的 22 种 miRNA 呈明显差异性表达。DIFIORE 等在 MG63 和 3AB-OS 骨肉瘤细胞系中分析 189 种 miRNA 的表达情况,结果筛选出在这 2 个细胞系中 152 种差异性表达的 miRNA。他们在数据库中筛选了有代表性的 46 个 miRNA 及受这些 miRNA 调控的靶基因。这些表达上调和(或)表达下调的 miRNA 有望作为骨肉瘤诊断的重要指标及治疗靶点。

大量试验证明 miRNA 不仅出现在细胞内,而且可以在包括血清、血浆、涎液、尿液及乳汁等体液或分泌物中出现。FEI 等对 118 例骨肉瘤患者和 60 例健康对照者血清中 miR-9 的表达情况进行探测,结果发现骨肉瘤患者中 miR-9 的表达较健康对照者显著上调,而且其表达的上调水平与骨肉瘤的 TNM 分期息息相关。生存分析结果表明具有高血清浓度 miR-9 的患者较低浓度者显著预后不良。因此,miR-9 可以作为判断骨肉瘤预后和检测病情的重要生物标志物。MA 等运用实时定量 RT-PCR 对 98 例初诊并且成功进行手术的骨肉瘤患者进行 miR-148a 的检测,他们发现外周循环血 miR-148a 可作为骨肉瘤诊断和判断预后的生物标志物。亦有类似的研究表明血浆 miR-34b 与骨肉瘤的患病风险和远处转移密切相关,提示血浆 miR-34b 可作为新型的骨肉瘤生物标志物和治疗靶点。循环血 miRNA 的组成和量的变化有望成为骨肉瘤诊断和预后判断。

综上所述,可见骨肉瘤的基因改变是复杂的,与之相关的基因很多。它们之间既相互独立又相互作用,相互影响。近些年来随着分子生物学的发展,为骨肉瘤的研究打开了新的局面,相信在不久的将来骨肉瘤的研究一定能获得满意的答案。

参 考 文 献

成秀梅.2008.肿瘤抑制基因 p53 的研究进展.现代诊断与治疗,19(3):158-160.

付海军,张旭,马佳,等.2010.骨肉瘤促发基因及瘤组织血管再生的研究进展.亚太传统医药,6(3):111-112.

高坤,朱智,镐英杰,等.2007.人骨肉瘤中 PTEN、EGFR 的表达及其与细胞增殖的关系.现代预防医学,34(23):4510-4514.

李永昊,肖玉周,俞岚,等.2007.P53,P16 基因在骨肉瘤中表达及临床相关性研究.中国骨肿瘤骨病,6(3):162-166.

沈荣凯,林建华.2008.骨肉瘤基因治疗研究进展.中国骨肿瘤骨病,7(3):176-179.

王文己,罗慧英,刘占国,等.2006.细胞周期调控因子 P16 和 CDK4 在骨肉瘤中的表达.中国肿瘤临床与康复,13(6):485-487.

肖强,王体沛.2007.PTTG,c-myc 在人骨肉瘤中的表达及其意义.临床外科杂志,15(11):76-78.

于秀淳,蔡锦方.2003.TK 基因治疗骨肉瘤研究进展.中国矫形外科杂志,11(3):259-260.

张宏军,高坤,高书图,等.2008.骨肉瘤中 PTEN 的表达及意义.中医正骨,20(9):14-16.

张静,李扬,李雯,等.2005.骨肉瘤中抑癌基因 PTEN、Rb、p53 蛋白的表达及相关性研究.医师进修杂志,28(6):10-15.

赵海燕,谢进.2007.抑癌基因 PTEN 在骨肉瘤中的表达及临床意义.中国基层医药,14(4):537-538.

赵亚恒,冯和林,郑丽华,等.2014.骨肉瘤发病机制的研究进展.肿瘤防治研究,41(3):283-286.

DI FIORER,FANALE D,DRAGO FERRANTER,et al.2013.Geneticand molecular characterization of the human osteosarcoma 3AB-OScancer stem cell line:a possible model for studying osteosarcomaorigin and stemness.J Cell Physiol,228(6):1189-1201.

FEI D,LI Y,ZHAO D,et al.2014.Serum miR-9 as a prognostic biomarker in patients with osteosarcoma.J Int Med Res,42(4):932-937.

HU H,ZHANG Y,CAI XH,et al.2012.Changes in microRNA expression in the MG-63 osteosarcoma cell line compared with osteoblasts.Oncol Lett,4(5):1037-1042.

LULLA RR,COSTA FF,BISCHOF JM,et al.2011.Identification ofdifferentially expressed microRNAs in osteosarcoma.Sarcoma,2011:732690.

MA W,ZHANG X,CHAI J,et al.2014.Circulating miR-148a is asignificant diagnostic and prognostic biomarker for patients with osteosarcoma.Tumour Biol,35(12):12467-12472.

NUGENT M.2014.MicroRNA function and dysregulation in bonetumors:the evidence to date.Cancer Manag Res,6:15-25.

TIAN Q,JIA J,LING S,et al.2014.A causal role for circulating miR-34b in osteosarcoma.Eur J Surg Oncol,40(1):67-72.

Tutor O,Diaz MA,Ramirez M,et al.2002.Loss of heterozygosity of p16correlates with minimal residual disease at the end of the inductiontherapy in non-high risk childhood B-cell precursor acutelymphoblastic leukemia.Leuk Res,26:817-820.

WON KY,KIM YW,KIM HS,et al.2013.MicroRNA-199b-5p isinvolved in the Notch signaling pathway in osteosarcoma.HumPathol,44(8):1648-1655.

ZHOU G,SHI X,ZHANG J,et al.2013.MicroRNAs in osteosarcoma:from biological players to clinical contributors,a review.J IntMed Res,41(1):1-12.

第 9 章

神经母细胞瘤

第一节　疾病概述

神经母细胞瘤(neuroblastoma,NB)属于神经内分泌性肿瘤,是一种胚胎性肿瘤,起源于原始神经嵴细胞,占小儿肿瘤的 8%～10%,年发病率为 0.3～5.5/10 万,在包括白血病的整个小儿恶性疾病中,仅低于白血病和中枢神经系统肿瘤,居第三位,多于肾母细胞瘤,80% 病例发生于 5 岁以下儿童,3～4 岁为发病高峰,男性患儿发病稍多于女性患儿或基本相同,有不同的报道男女之比为 1.2:1～1.7:1,也有成年人患病的报道。流行病学研究提示可能促进神经母细胞瘤的发生因素:早产儿和低体重儿,怀孕前或怀孕中使用性激素,怀孕期间每日饮酒史,父母从事与电子相关的职业。

NB 好发于交感神经节或双侧肾上腺髓质,是儿童期最常见的颅外恶性实体瘤,其生物学、遗传学和形态学特性均表现出很大的异质性,多为散发病例,偶见家族性发病,目前认为其分子层面的发病机制为多基因参与、多通路启动的复杂过程。NB 作为儿童颅外实体肿瘤中最常见的恶性肿瘤,进展快、转移早,临床表现多种多样,易发生误诊、漏诊等,诊断时多发现已发展为晚期,治疗效果及预后较差。

一、临床表现

多数 NB 沿交感神经链分布,原发部位多见于腹膜后(65%)(患儿常有原因不明的发热、脸色苍白来就诊,肿块压迫腹部脏器可引起腹痛、腹胀、食欲缺乏,呕吐等消化道症状)、纵隔(多位于后纵隔脊柱旁,上纵隔多于下纵隔。早期可无症状,在胸片透视时被发现。随着肿瘤生长巨大引起压迫症状表现为呛咳、呼吸道感染、吞咽困难,甚至呼吸循环衰竭),以及颈部(较少见,压迫交感神经或位于胸腔顶部的交感神经节可引起颈交感神经麻痹综合征,表现为单侧瞳孔缩小、上睑下垂及虹膜异色症等症状),病变局限时往往没有症状,常在体检时通过超声和放射等影像检查发现。

NB 起病隐匿,早期常难发现,初诊时约有 70% 患儿已发生转移,常见转移部位有骨髓、骨、肝、淋巴结和皮肤。常有患儿因转移灶引起的相关症状而首次就诊,贫血、发热和四肢疼痛代表可能存在骨或骨髓转移,眼球突出和眶周瘀斑提示肿瘤侵犯眼眶和眶周软组织。4S 期病例可出现腹部膨隆和呼吸困难,是由肿瘤侵入肝导致肝大所致;腹腔内肿瘤压迫肾血管或肠管会造成肾功能障碍和肠梗阻;皮肤转移灶为可触及的结节,部分为蓝莓形态。

二、病理分型

NB 的病理分型主要根据肿瘤组织中细胞的分化程度及瘤细胞质内颗粒的多少及神经纤

维丝的有无,将瘤细胞分为 4 种类型:未分化神经母细胞、低分化神经母细胞、中分化神经母细胞、高分化神经母细胞。一般认为由未分化或低分化神经母细胞组成的肿瘤为 NB,由中分化或高分化神经母细胞组成的肿瘤为神经节母细胞瘤,而肿瘤由成熟分化的良性神经节细胞组成则称为神经节细胞瘤。现行的国际 NB 病理学分类采纳的是 Shimada 于 1984 年提出的原始分类系统,并于 1999 年确定 2003 年修订。按新的国际 NB 病理学分类(international neuroblastoma pathology classification,INPC),首先根据肿瘤细胞中雪旺基质多少将 NB 进行分型,肿瘤细胞中雪旺基质 0 或<50%为 NB,极少部分为神经节母细胞瘤;雪旺基质≥50%为神经节母细胞瘤和神经节细胞瘤。再根据细胞分化、小儿发病年龄、瘤细胞分裂情况(核分裂-碎裂指数,MKI),进一步将 NB 分两型。

1. 组织结构不良型(UH)　①未分化型肿瘤、任何 MKI、任何年龄;②低分化型肿瘤、MKI≥4%、任何年龄或任何 MKI、年龄≥1.5 岁;③分化型肿瘤、任何 MKI、年龄≥5 岁或 MKI≥4%、年龄<1.5 岁或 MKI≥2%、年龄 1.5~5.0 岁。

2. 组织结构良好型(FH)　①低分化型肿瘤、MKI<4%、年龄<1.5 岁;②分化型肿瘤、MKI<4%、年龄<1.5 岁或 MKI<2%、年龄 1.5~5.0 岁。

三、临床分期

1988 年 Brodeur 在研究 Evans 分期标准的基础上提出国际 NB 临床分期标准(international neuroblastoma staging system,INSS)。1993 年 Brodeur 又对 1988 年标准进行修改、补充,使之更加合理、科学。目前 INSS 临床分期仍被广泛采用。为显示与原分类法的区分,常以小写阿拉伯数字表示期数。在该分期中,中线定义为脊柱,起源于一侧的肿瘤,并越过中线表示肿瘤浸润或越过脊柱对侧;如证明腹腔肿瘤向上扩散即转移到胸腔,则归类到国际 NB3 期。4S 期的骨髓转移是指轻微受累,即恶性肿瘤细胞在骨髓活检或骨髓穿刺中小于所有有核细胞的 10%,骨髓碘苄胍(MIBG)法扫描必须阴性,而更广泛的骨髓受累应考虑为 4 期。

美国儿童肿瘤协作组(children's oncology group,COG)根据 NB 预后情况,结合有关临床因素与生物学因素,如 INSS 分期、患儿年龄、MYCN 基因扩增情况、DNA 指数(DI,倍体数)和肿瘤组织病理学,将 NB 病例分为低危组、中危组、高危组。这一分组法显示,每个小组具有一个独特的复发风险因素,目前已逐渐被国际上采用,作为 NB 治疗方案选择、预后判断的重要个体化分类体系。

四、治疗方法

1. 手术治疗　外科手术原则是尽可能切除肿瘤,清除转移淋巴结,必要时切除受累器官。对能进行外科手术者,要尽量进行手术治疗。近年来有报道利用腹腔镜进行腹膜后 NB 活检及小型肿瘤的切除,达到预期手术效果,但对较大型 NB 的腹腔镜手术切除需谨慎对待。近年来,国内外许多学者强调术前化疗后的延期手术和二次手术治疗 NB。延期手术指征为临床表现典型而原发肿瘤不能一期切除的 NB,手术时机一般在原发肿瘤经一段时间化疗后明显缩小并处于稳定状态,VMA 降低,患儿全身情况较好,多为术前化疗 2~6 个月。二次手术指征为肿瘤性质不明确、第一次术中活检病理确诊为 NB 而不能一期切除者;临床判断有一期切除可能但实际手术中不能完全切除、化疗或局部放疗后仍提示有肿瘤残余者;肿瘤部分切除、化疗或放疗后肿瘤消失,但影像学检查提示区域淋巴结大、尿 VMA 持续增高者。

2. 化疗 化疗药物常用卡铂(CBP)或顺铂(DDP)、环磷酰胺(CTX)或异环磷酰胺(IFO)、柔红霉素(DNR)或多柔比星(ADM)、依托泊苷(VP-16)或替尼泊苷(VM-26)和长春新碱(VCR)等,每种药物均应保持低累计剂量以减轻远期不良反应。

3. 放疗 NB 对放疗敏感,作用仅次于手术和化疗。放疗主要用于不能完全切除的局限化肿瘤和化疗不能完全控制的肿瘤,及对不能手术切除的肿瘤所引起的疼痛或器官功能异常进行姑息治疗。由于放疗的致癌作用及其他不良反应,临床上对 4S 期患儿常不使用。为提高放疗效果,减少不良反应,应用靶向放疗对肿瘤细胞进行特异性治疗和杀灭是近来的进展。肿瘤靶向治疗分为器官靶向治疗及分子靶向治疗。MIBG 法是利用 ^{123}I 或 ^{131}I 标记的 MIBG 与去甲肾上腺素的相似性,使其被 NB 瘤细胞所摄取,从而发挥对肿瘤细胞的杀伤作用。神经节苷脂法是利用神经节苷脂对 NB 有特异性识别作用,制成的神经节苷脂单克隆抗体与 ^{131}I 放射性核素相结合,以提高对瘤细胞杀伤的特异性。

4. 造血干细胞移植 主要包括自体骨髓移植、自体外周血干细胞移植(PBSCT)、脐血干细胞移植及异体骨髓移植。目前主要应用于难治性 NB,在大剂量强化疗方案的基础上应用造血干细胞移植的方法,以重建造血和免疫功能,提高肿瘤患者的无瘤生存率。美国 COG 资料显示 PBSCT 与异基因造血干细胞移植的远期疗效一致其原因是自体移植复发率高但移植相关并发症少,而异基因移植复发率低但移植相关并发症多。

5. 其他治疗 近年来,为提高 NB 疗效,一直在寻找新的治疗方法,以期取得突破性进展。这些研究包括诱导分化治疗、免疫生物学治疗、基因治疗及血管形成抑制因子等,其中的部分治疗已进入临床试验阶段,但真正进入临床应用尚在期待中。

第二节 常规诊断

一、实验室检查

实验室检查作为一项辅助检查手段,对 NB 的诊断、判断肿瘤负荷、治疗效果及预后是重要的。

1. 儿茶酚胺及其代谢物测定 儿茶酚胺及其代谢物在所有的神经母细胞瘤的标志物中灵敏度和特异度最高,因神经母细胞瘤发源于原始的神经嵴细胞,而神经嵴细胞最终分化成交感神经细胞,故可分泌儿茶酚胺代谢物。苯丙氨酸和酪氨酸经一系列酶促反应依次生成多巴(diox yphenylala-nine,Dopa)、多巴胺(dopamine,DA)、去甲肾上腺素(norepinephrine,NE)、肾上腺素(epinephrine,E)。不成熟儿茶酚胺 Dopa、DA 代谢终产物是高香草酸(homov anillic acid,HVA),成熟儿茶酚胺 NE、E 代谢终产物是香草扁桃酸(vanillic mandelic acid,VMA)。VMA 在诊断 NB 的标志物中灵敏度和特异度最高,阳性率可达 85%。分化好的 NB 尿儿茶酚胺及其代谢物水平增高,而分化差的 NB 因其失去儿茶酚胺合成及代谢的多种酶。因此,尿儿茶酚胺及代谢产物水平并不一定升高。这可能与 NE、E 在肿瘤内部代谢消耗和酪氨酸羟化酶(tyrosine hydrox ylase,TH) 反馈性受局部高水平 NE、E 抑制有关。

在 NB 患者尿中通常 VMA 80% 增加,HVA 75% 增加,HVA/VMA >1,DA/HVA >1,DA/V MA >1,诊断率达 90%,为术前 NB 诊断的重要依据。当然,儿茶酚胺及其代谢产物水平还与患者年龄和 NB 的临床分期、病理分型、生物学特性及预后等有密切的关系。关于

NB 儿茶酚胺代谢产物检测方法的选择,通常 VMA 斑点试验或酶联免疫试验用于筛选儿茶酚胺代谢物增高的患者,高效液相色谱法用于确诊。前者经济实用,但灵敏度和特异性差;后者虽特异、灵敏,但费用昂贵,需特殊设备,操作较复杂;两者具有较大的互补性。因此,在 NB 诊断上常联合使用。留取 24h 尿测定尿 VMA 或 HVA 准确性高,但对于年龄较小的患儿留取尿液比较困难,对于此类患儿可采用取某一点或几点的尿作为测定标准,同时测定尿肌酐,计算尿 VMA 或 HVA/尿肌酐($\mu g/mg$),以其作为评价指标。故测定儿茶酚胺及其代谢产物并计算它们之间的比值对最初筛选、诊断 NB 患者和随后评价疗效及复发检查均有重要意义。

2. 胱硫醚　胱硫醚又称丙氨酸丁氨酸硫醚(cystanthi-onine)和同型丝氨酸(Ho-moserine),正常人肝、胰、肺、脑、心和皮肤等组织中含量丰富,血浆中含量为 $0.100\sim0.160\mu mol/L$(禁食 6h 以上),尿中不存在。晚期或预后差的 NB 患者可出现血浆胱硫醚含量升高和(或)胱硫醚尿症,可能是由于 γ 胱硫醚酶表达下降,β 胱硫醚合酶表达正常(增加),从而使胱硫醚分解减少、合成增加所致。但其并非 NB 所特有,先天性胱硫醚尿症、胆道闭锁、肝受损、高甘氨酸尿症、巨细胞病毒感染、维生素 D 中毒等均可出现。若排除上述情况,可作为神经母细胞瘤的重要标志物之一。

3. 酪氨酸羟化酶　酪氨酸羟化酶是儿茶酚胺合成途径的限速酶,隶属于依赖生物蝶呤的芳香氨基酸羟化酶家族,基因定位于 11p15.5,酶的磷酸化修饰使其催化活性增强,是 NB 的重要肿瘤标志物之一,与 MYCN 基因扩增呈正相关性,对 NB 的微量残余病灶的检出和预后判定有重要意义。临床上常用 RT-PCR 或荧光-PCR 检测其 mRNA 的含量。

4. 神经元特异性烯醇化酶(NSE)　NSE 是免疫组化染色的重要指标。NSE 是由神经母细胞合成的,是免疫组化染色的重要指标,主要分布在神经元和神经内分泌细胞,在 NB 患者血清中可升高,作为神经母细胞瘤的标志物,对该病的早期诊断具有较高的临床应用价值。但有学者认为 NSE 在尤因家族肿瘤、嗜铬细胞瘤、急性淋巴细胞白血病和非霍奇金淋巴瘤中也存在高表达。因此,其诊断的特异性相对较差,目前临床上检测血 NSE 的水平,主要用来判断预后、评价疗效和复发监测。

NSE 存在于神经元及神经来源的细胞质中,通过化学方法使抗人 NSE 透过细胞膜与之免疫结合,在细胞质内产生棕色颗粒反应,对 NB 具有高敏感性和特异性,可以通过免疫组化进行检测。

5. 铁蛋白(ferritin)　神经母细胞分泌的铁蛋白与正常细胞分泌的铁蛋白在生物化学方面存在差异,主要表现在糖基化和电泳特性方面。血清中高水平的铁蛋白也可出现在霍奇金淋巴瘤和白血病患儿中,故其特异性较低。由于化疗过程中常规输血可以引起血清铁蛋白升高,故不能作为治疗过程的检测指标。

6. 针吸细胞学检查(FNAC)　细胞形态学诊断主要依赖于针吸细胞学检查,对其临床分期及预后判断都有重要作用。FNAC 具有简便、快速、微创的优点,加上细胞化学、免疫组化对其有互补作用,使其得到越来越广泛的应用。NB 在低倍镜下可见神经母细胞大小不一,染色质疏松,核仁不明显,亦可见双核,胞质量少,染灰蓝色,细胞呈假菊形瘤细胞排列、成团排列及散在分布,涂片多见篮状细胞及紫红色纤维丝,多见凋亡细胞。油镜下可见瘤细胞具有三大(胞体大、胞核大、核仁大)、三千(千奇百怪、千姿百态、千变万化)的特点,NB 细胞退化现象易见。

根据瘤细胞分化程度及神经纤维丝的有无等,将瘤细胞分为 4 个阶段:原始未分化神经瘤细胞、低分化神经母细胞、中分化神经母细胞和高分化神经母细胞。

7. 免疫组化检测　　NB 细胞表面表达黏附分子 CD56 和 GD2 抗原,CD56 在神经内分泌和神经外胚层恶性肿瘤诊断中起重要作用,CD81 广泛分布于神经外胚层细胞和间充质细胞表面,在 NB 细胞表面无表达。可以通过免疫组化进行检测。

二、影像学检查

1. 超声检查　　超声是腹、盆腔肿块筛选最常用的检查手段。NB 临床超声特征:肿瘤常位于腹膜后和肾上腺区,多为内部含有钙化的不均质实性肿块,边界不清楚,形态不规则,血流信号较丰富,常推挤周围脏器并包绕腹膜后大血管,但不侵犯血管腔,腹膜后淋巴结转移时常呈低回声结节。

2. 计算机断层扫描(CT)　　NB 原发灶多为软组织密度实性肿块,增强扫描显示轻到中度强化,可因内部出血、坏死而显示不均质,点状钙化是其重要影像学特征,检出率为 100%,虽然 CT 扫描具有电离辐射、软组织分辨力低的缺点,但因其便捷、敏感直观的特点,仍是腹腔、盆腔和纵隔 NB 的首选检查手段。可对肿瘤的位置、大小、内部结构准确定位,对是否越过中线、与邻近脏器和血管的关系、淋巴结情况均有较好的显示,初诊患者可术前定性诊断,并为判断能否完整切除病灶及评价疗效,估计预后提供重要依据。

3. 磁共振成像(MRI)　　MRI 与 CT 相比具有无辐射,软组织分辨力高,可多方位成像,能够很好评估椎间孔及硬膜外侵犯,能够区分骨皮质和骨髓病变的优势,常用于检查椎管内、颅内病灶,并可协同 ECT 骨扫描确定单发骨病变的性质。但 MRI 对钙化检出能力低。

4. 放射性核素检查　　常用 ECT 骨扫描及间-碘苄胍(MIBG)扫描。传统 X 线检查只有在骨质发生 30%~50% 脱钙后才能发现骨转移病灶,而 ECT 骨扫描采用 ^{99m}Tc-MDP 为示踪剂,反映的是全身骨组织发生的代谢性改变,从而能较 CT 更早更全面地发现骨转移。由于 NB 骨转移常为多发,因此单发病灶需结合 CT/MRI 等检查以排除假阳性;而如果骨转移灶为溶骨性破坏,成骨转换率低或血流过少,则可能出现假阴性结果,部分原发病变可以出现 ^{99m}Tc-MDP 积聚,提示存在钙化。MIBG 作为示踪剂,参与神经母细胞Ⅰ型儿茶酚胺摄取和颗粒存储通路,在评估骨骼和软组织转移上具有高特异性和敏感性,同时因为这一非侵入性显像技术为全身扫描,较其他局部解剖学显像具有独特优势。

5. 正电子发射断层显像/计算机断层成像(PET/CT)　　用于 NB 的初始分期、再分期、疗效评价及复发检测,其示踪剂 ^{18F}FDG 在高糖酵解的肿瘤部位有较多积聚。相对于传统影像检查,PET 为全身显像,这一优势在骨髓、骨淋巴结转移病灶的筛查中体现更为明显,为准确分期提供有力的依据,并对评估放、化疗疗效、确定术后残留及监测复发具有潜在价值。PET 与 CT 结合后可提供更为精准的定位和解剖关系,两者互为补充。研究发现,PET 扫描在确定 NB 原发病灶的范围和解剖、显示肝内转移病灶和微小转移病灶可能比 MIBG 更有优势。然而由于脑实质是全身 PET 放射性最为浓聚的部位之一,使得病灶的异常放射性浓聚难以发现;而为降低辐射剂量所设置的低剂量儿童 CT,其显示的颅内结构分辨率欠佳,两方面的缺陷,使 PET/CT 难以发现颅内的转移灶,而 MRI 或 MIBG 扫描则可以清楚显示。

三、骨髓评估

超过 50% 的神经母细胞瘤存在骨髓转移,影响预后,所以所有疑诊或确诊神经母细胞瘤的患儿都应行骨髓评估。

第三节 分子诊断

神经母细胞瘤是儿童颅外恶性肿瘤中最常见的实体瘤,占儿童癌症死亡率的15%,在遗传基因学上有显著的临床和生物学特点。虽然神经母细胞瘤并没有一个共有的基因异常或起始因素,但有许多基因改变被证实与预后有关并可用来进行危度评估和作为治疗方案选择的依据。神经母细胞瘤生长及转移是一种多因素、多阶段、多步骤的过程,过程中由多个基因参与,多种基因异常表达均被认为与神经母细胞瘤密切相关,如Trk基因表达异常与肿瘤恶性度有着密切关系。

一、MYCN基因

MYCN基因是1983年由Schwab发现的一个结构,功能与MYC的基因片段相似。MYCN基因扩增作为目前国际上大家公认的神经母细胞瘤分子生物学诊断指标,在神经母细胞瘤中以致癌因素发挥作用。在2005年公布的国际神经母细胞瘤危险分级[international neuroblastoma risk group(INRG)classifiction system]中将发病年龄、临床分期、组织类型和MYCN扩增及DNA倍型列为5大高危险度因子,MYCN基因扩增与病程的进展、肿瘤的快速恶化和预后差相关,是肿瘤形成的早期事件,也是有力的预后指标。总结文献,用FISH法发现25%的儿童原发性神经母细胞瘤中有MYCN基因的扩增,40%的进展期病例和5%～10%的早期病例也有MYCN基因扩增。在神经母细胞的细胞核中可以看到双微体(DMs)和均一染色区域(HSR),现代分子基因学分析证明DMs和HRS为MYCN扩增部位。

正常成年人体细胞MYCN以单倍体状态位于2号染色体短臂2区3带-4带(2p23-24),正常人体组织该基因不表达,在mRNA和蛋白两个水平均不能测及,MYCN基因的表达调控十分严密,幼稚细胞MYCN表达水平高,成熟细胞则低,动物实验表明大鼠胚胎早期表现最高,随着胚胎发育逐渐下降,胚胎晚期和出生时只在脑、肾、心有极低表达。人类胎儿期MYCN基因功能活跃,表达水平较高,成年人期MYCN基因功能抑制状态,没有蛋白质水平的表达,MYCN基因的作用是缩短细胞生长周期,促进细胞增殖,抑制细胞分化、凋亡或程序性死亡,MYCN基因激活,表达MYCN蛋白,并和核蛋白MAX结合成异质二聚体,在转录水平调控着细胞增殖、分化、凋亡的基因片段。MYCN基因扩增与1号染色体臂3区6带(1p36)的抑癌基因调控有极大关系,目前有学者认为由于抑癌基因的丢失才导致MYCN扩增、激活及表达。MYCN基因扩增的肿瘤多呈侵袭性生长,细胞恶性增殖,预后差。MYCN扩增倍数呈双极分布扩增倍数越高预后越差,其激活、表达对NB细胞恶性增殖、不分化、早期浸润,转移的恶性生物学行为有直接关系,通过研究它和NB发病的关系,有助于神经母细胞瘤的诊断和预后。但是,对于MYCN基因扩增与其他异常因素共同作用的研究较少,还需要多种实验证明它们的综合危险度。

二、DNA倍型

与MYCN基因同为最早被研究的焦点之一:①超二倍体或三倍体核型,没有IPLOH和NMA、trk-A高度表达,多见于婴儿、早期神经母细胞瘤,预后为90%;②近二倍体或四倍体核型,通常有 IPLOH 和 14q 等位缺失或其他结构改变、trk-A 表达降低,此类病患者年龄稍大、分期较晚,治愈率为 25%～50%,DNA 倍型现已作为主要评价指标在 INRG 分级中应用于临床,但近年来研究较少。

三、Bcl-2 基因

Bcl-2 基因最早是从 B 细胞淋巴瘤染色体 14 和 18 异位断裂点七中分离出来的,Bcl-2 相关的蛋白由 279 个氨基酸构成,Bcl-2 含有 3 个外显子,它的蛋白表达产物定位于线粒体膜、核膜和内层网。Bcl-2 能抑制细胞程序凋亡而达到促进肿瘤恶性生长的作用。关于 NB 中 Bcl-2 表达的研究资料显示,表达频率为 40%～100%。Krajewski 研究表明 Bcl-2 在部分幼稚 NB 细胞中表达可以阴性,而在分化成熟的节细胞表达阳性。Ikeda 对 49 例 NB 进行检测,其中 40 例检出 Bcl-2,他认为 NB 细胞凋亡受到 Bcl-2 癌基因的调控和抑制,Bcl-2 基因表达可促使癌细胞生存,而 Bcl-2 的过度表达还可抑制多种化疗药物诱导的肿瘤细胞凋亡,使细胞产生耐药。

四、ALK 基因

ALK 基因位于人类染色体 2p23 区域,全长约 728kb,含有 29 个外显子,编码 177KD 的间变性淋巴瘤激酶。正常情况下 6226kp 长的 ALK cDNA 编码 177×10^3 的蛋白,经翻译后修饰,如 N-糖基化,产物约为 200×10^3 的成熟 ALK,只在脑、睾丸和部分小肠中进行严格表达,不在正常淋巴组织中表达,ALK 异常作用机制为 ALK 扩增或突变使 ALK 磷酸化增加而致激酶活性增高。神经母细胞瘤中 ALK 异常的发现使得人们到应用小分子受体酪氨酸激酶抑制药,酪氨酸激酶特殊抗体疫苗和 ALK-siRNA 基因敲除治疗 NB 的潜能。最近,全基因组 DNA 扫描法和直接测序法揭示致癌的生殖细胞和体细胞灭活了 ALK 基因的突变,表明对于神经母细胞瘤来说,ALK 基因是一种主要的易感基因。ALK 基因突变是家族性 NB 的主要原因,多数家族性 NB 是由位于 ALK 基因酪氨酸激酶结构域的激活突变所导致的。

五、PHOX2B(the Paired-Like Homeobox 2B gene)

PHOX2B 基因位于人类染色体的 4p13 区域,编码终止细胞周期和促进神经元细胞分化的同源结构域转录因子,参与神经形成的调控,同源异型盒基因 PHOX2B(the homeobox gene PHOX2B),最开始源于对先天性中枢性呼吸通气不足综合征(congenital central hypoventilation syndrome CCHS)的研究后,发现与先天性巨结肠也有关系,该基因表达一种重要的自主神经的调剂因子,控制部分交感神经系统(SNS)分化程序(the differentiation program),此基因的失活将导致交感神经系统的嗜铬细胞分化程序的紊乱,PHOX2B 基因通过调控 HASH1 (human achaete-scute homolog 1)来控制 Delta-Noteh 信号通路的基因表达,而在神经母细胞瘤细胞株中高度表达一种 SNS 的嗜铬细胞系统的标志物,即 Delta-like1(DIKI),以及在另一株神经母细胞瘤细胞株中另一种标志物 Notch3,对于 SNS 的异常分化有极大的关系。PHOX2B 已被证实为第一个由于胚系突变(germlimc mutations)诱发神经母细胞瘤的基因,以致引起家族型 NB,在所有的 NB 患者中,约有 1% 的 NB 患者是由 PHOX2B 基因突变导致的,而对于 PHOX2B 在散发性 NB 中扮演的角色仍有待进一步研究。

六、MMP 与 TIMP

基质金属蛋白酶(MMP)是一类钙依赖性的以酶原形式分泌的含锌内肽酶,通常只有在炎症、肿瘤时才被激活,分解细胞外基质(ECM)而发挥作用。现已证实,肾小球系膜细胞、内皮细胞、上皮细胞、包曼囊壁层上皮细胞、肾小管上皮细胞、浸润的巨噬细胞和中性粒细胞等都能不同程度地表达 MMPs。MMPs 不仅限于通过降解 ECM 来促进肿瘤的侵袭和转移,它们还可通过水解生长因子、黏附分子、受体等非基质蛋白而触发一系列生物学效应,调节肿瘤的生长、分化、凋亡及肿瘤的血管生成和免疫逃避。目前发现几乎在所有肿瘤组织中均存在MMPs 高表达及高活性的现象。MMPs 的表达与 NB 浸润、转移与预后有密切的相关性。组织金属蛋白酶抑制药(TIMP)分布于组织和体液中,可由成纤维细胞、上皮细胞、内皮细胞和血管内皮细胞等产生,包括 TIMP-1(抑制 MMP-9)、TIMP-2(抑制 MMP-2、MMP-14)、TIMP-3(抑制 MMP-1、MMP-3)、TIMP-4(抑制 MMP-2)4 种,主要通过 N 端功能区的半胱氨酸残基与 MMPs 催化区锌离子活性中心结合,C 端功能区与 MMP 的其他部位结合,以 1:1 的比例形成 MMPs-TIMP 复合体,从而阻断 MMPs 与底物结合,抑制 MMPs 的活性而发挥抑制肿瘤浸润与转移的作用。MMPs 与 TIMP 均与 NB 浸润、转移、预后密切相关,最近研究发现,MMP与 TIMP 间的表达不平衡在 NB 转移中起主导作用,其意义超过 MMP 或 TIMP 的单独过多或过少表达,在预测 NB 侵袭性与转移等方面有较高的敏感性与特异性。

此外,还有 1p 杂合型丢失(接近 35% 的 NB 存在 1p 杂合型丢失,1p 杂合型丢失与预后不良相关,由此推测 1p 部位存在抑癌基因;长 1p 丢失与短 1p 丢失相比预后更加不良,提示 1p部位可能存在多个抑癌基因)和 11q 丢失(细胞基因分析显示 15% 的神经母细胞瘤存在 11q丢失,临床上发现 11q 不平衡丢失常出现在缺乏 MYVN 扩增的高分期的病例中。目前推测在 11q 部位一个到多个基因受到干扰,促使 NB 的发生)。

随着医疗工作的开展,相信 NB 的诊断及治疗水平将不断提高,会逐步完善对 NB 的诊断与治疗,为恶性肿瘤患儿生存率及生活质量开辟一个新的领域。

参 考 文 献

常会波,保睿,叶辉,等.2010.库伦阵列电化学测定尿儿茶酚胺代谢物方法的建立及其在神经母细胞瘤诊断的应用.中华小儿外科杂志,31(8):570-574.

陈映鹤,木海琦,刘国庆,等.2010.小儿后腹腔镜肾上腺切除术的可行性和安全性.中华小儿外科杂志,31(12):914-916.

李勤.2007.神经母细胞瘤的治疗进展.重庆医学,36(15):1483-1485.

李元堂.2003.脱落细胞学诊断与图谱.北京:人民军医出版社.467-468.

Baletta E,Mugnai G,Ruggieri S.2002.Platelet activating factor inhibits the expression of matrix metalloproteinases and affects in vasiveness and differentiation in a system of human neuroblastoma clones.Biol Chem,383:189-197.

Bowman LC,Castleberry RP,Cantor A,et al.1997.Genetic staging of unresectable or metastatic neuroblastoma in infants:a Pediatric Oncology Group study.J Natl Cancer Inst,89(5):373-380.

Caren H,Fransson S,Ejeskar K,et al.2007.Genetic and epigenetic changes in the common 1p36 deletion in neuroblastoma turmous.Br J Cancer,97(10):1416-1424.

Ito R,Asami S,Kagawa S,et al.2004.Usefuln ess of tyrosine hydr ox ylas e mRNA for diagn osis and detection of minimal residual disease in neur-oblastoma.Biol Pharm Bull,27(3):315-318.

Monsaingeon M,Perel Y,Simonnet G,et al,2003.Comparative values of catech olam inea and metabolites for the diagnosis of neu rob lastoma.Eur J Pediatr,162(6):397-402.

Moreau LA,McGrady P,London WB,et al.2006.Does MYCN amplification manifested as homogeneously staining regions at diagnosis predict a worse outcome in children with neuroblastoma A Children's Oncology Group study.Clin Cancer Res,12(19):5693-5697.

Park JR,Eggert A,Caron H.2008.Neuroblastoma:Biology,prognosis,and treatment.de Preiatr Clin N Am,55(1):97-120.

Raeman GH,Bleyer WA.2003.Infants and adolescents with cancer:Special consideration.Pizzo PA,Poplak DG.Principles and practice of pediatric oncology.5thed.Philadelphia:Lippincott Raven,452-475.

Subramaniam MM,Piqueras M,Navarro S,et al.2009.Aberrant copy numbers of ALK gene is a frequent genetic alteration in neuroblastomas.Hum Pathol,40(11):1638-1642.

Van Limpt V,Chan A,Sebramm A,et al.2005.Phox2B mutations and the Delta-Notch pathway in neuroblastoma.Cancer Lett,228(1-2):59-63.

Verissimo CS,Molenaar JJ,FitzsimonsCP,et al.2011.Neuroblastoma therapy:What is in the pipeline.Eudocr Relat Cawer,18(6):213-231.

Vermeulen J,De Preter K,Mestdagh P,et al.2010.Predicting outcomes for dren with nueroblastoma.Discov Med,10(50):29-36.

Zambrano E,Reyes-M ugica M.2002.Hormonal activity may predict aggres sive behavior inn eur oblast toma.Pediatr Dey Pathol,5(2):190-199.

肾母细胞瘤

第一节 疾病概述

肾母细胞瘤又称肾胚胎瘤（nephroblastoma），德国 Max Wilms 医师在 1899 年首次系统描述了该疾病的特征，故命名为 Wilms 瘤（简称 WT）。WT 是来源于肾内残留的后肾胚基细胞的恶性胚胎性肿瘤，系小儿时期最常见的肾肿瘤，在小儿腹部肿瘤中排第二位，在儿童所有恶性肿瘤中排第五位，在小儿肾肿瘤中约为 95%，发病率约为 1/1 万，肿瘤的恶性度高，生长速度较快，发生转移事件早，发病高峰为 3 岁。它也是应用现代综合治疗技术最早且疗效最好的恶性实体瘤，由过去死亡率的 80% 以上转为目前的存活率 80% 以上。WT 的病因为遗传异质性，从胚胎发育学上来说，持续存在的后肾胚基未能分化为肾小球及肾小管并呈不正常的增殖而发展为 WT。15% 患儿伴有先天畸形，如泌尿生殖系畸形、半身肥大、WAG R 综合征、Denys-Drash 综合征、Beckwith-Wied-emann 综合征，或同时患其他恶性肿瘤。近年来研究发现患 WT 时，约 30% 细胞 11 号染色体某些基因部位缺失（WT1、WT2 基因）。根据组织学特点分为分化良好型（预后良好型，FH）和分化不良型（预后不良型，UH）。

一、WT 的流行病学特点及其发病机制

WT 的发生可能与其他人类肿瘤一样也是多基因协同作用的复杂过程，涉及多个基因（WT1、WT2、染色体 11P15 区中某些基因及 16q 等）在不同时期不同阶段通过各种途径被激活或失活而导致肿瘤的发生。美国和非洲黑种人发病率为东亚人群的 3 倍，东亚人群发病率介于北美和欧洲白种人之间。在美国，WT 发病在女性中更常见，患儿父母的职业暴露环境是否与 WT 发病有关尚不清楚。小儿肾母细胞瘤的发病机制可能与二次打击相关，WT1 突变使重要的第一次打击靶点，它编码的蛋白能够抑制某些细胞增殖因子的表达，已确认 WT1 基因为肾母细胞瘤的抑癌基因。有研究表明把含有 WT1 基因的片段导入 WT 缺失的肾母细胞瘤细胞中，能使致瘤性消失。除此之外，在肾母细胞瘤中发现 16q、1q 区等的杂合性丢失。根据美国儿童肾母细胞瘤协作组（national wilms'tumor study group，NWTSG）第五期研究，病理分类为预后良好型（FH 型）的 Ⅰ、Ⅱ 期存在 16q 杂合性丢失或 1q 杂合性丢失或两者均丢失或 16q、1q 均正常时，4 年的 RFS 分别为 82.5%、80.4%、74.9%、91.2%，说明这两种丢失能够增加复发的风险。

二、WT 的细胞病理学特点

组织学上，Wilms 瘤由 3 种基本成分构成：①拟似肾小管和肾小球的胚胎性上皮细胞；②未分化的小恶性细胞；③间质成分为梭形细胞的肉瘤，有时为细胞有横纹肌的横纹肌肉瘤。

3 种成分以不同的比例随机排列。上皮成分(如腺样或鳞状上皮)也可见,亚型—间变型的瘤细胞核可巨大而浓染,可见多极性核分裂象。在 FNA 涂片上最常见的是胚芽组织的小圆形肿瘤细胞,细胞大小较一致,可见相对大而浓染的核仁,胞质稀少,边界不清,细胞常散布或呈松散聚集,也可见到成纤维细胞样的小梭形细胞。

三、WT 的免疫表型

胚芽组织仅表现为灶状的波形蛋白阳性,上皮成分对角蛋白、EMA 和植物血凝素及各种基底膜反应阳性;间胚叶成分显示与其形态特点相一致的免疫组化反应;横纹肌成分显示肌细胞生成素和结蛋白阳性;神经成分显示神经元特异性烯醇酶,神经胶原纤维酸性蛋白和 S-100 蛋白阳性。

四、WT 的临床分型和分期

按美国肾母细胞瘤研究组(national wilms' tumor study group,NWSTSG)的标准进行组织学分型及临床病理分期。

目前肾母细胞瘤分型,根据病理组织类型与预后的关系将肾母细胞癌分为:预后良好的组织结构(favorable histology,FH),即无间变的肾母细胞瘤;FH 包括胚芽型、间叶型、上皮型和混合型。预后不良的组织结构(unfavorable histology,UFH),即间变型或称未分化型,约占肾母细胞瘤的 5%,多见于年龄较大儿童,5 岁者最常见。UFH 肿瘤组织内的某一成分包括上皮、间叶或胚基成分发生间变,间变细胞的判定标准:①细胞核的直径至少是同类肿瘤细胞核的 3 倍;②细胞核染色质明显增多;③有多极核分裂象。

临床病理分期按 NWTS-5 判定标准:Ⅰ期,肿瘤局限在肾内且可完整切除;肾包膜完整,切除术前和术中肿瘤无破裂;肾窦血管未累及;手术切缘是干净的。Ⅱ期,肿瘤已蔓延至肾外,但仍可完全切除;肾实质外的血管有瘤栓或被肿瘤浸润;进行了活检或术前、术中发生局限于侧腹部的肿瘤溢出;在切缘或超过切缘没有明显残余肿瘤。Ⅲ期,腹部有非血源性肿瘤残留,且至少伴随下列 1 种情况:①肾门及主动脉旁或更远的淋巴结被累及;②肿瘤溢出致弥漫性腹膜污染;③肿瘤腹膜种植;④术后肉眼或显微镜下肿瘤残余;⑤术前或术中肿瘤溢出未局限于侧腹部;另外,不能一期切除的肿瘤属于Ⅲ期。Ⅳ期,血源性转移(肺、肝、骨、脑)或淋巴结转移超过腹盆腔。Ⅴ期,诊断时累及双侧肾。

五、WT 的临床表现

90%患者以发现腹部肿块和腹围增加为首诊原因,且常是早期病例的唯一症状和体征。腹部肿物多在家长或幼保人员给患儿更衣或洗澡时被发现。肿物一般位于一侧上腹季肋部,表面光滑、实质性、中等硬度、无压痛,较固定;肿瘤巨大者可超越中线但不常见,可引起一系列压迫症状,如下肢水肿、腹部静脉怒张等。约 33%的患者可因肿瘤浸润或压迫邻近组织器官、出血坏死而引起腹痛。偶有因肿瘤破溃到腹腔表现为急腹症而就诊者。发热也是肾母细胞瘤的常见症状,多为低热,系肿瘤释放致热源所指的肿瘤性发热。10%~15%患者可有肉眼血尿,提示肿瘤可能已经侵犯集合系统。

据报道 25%~63%的患者有高血压表现,但常被忽视。高血压一般是由于肿瘤压迫造成肾组织缺血后肾素分泌增加所致。贫血多由于肿瘤内出血、肿瘤消耗所致,红细胞增多症则往往是肿瘤自身分泌促红细胞生成素所致。

六、WT 的治疗

WT 对化疗、放疗敏感,近年来,利用手术、化疗、放疗综合治疗使疗效大为提高。

1. 手术治疗 对于单侧 WT,一旦确诊尽早手术切除,即使已出现肺转移。实施肿瘤切除前常规取组织病理检查,以免误诊,分清肿瘤组织分化程度(FH,UH),为术后放、化疗提供病理依据;同时应仔细探查肿瘤波及范围、有无转移灶、腹膜后淋巴结、肾血管及对侧肾有无肿瘤。对Ⅰ~Ⅱ期肿瘤应完全切除,Ⅲ期肿瘤尽可能完全切除。对于晚期肿瘤,如试图彻底切除肿瘤可能冒很大风险,故不宜过分强调完全切除,术后化疗和放疗可清除残余瘤组织。

2. 放疗 WT 对放射线敏感,术后尽早(术后 10 d 内)放疗对提高疗效、降低复发率、提高生存率有重要意义,随化疗进展,很多情况下可不用放疗,照射剂量和范围已经进一步改进,降低照射剂量和范围以达到降低脊柱侧弯等并发症的发生。分化良好的Ⅰ期 WT 术后可不做放疗,Ⅱ期以上者,实施术床、残余瘤及转移灶照射治疗,有腹内扩散者,需在保护对侧肾的前提下行全腹照射,1 岁以内婴儿慎用放疗或降低照射剂量,以免影响生长发育。

3. 化疗 WT 治疗最重要的进展是联合化疗,合理应用必要的术前化疗和坚持术后规律化疗,已显著提高 WT 存活率。尽管,NWTS 推荐 WT 化疗方案,但在实践中,各家的化疗方案、疗程不尽相同。较为敏感化疗药物为长春新碱(VCR)、放线菌素(A CTD)、多柔比星(ADR),实践证明二、三联化疗方案明显优于单药化疗,对中晚期(尤其分化不良型)WT 病例,采用手术、放疗、三联化疗是提高疗效关键。

4. WT 术前治疗 WT 术前治疗(包括化疗、放疗)成为近年来研究和争论的热点问题。NWTS 强调先手术切除肿瘤,明确诊断,确定组织学类型和临床分期,以免误诊误治,并使治疗个体化,术前化疗可能影响肿瘤分期和病理分型,与未经术前化疗组比较,无瘤生存率无显著差异。SIOP(interna-tional society of pediatric oncology)则认为术前化疗可使肿瘤缩小,减少术中肿瘤破溃机会,并减少因术后局部残留而行腹部放疗机会。越来越多研究报道表明术前放、化疗的优越性,尤其对巨大肿瘤、长段腔静脉瘤栓、浸润主要脏器致手术切除瘤困难者,主张有计划地进行术前放疗或化疗 4~12 周,待肿瘤缩小后手术,可降低手术风险,增加完整切除机会。同时,对肿瘤侵及血管时能更好地提供有效治疗途径,化疗后肿瘤缩小局限,避免手术切除更多肾组织,有利于肾实质保存,这一点对双侧和孤立肾 WT 更有价值。

5. 复发转移及双侧 WT 治疗 对于复发和转移瘤仍采用手术、放疗、化疗综合措施治疗,但联合化疗方案更强,可加用顺铂、环磷酰胺、鬼臼类药物,对较明显的转移灶依病情先行手术切除或放疗。

第二节 常规诊断

一、实验室诊断

肾母细胞瘤至今尚无诊断性肿瘤标志物。腹膜后肿块不能确定其来源时,可测定尿儿茶酚胺及其代谢产物香草扁桃酸(VMA)和高香草酸(HVA),以鉴别神经母细胞瘤。肾母细胞瘤在没有影像学可见的骨转移前,极少浸润骨髓,因而一般不必行骨髓穿刺检查。

常规实验室检查包括血常规、尿常规、肌酐、尿素氮和肝功能等，可帮助了解患者重要器官功能状态、有无贫血或红细胞增多症、肿瘤是否可能侵犯肾盂肾盏或输尿管，同时也为治疗后随访提供基础数据。

二、影像学诊断

影像学诊断首选经济、方便、快捷的超声检查（US），多数情况下，可以基本定位肿瘤起源于肾内或肾外，分辨肿块是实质性或囊性，并探测腔静脉是否受累（受压、梗阻、瘤栓等），根据肿块位置、性质可初步甄别肾积水、肾囊肿、神经母细胞瘤。静脉尿路造影方法（IVP）：因其较烦琐，且约 10% 的病例因肿瘤侵犯肾组织及肾静脉而不显影，有应用越来越少的趋势，但 IVP 较 CT、MRI 经济，对于没有 CT 设备或经济困难患者仍不失为一种有效的诊断手段。

1. B 超　B 超作为一种无损伤性检查，目前在我国普及范围较广，已能直接显示肿瘤大小、形态及内部结构和残肾的情况，并对有无淋巴结转移、静脉浸润、远处转移扩散等均有较高临床意义，对于肾外起源的肾母细胞瘤，如位于子宫等的观察也很便利。但超声检查也有其局限性，它不能了解肾功能情况，对囊性肿瘤与肾盂积水不易鉴别，有时可将肿瘤内液化坏死、囊性变误为肾盂积水。

2. CT　CT 评估 WT 有其显著优势。CT 扫描可明确肿瘤起源于肾内，由此除外肾母细胞瘤；明确肿瘤范围，与周围组织器官的关系，是否为双肾病变，以及有无转移瘤等。WT 的典型 CT 表现为起源于肾内的伴有低密度区或出血区的非均质性包块，可有细小散在灶性钙化，具有假被膜的瘤体与正常肾组织常有明确界限，并将正常肾组织挤压至周边呈薄片状、线状或新月状。CT 不但可明确肿瘤起源于肾内，由此可与腹膜后其他肿瘤进行鉴别，同时可探知肾母细胞瘤发生的部位、大小、邻近结构的侵犯情况，以及有无淋巴结转移和远处脏器转移，还可以明确显示与大血管、后腹膜、脊柱的关系及下腔静脉内瘤栓情况，对明确能否手术及手术方案的选择起重要作用。CT 增强扫描可清晰显示肿瘤的轮廓，精确定位病灶部位、侵犯范围及转移灶，对肾母细胞瘤的定性、分期提供依据，为临床诊治评估有重要价值。

神经母细胞起源于肾上腺及腺体交感神经节，肾压迫移位为主，瘤内坏死囊变少见，钙化发生率高，且多为斑块状粗大钙化，结合年龄、尿检，易于鉴别。一旦除外神经母细胞瘤，则需进一步排除中胚叶肾肿瘤、肾癌、淋巴瘤。另外，10%～15% WT 患儿诊断时已出现肺转移，因此应常规行胸部 X 线检查，当患者有持续性骨痛或怀疑透明细胞瘤、恶性杆状细胞瘤时，应行骨和骨髓检查。

3. 泌尿系 X 线片和静脉肾盂造影　可见患侧肾肿瘤的软组织影，钙化少见。静脉肾盂造影可见肾影增大，肾盂、肾盏受压而变形、拉长、移位，同时还能了解对侧肾的形态和功能状况。

4. MRI　可清晰地显示下腔静脉内的瘤栓，尤其是冠状面图像，清晰地显示瘤栓的范围。对评估肿瘤临床分期和手术切除的可能性及手术方案具有重要的参考价值。随着 MRI 技术的逐步发展，在肾母细胞瘤的诊治过程中可以充分发挥 MRI 在骨髓侵犯、肿瘤活性等方面显示的优势，从而获得更高质量的影像学图像，进一步提高对肾母细胞瘤的认识。在 MRI 图像上，肾母细胞瘤表现为不均匀信号，T_1WI 主要为低至中等信号，T_2WI 为高信号，出血、坏死信号常见，当肿块为巨大囊变型时，主要呈长 T_1、长 T_2 信号改变，以厚壁伴结节及分隔多为特征；侵入肾静脉和下腔静脉时，栓子信号同肿瘤相似；增强扫描肿瘤表现为明显的不均匀强化。DWI 可以通过特有技术区分肿瘤内部的坏死及活性部分，帮助定位肿瘤活检，也对术后肿瘤的存活部分的检测提供参考依据,但对肿瘤的良、恶性不能只是单纯的依赖 ADC 值的测定进行鉴别。随着 MRI 技术的逐步发展和临床对于影像的需要,MRI 可以充分发挥在骨髓侵犯、肿瘤活性等方面的优势,MRI 通过 DWI 及 ADC 值的检测等后处理技术的应用,对肾母细胞瘤的术前放疗有重要意义。MRI 比 CT 更能清楚显示肿瘤的组织差异的信号改变、邻近结构的侵犯等情况。甚至通过 MRI 数据的处理,手术部位的三维可视化也可以实现。虽然 MRI 扫描的时间较 CT 长并有其特定的禁忌证,但能避免 X 线对儿童的危害,也是一种影像学技术在肾母细胞瘤诊断应用的选择中需要考虑的重要因素。但是 MRI 也不是万能的,即使是所谓具有"典型"MRI 表现的"肾母细胞瘤"也不可靠,最终还是需要病理活检帮助诊断,特别是需要保护肾功能而进行肾保留手术时。

总之,影像学诊断各有优、缺点,临床上可采用两种方法综合评估,无论哪种方法其诊断准确率均不可能达到 100%,也不能取代 WT 切除术前的病理诊断。

第三节 分子诊断

肾母细胞瘤(wilms tumor)是儿童中最常见的恶性肾肿瘤,在美国占儿童癌症的 6%。肾母细胞瘤可以是散发的、家族性的或与特定的遗传异常或综合征相关。对后两组大量研究使我们对肾母细胞瘤的分子生物学基础有更好的了解。尽管肾母细胞瘤的发生中已经确认有一些信号基因的作用,但目前进一步认识到这一恶变过程兼有单一基因的改变和多基因的共同作用。家族性显性遗传的肾母细胞瘤少见,仅占儿童肾母细胞瘤的 1.5%。相关的基因异常也已经明确。

一、Wilms 肿瘤基因 1(Wilms tumor 1,WT1)

WT1 基因位于染色体 11p13 区域,是一个公认的与肾母细胞瘤直接相关的抑癌基因。WT1 蛋白质是基因表达过程中的转录调节因子及转录后 RNA 修饰过程中的重要因子,WT1 蛋白的靶基因包括早期生长反应因子-1 基因(EGR-1)、类胰岛素生长因子Ⅱ(IGF-2)、血小板衍生生长因子 A 链(PDGF-A)和转化生长因子 β 基因(FGFβ1)等细胞因子基因,这些靶基因主要涉及机体细胞的增殖分化。WT1 蛋白通过上调维生素 D 受体的 mRNA 和蛋白质水平,从而加强 1,25-二羟维生素 D_3 促进细胞分化的功能。结缔组织生长因子(CTGF)基因可能也是 WT1 的一个靶基因,这是一种可以刺激成纤维细胞增殖和分泌胶原的生长因子,实验表明 WT1 可以抑制其表达。PODXL 基因属于细胞黏连素家族,具有细胞黏附与反黏附作用,调节肾组织中足细胞正常功能,在维持肾小球滤过膜的正常结构中起到重要作用,而 WT1 基因可能直接激活 PODXL 基因启动子发挥作用。根据靶基因不同,WT1 基因通过激活或抑制其功能发挥作用,调控机体细胞增殖、分化、凋亡,尤其在正常肾、血细胞生成、生殖腺的发育过程中起着重要作用。敲除 WT1 基因的小鼠会因肾及生殖性腺发育阻止死亡。WT1 基因突变的肾母细胞瘤常伴有先天性畸形综合征。WAGR 综合征(Wilms 瘤、无虹膜症、泌尿生殖系统发育异常和智力障碍)是一种近邻基因缺失综合征,涉及 WT1、PAX6 及 11p13 区域其他基因,其发生肾母细胞瘤的危险性达 30%。Gronskov 等发现散发的无虹膜患者,即单纯的 PAX6 基因突变产生肿瘤的危险性较小,伴 WT1 基因缺失才会发生肾母细胞瘤。Denys-Drash 综合征(DDS)包括由弥散性系膜硬化引起的早期肾衰竭,假两性畸形和肾母细胞瘤倾向,这类患者几乎都存在 WT1 基因锌指区的点突变引起错义突变,但个别也发生外显子 1 缺失突变。不同的 WT1 突变可引起不同的 DDS 表现型,如在泌尿系统畸形,肾病理改变和肾母细胞瘤的倾向。Frasier 综合征包括 XY 型性腺发育不全、性腺胚细胞瘤和迟发性肾衰竭。患者大部分具有 WT1 基因第 9 内含子供体剪接位点突变,从而导致 WT1 不同亚型蛋白质比例失调,但在肾细胞瘤患者很难看到典型 Frasier 综合征临床表现。DDS 和 Frasier 综合征分界不是太清楚,可能是 WT1 基因突变导致同一疾病的两种不同结果。除肾母细胞瘤外,在其他肿瘤中(如白血病、间皮瘤、结缔组织增生性小圆细胞肿瘤等)也检测到 WT1 基因突变。

二、染色体 11p15 区杂合子缺失

在散发性肾母细胞瘤患者中 WT1 基因突变率只达到 10%～20%,而 30%～50% 肾母细胞瘤患者存在染色体 11p15 区的杂合子缺失(也称 WT2 基因),并存在基因印迹现象。此区域至少存在 12 个印迹基因。由一个非印迹基因区域将染色体 11p15 区分为由两个印迹中心调控的两个印迹基因区域,即区域 1 和区域 2。

1. 区域 1 包括 IGF-2 和 H19 基因。两基因的调控点(DMR)通过不同甲基化状态,从而影响共同增强子对两个基因作用,影响其表达。在肾母细胞瘤患者中,发现 DMR 异常甲基化,使父系 IGF2 异常表达,而母系 H19 不表达。IGF2 是在细胞增殖、分化及程序性细胞死亡中发挥重要作用,而在 40%～60% 的肾母细胞瘤患者中发现 IGF2 的 mRNA 水平增高,同时有研究表明 IGF2 的反义 mRNA 也同样具有活性,从而也致使 IGF2 的作用增强。患者若存在 IGF2 印迹丧失,则肾母细胞瘤发生时间较早。IGF2 高表达产物可以阻止肾母肿瘤细胞的程序性细胞死亡,还可作为生长因子促进肿瘤的生长。H19 最终表达产物是 RNA,并在 RNA 水平发挥抑瘤活性。其印迹异常参与许多遗传病及肿瘤发生。在肾母细胞瘤患者研究中,染色体 11p15.5 杂合子丢失,其母系基因不表达从而父系单亲二倍体呈双等位基因形成,H19 表达水平显著降低或缺如,而易患肾母细胞瘤。

2. 区域 2 研究发现共 6 个印迹基因存在于这个区域。CDKNIC(P57^{kip2})是与肾母细胞瘤相关的基因之一,通常为父源印迹母源表达。P57^{kip2} 是一种肿瘤抑制因子,主要通过抑制 CDK 复合物的功能发挥作用,P57^{kip2} 过度表达致使细胞增殖停留在 G1 期,相反 P57^{kip2} 表达下降使得肾母细胞瘤具有异常的增殖活性。研究表明,在肾母细胞瘤中 P57^{kip2} 基因缺失率极低,仅 10% 左右,但基因表达水平明显减少。这个区域中 KCNQ1DN 也是与肾母细胞瘤相关的基因,与 P57 一样是父源印迹母源表达,肾母细胞瘤患者常低表达,表明 KCNQ1DN 可能在肾母细胞瘤发生过程发挥作用。

三、其他分子异常

1. 16 号染色体长臂的丢失 约 20% 的肾母细胞瘤中有 16 号染色体长臂的丢失,常导致预后变差,并且是独立于肿瘤分期或病理类型的因素。因此,这一缺失可能主要与预后有关,而与肿瘤发生关系不大。1 号染色体短臂丢失在 10% 的肾母细胞瘤中也可发现,研究也显示这主要与肿瘤预后相关。然而,它的独立存在的意义尚不清楚。

2. p53 基因 p53 基因是一种公认的抑癌基因,在肾母细胞瘤患者中,肿瘤病理组织类型为组织分化良好型 p53 的突变率非常低,而组织分化不良型间变组织中达到 75%,因而认为 p53 与肾母细胞瘤组织中间变成分的发生有关。大量研究证明,p53 突变与肾母细胞瘤产生

的关系不明确,主要是与治疗及预后关系。p53 突变与组织分化良好型的病理分期无关,而与肾母细胞瘤分化不良型的分期有相关性。治疗前肿瘤组织 p53 阳性表明对化疗敏感,如经过标准治疗后,肿瘤标本 p53 阳性提示患者预后不良,而在分化良好型中不具有这样的特点。PODXL 基因可能作为 p53 一个靶基因,p53 突变的直接结果是使肿瘤富于浸润与转移特性。

3. FWT1 基因与 FWT2 基因 散发性肾母细胞瘤占总发病例数的 97% 以上,而遗传性及先天性肾母细胞瘤比较少见。有家族史的患者有两个或两个以上的亲人具有相同基因的突变,常符合常染色体显性遗传,但其特征又是不完全外显(外显率为 30%),常不伴发第二种肿瘤和先天性畸形。家族性患者中在发病年龄、起病情况、双侧肾母细胞瘤发病情况及是否发生转移等方面都存在着很大区别,说明不可能用某一种基因来解释全部家族性肾母细胞瘤患者发生机制。目前通过遗传连锁分析认为,与家族易感性有关的基因有 11p13 的 WT1、17q12~21 的 FWT1 和 19q13 的 FWT2。在研究这些家族中 3 个基因之间不存在关联性,另外一些家族性患者与它们都不存在连锁关系,这提示可能除 WT1、FWT1 及 FWT2 外还有其他易感基因。

四、Wnt/β-catenin 信号通路

Wnt(由 wingless 和 Int 而得名)信号通路在细胞的分化、增殖、凋亡等生理过程中发挥了重要的调控作用,也参与了细胞的癌变、肿瘤的侵袭等病理过程,其中以经典 Wnt/β-catenin信号途径与肿瘤的关系最受关注。当 Wnt 通路被异常激活,β-catenin 蛋白将不被降解,在核内堆积,促进下游靶基因的转录,如原癌基因 C-myc 和 cyclinD1 等基因的转录,引起细胞增殖/分化失控,使细胞过度增殖,最后恶性转化。

失调的 Wnt 通路中 β-catenin 持续高表达,可能使细胞去分化而转向恶性增殖,从而使胚基组织残存,不断增殖而导致肾母细胞瘤的发生。β-catenin 蛋白参与细胞黏附,使肿瘤细胞脱离原发灶,并进一步浸润和转移。β-catenin 的表达下调、表达缺失或异位表达在许多肿瘤中得到了证实,且往往同肿瘤的转移相关。

作为 Wnt/β-catenin 信号通路重要的靶基因金属基质蛋白酶-7(MMP-7)是金属基质蛋白酶家族成员之一。参与细胞外基质的降解与转运。MMP-7 主要表达在肿瘤细胞中,受金属基质蛋白酶组织抑制药的调节较少,具有强大的基质降解活性和广泛的底物特异性。肿瘤细胞通过分泌 MMP-7 来降解构成基底膜的细胞外基质成分,从而破坏了机体防御肿瘤浸润与转移的自然屏障,增加了癌细胞的侵袭性促进肿瘤的浸润和转移。

五、基因筛查

虽然有关肾母细胞瘤的分子生物学基础我们已经了解了很多,但不像神经母细胞瘤那样,这些信息还没有应用于对患者的预后评估和治疗计划中。当前的肿瘤危度和治疗方案的依据仍然是临床病理分期和肿瘤组织学。仅依据这些简单的指引,肾母细胞瘤的生存率已经>90%。尽管如此,完整的 NWTS~5 诊疗方案也开始要求系统地检查某些分子生物学指标,包括肿瘤倍体数和染色体 1P 和 16q 的缺失,作为评估预后的指标。这样做的目的是希望辨认出那些预后差的肾母细胞瘤患者,而加强治疗。然而,在这些统计资料还没有出来之前,分子诊断除了作为研究肾母细胞瘤的分子生物学特点外,仅作为高危患者的监测之用,如那些有综合征的肿瘤患者。例如,对伴有泌尿生殖系畸形的肾母细胞瘤应筛查 WT1 基因,并可决定是否

有必要进行家族筛查。相反,如果患者患有虹膜缺如症,则不易患肾母细胞瘤,不需做肾母细胞瘤的筛查。但如果有 PAX6 染色质缺失,则包括了 WT1 的缺失,属患肾母细胞瘤的高危人群。最后,将来如果能确定 BWS 基因在 11p15 上,将有助于预测那些半身肥大的患者发生肾母细胞瘤和其他胚胎性恶性肿瘤的可能性。

综上所述,肾母细胞瘤的发生和发展可能涉及包括抑癌基因 WT1 在内的多个基因位点。这些基因的遗传学改变正在日益被揭示,这不仅使我们对肾母细胞瘤的理解越来越深入和明朗,而且正为临床决定强化治疗提出新的有用的预后因素。

参 考 文 献

李家平,杨建勇,李桂生,等.2002.肾母细胞瘤手术前介入治疗的疗效评价.中华小儿外科杂志,23(2):103-105.

孙宁,黄澄如.1999.肾母细胞瘤 369 例回顾性分析.实用肿瘤杂志,14(6):344-346.

唐达星,李民驹,章希圣,等.2001.肾母细胞瘤术前化疗的优劣分析.实用肿瘤杂志,16(1):39-41.

王秋艳,高煜,金彪,等.2001.儿童肾母细胞瘤的 CT 诊断和鉴别诊断.实用放射学杂志,17(5):333-335.

易著文.1998.小儿临床肾脏病学.北京:人民卫生出版社,523.

郑成中.2005.肾母细胞瘤的诊断与治疗.实用儿科临床杂志,20(1):8-9.

Astuti D,Latif F,Wagner K,et al.2005.Epigenetic alteration at the DLK1-GTL2 imprinted domain in human neoplasia:analysis of neuroblastoma,phaeochromocytoma and Wilms'tumour.BrJ Cancer,92(8):1574-1580.

Behrman RE,Kliegman RM,Jenson HB.2001.Nelson textbook of pedi-atrics.16th ed.Singapore:Harcourt Asia PTE,LTD,1552.

Du M,Beatty LG,Zhou W,et al.2003.Insulator and silencer sequences in the imprinted region of human chromosome 11p15.5.Hum Mol Genet,12(15):1927-1939.

Gronskov K,Olsen JH,Sand A,et al.2001.Population-based risk estimates of Wilms tumor in sporadic aniridia. A comprehensive mutation screening procedure of PAX6 identifies 80% of mutations in aniridia.Hum Genet, 109(1):11-18.

Hill DA,Shear TD,Liu T,et al.2003.Clinical and biologic signicance ofnuclear unrest in Wilm's tumor.Cancer, 97(9):2318-2326.

Lee SB,Haber DA.2001.Wilms tumor and the WT1 gene.Exp Cell Res,264(1):74-99.

Li CM,KimCE,Margolin AA,et al.2004.CTNNB1 mutations and overexpression of Wnt/beta-catenin target genes in WT1-mutant Wilms'tumors.AmJ Pathol,165(6):1943-1953.

Little S,HanksS,King-Underwood L,et al.2005.AWT1 exon 1 mutation in a child diagnosed with Denys-Drash syndrome.Pediatr Nephrol,20(1):81-85.

Maurer U,Jehan F,Englert C,et al.2001.The Wilms'tumor gene product(WT1)modulates the response to 1, 25-dihydroxyvitamin D3 by induction of the vitamin D receptor.J Biol Chem,276(6):3727-3732.

Meyer JS,Harty MP,Khademian Z.2002.Imaging of neu roblastoma and Wilm's tumor.Magn Reson Imaging Clin N Am,10(2):275-302.

Prawitt D,EnklaarT,Gartner-Rupprecht B,et al.2005.Microdeletion of target sites for insulator protein CTCF in a chromosome 11p15 imprinting center in Beckwith-Wiedemann syndrome and Wilms'tumor.Proc Natl AcadSci USA,102(11):4085-4090.

Pritchard-Jones K.2002.Controversies and advances in the managementof Wilm's tumor.Arch Dis Child,87 (3):241-244.

Rivera MN,Haber DA.2005.Wilms'tumour:connecting tumorigenesis and organ development in the kidney.

Natl Rev Cancer,5(9):699-712.

Roberts SG.2005.Transcriptional regulation by WT1 in development.Curr Opin Genet Dev,15:542-547.

Scholz H,Kirschner KM.2005.A role for the Wilms'tumor protein WT1 in organ development.Physiology(Bethesda),20:54-59.

Schwienbacher C,Angioni A,Scelfo R,et al.2000.Abnormal RNA expression of 11p15 imprinted genes and kidney developmental genes in Wilms'tumor.Cancer Res,60(6):1521-1525.

Scott DA,Cooper ML,Stankiewicz P,et al.2005.Congenital diaphragmatic hernia in WAGR syndrome.Am J Med Genet A,134(4):430-433.

Stanhope-BakerP,KesslerPM,Li W,et al.2004.The Wilms tumor suppressor-1 target gene podocalyxin is transcriptionally repressed by p53.J Biol Chem,279(32):33575-33585.

Vu TH,Chuyen NV,Li T,et al.2003.Loss of imprinting of IGF2 sense and antisense transcripts in Wilms' tumor.Cancer Res,63(8):1900-1905.

Wang NJ,SongHR,Schanen NC,et al.2005.Frasier syndrome comes full circle:genetic studies performed in an original patient.J Pediatr,146(6):843-844.

Weksberg R,Shuman C,Smith AC.2005.Beckwith-Wiedemann syndrome.AmJ Med Genet C Semin Med Genet,137(1):12-23.

Weksberg R,Smith AC,Squire J,et al.2003.Beckwith-Wiedemann syndrome demonstrates a role for epigenetic control of normal development.Hum Mol Genet,12(1):61-68.

第11章 肝母细胞瘤

Chapter 11

第一节 疾病概述

小儿肝恶性肿瘤发病率占小儿恶性肿瘤的 $1\%\sim2\%$。Weinberg 等统计 11 组共计 1256 例小儿原发性肝肿瘤中，43% 为肝母细胞瘤（hepatoblastoma，HB），23% 为肝细胞癌、13% 为良性血管瘤、6% 为中胚层错构瘤、6% 为肉瘤、2% 为腺瘤、2% 为局限性结节增生，还有 5% 为其他肿瘤，HB 是其中最常见的恶性肿瘤。在腹腔恶性肿瘤中，HB 发病率仅次于肾母细胞瘤及神经母细胞瘤，居第三位。80% 肝母细胞瘤确诊年龄在 3 岁以下，成年人极为罕见。HB 在儿童恶性肿瘤中比较罕见，全球发生率仅为 $0.005\sim0.015/万$。作为一种儿童罕见肿瘤，由于HB 起病隐匿，诊断和治疗有一定的困难，对于许多医师是一个挑战。然而近年来，由于 HB 的发病率逐年上升，因而对该病的病因、病理、临床分期、治疗原则及预后等问题的研究也逐渐深入，全球各个研究机构都彼此建立了国际协作，推动对儿童 HB 的研究。

一、HB 的组织学分型

HB 是一种由肝母细胞来源的胚胎性肿瘤。早期的研究将 HB 分为上皮细胞型和混合型。上皮细胞型由胚胎性肝细胞和胎儿性肝细胞组成，可分为 4 种亚型：胎儿型（31%）、胚胎型（19%）、巨梁型（3%）和小细胞未分化型（small cell ndifferen-tiated，SCU；3%）。而混合型除了上皮细胞成分，还存在间质细胞成分。随着近年来肝母细胞瘤病理学研究的逐渐深入，分型又逐步细化。分为完全上皮细胞型和混合上皮细胞及间叶细胞型（mixed epithelial and mesenchymal，MEM）。全上皮细胞型又被分为分化良好胎儿型（well differentiated fetal，WDF）、有丝分裂活跃胎儿型、胚胎型、混合上皮型、SCU 型和胆道细胞型。过去的巨梁型和多形上皮型则被看作是上皮细胞成分的补充特征。MEM 又被分为变异型 MEM 和非变异型MEM。WDF 型 HB，特别是几乎不存在有丝分裂活性的单纯胎儿型 HB，可以通过手术完全切除，通常具有更好的预后。儿童肿瘤协会（children's oncology group，COG）最近报道，对拥有 WDF 结构的患儿早期行手术完整切除，术后未进行化疗，生存率达到 100%，这与以往国际上处理所有肝肿瘤的患儿，仅仅因为 AFP 升高就行化疗而不进行手术的做法相比较，具有重大的变革意义。有丝分裂活跃胎儿型虽然从细胞学形态上也属于完全分化良好，但还是应与WDF 区分，此型肿瘤即使完全切除，后续也还需要继续化疗。在上皮细胞型中，SCU 也同样值得关注，它是由其他组织学类型 HB 或所谓的"单纯小细胞"混合组成的 HB。这类 HB 有时血清 AFP 水平低，对化疗敏感程度较差。第一次报道有关 SCU 亚型 HB 预后较差的是 Kasai和 Watanabe，根据 Haas 儿童癌症组织-儿童肿瘤协会（children's cancer group-pediatric on-cology group，CCG-POG）的报道，SCU 亚型的患儿没有一例能生存超过确诊后的 24 个月。

Trobaugh-Lotrario 等回顾了一组大样本的 SCU 亚型 HB 病例,其中 11 例在临床上表现为 AFP 正常或轻度升高,最终没有 1 例存活。值得注意的是,其中 6 例的核素整合酶相互作用因子 1(INI1)免疫组化染色是阴性的,而在这 6 例中,又有 3 例显示细胞分子异常,这种异常与横纹肌肉瘤表现出的细胞分子异常相似,这就表明 HB 可能在早期横纹肌肉瘤的光谱内表现出核素 INI1 阴性。在 2011 年洛杉矶国际儿童肝脏病理学研讨会上,讨论者推荐所有 INI1 阴性的肿瘤都要进行分子测试,患儿及其家属成员都应该进行遗传学筛查,观察是否存在家族基因突变。然而,对于小细胞类型 HB 与其他上皮细胞型亚型的关联,以及 INI1 能否在这些小的病灶上表达,还需进一步的研究。

国内习惯将 HB 分 4 型:①胎儿型;②胚胎型;③混合型;④未分化型。国内 4 型的病理特征:①胎儿型瘤细胞除瘤细胞较小外,其他与正常肝细胞很相似,细胞呈椭圆形或多边形,胞质呈细颗粒状,常含有糖原、胆汁与脂滴。②胚胎型瘤细胞有轻度分化,体积小,呈长形或多边形,胞质也较少,核大有分裂象,无糖原或脂肪,无胆汁分泌。③混合型除有上皮成分外,还有来自中胚层的各种分化差的组织,如纤维、软骨、骨样及肌肉组织等,还可见到钙沉积,此型瘤质地较硬。④未分化型瘤细胞小,椭圆形,染色深,胞质少,呈弥漫或散在排列,有时为菊花团状,多糖原、脂滴或胆汁。

二、小儿 HB 的临床特点及分期

HB 的临床诊断应根据临床表现、血清学检查、影像学检查等,确定诊断应尽可能取得病理组织学诊断。HB 初期多不典型,常于无意中发现右上腹包块,后期逐渐出现腹部膨隆、恶心呕吐、食欲下降、体重减轻、发热、黄疸等表现。患儿可因肿瘤迅速增大出现腹痛或因膈肌抬高而致呼吸困难。80%～90%患儿的血清甲胎蛋白(AFP)异常增高,这是诊断及监测 HB 的重要实验室指标。影像学诊断对 HB 同样十分重要,除了获得肝恶性肿瘤的诊断外,还可明确肿瘤是单发、多发、与周围组织器官的关系、有无完全切除的可能。主要的检查方法包括 B 超、CT、MRI、血管造影等。CT 检查可见肝实性占位,边缘为高或等密度影,中心呈低密度或高低不等密度。有的肿瘤含有类似骨组织成分,CT 增强后可显化灶,门静脉期肿瘤呈低密度。MRI 主要在于了解肿瘤与肝血管、周围器官组织的关系上优于 CT。

PRETEXT(治疗前疾病进展情况)分期系统是目前对于儿童肝母细胞瘤最常用的分期方法,此方法是由国际儿童肿瘤研究会(international society of pediatric oncology, SIOP)在 1990 年时制定的。该分期系统建立的基础是将肝分为 4 个象限,根据 B 超、CT、MRI 等影像学检查结果确定肿瘤的生长范围,肿瘤分期随肿瘤累及的象限数逐渐增加(表 11-1)。运用 PRE-TEXT 术前分期系统与病理活检结果相结合,可有效地指导进一步治疗方案,同时也提示了肿瘤的预后。

在过去的 10 年中,全球各地的许多研究组织都发现了在 PRETEXT 分期中各种风险因素对于判断 HB 预后的重要性。在国际儿童肝脏肿瘤战略协会(international childhood liver tumours strategy group, SIOPEL)的研究中,PRETEXT Ⅰ、Ⅱ、Ⅲ 期肿瘤预后较好。对初诊的 HB,应将 PRETEXT 分级、转移性疾病、AFP 值、多灶性肿瘤、年龄和 SCU 病理分型等因素合并起来判断预后。COG 的研究也提示,对 PRETEXT Ⅰ 期肿瘤行手术切除,以及具有单纯胚胎组织结构的肿瘤都有良好的预后,而 PRETEXT Ⅳ 期肿瘤、AFP<100μg/L、存在 SCU 组织结构、有其他转移性疾病等因素预后较差。另外还有一些因素,例如早期肿瘤破裂、多灶

性肿瘤、肿瘤浸润大血管、AFP 值极高（＞120 万 $\mu g/L$）或临界低值（$100\sim 1000\mu g/L$）、肝外肿瘤扩散等也都提示较差的预后。

表 11-1　肝母细胞瘤 PRETEXT 术前分期

分　期	累及的象限
标准组	
Ⅰ期	仅 1 个象限受侵犯，邻近象限不被侵犯
Ⅱ期	2 个相邻象限受侵犯，其他 2 个相邻象限不累及
Ⅲ期	3 个相邻象限或 2 个不相邻象限受侵犯，其他 1 个象限或 2 个不相邻象限不累及
高危组	
Ⅳ期	肿瘤侵犯所有 4 个象限
	肿瘤向肝外生长：V. 浸润肝静脉；P. 浸润门静脉；E. 肿瘤有肝外蔓延；M. 肿瘤远处转移

三、治疗及预后

在尚不清楚其分子生物学机制的情况下，肿瘤完整切除是实现完全根治的唯一方法和治疗的最终目的。外科切除病例的 3 年存活率可达 94％（SIOP），遗憾的是，首诊时 70％病例是不能完整切除的。对进展期病例采用术前化疗延期或二期手术治疗的原则，可改善总体预后。不能切除的晚期病例则采取化疗、中医中药、免疫治疗等。

小儿肝母细胞瘤很少伴有肝硬化，加之小儿的肝再生能力强，术后总体预后较小儿肝癌、成年人肝细胞癌好。肝母细胞瘤患者能否长期存活，与能否早期手术切除和肿瘤病理类型密切相关，其中未分化型与胚胎型预后较差。

儿童 HB 的治疗在过去 25 年中取得了巨大的成功。在 20 世纪 70 年代，HB 的生存率是 30％，由于新药（顺铂、多柔比星等）的传入及各种手术方式（肝隔离、Pringle 法、超声乳化刀切除、肝移植等）的发展，使生存率提高到了 70％～80％。有文献报道，对于 PRETEXT Ⅲ/Ⅳ的患者，行肝移植可获得更好的生存率。以往的观点是每个病例、每类肿瘤都需进行术前化疗。而在美国，过去将是否行早期手术的决定权交给外科医师自己，并推荐对每一位患儿都进行早期手术治疗。随着对 HB 治疗方案研究的逐步深入，目前对于外科手术指征有了规范的界定：仅 PRETEXT Ⅰ、Ⅱ级肿瘤，并且从影像学中，需满足肿瘤与对侧门静脉、肝中静脉及肝后下腔静脉边界游离，才可行早期切除。而对于其他类型的 HB，则推荐辅助化疗或新辅助化疗。

目前，标准化的化疗方案已广泛应用于 HB 的治疗中。化疗能降低肿瘤的出血倾向，同时使肿瘤组织缩小，与周围正常肝组织和血管结构形成空隙，便于手术切除，甚至能使最初无法切除和远处转移的肿瘤治愈，大大提升了生存率。HB 对多柔比星、顺铂、长春新碱等化疗药物比较敏感。COG、SIOPEL、GPOH、JPLT 四大 HB 研究组织建立了危险分级，开展国际临床试验以进一步提高 HB 患儿的预后。所有的 HB 患者被统一分为 3 个组：①低危组，手术可切除，无肿瘤转移；②中危组，手术不可切除，无肿瘤转移；③高危组，手术不可切除，存在肿瘤转移。

目前 HB 的治疗策略：减少标准危险组肿瘤的药物剂量和加强与新的药物联合化疗，减少药物剂量是为了减少化疗相关毒性，而加强新药联合化疗有助于改善肿瘤转移患者的预后。然而，对于肿瘤转移患儿的化疗策略还存在着挑战。SIOPEL 的研究显示，特别是高危组，对有转移性疾病的患儿给予每周密集剂量的顺铂化疗,生存率显著提高(化疗敏感率97%,3年生存率82%)。研究的结果看上去是成功改善了肿瘤转移患者的预后,但还需考虑能否接受化疗药物毒性对患儿带来的影响。在这个试验中,97%的患儿出现3~4级的血液毒性,由于一些成年人使用相同方案化疗也会出现同样的情况,因此血液毒性可以被接受。然而,71%的患儿出现发热和中性粒细胞减少症,4例出现中毒死亡(其中2例感染,1例术后出血,1例肿瘤出血),超过50%的患儿出现严重的听力缺失。由于耳毒性难以衡量,容易忽略,并会随着时间而进展,因此这些患儿将来的听力功能会变得怎样,对于研究人员来说是一个很大的问题。JPLT研究对高危组患儿行高剂量化疗,同时行自体干细胞或自体骨髓移植,但生存率未见明显提高。

只有极个别的常规化疗方案被论证对渐进性肿瘤和复发肿瘤敏感。伊立替康(Irinotecan)被认为对某些亚型有显著的抗癌活性,因此被经验性地用于少数极易复发的患儿。SIOPEL的一项研究对28例经过常规化疗后出现复发及渐进性疾病的患儿使用伊立替康的疗效进行调查。在23例患儿中,11例病情稳定,6例部分缓解,6例病情进展。与此同时,COG也正在研究让有转移性疾病的患儿在使用标准C5V-D化疗方案(顺铂、5-氟尿嘧啶、长春新碱和多柔比星)之前,额外使用长春新碱-伊立替康联合化疗或长春新碱-伊立替康-西罗莫司联合化疗。由于现有的试验数据仅根据病理报告得出,存在一定的选择偏倚,因此这种方法的作用和效果仍然是未知的。类似于伊立替康和奥沙利铂等化疗方案已在小部分复发的患儿身上进行试验,伊立替康表现出一定的活性,而奥沙利铂对Ⅱ期HB却没有明显的反应。

新的靶向因子,例如胰岛素样生长因子(insulin-like growth factors,IGF)、磷脂酰肌醇-3-激酶(phosphatidylinositol-3-kinase,PI3K)、哺乳动物雷帕霉素靶蛋白(mammalian target of rapa Mycin,m TOR)及血管内皮生长因子(vascular endothelial growth factor,VEGF)等也正在被开发研究。这些靶向因子可有选择性地干扰肿瘤生长、肿瘤发展及血管发育等靶向通路。基因定向疗法和免疫疗法在未来将发挥很大的潜能。这两种治疗方案到目前为止在临床前期试验中都已显示出可喜的成果,但这仅是初期的评估成果,需要更多的试验数据来验证。

此外,术前经导管动脉栓塞化疗(transcatheter arterial chemoembolization,TACE)也正逐渐应用于临床。术前TACE可通过减小肿瘤体积,增加先不可切除HB行手术切除的可能性,被认为可逐渐代替系统化疗。然而,TACE在成为HB一线治疗手段之前,同样也需要进一步的研究与临床应用。

有学者发现β-catenin也可作为HB的预后指标之一。β-catenin是一种具致癌性的转录激活蛋白,是经典Wnt通路的中央传感器,在此通路中具有很重要的作用,可调控靶基因表达,参与HB的形成。近年来有部分研究将β-catenin作为预后因素进行分析,但结果存在矛盾。一部分结果提示HB中细胞核β-catenin表达阳性的患儿预后较差,而另一部分结果则提示胞质β-catenin表达阳性的患儿预后较差。这种矛盾产生的原因可能与种族差异有关。因此,β-catenin是否可作为HB的预后因素,仍需进一步的大样本量的研究分析。

近年来,国际儿童肝脏肿瘤合作研究组织(CHIC)为HB建立了国际协作,联合了多家研究机构形成了多中心试验,建立了庞大的CHIC数据库,通过这个数据库,明确了最新的国际组织病理学分型及肿瘤分期,对化疗及手术切除方案有了更好的理解。获得化疗前样本对于早期诊断和肿瘤的分期有着十分重要的意义。及时取样、积极随访、准确区分HB、儿童肝细胞癌和其他肝细胞肿瘤的生物学特征、识别生物学标志物等,对于HB分型、临床分级和发展新的治疗手段有着十分重要的意义。目前,许多原先运用于成年人肝肿瘤的治疗手段,如肝动脉插管行肿瘤供血血管栓塞治疗、肿瘤介入化疗,超声聚焦等已在儿童中逐渐开展。另外,基因定向治疗、肿瘤诱导分化治疗、免疫治疗等也已在基础实验和临床有了一定的发展。在不久的将来,通过各种综合治疗手段,加上国际协作多中心试验对肿瘤患儿,特别是高危人群进行新的国际合作试验的不断发展,HB 的治愈率和长期生存率都将大大提高。

第二节 常规诊断

一、实验室诊断

血清 AFP 是肝母细胞瘤及少数几个小儿恶性肿瘤的生物标志物,因此测定患儿血清 AFP,特别是测定血清 AFP 的动态变化,对肝母细胞瘤的诊断、治疗及预后均有重要价值。

AFP 可由胎儿及卵黄管分泌,在分析 AFP 含量的临床意义时必须考虑年龄因素,新生儿期 AFP 可逐日升高,平均为 62.7ng/ml,出生后 1 个月达到高峰,平均为 1200ng/ml,出生 3 个月后平均水平为 3.15ng/ml,达到成年人水平。研究提示 AFP 中糖类含量取决于正常胎儿或肿瘤中转葡萄糖激酶的含量,而这种酶的活性在正常肝及卵黄囊、恶性细胞中是不同的。在正常良性肝增殖中,转葡萄糖基酶 AFP 增加,在恶性肿瘤中转葡萄糖基酶减少,这对鉴别新生儿 AFP 值是正常升高还是由恶性肿瘤引起,具有重要的价值,对临床诊断具有重要意义。

临床已采用放射免疫标志物方法检查 AFP 水平,但目前还不能鉴别肝母细胞瘤与肝细胞癌。

多数肝细胞癌患者中,血清铁蛋白升高(97%),但非肿瘤性肝硬化患者中,血清铁蛋白升高。AFP 和血清铁蛋白水平可作为监测肿瘤治疗效果和复发的标志。HB 患者血清肝酶水平可轻微上升,但胆红素水平大多正常,除非是晚期病例。

二、影像学检查

1. X 线表现 腹部 X 线检查中,90%患者 X 线检查发现异常,但仅显示上腹占位性病变,腹部 X 线片显示右上腹或中上腹增大肝影像,但较少发现钙化影。右叶肝母细胞瘤常使右侧结肠气体影向右移位,左叶肝母细胞瘤使胃液影向左侧移位。肿瘤巨大时可使膈肌抬高,膈肌活动受限或减弱。

2. CT 及 MRI 随着多排螺旋 CT 及高场强 MR 的快速发展,CT 及 MRI 可以准确显示病灶位置、密度、血供及与周边的关系。HB 平扫时 CT 表现为低密度或等密度病变,多数边界清晰光滑,少数边界模糊,具有"十多、一低、一少"的特点。

"十多":即病灶发生于右叶者多、单发者多、外生性生长者多、病灶有假包膜者多、发生坏死出血者多、病灶出现钙化者多、病灶发生囊变者多、男性发病多及混合型多。

"一低":即 CT 平扫或增强时病灶密度始终低于肝实质。

"一少":即本病合并肝硬化者少见,肿瘤周围肝组织多正常。由于无电离辐射及更高的空间分辨率,MRI 相对 CT 在 HB 的分期诊断上更加准确,在其他很多方面也优于 CT,如无组织损伤、成像多方位等。MRI 平扫病灶表现为肝内实性或混杂包块,呈类圆形或分叶状,包块边界清晰者多见,T_1WI 低-等信号,较大的病灶因为内部多出现出血坏死而表现为混杂信号。

T_2WI 等-高信号,可见瘤体内多个细小囊变状高信号,周围信号较低或等信号。增强后包块内部不均匀强化,有时瘤体内可因血窦扩张而出现类似"石榴样"改变,以及 T_2WI 瘤内出现多发小囊状高信号影。部分病灶伴周围呈晕环状强化,这些晕环状强化有时其强化方式与肝血管瘤类似,但后者强化时间长且出血常见,随弛豫时间的延长呈逐渐增强的"灯泡征"表现,而前者消散较快。

3. **腹部超声**　腹部超声检查有助于初步评估肿瘤的范围、大小、性质,以及评估肿瘤组织对血管的浸润情况。肝母细胞瘤在超声中的表现可多种多样,如实质性、囊性和血管性,也可清晰显示肿瘤内部有无出血或液化等。肝母细胞瘤通常的超声检查表现为边界清晰的高回声病变。彩色多普勒超声有助于诊断血管瘤栓和肿瘤内的血管分流等。术中超声还可用来辅助诊断血管浸润和评价肿瘤是否可被切除。

4. **超声引导下穿刺活检**　超声引导下穿刺活检术已成为多种脏器病变明确诊断的必要手段,可指导临床手术和治疗。

特点:①取材成功率高,超声引导可动态显示活检针进针取材的全过程,用彩色多普勒选择血流丰富的区域取材,对提高穿刺取材成功率有重要作用;采用自动活检枪,取得的组织标本比较完整,有利于病理诊断及分型。②超声引导肿瘤穿刺安全、并发症少。穿刺活检的主要并发症为出血、感染和针道种植。在操作过程中把握进针深度,避开血管,穿刺后进行加压止血可避免并发症发生,超声引导下活检穿刺创伤小,不留瘢痕,术后无明显疼痛。相比通过手术取得小块肿瘤组织,超声引导下穿刺活检是安全有效、无创、无放射损伤的一种活检方法。在超声引导下,应用自动活检枪对小儿肝肿块进行穿刺活检,目前已广泛应用于临床。

第三节　分子诊断

一、抑癌基因(Tumor suppressor gene)

抑癌基因,又称抗癌基因(Antioncogene)。根据其功能,可分为控制细胞增生的看门基因(Gatekeeper gene)和维持基因完整的看管基因(Garetaker gene)。研究表明,几乎 50% 的人类肿瘤均存在抑癌基因的失活,可见抑癌基因的失活与肿瘤的生长有着密切关系。

1979 年,Lane 等 3 个实验室几乎同时发现了一种位于细胞核内的具有 53KD 磷酸化蛋白,命名为 p53 蛋白。肿瘤抑制基因 p53 是迄今发现与人类肿瘤相关性最高的基因,是目前研究最广泛和深入的抑癌基因。其正常功能的丧失最主要的方式是基因突变,由于 p53 基因点突变,直接的后果是导致氨基酸的改变,最终产生没有活性的 p53 蛋白,失去抑癌作用。推测突变型 p53 基因蛋白致癌作用是通过抑制细胞凋亡来实现的。近年来发现 Bcl-2 可抑制各种组织的细胞凋亡,是目前公认的抗凋亡基因。周建斌等应用原位末端标记及免疫组化技术检测肝母细胞瘤中细胞凋亡及增殖细胞核抗原(PCNA),p53 和 Bcl-2 蛋白表达,通过与对照组对比研究,得出突变型 p53 及 Bcl-2 蛋白均具有抑制细胞凋亡,促进细胞增殖的作用。胡友主等研究显示,抑凋亡基因 Bcl-2 在肝母细胞瘤及小儿正常肝组织中均无表达。p53 在肝母细胞瘤中表达阳性率为 69.2%,在小儿正常肝组织中无表达($P < 0.01$);p53 的阳性表达水平越高,临床分期则越晚($P < 0.01$),提示肝母细胞瘤的发生与 p53 蛋白异常表达有关,与 Bcl-2 表达无关。通过测定肝母细胞瘤 p53 表达,可以判断预后。

基质金属蛋白酶(matrix metalloproteinases,MMPs)是自然界进化中高度保守的一类酶,其广泛分布于植物、脊椎动物、无脊椎动物中,MMP 对 ECM 的降解是肿瘤细胞侵袭和转移的关键环节之一,多种恶性肿瘤都伴有 MMPs 分泌水平和活性的增高。肝癌的发病过程中往往早期就出现门静脉侵袭、肝内转移,以及肝外肺和骨组织的转移,与 ECM 及其细胞表面受体 LN 的关系密切。在正常稳定状态下,组织中 MMP 的表达量极少,而在炎性细胞因子、激素、生长因子刺激和细胞转化过程中其表达量明显升高。此过程涉及人体多种生理及病理过程,如炎症、胚胎发生、血管形成、肿瘤侵袭转移等。其中 MMP 在肿瘤侵袭转移中作用机制的研究较多。主要作用:①肿瘤的发生,MMP 分解健康组织的基质成分,使肿瘤增殖。②肿瘤的侵袭及转移,MMP 导致组织结构松弛,使癌细胞转移;组织的自我分解也促使 MMP 释放,从而进一步引起肿瘤增殖。③血管生成,在 ECM 降解的同时,MMP 有助于为新生血管的生长提供空间。有研究表明,在肿瘤组织中,其多种 MMP 的表达均明显升高,MMP 与多种肿瘤侵袭转移的能力呈明显正相关。因此,关于 MMP 及其抑制药的研究方兴未艾。

RECK 基因是 1998 年 Takahashi 等发现的一种新基因。RECK 基因是近年发现的新型基质金属蛋白酶(MMP)抑制药,研究表明,其可在转录后水平抑制多种 MMP 的表达,抑制肿瘤血管形成,从而抑制肿瘤的侵袭及转移。研究表明,在 9 号染色体短臂上,特别是 RECK 基因定位的 9P13-P12 区域上的基因,与许多肿瘤的发生、发展密切相关,这些肿瘤包括肺癌、肝细胞癌、头颈部鳞状细胞癌和膀胱移行细胞癌等。

RECK 蛋白、膜型基质金属蛋白酶-1(MT1-MMP)在肝母细胞瘤组织中的表达及其在肿瘤转移抑制中的作用,表明 RECK 在肝母细胞瘤组织中表达随着肿瘤浸润程度的增加而下调。说明 MT1-MMP 在肝母细胞瘤组织中高表达,并随着肿瘤浸润和转移的发生而增高。肝母细胞瘤组织中 RECK 和 MT1-MMP 的表达呈负相关,RECK 蛋白的表达对肝母细胞瘤的侵袭转移可能有抑制作用,该作用可能与降低 MT1-MMP 蛋白的表达有关。

二、相关基因检测

HB 的发生与早产儿和低出生体质量儿有一定的联系,一般 3 岁前能诊断。具体的发病原因尚不清楚,多数 HB 为散发,然而有一些却与遗传畸变及家族肿瘤病史有关,其中就包括了印记差异甲基化区域(differentially methylated regions,DMR)的变异甲基化。有研究报道,在 HB 发生发展前,一些印记 DMR 即出现了肿瘤特异性基因的异常甲基化,一些位点,如 11p15.5 和 20q13.3 位点存在遗传和表观遗传的改变与高表达。HB 最常发生的基因变异的位点位于 Wnt 信号通路,70%~90% 的基因会发生变异。大部分 HB 都存在 Wnt 信号通路异常,因而基因表达形态和端粒酶活性可作为判断预后的因素。端粒酶是一种使端粒延长的反转录酶,与细胞活性有关,它被人体端粒酶反转录酶(telomerase reverse transcrip-tase,TERT)的表达所控制,起到催化的作用。活化的 TERT 和 Myc 基因信号在 HB 的显性表达中起作用。在 CTNNB1 基因突变的 HB 中,Wnt 或 β-连环蛋白信号通路被 TERT 的高表达所激活,而 Myc 基因又加强了 TERT 的表达。在临床上,存在 CTNNB1 基因突变的 HB 对化疗不敏感,手术切除率低。2000~2010 年日本儿童肝肿瘤研究协会(japanese study group for pediatric liver tumors,JPLT)报道,在 212 例 HB 患儿中发现,107 例存在 CTNNB1 基因突变,56 例存在 CTNNB1 基因外显子 3 的变异;总共约有 80% 的基因存在变,其中包括 APC 基因和 Axin 蛋白基因。免疫组化显示,β-连环蛋白积聚在 Wnt 信号畸变的肿瘤细胞中,多数

Wnt 的信号靶基因,如细胞周期蛋白 D1(cyclin D1)、细胞凋亡抑制蛋白(Survivin)和原癌基因(Myc 基因)都存在高表达现象。另外,还有文献报道,HB 与 18-三体综合征/爱德华兹综合征、贝-威综合征(Beckwith-Wiedemann syndrome,BWS)、家族性腺瘤性息肉病(familial adenomatous polyposis,FAP)等遗传综合征有关联。BWS 与胚胎性肿瘤有较大联系,儿童患肿瘤合并 BWS 的总发病率为 7.5%～13.5%,其中 HB 最为常见。而对 FAP,有研究发现,HB 的基因型表型与 FAP 的变异基因——APC 基因(结肠腺性息肉基因)的突变有关联。合并 FAP 的 HB 患儿,在密码子 459～1309 范围内在 APC 基因的突变,而在这个范围内,存在 1061 和 1309 两个突变热点,而这两个点也是这段范围内最主要的 2 个 APC 突变基因捕获点。

三、肿瘤血管生成因子调控基因检测

近年研究证实,以 VEGF 为代表的肿瘤血管生长因子与肝肿瘤的发生、浸润、转移及肿瘤的预后有关。有研究证明,VEGF 是目前已知的作用最强且特异地作用于血管内皮细胞的血管生成因子。

肿瘤新血管生成是其侵袭与转移的形态学基础。采用 RT-PCR 方法,分别检测 VEGF 及 KDR,EG2VEGF 基因在肝母细胞瘤及其癌旁组织中 mRNA 的表达,并结合肝母细胞瘤的病理特征进行分析。肝母细胞瘤与其癌旁组织 VEGF、KDR、EG2VEGF mRNA 表达差异有显著性意义,提示微血管形成及其调控因子、与肝母细胞瘤的生物学行为密切相关,在肝母细胞瘤的演变过程中起了不可低估的作用,并对提高肝母细胞瘤的诊治有重要意义。VEGF 及其受体 KDR,EG2VEGF 在肝母细胞瘤中作用的进一步研究,从分子水平预测肿瘤的侵袭、转移和复发,对防治肝肿瘤的转移和复发具有重要意义。

也有研究通过 CD34 阳性的血管内皮细胞计数来测定肿瘤微血管密度判断肝母细胞瘤预后。血管内皮生长因子 C(vascular endothelial cell growth factor C,VEGF-C)及其受体 Flt4(又称 VEGF,R3)蛋白在肝母细胞瘤中呈高表达,可能在肝母细胞瘤分化、浸润及病理组织类型中起作用,其蛋白的检测可能有一定的临床意义。以 VEGF 及其受体 VEGFR 为靶点治疗癌症是药物研究的热点。

Elf-1 是转录因子中的一员,研究显示,Elf-1 在正常肝组织中低表达,在肝母细胞瘤组织中高表达,且 Elf-1 阳性表达率与肿瘤浸润或转移程度有关。提示,Elf-1 在肝母细胞瘤发生、发展、浸润和转移中具有重要作用,Elf-1 对肝母细胞瘤的早期诊断及预后判断有重要意义。肿瘤的浸润转移是一个多基因参与、多种转录因子调控的复杂过程,涉及一系列病理生理反应。许多细胞癌基因实际上就是具有启动子特异性的转录因子,通过与基因启动子区域的特异序列结合的方式调节基因,影响细胞生长、分化和凋亡。

四、细胞凋亡或程序性细胞死亡检测

细胞死亡的一种形式是指在一定的生理和病理条件下,遵循自身程序结束其生命的过程。许多基因参与了细胞凋亡的调控。近年来研究表明,肿瘤的发生不仅与细胞增殖有关,而且与细胞凋亡的被抑制有关。研究细胞凋亡异常及细胞凋亡与增殖平衡失调有助于揭示肿瘤的发生发展机制。以人白细胞介素-4(IL-4)基因修饰对肝母细胞瘤细胞凋亡及分化的影响及可能机制的研究显示,与空载体修饰及野生型 HepG2 细胞相比,IL-4 基因修饰的细胞周期发生

G0/G1 期阻滞,且甲胎蛋白分泌量及原癌基因 c-fos,c-dun,c-myc 表达降低($P<0.001$)。细胞在形态及功能上趋向正常肝细胞转化,部分细胞形态上出现核固缩等典型凋亡细胞的特征,人 IL-4 基因修饰增加 p53 而抑制 Bcl-2 表达。

通过免疫组织化学 S-P 法检测观察细胞凋亡抑制蛋白 Survivin 和细胞凋亡蛋白酶 Caspase-3 在 HB 中表达情况发现,Survinvi 和 Caspas-3 的阳性表达与 HB 患者的性别、AFP 值、肝功能、HBsAg、肿瘤直径、病理分型均无明确关系($P>0.005$)。在 HB 中,Survivin 高表达与 HB 的发生发展关系密切,在正常儿童肝组织和正常成年人肝组织中 Caspase-3 表达有显著差别,Caspase-3 在 HB 中的高表达可能是 HB 高增殖激发细胞凋亡机制所导致的,也可能是患者年龄增长加 Caspase-3 表达阳性率增高所致。

五、细胞间蛋白 β-catenin(链接素)基因检测

链接素是一种细胞间黏附系统关键组成成分,在肝母细胞瘤中已证实在 β-catenin 基因内有一高频突变。这也是肝母细胞瘤病源学中一个重要的阶段。

参 考 文 献

陈昆山,陈德基,黄晓明.2011.婴幼儿肝母细胞瘤的 CT、MRI 诊断.现代医院,11(8):61-62.

佘亚雄,应大明.1997.小儿肿瘤学.上海:上海科学技术出版社,320-325.

王俊.2010.新生儿肝母细胞瘤.中国小儿血液与肿瘤杂志,15(3):147-149.

薛潋滟,朱铭,钟玉敏.2011.儿童肝母细胞瘤的 CT、MRI 诊断.中国医学计算机成像杂志,17(5):425-428.

Eisenherg I,Hochner H,SadehM et al.2002.Estah-lishment of the genomic structure and identifica-tion of thir-teen single2nucleeridepolymorphisms in the human RECK gene.Cytogenet Ge-nome Res,97(122):58261.

Miller RW,Young JL,Novakovic B.1995.Chilhdoodenacer.Cnacer,75(1):395.

Takai N,Miyazaki T,Nishida M,et al.2003.Clinical relevance of Elf-love-expressionin endome-trial carcinoma. Gyne Onc,89(3):408-413.

Thomasstokcer J.1998.An Pa Proach to handling Pediartic liver tumors.Am J Clni Pathol,109(1):567-562.

第12章 胰腺肿瘤

Chapter 12

第一节 疾病概述

小儿胰腺肿瘤十分罕见。1818年，Todd首次报道了1例14岁女孩的儿童胰腺癌。1885年Bohn描述了1例7月龄婴儿的胰腺癌。1990年，Grosfeld等报道了一组13例儿童胰腺肿瘤患者，包括5例胰岛细胞瘤、4例胰腺癌、2例黏液性囊腺瘤、2例横纹肌肉瘤。1992年，Jaksic等报道了6例小儿胰腺肿瘤。迄今为止国际上关于小儿胰腺肿瘤的报道已超过150例。北京儿童医院自1984年以来共收治胰腺肿瘤29例，包括胰母细胞瘤14例、胰腺囊性实性乳头状瘤9例、胰岛细胞瘤3例、胰腺癌2例、胰腺神经母细胞瘤1例。

小儿及青少年的胰腺肿瘤还没有得到认可的起源，也没发现明确与之相关的遗传性综合征。胰腺的内分泌肿瘤或许与其他激素分泌性肿瘤相关。先天性胰胚细胞瘤已被发现与Beckwith-Wiedemann综合征有关联。肿瘤可以发生于胰腺的任何部位。胰胚细胞瘤和实体囊性瘤好发于胰头。多数胰腺肿瘤不分泌激素，但有极少数可能表现出激素相关的症状。某些肿瘤分泌胰岛素，就会出现衰弱、疲劳、低血糖和昏迷。如果肿瘤干扰了胰岛细胞的正常功能，就会表现为水样泻或者盐分失衡。胰腺癌和胰胚细胞瘤均能产生激素，并伴有腹部包块、消瘦和背痛。胰头部肿瘤引起的十二指肠和胃流出道梗阻，可伴有黄疸和胃肠道出血。静脉受压可能伴有静脉曲张、出血和腹水。胰体尾部肿瘤可能侵袭胃引起出血。累及肝和腹膜则可能导致腹水和肝衰竭。连续性的体重下降和厌食往往是致命的。

虽然胰腺肿瘤较少发生在儿童期，但却具有广泛多样性的病理特征，其种类与成年人相似，即有囊性肿瘤又有实性肿瘤，即有良性肿瘤又有恶性肿瘤，即可为内分泌型肿瘤又可为外分泌型肿瘤。儿童与成年人相比较，各种胰腺肿瘤的发生率有显著性差异，如成年人胰管癌占胰腺恶性肿瘤的90%，而该肿瘤虽然也是儿童常见的病理类型之一，但仅占儿童胰腺恶性肿瘤的50%以下，且预后极差。有些肿瘤特异性地发生在儿童期，如胰母细胞瘤。小儿胰腺肿瘤的分类见表12-1。较常见的儿童胰腺肿瘤依次为胰母细胞瘤、胰腺乳头状实性囊性肿瘤、胰岛细胞瘤、胰腺癌。在儿童多数胰腺肿瘤是恶性的。小儿胰腺肿瘤的预后明显优于成年人。

表 12-1　小儿胰腺肿瘤的分类

外分泌型胰腺肿瘤	内分泌型胰腺肿瘤
导管细胞癌	非功能性胰岛细胞瘤
非导管细胞癌	功能性胰岛细胞瘤
胰泡细胞癌	胰岛素瘤
胰母细胞瘤	高血糖素瘤
囊性实性乳头状瘤	胃泌素瘤，肠血管活性肽瘤，生长抑素瘤

一、胰母细胞瘤

胰母细胞瘤是一种少见的小儿胰腺恶性肿瘤，又称婴儿型胰腺癌。迄今为止，世界文献报道的小儿胰母细胞瘤约 50 例，国内报道 21 例。北京儿童医院 42 年来手术及病理诊断胰母细胞瘤 14 例，占恶性肿瘤的 0.4%。

1932 年，Stout 报道首例胰母细胞瘤；1957 年，Becker 首先描述了胰母细胞瘤的鳞状结构；1971 年，Fable 进行了最早的组织病理研究；1975 年，Kissane 首先使用胰母细胞瘤这个术语；1977 年，Horie 等鉴于组织学图像与胚胎期胰腺相似，可与肾母细胞瘤、肝母细胞瘤相比拟，提出胰母细胞瘤之名。尽管好发于小儿（平均发病年龄约 4 岁），此资料的发病年龄可从出生后不久到成年人的各个时期，好发于男性，男、女之比约 2:1。

1. 发病率　胰母细胞瘤的发病率难以估算，多数病例为个案报道，缺乏儿童胰腺肿瘤的大宗报道证据。Cubilla 报道 645 例外分泌胰腺恶性肿瘤中，只有 1 例为胰母细胞瘤，占 0.16%。Jaksic 复习 20 年中 6 例胰腺肿瘤仅发现 1 例。Klimstra 报道，胰母细胞瘤在 32 例儿童胰腺恶性肿瘤中占 25%。值得注意的是，几乎 50% 的病例报道来自于亚洲人。在 Klimstra 的病例中，21% 的患者是亚洲人。在我们的统计数据中，14 例胰母细胞瘤来自于中国儿童。

2. 病理

（1）大体观察：胰母细胞瘤可发生在胰腺的任何部位，多累及胰头及胰体。肿瘤一般较大，呈边界清楚地肿块，80%～90% 肿块直径 5～20cm。肿瘤质软，来源于腹胰部分的肿瘤多有包膜，而来源于背胰部分的肿瘤多无包膜。切面为黄色、浅褐色，似鱼肉样分叶；可有片状坏死、囊变及沙样钙化。

（2）镜下观察：肿瘤由上皮成分和间叶成分构成。上皮成分为比较一致的多角形细胞，形成巢状、条索状、管状或腺泡状结构。常可见鳞状小体结构，鳞状小体为其特征性结构之一，存在于所有的报道中。间叶成分包括疏松排列的梭状细胞、透明纤维血管间质或软骨等。

（3）胰母细胞瘤的起源：胰母细胞瘤可能起源于原始多潜能干细胞，其来源仍不十分清楚。Klimstra 研究显示，胰母细胞瘤具有向成年人胰腺癌三种主要细胞类型分化（腺泡、导管、内分泌）的能力，腺泡分化最常见，导管分化为次之，内分泌分化为 50%。胰腺酶的活动已经被酶的组织化学证明，并且胰酶 100% 被组织化学染色。

（4）Horie 分类：Horie 等建议胰母细胞瘤分为腹侧和背侧，它们分别为胰腺始基的腹侧和背侧衍生物。腹侧型来源于胰头，有完整的包膜，缺乏内分泌分化，预后好。背侧型来源于胰尾，没有包膜，含内分泌成分，预后差（表 12-2）。

表 12-2　胰母细胞瘤 Horie 分类

类　型	来　源	包　膜	内分泌成分	分　化	预　后
腹侧型	胰母细胞瘤	胰头	有/无	好	好
背侧型	胰母细胞瘤	胰尾	无/有	差	差

3. 临床表现　无特异性的临床表现，这也给诊断带来困难。胰母细胞瘤生长缓慢，临床表现隐匿，直到体积相当大的时候，往往才能发现。儿童可能表现为腹部包块、腹胀、上腹部疼

痛,以及生长发育受限等;相对于成年人胰腺肿瘤,儿童黄疸的出现比较少见。这也是很难将其与其他婴幼儿腹部肿块相区分的重要原因,尤其是当肿瘤巨大或者肿瘤来源不明时。胰母细胞瘤分泌激素,引起相关内分泌症状,如库欣综合征和抗利尿激素综合征等。先天性的胰母细胞瘤常合并有 Beck-with-Wiedemann 综合征,表现为巨舌症、脐膨出和低血糖等,临床医师应当仔细辨别。

胰母细胞瘤具有恶性肿瘤的典型临床特征,常表现为局部浸润、转移和(或)复发,胰头部是肿瘤最频发的部位。文献报道,肝是肿瘤最常见的转移部位,其他转移区域包括肺部和区域淋巴。此外,血管浸润,累及大网膜、腹膜和其他邻近结构都有相关报道。Balasundaram 等报道了1例罕见的发生乳房转移的病例。Klimstra 等报道,35%的患者出现转移。法国的一项超过20年的回顾性研究中包括7例患者,其中3例胰头肿瘤,2例在胰体和胰尾,此外胰体和胰尾各1例;7例患者中,3例患者有区域淋巴结受累表现,1例患者出现肝转移。Khoda 等发现胰母细胞瘤好发位置:胰头部(24/54,44%),胰体、尾部(30/54,56%);其病理改变包括出血(16/17,94%)、包膜形成(24/26,92%)、坏死(28/31,90%)、呈富血管状态(10/14,71%)、囊性改变(11/16,69%)和钙化(10/21,48%)。

4. 治疗　胰母细胞瘤以手术切除为主,应争取完整彻底切除。目前公认化疗有效,北京儿童医院的化疗方案:Ⅰ期患者给予长春新碱、环磷酰胺、多柔比星方案,疗效0.5年。Ⅲ、Ⅳ期患者加用顺铂、足叶乙苷,疗程1.5~2年。对于手术难以Ⅰ期切除的病例,诊断明确后化疗,再行Ⅱ期手术。

5. 预后　胰母细胞瘤是恶性实体瘤,发病缓慢,转移较晚,因此多数肿瘤能完整切除。发生远处转移预后差,生存率只有11%。胰母细胞瘤的转移率为37%,最常发生的转移部位是肝、脾、肺和局部淋巴结。小儿胰母细胞瘤比成年人胰腺癌预后好。

6. 鉴别　胰母细胞瘤多以腹部包块为首发症状,应与腹膜后神经母细胞瘤、畸胎瘤及恶性淋巴瘤鉴别。

(1)腹膜后神经母细胞瘤:多发生于婴幼儿,5岁以前发病率高,转移早,很多初诊患儿以转移症状为首发症状,如骨、骨髓、脑转移出现的贫血、发热及下肢疼痛等临床表现。CT及B超检查显示肿瘤不规则,70%散在颗粒状钙化,肿瘤压迫邻近脏器,部分瘤体包绕血管。儿茶酚胺增高,骨髓穿刺可找到瘤细胞。

(2)腹膜后畸胎瘤:多发生于婴幼儿,腹部肿块边界清楚,有一定活动性。CT、B超检查为密度不一致的、囊实相间的肿物,可有坏死钙化或骨髓、牙齿影。恶性畸胎瘤甲胎蛋白增高。

(3)上腹部淋巴瘤:多发生于学龄儿或学龄前儿童,临床可有发热、贫血及腹痛,早期出现腹水,化疗后肿瘤很快消失,易发生骨髓转移而转成淋巴肉瘤白血病。

二、胰腺囊性实性乳头状瘤

胰腺囊性实性乳头状瘤(solid cystic tumor,SCPT)是罕见的小儿肿瘤,1959年,Frantz 描述的3例乳头结构的罕见胰腺肿瘤被认为是此病的最初报道。20世纪80年代以来,相关的报道逐渐增加。迄今为止,英文的文献发表有关胰腺囊性实性乳头状瘤的报道约450例。1997年,北京儿童医院何乐健等首先报道3例胰腺囊性实性肿瘤。既往该肿瘤曾被误诊为胰腺癌、非功能性胰岛细胞瘤、囊腺瘤、乳头状囊腺癌、幼稚型胰癌等。基于病理学特征该肿瘤又有不同的命名,如乳头状上皮瘤、乳头状囊性瘤、乳头状实性瘤、乳头状囊性上皮瘤、实性乳头状瘤、囊实性腺泡细胞肿瘤、低分化乳头状瘤、Frantz 瘤等。不同的命名造成了概念上的混乱。目前国际上尚无统一的名称。多数学者认为，囊性实性乳头状瘤是最能代表肿瘤的病理特征的名称。错误的分类导致该肿瘤近年来才被承认为实体瘤，胰腺囊性实性乳头状瘤成为一独立的临床疾病，并引起人们的重视。

1. 发病率 胰腺囊性实性乳头状瘤的准确发病率不详。国内外多为个案报道。据大宗回顾性统计，胰腺囊性实性乳头状瘤占所有年龄组外分泌肿瘤的 0.2%～0.7%。Lam 等报道，胰腺囊性实性乳头状瘤在香港地区的中国人中发病率接近 2.5%。比较其他儿童胰腺肿瘤，以往认为胰腺囊性实性乳头状瘤的发病率极低。北京儿童医院近 14 年期间，共收治胰腺囊性实性乳头状瘤 9 例，占胰腺实体瘤的 31.0%。Jaksic 回顾多伦多 20 年间的经验表明，胰腺囊性实性乳头状瘤占小儿胰腺肿瘤的 50%。结果表明，胰腺囊性实性乳头状瘤在儿童胰腺实体瘤中的发病率并不低，仅次于胰母细胞瘤居第二位。由于人们对其病理缺乏正确的认识，常将此瘤误诊为胰母细胞瘤等其他胰腺肿瘤，使其统计数字出现偏差。

2. 病理 该肿瘤可发生在胰腺的任何部位。2 例成年人病例被发现在胰外组织。肿瘤以胰头部多见(占 47%)，胰体占 22%，胰尾占 21%。

(1)大体观察：肿瘤呈球形或卵圆形，外覆完整的纤维包膜，凸出于胰腺表面，与正常胰腺有明确的边界。多数肿瘤体积较大，平均直径 8.7cm，最大直径达 20cm。剖面可见出血坏死灶，其内充满血性或胶冻样物，构成囊实性病变相间的结构，20%～30% 的肿瘤伴有不同程度的钙化。肿瘤偶浸润十二指肠、脾、大网膜、横结肠及门静脉等邻近脏器。据文献统计的 78 例胰腺囊性实性乳头状瘤中，11 例(14%)伴有周围脏器的浸润。

(2)镜下观察：光镜下乳头状结构和实性区相互交替，实性区由均匀一致的瘤细胞构成，并常因坏死而出现囊性区域。瘤细胞胞质呈嗜酸性颗粒状，核圆形或卵圆形，核仁不明显，核异形性不明显，核分裂少，核皱褶明显。肿瘤间质中有大量薄壁血管或血窦，肿瘤细跑围绕纤维血管蒂呈复层排列成假乳头突起为其特征。

(3)电镜检查：见高尔基复合体、粗面内质网、酶原颗粒等腺泡分化的结构；也可见与正常胰腺导管相似的小管样、线粒体等导管分化的结构。

免疫组化研究的报道多样化，Wang 收集的病例发现多数肿瘤神经元特异性烯醇化酶(84%)、α-抗胰蛋白酶(83%)、波形蛋白(72%)呈阳性反应，孕激素及雌激素受体的阳性率分别为 35% 和 5%。

有关肿瘤起源仍有争议，电镜和免疫组化研究尚未确定其起源。瘤细胞多具有腺泡细胞特征，如免疫组化胰凝乳蛋白酶和胰蛋白酶阳性。也有报道认为具有内分泌特征，如含有生长抑制细胞或导管细胞的特征。有的肿瘤含有高亲和性雌激素和孕激素受体。目前瘤细胞的来源有三种假设：胰腺导管细胞，胰腺腺泡细胞，胰腺胚胎干细胞。

3. 临床表现

(1)性别特点：胰腺囊性实性乳头状瘤好发于年轻女性，几乎所有的文献报道女性患胰腺囊性实性乳头状瘤超过 90%。

(2)年龄分布：根据国际上文献报道，胰腺囊性实性乳头状瘤年龄分布跨度极大，年龄 2～74 岁，平均年龄 26 岁；其中 20% 的患者为儿童。在 16 岁以下的儿童中，发病年龄为 7～16 岁，平均年龄 13 岁。只有 19.2% 的患儿小于 10 岁，2.6% 的患儿小于 7 岁。女孩的平均年龄 13 岁，男孩 12 岁。

（3）临床特点：67％患者表现为腹部包块，33％患者诉说腹部不适，有些患者无明显症状，体格检查或因其他疾病进行影像学检查偶然发现。尽管瘤体较大，却很少引起胆道梗阻而发生黄疸。既往报道中，仅有 2 例合并梗阻性黄疸。偶有肿瘤破裂、出血、感染的报道。没有内分泌及外分泌紊乱症状。

4. 治疗　手术切除是主要的治疗方法。根据肿瘤部位选择不同术式，包括局部切除术，胰体尾切除术，胰头十二指肠切除术。报道的 78 例小儿胰腺囊性实性乳头状瘤全部施行手术切除。儿童治疗原则与成年人不同，儿童选择局部切除术（25.6％）明显高于成年人（15.0％）。手术不应过度地清扫，远端胰切除术应尽可能的保留脾，以维持其免疫活性。胰头十二指肠切除术中力争保留幽门，避免发生倾倒综合征腹泻。Fried 等采用放疗未能切除的胰腺囊性实性乳头状瘤，收到一定的效果。多数报道不主张术后化疗及放疗。综合文献报道的 78 例小儿胰腺囊性实性乳头状瘤，只有 2 例术后进行化疗和放疗。

5. 预后　胰腺囊性实性乳头状瘤是一良性肿瘤或低度恶性肿瘤。绝大多数肿瘤自然病程较长，手术切除后，多可获得根治性疗效。与成年人比较，小儿胰腺囊性实性乳头状瘤的预后良好，极少数病例发生局部复发及转移。

三、胰岛素瘤

胰岛素瘤是最常见的功能性胰腺内分泌肿瘤。很多属于良性肿瘤（90％～95％）。但个别病例也存在非功能性胰腺内分泌肿瘤，常呈现 β 细胞分化特征。此瘤在胰腺各部分均可发生，多为单发，也可多发。胰岛素瘤常有清楚的境界，部分可有包膜，肿瘤通常较小而易在超声检查中遗漏。

1. 临床表现　胰岛素瘤大多为局限性良性肿瘤，有完整包膜，肿瘤可大可小，多数为单发性，10％～20％是 2 个以上多发，儿童发病年龄以 4～15 岁多见，有个别报道见于新生儿期。β 细胞主要分泌胰岛素，此类患儿血清胰岛素增高，有明显的低血糖表现。

胰岛素瘤常有典型的 Whipple 三联征表现，即低血糖症状、昏迷及精神-神经症状，空腹或劳动后易发作。① 交感神经兴奋：表现为低血糖引起的代偿性反应，如面色苍白、四肢发凉、出冷汗、心悸、手颤腿软。② 意识障碍：因低血糖所致脑细胞缺乏葡萄糖所致，如精神恍惚、嗜睡、昏迷等；也可表现为头脑不清、反应迟钝、智力减退等。③ 精神异常：为低血糖反复发作，大脑皮质受到进一步抑制的结果，症状多种多样，严重者有明显的精神症状，有时被误诊为精神疾病。④ 颞叶癫痫：与癫痫大发作相似，为最严重的精神神经症状，发作时知觉丧失、牙关紧闭、四肢抽搐、大小便失禁。

2. 治疗　治疗以处理原发病为主，首选肿瘤切除或减瘤手术，对不能手术或恶性肿瘤转移复发者可辅以生长抑素治疗、全身或局部化疗、放射性核素标记的生长抑素治疗。围术期、不能手术者或术后症状不缓解者应给予对症治疗，如纠正低血糖等。

3. 预防　低血糖原因未明确者，尤其是糖尿病患者使用降血糖药物（包括外源性胰岛素及口服降血糖药）治疗，颇易发生低血糖反应。此时，即使减少降血糖药物剂量或停用降血糖药物仍反复发作时，应疑并发胰岛素瘤的可能性。必须尽早到医院就诊，在专科医师的指导下进行检查确诊。一经确诊，应及早手术治疗，以免久病后中枢神经系统发生不可逆性病变，如脑萎缩、严重功能损毁或肥胖症。不适合手术者也应积极使用药物治疗。

四、胃泌素瘤

Zollinger 和 Ellison 于 1955 年首先报道了 2 例高胃酸分泌、严重消化性溃疡合并胰岛非 β 细胞瘤的患者,因此被称为 Zollinger-Ellison 综合征(卓-艾综合征),以后因发现卓-艾综合征患者胰腺肿瘤分泌胃泌素,又称为胃泌素瘤。

1. 病理　胃泌素瘤可能来自胰岛的 D 细胞或某些原始的 APUD 细胞。胃泌素瘤多位于胰腺,少数也可位于十二指肠壁、胃窦、胆囊壁等,90%位于"胃泌素瘤三角区"。胃泌素瘤三角是以胆囊管和胆总管交界为顶点、胰头体交界中心为一点,两点连线。另自顶点垂直向下作线及自胰头体交界点和十二指肠二、三部交界点连线,便形成一个三角区。

胃泌素瘤大多生长缓慢,但 60%为恶性,其中 50%就诊时已有转移。常见转移部位是局部淋巴结、肝、纵隔及腹膜等。恶性胃泌素瘤的细胞大小不一,呈多角形或长柱状,胞质稀疏,核圆形或椭圆形,染色深,部分瘤细胞呈巢状排列,部分散在分布;良性肿瘤细胞分化较好,大小一致,常排列成束,有完整的包膜。从组织学判断良、恶性常有困难,出现转移肯定为恶性;无转移者可根据临床病程判断良、恶性。

2. 临床表现　腹痛、呕吐、消化性溃疡是胃泌素瘤的最常见表现。特点:溃疡呈多发性;溃疡部位可发生在十二指肠第二、三段或空肠;溃疡症状对常规治疗反应差;手术治疗后溃疡容易复发;易出现溃疡并发症,如穿孔、消化管出血;合并有高胃酸分泌及高胃泌素血症。水泻、脂肪泻常见,每日次数不等,严重的可引起水、电解质紊乱。腹泻与溃疡症状同时出现或在此之前出现。其原因是大量胃酸和高胃泌素血症刺激肠道分泌增加和蠕动亢进,消化酶活性降低。

3. 治疗　控制胃酸分泌亢进是治疗胃泌素瘤的重要方法,因为高胃泌素血症导致的胃酸分泌亢进造成严重的、多发的、顽固的、难治的消化性溃疡,是导致胃泌素瘤患者死亡的主要原因。彻底切除胃泌素瘤治疗及转移灶,降低血中胃泌素是治疗胃泌素瘤的最理想方法。但是由于胃泌素瘤常具多发性,诊断时多已发生转移,部分病例找不到原发病灶,切除肉眼所见肿瘤后血中胃泌素仍高,所以理想的治疗方法是困难的。在治疗时应根据具体情况,权衡利弊,合理选择肿瘤方案。

(1)药物治疗

①H_2 受体拮抗药:近年来使用 H_2 受体拮抗药治疗胃泌素瘤患者的溃疡获得较好疗效,是首选药物。

②H^+,K^+-ATP 酶抑制药:奥美拉唑肠溶胶囊是壁细胞的泌酸最后通道-离子泵(H^+,K^+-ATP 酶)阻断药,平均剂量 80～120mg/d。

③胃泌素受体拮抗药:丙谷胺临床效果不佳。

④生长抑素衍生物(somatostatin):成年人可用此药治疗。

(2)手术治疗

①胃近端迷走神经切断术:术中探查未发现或无法切除肿瘤的,可行胃近端迷走神经切断术,术后可大大减少胃酸分泌及患者抗酸药物的用量。

②全胃切除术:对药物不能控制的胃酸分泌亢进的严重消化性溃疡,胃泌素瘤有转移无法切除,可考虑做全胃切除。全胃切除去除了胃泌素作用的靶器官,有限地解决了溃疡问题。

③胃泌素瘤切除术:胃酸分泌亢进经过药物控制之后,影响患者长期生存的主要因素,则

是肿瘤本身和其转移灶。所以胃泌素瘤一经诊断,在控制胃酸后应尽快手术探查,尽可能切除肿瘤及其转移灶。手术时根据术前检查,结合术中触诊、术中B超及动脉造影注射胰泌素,从肝静脉血测胃泌素来确定治疗位置,术中找到胃泌素瘤的成功率在60%～90%。90%的胃泌素瘤位于"胃泌素瘤三角区",对于可疑肿物或淋巴结均应进行病理检查。位于胰头、体积较小、包膜完整的可行肿瘤摘除术,对于体积大的可考虑行 Whipple 术;胰体尾部的肿瘤可行远端胰腺次全切除。

手术治愈应满足以下条件:术后空腹胃泌素水平正常(低于 100ng/L),术中胰泌素激发试验阴性(低于 200ng/L),随访中影像学检查阴性。

第二节　常规诊断

一、胰腺肿瘤的实验室检查

胰腺为兼有内分泌和外分泌功能的器官。

胰腺的内分泌功能主要是通过散布于胰腺的腺泡组织之间的岛状细胞群——胰岛来完成。胰岛分泌的肽类激素:胰岛素、胰高血糖素、生长激素释放抑制素、血管活性肠肽、胰多肽等,它们在糖类、脂类、蛋白质代谢调节,以及正常血糖水平维持中发挥重要作用。

胰腺外分泌功能为通过腺泡细胞和小的导管管壁细胞产生和分泌具消化作用的胰液。胰液为无色无臭,略带黏性的碱性液体,主要含有水、电解质和各种消化酶。胰液中电解质包括多种阳离子和阴离子,其中高 HCO_3^- 浓度具有重要的生理作用,它能中和进入十二指肠的胃酸,避免强酸对肠黏膜的侵蚀,并为消化酶在小肠内进行化学消化提供适宜的 pH 环境。胰液的消化酶由腺泡细胞分泌,有多种,能对食物中的成分分别进行消化,其中包括淀粉酶、胰蛋白消化酶(如胰蛋白酶和糜蛋白酶),以及弹性蛋白酶和胶原酶、脂类消化酶(如脂肪酶和磷脂酶 A_2)等,除上述主要的几种胰酶外,胰液中还有胆固醇酯酶(cholesterolesterase)、其他磷脂酶(phospholipase)、羧基肽酶(Carboxypolypeptidase)、核糖核酸酶(ribonuclease)和脱氧核糖核酸酶(deoxyribonuclease)等多种酶,它们能使相应的物质水解,分子变小以利于吸收。胰液是所有消化液中最重要的一种。当胰液分泌障碍时,即使其他消化腺分泌正常,食物中的脂肪和蛋白仍不能完全消化,从而影响吸收,而糖类的消化和吸收一般不受影响。

由于胰腺的内外分泌功能在正常生理过程中扮演着极其重要的角色,当其发生紊乱时会严重影响人体的正常代谢过程,所以对于胰腺的各项功能检查具有重要的临床意义。

各种原因引起胰腺实质受损,如炎症(慢性胰腺炎)、纤维化(囊性纤维化)可以引起胰腺分泌功能减退;而结石、肿瘤、损伤等病变压迫胰管,影响胰液排入肠腔,导致到达肠腔的有效胰液量、各种胰酶和碳酸氢盐含量的降低;均可致胰腺外分泌功能紊乱,胰腺外分泌功能障碍可能是慢性胰腺炎及胰腺癌等疾病最重要的临床表现。

为了诊断慢性胰腺炎及胰腺癌等病变所致的胰外分泌功能障碍,已设计出了多种测定胰外分泌功能的方法,可分为直接试验和间接试验两大类:①直接试验是通过插管至十二指肠,直接收集胰液并用某些胃肠激素直接刺激胰腺分泌,以了解胰腺的外分泌功能;其敏感性和特异性较高,但患者因需插管故常不易接受,且试验耗时较长,试剂昂贵,不易为临床推广应用。②间接试验是用试餐刺激胰腺分泌,或测定某些胰酶分解产物,或测定用放射性核素标记监测胰酶分解产物来间接了解胰腺外分泌功能状态。两者均以测定胰液、电解质和胰酶的分泌量，或测定胰酶消化底物生成的产物，以估计胰腺分泌胰酶的能力，从而判定胰腺外分泌功能。临床上应根据患者具体情况正确选择检查方法，合理判断结果，对每种检查的临床意义，每种方法的敏感性、准确性和局限性要充分了解，这样才能正确指导诊断和治疗。

1. 直接胰腺功能试验

(1)促胰液素试验(secretin test)：早在 1939 年，Agren 等应用粗制促胰液素制剂，结合胃十二指肠抽吸做胰功能试验，发现该法具有一定的意义，并有较好的重复性，至 20 世纪 50 年代初期，又建立了增量胰泌素试验等的改进方法。促胰液素试验是胰腺外分泌功能试验的常规试验之一。该试验用一定量外源性促胰液素刺激胰腺，使胰管上皮细胞分泌重碳酸盐和水，使碱性的胰液量增多，收集规定时间内的胰液，测定其分泌总量，碳酸氢盐和胰酶浓度，直接了解胰腺外分泌功能状态。测定方法是禁食 12h 以后，插入胃十二指肠双腔管(Drieling 管)，远端子 L 在十二指肠乳头部，近端孔在胃窦部，插管位置要准确，如插管有困难可在 X 线透视引导下进行。持续负压吸引胃液，先收集 10min 或 20min 十二指肠液作为基础分泌，静脉注入促胰液素 1U/kg 体重，用 4～5min 缓慢注射完毕(试验前需要做促胰液素过敏试验)。以后每隔 20min 抽取十二指肠液 1 次，共 4 次，测定每份标本胰液总量，碳酸氢盐浓度和淀粉酶含量。

正常值：各家报道稍有区别，北京协和医院测定正常人胰液排量为(3.2±1.1) ml/kg，最大碳酸氢盐浓度为(99.0±12.7)mmol/L。文献中大部分报道胰液排量＞2.0 ml/kg，最大碳酸氢盐浓度＞90 mmol/L，淀粉酶排量＞6 U/kg。

临床意义及评价：根据促胰液素试验三项检查分别降低的程度，对判断病变有一定参考价值。慢性胰腺炎、晚期胰腺癌等广泛性胰腺病变可见胰液排量，最大碳酸氢盐浓度及胰酶量三者完全低下。而胰腺癌等病压迫胰管引起梗阻时可主要表现为胰液排量明显降低。慢性胰腺炎胰管部分梗阻时胰液淤滞，主要为碳酸氢盐浓度降低，而慢性胰腺炎病变主要为胰腺纤维化者，可见胰酶分泌量明显减少。促胰液素刺激试验对慢性胰腺诊断的敏感性为 75%～90%，特异性为 80%～90%，由于这是直接检查胰液分泌的方法，至今仍被认为是经典标准的胰腺外分泌功能试验。但轻度胰腺功能障碍时促胰液素试验仍可正常。

(2)加大促胰液素试验(augmented secretln test)：当一般促胰液素试验结果不明确或轻度异常，而临床上义怀疑有胰腺外分泌功能障碍时，可作加大促胰液素刺激试验。把促胰液素输入量加至 4U/kg 体重，这时可测定胰腺最大分泌能力。

正常值：正常情况下加大促胰液素试验比一般试验胰液排量增加 100%，最大碳酸氢盐浓度增加 15%，淀粉酶排量增加 30%。

临床意义及评价：慢性胰腺炎患者的特点是碳酸氢盐浓度减少或不变，胰液量有一定程度增加，胰腺癌患者有固定性胰液和碳酸氢盐分泌。高胰腺分泌患者，胰液、碳酸氢盐和胰酶分泌均明显增加。如患者的标准胰泌素试验正常，无须做增大试验。当标准试验不正常而结果不明确时，则须进一步做增大试验，旨在证实胰腺分泌异常。

(3)促胰液素——胆囊收缩素刺激试验(secretin-cholecystokinin test)：CCK 主要刺激胰酶的分泌，当和促胰液素同时应用可较全面反映胰腺外分泌功能。此试验方法与促胰液素试验相同，刺激剂用静脉注入促胰液素 0.25U/(kg·h)和 CCK 840ng/kg。根据胰液排量、最大碳酸氢盐浓度及酶排量与正常比较来评价诊断意义。

临床意义及评价：在慢性胰腺炎和胰腺癌患者中，本检查三项指标均可降低，而胰酶排量减少更明显。

2. 间接胰腺功能试验

(1)Lundh 试餐试验(Lundh test):1962 年,Lundh 首先创立本试验,至今仍被广泛采用。国内于 1981 年首先由上海瑞金医院报道临床应用结果。本试验无须外源性消化道激素,采用试验餐刺激胰腺分泌。摄入标准试验餐代替外源性胃肠激素,生理性的刺激胰腺分泌。试餐中脂肪酸和氨基酸可刺激十二指肠及空肠上段释放内源性 CCK,促使胰腺分泌胰酶。制定标准餐容量为 300ml,含 5%蛋白质、6%脂肪、15%糖。一般 Lundh 试餐,脱脂奶粉(或酪蛋白)15g,调味糖浆 15g,葡萄糖 40g,用植物油 18g,加水至 300ml 组成。受试者空腹 12h 以上,插入十二指肠引流管至十二指肠,在 3～5min 受试者饮下试餐 300ml,然后平卧位从引流管中收集十二指肠液,每 30min 为 1 份,共 2h,收集 4 份,分别用比色法测定胰蛋白酶活性,结果可用每千克体重每小时胰蛋白酶分泌量表示,也有用胰蛋白酶高峰浓度,即在 30min 时每毫升肠液中胰蛋白酶量,或者平均胰蛋白酶浓度,即每毫升肠液中胰蛋白酶量表示。

正常值:国外文献报道正常值约为 60 U/(kg·h)。国内资料报道,正常值为(37.0±14.3)U/(kg·h),而胰腺疾病组明显降低,为每小时(11.2±6.9)U/kg。

临床意义及评价:约 75%的胰腺癌患者,83%～90%的慢性胰腺炎患者,于 Lundh 试验餐后显示胰蛋白酶分泌量显著降低。本试验结果可大致反映胰腺外分泌功能损害程度,但不能鉴别慢性胰腺炎和胰腺癌。因插管不顺利、患者呕吐、脱出管等因素,本试验失败率约为 10%。Lundh 试餐试验优点是用生理性进餐刺激内源性激素产生,不用昂贵的外源性激素,较经济,副作用小,便于临床使用,诊断敏感性较高。此试验局限性:不能测定胰液分泌总量及碳酸氢盐分泌浓度,要求受试者有正常胃肠功能,对胃切除术后、迷走神经切断术后、小肠吸收不良、壶腹部梗阻等患者不宜做此试验,会造成假阳性结果。有急性胰腺炎或怀疑慢性胰腺炎急性发作时不宜做此试验。

(2)无管法胰功能试验:间接胰腺外分泌功能试验中除了 Lundh 试餐试验需插管检查外,其他都不需要插管检查,这些无管法胰腺外分泌功能试验更易被患者接受便于临床使用。其基本原理是给患者口服某种试验物质,在小肠内被胰酶分解,释放出的中间产物从小肠黏膜吸收,经肝代谢,由尿排出。测定一定时间内血中存留的或由尿排出的分解产物的量,可反映胰外分泌功能。

①尿 BT-PABA 试验:BT-PABA 试验全称为苯甲酰-酪氨酰-对氨基苯甲酸(N-benzoyl-tyrosyl-para-aminohenzoicacid,BT-PABA)试验,也有称为 PABA 或 PFD 试验等。

试验原理:胰腺分泌的糜蛋白酶对芳香族氨基酸羧基侧肽链分解有高度特异性。BT-PABA 是一种人工合成的短链多肽,其中含有芳香族氨基酸酪氨酸。口服一定量的 BT-PABA 后,在小肠被胰腺分泌的糜蛋白酶特异裂解为苯甲酰酪氨酸和对氨基苯甲酸(PABA),BT-PABA 被分解的程度与胰腺外分泌功能状态,即分泌糜蛋白酶的多少有关,PABA 作为示踪基团,经小肠吸收,经肾由尿中排出,测定尿中 PABA 排出量可间接反映胰腺分泌糜蛋白酶的外分泌功能状态。

BT-PABA 试验方法:检查前 3d 禁用胰酶、磺胺类、利尿药、复合维生素 B 等对试验有影响药物,检查当天禁食,膀胱排空,取 BT-PABA 500mg(内含 PABA 169.5mg),用温开水 300ml 顿服。以后每小时饮水 100ml 使有足够尿量至试验结束,收集此后 6h 全部尿液,测定尿中 PABA 含量。BT-PABA 试验结果以尿中排出 PABA 含量占服入 PABA 含量的百分比表示。

计算方法:6h 尿中 PABA 排出率(%)=6h 尿中 PABA 总量/口服 PABA 总量×100%。

正常值:尿 BT-PABA 试验正常值各实验室报道稍有不同,国内资料报道正常范围在 63%～74%。一般临床上判断 BT-PABA 试验,6h 尿 PABA 排出率在 60% 以上为正常,50%～60% 为可疑异常,50% 以下为异常。

临床意义及评价:BT-PABA 试验在慢性胰腺炎和胰腺癌等胰腺外分泌功能障碍疾病中明显降低,而在慢性胃炎、胆道病变和慢性肝病中无明显异常。国外文献报道,BT-PABA 试验与促胰液素试验或 Lundh 试餐试验有显著相关性。BT-PABA 试验诊断胰腺外分泌功能不全的敏感性 80%～90%,特异性 80%～85%,国内研究资料基本相同,说明 BT-PABA 试验是一种较可靠有效的诊断方法;另外,壶腹部或胰腺肿瘤致胰管或胰管胆道共同开口以下部位梗阻时,可显著影响胰酶的排出,导致 PABA 排出率降低,而肝胆管梗阻时 PABA 排出率不受影响,因此本试验对鉴别肝外阻塞性黄疸的部位有一定价值;但 BT-PABA 试验有其局限性,对轻度胰腺外分泌功能障碍诊断灵敏度不够,临床在判断其结果时要注意各种影响因素。因 PABA 要经小肠吸收,经肾从尿中排泄,如有小肠吸收不良和肾功能障碍,严重肝病及胃大部切除术后,PABA 排出率均可下降,造成试验假阳性结果,本试验不能鉴别小肠吸收不良与胰源性吸收不良;此外,如服药或收集尿液不准都可影响试验结果,在判断结果时应注意这些影响因素。

②血 BT-PABA 试验:因尿 BT-PABA 试验是测定尿中 PABA 排出率,所以受肾功能影响,而测血中 PABA 浓度可避免其影响。方法是口服 BT-PABA1g,同时口服试餐(含脱脂奶粉 32.5g、糖 17.5g 和适量水),服药后 2h 或 3h 抽血,分离血浆,测定其中 PABA 含量。正常值:服药后 2h 血浆 PABA 正常值是(36.9±8.1)μmol/L。

临床意义及评价:慢性胰腺炎患者血浆 PABA 明显下降,2h 血 PABA 值平均为(10.2±8.2)μmol/L。而肾功能障碍患者 2h 血 PABA 并不降低,与此对照尿 PABA 是明显降低的,说明测血 PABA 可不受肾功能障碍影响,血 PABA 检查的特异性可明显提高。对年迈体弱或小孩不能准确留尿的患者也可用血 PABA 检查胰腺外分泌功能。但测血 PABA 还不能完全排除小肠吸收不良对检查的影响,最好同时做 D-木糖吸收试验判断小肠吸收功能状况,以有利于临床判断。

③胰月桂酸试验(pancreolauryl test,PLT):人工合成的月桂酸荧光素口服后在肠道中被胰腺分泌的芳香酯酶(arylesterase)特异分解,生成月桂酸(1auric acid)和游离荧光素,经小肠吸收,肝内结合,经肾由尿中排出,测定尿中游离荧光素可反映胰腺外分泌功能。试验方法是检查前 5d 停用胰酶、维生素 B$_2$ 等药物。检查当天进试验餐(面包 50g、黄油 20 g、茶 300ml)吞服月桂酸荧光素胶囊 2 粒(每粒含 348.5g),收集此后 10h 尿。第 3 天再做对照试验,口服含定量游离荧光素钠胶囊 2 粒,收集 10h 尿。分别测定 2 次尿中游离荧光素含量,计算两者比值作为胰腺功能指数。

正常值:正常人 PLT 试验胰腺功能指数比值>30。

临床意义及评价:在中重度胰腺外分泌功能障碍的患者中 PLT 试验阳性率约为 90%,特异性 60%～95%,在慢性胰腺炎伴严重外分泌功能不全时,PLT 阳性率较高,可达 93%～95%。假阳性可见于胆道手术后胆囊功能障碍、炎性肠病、胃手术后等,因芳香酯酶对月桂酸荧光素裂解有赖于胆盐浓度,故 PLT 试验还可了解胆盐分泌情况。本试验也受小肠及肾功能影响，方法比 BT-PABA 试验复杂。

（3）核素胰腺外分泌功能试验

①^{131}I-三酰甘油试验和^{131}I-油酸吸收试验：^{131}I-三酰甘油在十二指肠及空肠被胰脂肪酶水解为带核素的^{131}I-三酰甘油和游离脂肪酸，^{131}I-三酰甘油在小肠吸收，如胰腺外分泌功能障碍，胰酶分泌少，^{131}I-三酰甘油不能被充分消化裂解，从粪便中排出增多，粪中^{131}I 核素含量升高。方法是口服一定量^{131}I-三酰甘油测定 3 d 中粪便中^{131}I 的核素含量。

正常值：服试剂后 72h 粪便^{131}I-三酰甘油含量不超过食入总量的 5%。

临床意义及评价：如粪便中核素含量升高＞5%，说明可能有消化不良或吸收障碍，如给患者口服胰酶制剂后再做^{131}I-三酰甘油试验，^{131}I 排量减少，可说明是胰腺外分泌胰酶不足引起的消化不良。为了鉴别是否有小肠吸收不良，可做^{131}I-油酸试验。因为油酸不需胰酶消化可直接由小肠吸收，口服定量^{131}I-油酸后定时测定血和粪便中^{131}I-油酸核素含量（两次试验相距时间不能超过 5d）。

正常值：正常人 72h 粪便^{131}I-油酸核素排出率应小于 3%。

临床意义及评价：如 72h 粪便中^{131}I-油酸排出率增高，提示有小肠吸收功能不良。如同时做这两种试验，^{131}I-三酰甘油试验异常，而^{131}I-油酸试验正常，可说明小肠吸收功能正常而有胰腺外分泌功能不全的消化不良。

本试验由于以下缺点，现已少用。对鉴别胰源性消化不良或小肠性脂肪吸收不良虽有理论依据，但临床实际检测结果有较大的重叠性；胃排空率、体内的脂类代谢和储存、^{131}I 由尿路排出的速度等，均可影响血中的放射性；以^{131}I 标记的脂肪不很稳定，可能有游离^{131}I 释出，部分随粪便排出，致使经肠道排出的放射性物质增多。

②双标记 Schilling 试验（doublelabel Schilling test，DLS）：据研究，胰腺外分泌功能不全时大多伴有维生素 B_{12} 吸收不良。正常人食物中维生素 B_{12} 只有同胃分泌的内因子（IF）结合成复合物（IF-B_{12}），才能通过小肠壁被吸收，而进食后的维生素 B_{12} 在胃酸性环境中全与内源性R 蛋白结合（R-B_{12}），当 R-B_{12} 在小肠被胰蛋白酶分解后，维生素 B_{12} 才可转至内因子结合后被吸收。如胰腺外分泌功能不全，胰蛋白酶分泌减少，R-B_{12} 不能被分解，维生素 B_{12} 与内因子结合（IF-B_{12}）减少。

（4）粪便试验

①粪便苏丹Ⅲ染色试验和肌纤维检查胰腺功能正常时，进餐中脂肪被胰脂肪酶消化后吸收，粪便中很少有脂肪滴。正常时为阴性。胰腺外分泌功能障碍时脂肪不能被充分消化吸收，粪便中脂肪量增多，用苏丹Ⅲ染色后在显微镜下可见粪便中脂肪滴被染成黄色或棕黄色反光小滴（常超过 100 个小滴/HP），根据脂肪滴多少可粗略半定量为＋～卌。此试验是检查胰腺外分泌功能常用的初筛试验，方法简便易行。中度至重度胰腺功能障碍者常可阳性，甚至可出现大量泡沫状有光泽恶臭的油性粪便称为脂肪泻。但苏丹Ⅲ染色试验敏感性较差，影响因素较多，小肠吸收不良时本试验也可阳性，不能鉴别胰源性抑或肠源性吸收不良，当肠蠕动亢进腹泻时，苏丹Ⅲ染色也可阳性。

正常人进食的动物肉类肌纤维均被蛋白酶消化后吸收，如在显微镜下看到粪便中较多量肌纤维，常提示有吸收不良或胰腺外分泌功能不全，应做进一步检查。

②粪便脂肪定量试验测定：24h 粪便中脂肪含量可进一步定量地反映胰腺外分泌功能状况。做检查时每日进餐含 100g 脂肪的食物，连续 3d，收集 3d 全部粪便，测定其脂肪含量，计

算 3d 粪便脂肪含量的平均值,即为 24h 粪便脂肪定量结果。

正常值:正常人每日粪便中脂肪含量应小于进食脂肪量的 6％～7％,24h 粪便脂肪定量应小于 6g,如大于 7g 提示可能有胰腺外分泌功能不全。中重度胰腺外分泌功能障碍者 24h 粪便脂肪含量可明显增高,但脂肪吸收还与小肠吸收功能、胃肠运动、胆汁分泌有关,此试验不能鉴别消化不良抑或吸收不良,敏感性较差。当胰脂肪酶分泌量降低到正常 10％时,粪便脂肪排出量才明显增多。有报道,此项检查在慢性胰腺炎患者阳性率为 42％,胰腺癌阳性率为 25％。

(5)胰腺内分泌功能检查

血糖检查:血糖是指血液中的葡萄糖,胰腺分泌的胰岛素在血糖的调节过程中起重要作用。因此,血糖可以作为胰腺内分泌功能检查的辅助指标。通过准确、快速、特异的检测血糖浓度可以满足临床诊断和病情及疗效观察的需要。

血糖的检测可以分为全血标本测定、血浆(血清)标本测定和微量标本测定。现在多用血浆(血清)代替全血法检测血糖:①全血标本的血糖值受红细胞比容的影响,与其呈相反关系;②红细胞内含有较多的非糖还原性物质,使氧化还原法测定血糖值增高;③红细胞和白细胞中含有较多的糖酵解酶,会使全血葡萄糖含量随标本放置时间延长而降低,减幅 5％～7％/h;④用血清或血浆标本易于在全自动生化分析仪上进行操作。微量血糖多用指尖毛细血管血直接通过血糖仪测定,用于糖尿病的监测。血糖值为动脉血＞毛细血管血＞静脉血,血清或血浆血糖浓度高于全血浓度 12％～15％。因此,使用不同的标本应采用不同的参考值。

血糖的测定方法很多,可分为氧化还原法、缩合法、酶法等。现在临床多采用酶法,主要有己糖激酶法、葡萄糖氧化酶法等。而邻甲苯胺法作为缩合反应,由于反应迅速、操作简单、特异性高等特点现也常用于基层单位手工血糖及尿液葡萄糖的测定。

己糖激酶法:己糖激酶法是目前国际上公认的测定葡萄糖的参考方法。己糖激酶(hexokinase)催化葡萄糖与 ATP 反应,生成 6-磷酸葡萄糖,在 NADP＋参与下葡萄糖-6-磷酸脱氢酶将 6-磷酸葡萄糖氧化为 6-磷酸葡萄糖酸,同时 NADP＋转变为 NADPH＋H$^+$。NADPH 生成量与标本中葡萄糖含量成正比。可以在 340nm 波长监测 NADPH 吸光度变化,定量测定葡萄糖。该法通常采用终点法测定,其反应迅速、准确度和精密度高,特异性高于葡萄糖氧化酶法,适用于自动化分析,为葡萄糖测定的参考方法。轻度溶血、脂血、黄疸、氟化钠、肝素、EDTA 和草酸盐等不干扰本法测定。

葡萄糖氧化酶法:葡萄糖氧化酶(glucoseoxidase,GOD)对葡萄糖具有高度特异什,不能氧化其他糖类,其催化葡萄糖氧化成葡萄糖酸和过氧化氢(H_2O_2),在还原性色素原(如联大茴香胺,4-氨基安替比林偶联酚)的存在下,过氧化物酶催化 H_2O_2,氧化色素原,其颜色深浅与葡萄糖浓度呈正比。GOD 法线形范围至少可达 19mmol/L,回收率 94％～105％,变异系数批内0.7％～2.0％,批间 2％左右,日间 2％～3％。准确度和精密度都能达到临床要求,操作简便,适用于常规检验。

邻甲苯胺法:属铜还原法。此法利用氢氧化钡和硫酸锌使血浆蛋白沉淀,同时使血糖中绝大多数非糖物质及抗凝剂中的氟化物沉淀下来,结果较准确。由于血中绝大部分非糖物质及抗凝剂中的氧化物同时被沉淀下来,因而不易出现假性过高或过低。

糖化血红蛋白(GHb)测定:糖化血红蛋白(glycated hemoglobin,GHb)是血红蛋白在高血糖的作用下发生的缓慢连续的非酶促糖化反应的产物,通常占总 Hb 的 5％～8％。其主要成分为 HbA1c,其他还包括 HbA1a2b、HbA2h 和 HbA0。

GHb 的形成是不可逆的,其浓度与红细胞寿命(平均 120d)和该时期内血糖的平均浓度有关,不受每天葡萄糖波动的影响,也不受运动或食物的影响,所以 GHb 反映的是过去 6～8 周的平均血糖浓度,这可为评估血糖的控制情况提供可靠的实验室指标。血浆葡萄糖转变为 GHb 与时间有关。血糖浓度急剧变化后,在起初 2 个月 HbA1 的变化速度很快,在 3 个月之后则进入一个动态的稳定状态。HbA1c 的半衰期为 35d。由于 GHb 的形成与红细胞的寿命有关,在有溶血性疾病或其他原因引起红细胞寿命缩短时,GHb 明显减少。同样,如果近期有大量失血,新生红细胞大量产生,会使 GHb 结果偏低。GHb 仍可用于监测上述患者,但其测定值必须与自身以前测定值做比较而不是与参考值比较。

GHb 的测定方法主要有四种:①色谱法,离子交换层析,高效液相色谱法(HPLC),亲和层析色谱法;②电泳法,等电聚焦电泳;③免疫法,放射免疫法,酶免法,胶乳免疫凝集法;④化学法,比色法、分光光度法。其中化学分析技术已经使用很少。目前较常用的有离子交换层析法和电泳法,国内较常用的方法是比色法。

电泳法原理:Hb 及 HbA1 带正电荷,电泳时向负极移动。因为 HbA1 的 β 链 N-末端所带电荷被糖基消除,带电量少于 HbA,等电点低,泳动速度慢,所以 HbA1 即 GHb。Hb 本身带红色,所以可直接比色或扫描。

离子交换层析法原理:GHb 与其他 Hb 带电荷量的不同,进行洗脱。在偏酸溶液中,均具有阳离子的特性,因此当它们经过阳离子交换层析柱时,就可被偏酸的缓冲液平衡过的树脂来吸附,但 GHb 与 HbA 对抗脂吸附率不同,用 pH 6.8 的磷酸盐缓冲液可以先将正电荷较少,吸附率较弱的 GHh 漂洗下来,再用 pH 6.4 的磷酸盐缓冲液洗脱正电荷较多,吸附率较强的HbA。KCN 可将 Hb 转化为高铁氰化血红蛋白,用分光光度计定量测定。

比色法原理:具有酮胺键的 GHb 在酸性环境中加热,其已糖化部分脱水生成 5-羟甲糠醛(5-HMF),后者可与硫代巴比妥酸(TBA)起显色反应。此有色物质在 443nm 处有吸收峰,可用于 GHb 定量。操作步骤:加冷蒸馏水于压积的红细胞中制备溶血液并由甲苯分离红细胞膜碎片;取该溶血液加入草酸混合后置 100℃ 水浴水解;水解液中加入三氯醋酸混合、离心;吸出上清液加入 TBA 混合保温,用分光光度计在 443nm 处比色。此法不受其他血红蛋白干扰,无须特殊设备,操作方便,成本低廉。

以上方法的参考值均为 GHb 占总血红蛋白的比值,正常人为(6.5±1.5)%,但随着年龄的增长可有一定增加。对于控制不良的糖尿病患者,测定值可为参考值上限的 2 倍,但很少超过上限 2 倍。如>20% 应排除是否存在 HbF 干扰。

3. 胰岛素检测　胰岛素是由胰岛 B 细胞合成并分泌的由 51 个氨基酸组成的一种蛋白质激素,是体内主要的降血糖激素。由 2 条氨基酸肽链 A 链和 B 链组成。B 细胞在分泌胰岛素的同时分泌等摩尔的 C 肽和胰岛素原,前者无胰岛素的生物活性和免疫原性,不受肝酶灭活,在外周血中半衰期长,后者仅有 3% 的胰岛素活性,与胰岛素有交叉反应。目前胰岛素测定还没有高度精确、准确和可靠的方法。放射免疫分析(radioimmunoassay,RIA)是一种可选择的方法,而 ELISA、化学发光等也被一些实验室采用。测定胰岛素的生物学活性更有生理学意义,但费时费力,难以推广。用外源性胰岛素治疗的患者会产生抗胰岛素抗体,可与免疫法使用的抗体竞争。

原理:胰岛素特异性抗体被固定在聚丙烯池壁上,先用未标记的胰岛素与之反应,再用剩余胰岛素抗体与^{125}I标记的胰岛素反应,游离胰岛素用第二抗体结合弃去,用了计数仪计数与抗体结合的^{125}I沉淀部分的放射性。计算总放射性结合百分比(B/T%)(B为沉淀部分放射性,T为仅有^{125}I标记的胰岛素反应时的放射性),该值对标准品浓度在半对数坐标纸上作标准曲线,标本中胰岛素浓度可在标本曲线上得出。

评价:抗胰岛素抗体与胰岛素原有部分交叉但与C肽则无交叉反应。在胰岛细胞瘤和某些糖尿病患者,可能存在高浓度胰岛素原,因此导致直接测定血浆胰岛素实际浓度偏高。RIA最小可检出值为1mIU/L。

参考值:因方法而异。RIA法正常人空腹血浆胰岛素浓度为5~25mIU/L,1型糖尿病患者在5mIU/L以下,有时低到检测不出;2型糖尿病患者血浆胰岛素浓度一般正常,少数也有偏低者,肥胖患者常高于正常,增高明显者呈高胰岛素血症,提示有胰岛素抵抗。

胰岛素测定最主要的临床用途:①在1型糖尿病患者,血浆胰岛素水平已被用于评价剩余内源性胰岛素的分泌以反映B细胞功能。但是经长期胰岛素治疗的人,因为产生胰岛素抗体而使测定结果偏低,可以用空腹和刺激后C肽测定代替胰岛素测定。②2型糖尿病患者可以通过空腹及OGTT试验后测定胰岛素含量来预测糖尿病易感性。③确认需胰岛素治疗的糖尿病患者并将他们与靠饮食控制的糖尿病患者分开。例如:在口服葡萄糖75g后血浆胰岛素水平超过60μIU/ml时不可能发生微血管并发症,这时能够靠饮食控制,而如果胰岛素峰值<40μIU/ml时,则需要胰岛素治疗而且很可能发生微血管病变。④作为诊断和鉴别诊断各种原因所致的低血糖综合征的重要指标。⑤通过测定血胰岛素浓度和胰岛素抗体来评估胰岛素抵抗机制。⑥通过与C肽的共同检测,为胰岛素B细胞瘤的诊断提供依据。另外,胰岛素的检测还在胰岛素自身免疫综合征、胰岛素结构异常、受体异常、胰腺炎及部分严重肝硬化患者的诊疗过程中提供重要的信息。

4. 胰腺癌肿瘤标志物检测　胰腺癌生存率低,若早期诊断,可提高手术切除率,延长生命。近年来影像诊断学广泛应用于癌症的辅助诊断,但胰腺癌缺乏典型特征,结果不尽如人意。近10余年,胰腺肿瘤标志物的研究应用,证明其是一种有效的手段。

肿瘤标志物(tumor marker,TM)主要是指癌细胞分泌或脱落到体液或组织中的物质,或是宿主对体内新生物反应而产生并进入到体液或组织中的物质。这些物质有的不存在于正常人体内只见于胚胎中,有的在肿瘤患者体内含量超过正常人体内含量。通过测定其存在或含量可辅助诊断肿瘤、分析病程、指导治疗、监测复发或转移、判断预后,这类称为体液肿瘤标志物。

不同肿瘤标志物敏感性、特异性与肿瘤部位、肿瘤体积大小及肿瘤细胞的分化程度有关。CA19-9,POA的血清浓度随瘤体的增大,敏感性逐渐增高。POA、PCAAc、PaA在高分化胰腺癌,其阳性率和上升幅度高于低分化、未分化者,因而对临床病情转归评价有一定的帮助。

随着分子生物学技术的发展,从分子水平发现基因结构或功能的改变及具有一定生物学功能的基因产物的非正常表达均与肿瘤的发生、发展密切相关,所以测定癌基因、抑癌基因及其产物也属肿瘤标志物之列。根据肿瘤标志物的来源及其特异性,大致可分为肿瘤特异性抗原和肿瘤相关抗原。按肿瘤标志物本身的化学特性可分为:①肿瘤胚胎性抗原标志物;②糖类标志物;③酶类标志物;④激素类标志物;⑤蛋白质类标志物;⑥基因类标志物。

(1)癌胚抗原:癌胚抗原(carcinoecmbryonic antigen,CEA)最初发现于成年人结肠癌组织中,在胎儿3~6个月的血清中可以检测到,所以称作癌胚抗原。1965年由Gold首先报道。

CEA是一种结构复杂的可溶性糖蛋白,属于细胞表面的糖蛋白家族,分子量为150～300 kD,含45%～55%糖类,编码基因位于19号染色体。一般情况下,CEA是由胎儿胃肠道上皮组织、胰和肝的细胞所合成,出生后组织内含量很低,健康成年人血清中CEA浓度小于2.5μg/L。吸烟者CEA会升高,一般低于5μg/L。正常情况下,CEA经胃肠道代谢,而肿瘤状态时的CEA则进入血和淋巴循环,引起血清CEA异常增高。分泌CEA的肿瘤大多位于空腔脏器,如胃肠道、呼吸道、泌尿道等。CEA属于非器官特异性肿瘤相关抗原,可见于结肠癌、直肠癌、胃癌和肺癌,是一种广谱肿瘤标志物。它不能作为诊断某种恶性肿瘤的特异性指标,但在恶性肿瘤的鉴别诊断、病情监测、疗效评价等方面,有重要临床价值。

临床意义:癌胚抗原存在于直、结肠癌组织及胎儿肠黏膜内,胰腺癌、结肠癌、胃癌、肺癌、胆管癌该指标明显升高。也存在于肝癌、肾癌、乳腺癌、食管癌、卵巢癌等肿瘤组织中。由细胞分泌产生的CEA进入局部体液及血液中,癌症的血清、胸腔积液及腹水,消化液内可出现CEA异常增高。胰腺癌患者CEA增高阳性率为83%～92%。CEA增高与病变范围,肿瘤分化程度和肝胆廓清排泌能力有关,因此肝外胆道梗阻时血中CEA水平也可增高。多数胰腺癌患者的CEA水平>3μg/L。已有转移的胰腺癌患者约70%血清CEA均大于10μg/L,而无转移者均小于9μg/L。Ealser报道,102例经病理证实的胰腺癌患者的CEA水平在10～100μg/L,其幅度与肿瘤的扩展程度有关,局部病变可切除者血中CEA水平为(19±29)μg/L,病变不能切除者为(26±52)μg/L。远处转移者为(97±194)μg/L。正常肝和胆系能排泄良性病变产生的CEA,但不能完全廓清由生长旺盛的癌瘤所产生的CEA,故有人估计血中CEA水平超过20μg/L的胰腺癌(即使没有黄疸)可能已无法切除。癌瘤手术后定期检测CEA,如发现CEA增高提示可能为肿瘤复发。术后存活1年患者的CEA水平,低于阈值2倍的例数比超过阈值的患者数明显的多,其中的敏感性为56.5%,特异性为7.9%,精确度为75.8%。

CEA正常参考值因测定方法不同而稍有差异。其含量无性别差异,但随年龄增长稍有上升。

消化道良性病变(如溃疡性结肠炎、慢性胰腺炎等)时CEA也可增高,需加以鉴别,但远远低于恶性肿瘤,所以测定CEA可以作为良性与恶性肿瘤的鉴别诊断依据。

(2)胰胚胎抗原

生物化学特性:胰胚胎抗原(pancreattc oncofetal antigen,POA)是一种糖蛋白,分子量为40 kD,在血清中以分子量900 kD复合形式存在。1974年,Banwo等自胎儿胰腺抽提出的抗原,1979年被国际癌症生物学和医学会正式命名。

测定方法与参考值:RIA法测定为<7kU/L。

临床意义:应用抗POA的McAb检测外周血清中的POA发现胰腺癌、重症胰腺炎、胆总管阻塞、胆管癌及胃癌时均可增高,胰腺癌患者血清POA增高者占73%,而胃癌和结肠癌的阳性率则分别为49%和39%,测定的灵敏度和特异性分别为73%和68%,故阳性特异性不强,但特点是无假阴性,进展型胰腺癌均有POA增高,无一例外,故POA阴性患者即可排除胰腺癌。胎儿、孕妇及某些良性肿瘤患者血清中POA可增高。多数学者认为,检测POA对胰腺癌的诊断、随访监测等比其他任何一项肿瘤标志更有临床意义。

检测POA对病程监测及胰腺癌的切除效果和复发的监测有一定价值,但其特异性不强,广泛应用受到限制。因此,为了提高手术切除率及治疗率,应同时检测血清及体液(如胰液等)肿瘤标志物。

（3）胰腺癌相关抗原（PCAA）：1981 年，Shimano 等从胰腺癌患者恶性腹水中分离纯化了 PCAA（pancreaticcancer-associatedantigen）。　PCAA 为一种糖蛋白，由 20％糖类和 80％肽类蛋白质所组成，分子量为$(1\sim1.5)\times10^6$。Kitada 和 Shimano 从正常人结肠黏膜中分离纯化了 PCAA 具有免疫同质性的 PCAAc，PCAAc 与 PCAA 在理化性状上有一定的差异。PCAAc 是一种糖蛋白，含糖量 30％。

测定方法与参考值：双抗夹心 ELISA 为＜20μg/L

临床意义：胰腺癌患者血清 PCAA 阳性者占 53％，其中 1 期患者阳性率为 50％，但慢性胰腺炎和胆石症患者阳性率也分别为 50％和 38％。有报道 152 例恶性肿瘤中，包括 43 例胰腺癌、37 例结肠癌、36 例肺癌和 36 例乳腺癌患者测定 PCAA，发现 67％胰腺癌，30％肺癌；27％结肠癌和 16％乳腺癌的 PCAA 浓度高于正常。

有研究显示，PCAAc 与胰腺癌的部位、肿瘤的大小有一定的关系，与细胞的分化程度关系明显。胰头部肿瘤显著高于胰体胰尾及全胰癌。因此，PCAAc 对诊断肿瘤浸润部位有一定的参考价值。高分化胰腺癌浓度高于低分化胰腺癌，对临床病情转归评价有一定的帮助。因此，PCAA 是一项对胰腺癌诊断有一定意义的肿瘤标志物，可作为胰腺癌的病因、组织病理分级和早期癌转移的标志。

（4）胰腺特异抗原（PaA）：PaA（pancreatic cancer specificantigen）为一种酸性糖蛋白。具体结构及化学特性目前尚不清楚。

测定方法与参考值：双抗体夹心 ELISA 为＜20μg/L。

临床意义：国内报道较少。胰腺癌患者血清 PaA 升高，阳性率为 70％。良性胰腺疾病为 29％，非胰癌恶性疾病为 5.7％。赵晓曼等报道，PaA 对胰体尾部肿瘤敏感性较高，PaA 随肿瘤体积增加而敏感性降低，中高分化敏感性高于低分化和未分化肿瘤。说明 PaA 与高分化胰癌关系密切。

（5）α_1-抗胰蛋白酶：α_1-抗胰蛋白酶（alpha-1-antitrypsin，AAT）是分子量 5.4 万的糖蛋白，主要由肝合成，能在血清和多种体液中发现，是血清中主要的蛋白酶抑制剂，又是一种急性时相反应蛋白。

测定方法与参考值：免疫比浊法为 2～3g/L。

临床意义：是人体血清中一种正常的蛋白酶抑制物，可抑制多种蛋白酶的活性，在一定程度上可抑制癌细胞生长。20 世纪 80 年代初期，国外学者报道，在胰腺癌和慢性胰腺炎时本酶血清值升高，认为和胰腺慢性损伤有关。后来，发现该酶在各种应激状态、恶性肿瘤、慢性肝病、特别是肝癌时，血清值明显提高，AAT 在肝细胞癌中阳性表达率为 58％～73％，是一种有价值的肝癌标志物。AAT 在胰腺癌中表达率为 62.5％。高分化腺癌 AAT 阳性表达率高于低分化腺癌，在一定程度上反映癌组织的分化程度。

AAT 在癌组织中的表达呈异质性，同一切片不同区域阳性细胞分布不均。同一癌巢中阳性细胞和阴性细胞相间存在。AAT 与胰腺癌转移与否无关。

近年来，有些学者在进行胰腺癌联合检测时，将它作为一个参数。

（6）糖抗原 CA242：糖链抗原 CA242（carbohydrateantigen 242，CA242）是 1985 年由 lindHolm 等从人结直肠腺癌细胞株 COLO205 接种鼠中分离出来的一种唾液酸化的黏糖蛋白类消化道肿瘤相关抗原，属于糖脂类抗原。结构与 CA19-9 等不同，具体结构目前尚不清楚。

测定方法与参考值：ELISA 为 20 U/ml。

临床意义:CA242在人体正常组织中含量很少,仅在结肠柱状上皮细胞和杯状细胞。肌管和胰管细胞中少量存在。发生恶性肿瘤时,胰腺癌和结直肠癌恶性肿瘤细胞中含量明显升高。恶性肿瘤患者血清CA242含量可升高,但与肿瘤组织中CA242增多并无关联。可能与肿瘤的恶性程度、扩散速度、范围、影响抗原代谢及排泄因素有有关。

国外研究也表明,CA242对Duke各期肿瘤的监测均有较高的灵敏性,且随临床病期的进展而显著升高。有报道,CA242特异性较高,胰腺癌患者血清中水平明显高于良性胰腺疾病,良性胰腺疾病与正常人无显著差异。对胰腺癌的诊断,CA242优于CA19-9。敏感性可达66%~100%。

(7)糖抗原CA19-9:糖链抗原CA19-9(carbohydrate antigen 199,CA19-9)系近年来研究发现的胰腺癌、胃癌等腺癌细胞上的相应抗原,称为CA19-9,对胰腺癌更具有高度敏感性及相对特异性。Steplowski等于1979年用人体结肠、直肠癌的细胞株SW116免疫BALB/c小鼠,得到经融合杂交后定名为116NS19-9的单克隆抗体,简称CA19-9 McAb,该抗体与CA19-9上的一种糖抗原决定簇产生反应。

各种组织中CA19-9决定簇有不同的分子结构,有的与脂质结合,有的与黏蛋白样的糖蛋白结合。CA19-9是分化型抗原,存在于正常胃黏膜中(限于非血型物质分泌型者),胎儿小肠黏膜的杯状细胞中,胆管及胰管上皮细胞内及结肠、直肠、胰和胃的癌组织中,各种腺癌患者的血清中也可检出CA19-9,但含量不一。

测定方法与参考值:RIA法测定为<37kU/L。

临床意义:CA19-9是胰腺癌临床诊断和实验研究最多,且应用价值较高的肿瘤标志物。Atkinson用免疫组织病理方法检测CA19-9在组织中的分布,发现在大部分胃癌(89%)、腺癌(86%)、部分结肠癌(59%)、胆囊癌(40%)患者中可观察到肿瘤细胞的阳性染色。而在正常组织(如胰腺、胃、肺、胆囊等)的一些柱状上皮细胞中仅见微量染色。正常人血清的CA19-9值为(8.4±4)kU/L,仅0.6%的正常者>37kU/L;如以37kU/L为临界值,则CA19-9的RIA法测定对胰腺癌的诊断敏感性可达79%,高于对胃癌,肝胆系统肿瘤的诊断敏感性。胰腺癌者测定CA19-9值的范围为400~192 000kU/L。Ritts等以RIA法测定了1600例正常人和肿瘤患者血清中的CA19-9值,进一步证实在胰腺、肝胆和胃癌患者血清中CA19-9水平升高。部分胰腺癌患者血清中CA19-9水平可达30万kU/L,乙结肠癌患者仅18%血清CA19-9升高,1023例正常人血清仅0.4%的CA19-9值升高,而11例胰腺炎患者无一例升高,故有助于胰腺癌与胰腺炎之间的鉴别。北京协和医院胃肠组用美国Centocon公司的药盒进行了检测,胰腺癌血清CA19-9阳性者占68.0%,胆管癌和壶腹癌阳性者分别为86.7%和64.3%,其余消化系统肿瘤的阳性率为20.0%~40.0%,而正常人和各种消化道良性疾病血清CA19-9均在正常范围内。Steinberg等对比研究的CA19-9和CEA测定对胰腺癌的诊断价值,认为对于胰腺癌的诊断,单独测定CA19-9优于单独测定CEA,但如两者结合,可提高对低浓度CA19-9和CEA的胰腺癌的诊断敏感性。亦有报道采用免疫过氧化酶法检测CA19-9,对胰腺癌的诊断准确率可达86%。

CA19-9在胰癌早期即可显示出较高的敏感性,但初期敏感度较低,仅为10%~30%,所以CA19-9单独用于无症状人群的胰癌筛选仍存在争议,但对无法解释的腹痛患者,尤其是45岁以上的此类人群,进行血清CA19-9浓度测定,可起到早期检出作用。有资料表明,这一做法可将胰癌早期切除率提高到35%~40%。另外,由于内分泌型胰癌一般并不诱发血清

CA19-9 浓度的增高,所以 CA19-9 检测可用于内分泌型及非内分泌型胰癌的鉴别。

术前 CA19-9 血清浓度测定可以提供有关胰癌复发危险的信号,一般 CA19-9 浓度>1000 kU/L 则可能会累及淋巴,当>1 万 kU/L。时,则会发生血源性转移。术后 CA19-9 浓度即会大幅度下降,倘若 2～4 周其水平仍未降到正常范围,则有可能复发。术后跟踪期,如果 CA19-9 血清水平再次升高,则提示有复发危险,这一信号的发出往往可比医学影像方法诊断提早 3～9 个月。在辅助治疗中,即使医学影像方法认为处于稳定期。敏感的 CA19-9 也可出现升高或降低的情况,而水平升高时往往提示疾病在恶性活动期,降低时则可看出治疗的良好效果。

虽然报道数字不一,但普遍认为,CA19-9 对胰腺癌的敏感性较高,常达 90% 以上而特异性较低,仅 75% 左右,但也有学者提议 CA19-9 为普遍筛选指标,对 CA19-9 轻度增高的对象给予 B 型超声图像及 CT 检查有可能早期发现胰腺瘤患者,故 CA19-9 可作为胰腺癌普查的筛选指标之一。

术前 CA19-9 水平对预后有一定提示作用,低者预后较好;术后 CA19-9 水平降至正常者生存期长于未下降者;肿瘤复发时,CA19-9 可再度升高,并且发生于影像学诊断之前 1～7 个月。因此,可用作监测肿瘤的复发。

(8)糖抗原 CA50:CA50 存在于细胞膜内,其抗原决定簇为唾液酸 Lea 血型物质与唾液酸-N-四氧神经酰胺。1983 年,Lindholm 等从抗人结、直肠癌 Colo-205 细胞株的一系列单克隆抗体中筛选出的一株对结、直肠癌有强烈反应,但不与骨髓瘤细胞及血淋巴细胞反应的单克隆抗体,所能识别的抗原称 CA50。

测定方法与参考值:RIA 法测定为<20kU/L。

临床意义:一般认为,CA50 是胰腺和结、直肠癌的标志物。因 CA50 广泛存在胰腺、胆囊、肝、胃、结直肠、膀胱、子宫,当细胞恶变时,由于糖基转化酶的失活或胚胎期才能活跃的某些转化酶被激活,造成细胞表面糖类结构性质改变而形成 CA50。因此,它又是一种普遍的肿瘤标志相关抗原,而不是特指某个器官的肿瘤标志物。所以在多种恶性肿瘤中可检出不同的阳性率。

1983 年建立了放射免疫分析法,1987 年应用 CA50 单抗,在国内建立了 IRMA 技术用于肿瘤的早期诊断,胰腺癌、胆囊癌的阳性检测率达 90%,对肝癌、胃癌、结直肠癌及卵巢肿瘤诊断亦有较高价值,在胰腺炎,结肠炎和肺炎发病时,CA50 也会升高,但随炎症消除而下降。

(9)CA494:CA494 对 Ⅰ、Ⅱ 级胰腺导管癌的诊断有较高的实用价值。其血清阈值与 CA19-9 相似,为 40kU/L,其敏感性达 90%,特异性为 94%,对良、恶性胰腺疾病的鉴别有较好的作用。

5.胰腺癌常见生化及分子生物学指标检测　胰腺癌的相关的生化及分子生物学指标检测可为胰腺癌的诊断、鉴别、预后提供有益的参考和依据。

(1)CD44V6 和 CD44V2:CD44V6 和 CD44V2(对应的 McAb 是 2F10 和 M23.61)仅在胰腺癌细胞上表达,分别有 50% 和 38% 的患者阳性。其表达与总的存活期缩短有明显关系,其中 CD44V2 的表达与血管侵袭的关系更明显。两种多肽的高表达显示胰腺癌预后不良。

(2)CAM17.1:抗黏蛋白 McAb CAM17.1 对胰液中的黏液糖蛋白具有高度的特异性。血清阈值为 39U/L,诊断的敏感性为 86%,特异性为 91%,44% 的病例为明显升高(100～3000U/L)。Anova 方差分析的结果表明,胰腺癌患者对 CAM17.1 的结合力明显高于其他患者。各组间的直接非参数比较表明,胰腺癌患者 CAM17.1 的结合力与胆管癌患者类似。无黄疸者的敏感性和特异性更高,分别达 89% 和 94%,有黄疸者分别为 85% 和 81%。

(3)血清弹力蛋白酶:弹力蛋白酶是胰腺腺泡分泌的一种肽链内切酶,能迅速分解弹力蛋白为其特征。应用敏感的放射免疫分析法测定血清弹力蛋白酶有助于对胰腺疾病的诊断和鉴别诊断。人类弹力蛋白酶分为弹力蛋白酶 I(HE1)和 II(HE2)两种亚型。HE1 是种阳离子蛋白质,HE2 则是阴离子蛋白质。正常成年人血清 HE1 常值为 $0.55 \sim 3.01 \mu g/L$,平均 $(1.79 \pm 0.61) \mu g/L$;HE2 的均值为 $8.0 \mu g/L$。胰腺癌患者血清弹力蛋白酶水平癌肿的部位及范围不同而差别颇大,Satake 等报道 19 例胰腺癌患者中,有 12 例血清 HE1 值升高,其中 10 例胰头癌有 9 例升高;4 例胰体、尾部癌术有 2 例升高;2 例胰头及胰体癌有 1 例升高;而 3 例全胰腺癌无一例升高。胰腺癌患者血清弹力蛋白酶水平升高的机制可能与癌肿阻塞胰管导致弹力蛋白酶释放入血液有关。如同时测定 CEA 和(或)CA19-9,可进一步提高诊断率。肝癌、结肠癌本酶正常,胃癌胰腺转移时,该酶活性增高。因此,对于筛选和早期诊断胰腺癌的价值,尚待进一步研究。

(4)血清胰型核糖核酸酶(RNasec):它和从胰腺提取的 RNase 在酶学性质、理化性质及免疫学性质方面非常接近。两种酶均以聚胞酸为底物,水解 3'-磷酸胞嘧啶次磷酸酯,具有很高特异活性。通过等电聚集法,分成碱性、中性和酸性三种。胰腺癌和肝癌患者血清中,可出现酸性 RNase,它存在于胰腺癌、肝癌、胚胎肝和胰细胞内;它在筛选和早期诊断胰腺癌方面的价值,尚待进一步研究。

(5)IL-6:血清 IL-6 诊断胰腺癌的特异性为 93.3%,准确性 72%。随癌变范围的扩大,其水平增加。其中 76.7% 体重减轻的晚期患者明显,28% 无体重减轻。应用抗 IL-6 治疗能改善高水平的 IL-6 对胰腺癌患者的损害作用。

(6)IL-8:IL-8 常表达在肿瘤坏死区,因为此区是低氧和酸性环境。IL-8 在肿瘤坏死区有利于肿瘤血管生成,减慢和防止肿瘤坏死发生。因此,IL-8 有助于癌的发展进程。

(7)血管内皮生长因子(VEGF):VEGF(vascular endothelial cdl growth factOr)可促进癌血管的生成,并增加其数量。64% 胰腺癌组织细胞与其发生反应,其表达与肿瘤体积和促进局部扩散有关。VEGF 的超表达与血管生成和肿瘤生长有关。

(8)周期蛋白 A(cyclinA):该蛋白在胰腺癌组织中呈高表达,可促进肿瘤生成。低表达时肿瘤的恶性程度降低,这有助于病理的分级诊断。

二、胰母细胞瘤

1. B 超 上腹部胰腺区可探及形态不规则的中等偏强回声肿物,内部回声不均匀,有时可见颗粒状钙化影,并可观察肿物对周围血管的压迫及包裹血管的情况。肿瘤较小可探及其来源于胰腺,并可与正常胰腺组织区分。如病变位于胰头颈部,可见病灶远侧体尾部胰管扩张。肿瘤较大则探及不到正常胰腺,根据肿瘤位于脾静脉的前方可推断为胰母细胞瘤。

2. CT 扫描 能明确肿瘤的部位和范围,有助于临床分期。细小钙化的发现优于超声及 MRI。可见胰腺不同程度增大变形,甚至与肿物融合失去正常形态。肿瘤多为实性,呈单发巨块,不规则分叶状,边界不清。密度与胰腺相近或稍低,且不均匀,可见大小不等低度囊性变及坏死区,可见散在或聚集的不同程度的钙化或骨化。增强后瘤周围轻度不均匀强化并有分叶,系小叶间有纤维隔的原因。小叶内部有细胞巢间隙扩张的毛细血管窦,可能与组织强化有关,中心坏死区无强化。肿块向周围侵犯时包膜不完整,脏器间脂肪间隙消失。胰头肿瘤可致肝内外胆管、胆囊扩张。肝脾转移者可见肝脾内单、多发大小不一的低密度灶,无明显强化。

三、胰腺囊性实性乳头状瘤

1. 实验室检查 综合文献报道,87%的患者的肝功能、碱性磷酸酶、甲胎蛋白、淀粉酶、24h 的 VMA 在正常范围内。

2. 影像检查

(1)腹部 X 线片:胰腺囊性实性乳头状瘤可显示与其他胰腺肿瘤类似的钙化灶。

(2)B 超检查:肿瘤为边界清晰的低回声占位性病变,内部回声不均。

(3)腹部 CT:显示肿瘤边界清晰,内部密度不均,形成囊实相间的改变,偶发现钙化灶。

(4)MRI:在 T_1 加权像上,肿瘤内出血性的坏死或破坏病灶呈现高强度的信号。肿瘤由纤维组织的被膜及残存的胰腺组织组成的边缘呈低强度信号。在 T_2 加权像上,肿瘤信号从极低信号到高强度信号。

(5)血管造影:肿瘤极少或无血供。

四、胰岛素瘤

在 Whipple 三联征的基础上,存在空腹低血糖及高胰岛素血症时,胰岛素瘤诊断基本可以确定。

1. Whipple 三联征 ①在剧烈运动或饥饿后出现低血糖症状;②症状发作时血糖低于 2.8mmol/L;③口服或静脉注射高渗葡萄糖后症状立即缓解。

2. 空腹激发试验 激发试验有助于诊断,持续禁食(不超过 72h),观察低血糖症状的出现,检查有无 Whipple 三联征。如空腹激发试验不出现低血糖,而临床又高度怀疑者,可进行其他激发试验,如静脉注射甲苯磺丁脲(D860)、胰高血糖素、钙、L-亮氨酸进行激发试验。

3. 空腹血糖测定 连续观察空腹血糖,多数患者在 2.8mmol/L 以下,发作时血糖值低于 2.2mmol/L 为重要依据。

4. 血浆胰岛素、前胰岛素和 C 肽测定 小儿血浆胰岛素正常值为 $8\sim10\mu U/L$。空腹血浆胰岛素增高有助于诊断。饥饿诱发低血糖时,正常人血浆胰岛素含量下降,而胰岛素瘤患者血中胰岛素仍保持升高或正常水平。正常人血浆中含有胰岛素、前胰岛素和 C 肽 3 种成分,其中前胰岛素所占比例在 20%以下,正常值约为 $0.25\mu g/L$,胰岛素瘤时前胰岛素含量增高达正常人的数倍或 10 倍,在总胰岛素中所占比例可达 60%以上。注射胰岛素降低血糖后对正常人有抑制内源性胰岛素分泌作用,而对胰岛素瘤则不产生抑制作用,因注射的外源性胰岛素与人的内源性胰岛素分子结构相似,此时测得的胰岛素同时含有内源性和注入的外源性 2 种,如测 C 肽,则能准确反映胰岛素分泌是否受抑制。

5. 血浆胰岛素与血中葡萄糖浓度比测定(IRL/G) 正常 IRL/G 比值小于 0.3,而胰岛素瘤患者大于 0.3,即使血浆胰岛素含量不高也有高度诊断意义。

6. B 超、CT、磁共振 用于术前定位诊断,阳性率为 30%~50%。选择性动脉造影是比较可靠的定位方法。但对血供差的肿瘤或直径在 5nm 以下很小的肿瘤,显影定位仍有困难。

7. 经皮肝门静脉导管术门静脉血胰岛素测定(PTPC) Doherty 认为 PTPC 是发现胰岛素瘤的最好的定位方法,正确率为 77%,另有报道为 64%~100%。经皮做肝穿刺向门静脉插入导管,在沿脾静脉到达胰腺远端部位然后逐渐拔除导管,每拔除 1cm 抽血测血浆胰岛素 1次。在有胰岛素瘤的位置,其反流静脉中胰岛素含量增高,可在相应的脾静脉部位出现胰岛素高峰,以达到定性、定位目的,并可发现多发性胰岛素瘤。该技术创伤大,操作复杂,在儿童不常规应用。但如第一次手术探查失败,而临床仍高度怀疑胰岛素瘤需要再次手术者,细致的影像检查就有必要了。

五、胃泌素瘤

1. 钡剂及胃镜检查　上消化管钡剂透视及纤维胃镜可发现消化性溃疡的存在,即部位、胃黏膜皱襞肥大、黏膜水肿及胃十二指肠蠕动增强。

2. 基础泌酸量(BAO)　正常人平均 2mmol/h,胃泌素瘤者大于 10mmol/h,曾做过胃大部切除术者大于 5mmol/h。

3. 血清胃泌素测定　放射免疫法测定血清胃泌素是本病可靠及特异性的诊断方法。溃疡者空腹血清胃泌素 50～200ng/L;胃泌素瘤者空腹血清胃泌素升高,常达 1000ng/L 以上。

4. 促胰泌素激发试验　正常人和一般十二指肠球部溃疡者,血清胃泌素在注射胰泌素后无升高,而胃泌素瘤者在注射胰泌素后 2～10min 血中胃泌素浓度显著增加,一般比注射前增加 200ng/L 以上。

5. B 超、CT、MRI 检查　胃泌素瘤诊断后应明确肿瘤位置及有无转移。B 超、CT、MRI检查是主要的检查方法,但直径在 1cm 以下的肿瘤阳性率很低。

6. 选择性动脉造影　20%～80%的患者能显示胃泌素瘤病灶,图像上可显示圆形、血管丰富的肿瘤。选择性动脉造影时,注射胰泌素,然后经上腔静脉肝静脉取血标本测胃泌素含量,对定位诊断很有帮助,可用作判断手术切除的范围。

7. 经皮肝穿刺门静脉插管　在门静脉不同部位取血测定胃泌素含量,其定位诊断价值很高。

第三节　分子诊断

胰腺肿瘤是临床常见肿瘤之一,发病率处于上升阶段,预后较差,5 年生存率<5%,确诊到死亡平均时间为 6 个月,病死率高,胰腺位于腹膜后,病变不易被发现,目前临床常规 B 超、CT、MRI 及 ERCP 等手段不能发现早期肿瘤,且胰腺肿瘤转移早,手术效果差,放疗、化疗不敏感。近年来分子生物学技术的进展,揭示了胰腺肿瘤分子水平的一些变化,并与胰腺肿瘤的发生、转移有较密切的关系。

一、原癌基因、抑癌基因的检测

在胰腺癌的基因研究中,目前认为与胰腺发生、发展有关的基因有 K-RAS 及 p53、RB、APC、DCC、p16、nm23、MCC、DPC4、BCA2 等,甚至将人类的胰腺肿瘤细胞移植到裸小鼠,建立胰腺癌模型,在模型的标本中同样发现了 K-RAS,p53,p16,RB 基因的改变,显示了很高的遗传稳定性。

1. K-RAS 基因　自从 1988 年对 RAS 基因的研究以来,发现 RAS 家族中 K-RAS 基因与胰腺癌的关系较密切,K-RAS 基因在胰腺癌的发生中突变率高达 80%～90%,而且突变主要发生在第 12 密码子,极少数发生在其他密码子。有资料显示,在用 N-亚硝酸二胺诱导仓鼠胰腺癌发生过程中,12 密码子突变率是不一样的,增生期为 26%,淋巴结转移为 43%、原位癌为 76%、腺癌为 80%、乳头增生期为 46%,认为 K-RAS 基因突变是胰腺癌发生过程中的早期事件。近来研究发现,临床高度可疑的胰腺癌患者,通过 ERCP、内镜置管取胆汁、胰液、十二指肠液进行基因检查发现 K-RAS 基因突变,提出 K-RAS 基因突变可以早期诊断胰腺癌。为外科手术治疗提供依据。RAS 基因突变可能影响 EGF-R 的信号转导机制,造成胰腺肿瘤的增殖。但最近也有人提出相反的观点,认为 K-RAS 突变未必就一定能诊断胰腺癌,在胰腺 PICs 病例中,K-RAS 突变达 95%,随访未都发生胰腺癌,在其他原因死亡的病例尸检中,有 32% 的胰腺上皮增生灶中发现有 K-RAS 基因突变。在慢性胰腺炎中也存在 K-RAS 基因突变。因此,认为即使有 K-RAS 基因突变也未必就发生了胰腺癌,必须与其他指标相结合考虑。

2. p53 基因　近年来,对胰腺癌的分子水平研究中,把着眼点放在了抑癌基因失活及异常表达,取得了一些进展。p53 基因,位于 17q13 上,16~20 kb,含有 11 个外显子和 10 个内含子,它编码的产物是相对分子量为 53×10^3 的核磷酸蛋白,具有转录因子的特性,调控细胞代谢,修复 DNA 功能,但研究发现它在很多肿瘤发生中起作用,在胰腺癌中作用是非特异性的,不能作为临床的一个筛选指标,有人认为 RAS 基因是 p53 的一个作用靶点,两者结合起来判断才有临床意义,对此尚需进一步研究证实。

3. 其他相关基因　DCC 基因位于 18q21,含有 29 外显子,1.4G 个 bp,长度长,结构复杂,因此在胰腺癌中的作用尚不清楚,而与之相邻位于它两侧的 DPC4 含有 11 个外显子,长度约 1660 个核苷酸,它是 TGF-β 级联的一部分,调节 TGF-β 诱导生长抑制,在胰腺癌发生纯合性缺失达 21/27,是胰腺癌基因研究中的一个突破。对胰腺癌的基因研究将产生积极影响。RB_1 位于 13q14,BRAC2 位于 13q12-13,用 RDS 方法检测发现在胰腺癌中纯合性缺失、杂合性丢失(LOH)比例非常高,APC 基因在胰腺肿瘤中也发生了突变,但在其他肿瘤中也发生了丢失和突变,均为非特异性指标,nm23 基因与肿瘤的转移有关。

p16 位于 9p21,长约 23 kb,由 3 个外显子组成,它可能与不含 D 型细胞周期素的 CDK 及增殖细胞抗原结合形成复合物,p16 蛋白选择性地抑制 CDK4,当 p16 发生缺失或突变而失活时或者蛋白表达异常,导致细胞周期抑制作用消失,促进细胞近 S 相。最近在胰腺癌的研究中,p16 的纯合性缺失,杂合性丢失及点突变达到 70%~80%,而在常见的一些消化道肿瘤(除食管癌以外)则相对较低或没有。可以说 p16 的改变在胰腺癌的发生过程中起着非常重要的作用。

近年来有关胰腺癌的发生机制的研究越来越清楚地表明是一个多因子介入的多步骤过程。一些研究提示 p16 与 K-RAS 突变是相互关联的,也有人提出同时有 p16 和 p53 的灭活是常见的。有趣的是 DPC4 的失活伴随着 p16 的失活,反之,p16 失活并不需要 DPC4 的改变,也许 DPC4 的失活并不能发生肿瘤,除非伴有 p16 的失活,提示 p16 失活可能是胰腺癌变的一个必要条件。另外有实验提示同时存在 p16、p53、DPC4 及 K-RAS 基因改变达 38%。因此,在胰腺癌的发生中要受到多种癌基因及抑癌基因的相互作用,此外还可能受到环境因素的作用而触发某种遗传损伤,了解胰腺癌的多基因异常对胰腺癌的生物学特征及预后判断有重要的临床意义。

二、端粒、端粒酶与胰腺癌

近几年来，由于分子生物学的研究进展，端粒、端粒酶与肿瘤的关系是除基因外的又一个热点，通过对端粒、端粒酶的研究发现，它们与胰腺癌的发生、转移有较为密切的关系。

在正常情况下，在细胞有丝分裂过程中，染色体末端的端粒长度会逐渐变至 1.5kb 时，继而出现细胞老化或受损而凋亡，而肿瘤细胞却不是这样，当由端粒缩短到 3kb 时，活化端粒酶，由于端粒酶活性的增高，维持端粒的稳定，造成细胞过度增生，而产生肿瘤。

1. 端粒　1938 年，Muller 发现染色体末端有一特殊结构，它由端粒 DNA 和端粒结合蛋白组成，方向是染色体末端 $5'→3'$。1978 年，Blacker 首先从嗜热四膜丛中分离出一个 $5'$-GGGGTT-$3'$重复序列，即端粒；从此以后，陆续发现了多种真核生物的端粒结构，而人和脊椎动物的 DNA 序列为 $5'$-(TTAGGG)$_n$-$3'$，一般根据生物种类的不同，一个细胞内有 4 万～10 万个端粒。

2. 端粒酶　端粒酶是一种核酸核蛋白，一种反转录酶，主要是由与端粒 DNA 互补的 RNA 和蛋白组成，它能以自身 RNA 为模板，合成端粒序列添加到染色体末端，以维持端粒的长度。在人类正常细胞除生殖细胞和浆细胞外，几乎不能测出端粒酶活性；当人体发生肿瘤时，端粒酶活性阳性，维持端粒的稳定，促进肿瘤细胞增殖。在 1994 年，有 2 个研究小组在人类肿瘤组织中发现端粒酶活性高于正常，而癌旁组织则未能测出。以后，端粒、端粒酶与肿瘤的关系的报道渐渐增多。

研究发现，胰腺癌的发生与端粒酶活性升高及端粒序列变化有一定关系，通过对胰腺癌的研究检测到端粒的恒定性缩短和端粒酶激活，表明胰腺癌形成以端粒序列缩短、端粒酶活性升高为特征，且端粒酶活性随着恶性程度的升高、转移而升高。1994 年，Kim 等检测到人类胰腺癌组织中端粒酶活性升高及端粒缩短并保持恒定达到一定的长度，阳性率为 3/3，而癌旁组织阴性。因此，对端粒酶活性及端粒检测无疑是作为胰腺癌的诊断和预后判断、术后随访的一个较好的指标，以及对肿瘤的治疗有重要的临床意义。

在端粒和端粒酶活性升高与癌基因及抑癌基因变化之间的关系，目前尚不清楚。是由于端粒酶的活性升高使得端粒发生较小的缩短并保持稳定以致于影响其附近的癌基因的表达异常，还是由于癌基因、抑癌基因的表达异常而导致端粒酶活性异常而引起肿瘤，尚需进一步的研究。另外，端粒酶活性升高引起端粒的缩短并保持稳定是直接的还是间接的将信号转导给细胞而引起细胞凋亡发生障碍的确切机制仍不清楚。

三、胰腺肿瘤转移的分子机制检测

胰腺肿瘤的早期浸润和转移是胰腺肿瘤成功治疗的一大障碍，无论是手术治疗还是化疗或放疗，生成率都较低，胰腺肿瘤转移是一个早期、多步骤的主动过程，主要是肿瘤细胞有较强的运动能力，经过肿瘤细胞的黏附，蛋白酶水解基底膜及通过水解切口发生肿瘤细胞迁移。

1. 与转移相关的蛋白检测　肿瘤细胞的黏附及细胞外基膜的蛋白水解胰腺癌细胞与其他肿瘤细胞一样，通过黏附和蛋白水解作用而促进转移的，在这个过程中纤连蛋白（fibronectin）、层连蛋白（laminin）、胶原是通过与细胞膜上特异性受体结合产生信号转导，促进细胞转移而发挥作用的，其中层连蛋白受体，可能在血管转移中起着非常重要的作用。黏附分子钙黏蛋白（cadherin）和 CD44 分子也起着非常重要的作用。研究认为，黏附分子 CD44 的变体与胰腺癌的转移有较为密切的关系,CD44 分子是调节细胞与细胞黏附的糖蛋白,位于细胞膜上,是淋巴细胞黏附分子。1991 年,Guuthert 等发现兔的胰腺癌转移与胰腺癌细胞 CD44 分子表达有关。Takada 等对人胰腺癌细胞用流式细胞仪研究,发现胰腺癌细胞 CD44 分子呈高表达,是正常胰腺细胞的 100 倍,用抗-CD44 分子抗体免疫组化研究显示癌细胞表面呈强阳性染色;他们进一步证明,用抗-CD44 分子抗体对体外胰腺肿瘤侵袭能力有明显的抑制作用,而对胰腺癌细胞的增殖无影响。在细胞与胞外基质黏附以后,蛋白水解酶水解基膜形成一个小缺口;当然,水解活性取决于局部酶的活性与抑制药之间的平衡,近年来研究发现尿激酶的活性升高与肿瘤转移有密切的关系。

2. 与转移相关的因子检测　胰腺肿瘤细胞的转移与其运动能力相关,肿瘤细胞的运动能力是肿瘤转移扩散的关键,一些运动因子与受体结合而产生信号转导,引发肿瘤细胞的运动,继之发生转移。目前一些与癌细胞有关的运动因子有分散因子或肝细胞生长因子(host-derived scatter factor,SF/HGF)、细胞生长因子(growth factor,GF)、细胞外基质成分(components of the extracelluler matrix,ECM)、透明质酸酶(hyalur onidase)、肿瘤分泌因子(tumor-secreted factor)、自分泌活动因子等,其中 SF 与胰腺癌、肝癌关系较大,它主要存在于肝和胰腺细胞中,SF 与癌细胞表面的 SF 受体结合,通过 G 蛋白的调控促进癌细胞发生远处转移,对 SF 的研究也将对胰腺肿瘤的转移研究产生巨大影响。1996 年,Lohr 等研究发现 ECM 与胰腺癌细胞转移有一定的关系,胰腺癌细胞能产生 ECM 成分,用 Northern 杂交-免疫组化手段发现胰腺癌细胞表达一定数量整合素(integrin)受体,ECM 与整合素的相互作用,促进胰腺癌细胞的转移。另外,TGF-α、EGF 的表达及 EGF 的受体都与胰腺癌的转移有较为密切的关系。

3. 相关调控基因检测　基因调控在胰腺肿瘤转移中起着重要作用,基因改变不仅在肿瘤发生过程中起着重要作用,而且在胰腺肿瘤的转移和浸润中发挥根本性的作用,目前与肿瘤转移关系较密切的基因主要有 nm23 及 myc,其中 nm23 与胰腺癌的淋巴转移,周围神经浸润及预后有比较密切的关系。nm23 是 Sleeg1988 年从鼠黑素瘤细胞中分离出来的,它在低转移肿瘤中表达较高,而在高转移肿瘤中表达较低。人 nm23 基因中存在 2 个分别为 nm23-H1 及 nm23-H2,H1 位于 17q21.3,编码相对分子量为 17×10^3 蛋白核苷二磷酸激酶(NDPK),H1 与肿瘤转移关系较密切,H1 编码的蛋白通过 NDPK 而发挥作用,NDPK 改变,可能引起核苷三磷酸(NTP)产生不足,导致染色体畸变,产生肿瘤转移;另外,通过 G 蛋白与受体结合而产生信号转导,增强肿瘤细胞的运动能力促进肿瘤转移。进一步对胰腺癌中 nm23 的研究,对胰腺癌的治疗和预后无疑是有积极意义的。

目前,胰腺肿瘤的分子生物学研究尚处在研究不断深入的阶段,结论还不很明确,由于条件不同,组织标本来源不同及样本大小不同等原因,造成实验结果也不完全相同,胰腺癌的生物学特性并不完全清楚;但近几年来国外研究资料表明,对胰腺肿瘤的分子机制研究有了一定的进展,这将继续对胰腺肿瘤的分子水平研究及其诊断、治疗产生重要影响。

胰腺肿瘤可能是多个不同基因同时异常导致胰腺肿瘤的发生,因此对胰腺肿瘤多基因异常的研究对判断胰腺肿瘤生物学特性及预后是有意义的。通过对原癌基因的研究,可以采取人为干扰原癌基因的表达,以及将抑癌基因(比如 p16)导入肿瘤细胞,从分子水平上抑制肿瘤的发生,达到治疗肿瘤的目的。

近几年来,胰腺肿瘤的端粒、端粒酶的研究尚处在初级阶段,这个领域的研究进展无疑会推动和提高胰腺肿瘤的分子研究水平。通过对胰腺肿瘤的端粒、端粒酶及相关基因的进一步研究，做成胰腺肿瘤端粒酶诊断试剂盒，必将有助于胰腺肿瘤的早期诊断。同时研究一些药物（如苯的衍生物等影响端粒酶活性的药物）将有助于胰腺肿瘤的治疗，特别是术后化疗。对端粒酶基因调控的研究是今后一段时间值得重视的一个研究领域。

胰腺肿瘤的转移是困扰外科手术的一个大问题，即使在术前未发生转移的患者，在手术当日有 50% 的患者在血液中可检测到肿瘤细胞 K-RAS 突变，而术后 15d 几乎所有患者都可以检测到上述基因突变，说明在手术过程中，血液中有癌细胞存在。因此，对胰腺肿瘤转移的分子机制的进一步研究，将提高肿瘤患者的治疗效果和生存率。

参 考 文 献

孙龙安,李龙,林钢.2002.医学特种检验与实验室诊断.北京:人民军医出版社.

夏目礼.2002.肿瘤特检诊断.北京:人民卫生出版社.

张秀明,李健斋,魏明竟.2001.现代临床生化检验学.北京:人民军医出版社.

Abbruzzese JL,Evans DB,Raijman I,et al.1997.Detection of mutated cki-ras in patients with pancreatic cancer. Anticancer Res,17:795-801.

Balasundaram C,Luthra M,Chavalitdhamrong D,et al.2012.Pancreatoblastoma:a rare tumor still evolving in clinical pre-sentation and histology.JOP,13(3):301-303.

Bien E,Godzinski J,Dall'Igna P,et al.2011.Pancreatoblastoma:a report from the European cooperative study group for paedi-atric rare tumors(EXPeRT).European Journal of Cancer,47(15):2347-2352.

Cerny W,Mangold KA,Scarpell DG,et al.1992.K-ras mutation is an early event in pancreatic duct carcinogenesis in the syrian golden hamster.Canc er Res,52:4507-4513.

Defachelles AS,Rocourt N,Branchereau S,et al.2012.Pancre-atoblastoma in children:diagnosis and therapeutic manage-ment.Bull Cancer,99(7-8):793-799.

Klimstra DS,Wenig B M,Adair CF,et al.1995.Pancreatoblas-toma.A clinicopathologic study and review of the literatureAm J Surg Pathol,19(12):1371-1389.

Kondo H,Sugano K,Fukayama N,et al.1997.Detection of k-ras gene mutation at codon 12 in the pancreatic juice of patients with intradu ctal papillary mucinous tumors of the pancreas.Cancer,79:900-905.

Muguerza R,Rodriguez A,Formigo E,et al.2005.Pancreato-blastoma associated with incomplete Beckwith-Wiedemann syndrome:case report and review of the literature.J Pediatr Surg,40(8):1341-1344.

Reyes G,Villanueva A,Garcia C,et al.1996.Orthotopic xenografts of human pancreatic carcinomas acquire genetic aberration sduring dissemination in nude mice.Cancer Res,56:5713-5719.

第13章 横纹肌肉瘤

Chapter 13

第一节 疾 病 概 述

横纹肌肉瘤(rhabdomyosarcoma,RMS)是起源于向横纹肌分化、发育的原始间叶组织的一组恶性肿瘤,为儿童和青少年时期最常见软组织恶性肿瘤。在15岁以下儿童软组织恶性肿瘤中,RMS占50%。RMS临床表现复杂多样,可原发于全身任何部位,已有研究表明,头颈部为儿童RMS最常见的原发部位,占所有RMS的45%,而头颈部RMS中原发于眼眶者占25%~35%,临床疗效和预后与肿瘤病理组织类型、发生部位及分期等多种因素密切相关。小儿RMS缺乏特征性临床表现,常因原发部位肿瘤压迫及侵犯周围器官、组织的程度而表现不同,因此早期诊断较为困难。2013年WHO制定的软组织与骨肿瘤分类中将RMS分为胚胎性横纹肌肉瘤(embryonal rhabdomyosarcoma,ERMS)、更具侵袭性的腺泡状横纹肌肉瘤(alveolar rhabdomyosarcoma,ARMS)、罕见的成年人多形性横纹肌肉瘤(pleomorphic rhabdomyosarcoma,PRMS)及梭形细胞/硬化性横纹肌肉瘤。在诊断为RMS的病例中,ERMS约占60%,ARMS约占20%,其余分型占20%。RMS具有分化差的特点,很难与其他小圆细胞肿瘤(如神经母细胞肿瘤、原始神经外胚层肿瘤/Ewing瘤、淋巴瘤等)鉴别。胚胎型RMS最常见,占50%~60%,绝大多数发生在婴幼儿,男性略多于女性,好发于头颈部与泌尿生殖道、腹膜后。

一、RMS发病机制

RMS发病机制不明。正常情况下,原始的间充质细胞可分化成熟为骨骼肌、平滑肌、脂肪、纤维、骨和软骨组织。横纹肌肉瘤是原始的间充质细胞在分化成熟过程中,发生了染色体的异位、丢失或融合及多种癌基因的改变,因此横纹肌肉瘤的发生、发展具有明显的遗传倾向。细胞遗传学和分子生物学研究发现,胚胎样横纹肌肉瘤存在染色体11p15.5的异常。基因图分析示该部位存在胰岛素样生长因子基因(IGF-2),进一步研究显示胚胎样及腺泡样RMS中都有IGF-2mRNA的高表达,且存在于肿瘤细胞内,11p15.5区域有基因丢失,H19是11p15.5部位的一个抗癌基因。胚胎样RMS与胚胎骨骼肌相似。

与胚胎样不同,腺泡样是高度恶性的小圆细胞肿瘤,常发生转移,可与Ewing肉瘤,原发性神经外胚瘤及淋巴瘤相混淆。80%以上腺泡样横纹肌肉瘤存在2号与13号染色体的相互易位。2号染色体上的PAX3基因与13号染色体上的FKHR基因发生重排,PAX3基因被认为是早期神经肌肉分化的重要转录调节因子,而FKHR基因的产物是一个转化因子。PAX3基因与FKHR基因的融合基因被认为是导致腺泡样横纹肌肉瘤的原因。

二、RMS 病理组织分型

RMS 是由不同分化的横纹肌母细胞组成,瘤细胞可表现为幼稚的圆形、短梭形的横纹肌母细胞,以及较为成熟的梭形、带状、球拍样细胞或较大的多角形细胞,其胞质丰富、嗜酸性,易见纵纹,偶见横纹;可分 3 个病理亚型。

1. 胚胎型　最常见,多发于 8 岁前儿童(平均年龄为 6 岁)。好发于头颈及外生殖器部位。

组织病理:在黏液基质中存在圆形或梭形细胞。核呈圆形或卵圆形染色质疏松,核仁不清,胞质丰富而红染。当核偏于细胞一侧时,常呈蝌蚪状。有时在梭形细胞内可看到纵纹或横纹。

2. 腺泡型　本型多见于青春期男性(平均年龄为 12 岁),多发于四肢肌肉间。

组织病理:窄的结缔组织小梁将肿瘤细胞分隔成腺泡样,有一或数层肿瘤细胞附着于小梁上,中央空腔内漂浮有少数肿瘤细胞。可见大的多核细胞,其间可见横纹或纵纹。以前的描述着重于腺泡样结构,更强调于肿瘤细胞的巨核、多形性及粗的染色质。细胞遗传学上存在 t(2;13)q35;q14 异位,对其断裂区的分析可与 Ewing 肉瘤鉴别。

3. 多形细胞型　最常见于成年人,也可发生于儿童。四肢为好发部位。

组织病理:基本上是梭形肿瘤细胞,具有多形性可见到长形带状细胞,胞质丰富,染为鲜红色,胞质内可见到横纹,即肌纤维。此外,可见不典型星状细胞,核分裂象多见;圆形细胞,胞质强嗜伊红性,有时核偏位;管柱形细胞,肌原纤维位于包膜下方,中央区淡染,核圆,单个或多个,可见核周空晕;梭形细胞多见,细胞的长短粗细不一,胞质丰富淡嗜酸性染色,常含肌原纤维,并可见各种形态的多核细胞。

横纹肌肉瘤组织病理中,在黏膜下有细胞浸润带,细胞为短梭形胞质少,与黏膜呈平行排列。横纹肌肉瘤为低分化性,常需借助于免疫染色示肌动纤维结合蛋白肌球蛋白阳性为特征进行诊断,超微结构可显示 Z 带肌纤维的存在。

三、RMS 发病特点及诊断

RMS 发病率约为 4.6/100 万人,在美国每年约有 250 例新发病例被确诊。头颈部是 RMS 最常见的发病部位,其中,50％在脑膜旁,25％位于眼眶部,25％位于非眼眶部、非脑膜旁(包括头颈外发际皮下软组织、面部、口黏膜、口咽、喉部和颈部)。头颈部 RMS 好发年龄为 7~8 岁,中位年龄 6 岁。头颈部 RMS 缺乏特征性临床表现,常因原发部位肿瘤压迫及侵犯周围器官、组织的程度而表现不同。例如,眼眶部位 RMS 可引起眼球突出、脑神经压迫症状;非眼眶部脑膜旁原发部位主要为鼻咽部和鼻旁窦部、中耳乳突、颞下翼窝,易发生鼻塞、鼻旁窦阻塞症状和脑神经受累,颅内浸润后可出现头痛、呕吐及高血压等。另外,泌尿生殖道、四肢、躯干及胸腔内和腹膜后骨盆区域等也是 RMS 的常见好发部位。泌尿生殖道常见于膀胱及前列腺,血尿及尿路梗阻是常见的临床表现。原发于四肢的 RMS 常表现为肢体肉瘤的特征,疼痛、触痛、发红等症状也可出现。躯干 RMS 具有复发和远处转移的倾向,与头颈部或膀胱的 RMS 相比,其直径相对较大,根据原发的损害位置也可累及邻近的胸腰段脊柱,但局部淋巴结蔓延并不常见。原发于胸腔及腹膜后骨盆区域的 RMS 由于位置较深很难早期诊断及进行一期手术,诊断时多伴有远处转移。因此,预后相对较差。

目前 RMS 临床分期诊断方法为美国儿童肿瘤协会美国横纹肌肉瘤组织（intergroup rhabdomysar-coma studies，IRS）推荐的 TNM 术前分期法及 RMS 的 IRS 临床分期法（CG 分期法；表 13-1）。TNM 分期根据肿瘤原发部位、区域淋巴结侵犯及是否存在远处转移将 RMS 分为Ⅰ～Ⅴ期。CG 分期法根据手术切除、术后残留及是否存在远处转移将 RMS 分为Ⅰ～Ⅳ期。分期越早预后相对越好，按 TNM 分期，原发于眼眶及眼睑的 RMS，不伴有远处转移的均为Ⅰ期。因此，其预后较好。术前 TNM 分期法可避免不同手术单位及手术方法之间引起的混乱，而 CG 分期法则可了解肿瘤发展的程度，包括局部淋巴结转移情况以及肿瘤是否被切除，这要求对切除的肿瘤边缘进行仔细的病理学检查，可有助于明确诊断。

表 13-1　横纹肌肉瘤 IRS 临床分期法（CG 分期）

分　期	临床特征
Ⅰ期	局限性病变，肿瘤完全切除，区域淋巴结未侵犯
Ⅰa	肿瘤局限于原发肌肉或原发器官
Ⅰb	肿瘤侵犯至原发肌肉或器官以外的邻近组织，如穿过筋膜层
Ⅱ期	肉眼所见肿瘤完全切除，肿瘤已有局部浸润或区域淋巴结转移
Ⅱa	肉眼所见肿瘤完全切除，但镜下残留，区域淋巴结无转移
Ⅱb	肉眼所见肿瘤完全切除，镜下无残留，但区域淋巴结有转移
Ⅱc	肉眼所见肿瘤完全切除，镜下有残留，区域淋巴结有转移
Ⅲ期	肿瘤未完全切除或仅活检取样，肉眼观有残留肿瘤
Ⅲa	仅做活检取样
Ⅲb	肉眼所见肿瘤大部分切除，但肉眼观有明显残留肿瘤
Ⅳ期	诊断时肿瘤已经远处转移，不论原发肿瘤大小和是否有淋巴结浸润

四、RMS 治疗

RMS 的治疗原则与其他的儿童恶性实体瘤的治疗原则基本一致。目前的治疗观念是以手术和放疗控制原发病灶，化疗消除残留的微小病灶或预防血行转移的综合治疗，儿童 RMS 的生存率能从 25% 显著提高至 83%。另外，微创手术、自体外周血造血干细胞移植（Auto-PB-SCT）、免疫治疗和其他生物介入疗法也对提高 RMS 的疗效具有一定的临床意义。根据肿瘤的大小、位置、组织学分型、局部侵犯、远处转移等，进行个体化系统治疗也很有必要。

1. 手术治疗　一期根治性手术切除是治疗 RMS 最快、最确实的方法。因此，如果手术导致的功能和容貌破坏等影响不大，就应尽快进行手术治疗，如在阴道、肢体和部分头颈部的 RMS。盆腔清扫、截肢、眼眶内容物廓清术等都是常见的根治性手术方法。目前多数学者认为手术的目的在于尽可能的切除肿瘤，同时应充分考虑术后的生存质量。

2. 放射治疗　RMS 对于放疗较为敏感，目前常用的放疗方法包括外放疗及局部放疗。外放疗包括原发灶、浸润淋巴结放疗及术后放疗；而局部放疗目前主要采用放射性粒子置入术治疗及病灶追踪放疗。

由于很大部分患儿难以耐受外放疗的不良反应，例如骨髓抑制、骨骼发育障碍、局部黏膜损伤等。近年来，粒子置入术由于放射量小、对病灶具有持续作用而被越来越广泛接受。但由于头颈部位复杂的解剖结构，进行精确的粒子置入有一定的难度，且对于儿童粒子置入的数目和量还有一定的争议,因此在患儿中的应用还较少。国外文献报道,与外放疗相比,粒子置入对体内病灶进行近距离放疗,可以提高放疗的准确性和持续性,且低剂量持续放疗能增加肿瘤组织对放疗的敏感性。目前常采用^{125}I标记放射性粒子置入局部病灶行局部放疗,常用粒子置入部位为眶周、鼻咽部等。

3. 化学治疗　目前国内外对于头颈部 RMS 化疗的治疗意义已达成共识,即所有确诊的 RMS 均应行化疗,主要包括术前化疗(新辅助化疗)、术后化疗(辅助化疗)、局部动脉灌注治疗及 Auto-PBSCT。常用的化疗药物包括长春新碱(V)、环磷酰胺(C)、放线菌 D(A)、异环磷酰胺(I)、依托泊苷(E)、更生霉素(D)和拓扑替康等。

4. 自体外周血造血干细胞移植(Auto-PBSCT)　Auto-PBSCT 已成为目前治疗难治性儿童实体瘤重要的方法之一。另外,对于难以找到 HLA 相合供者的恶性肿瘤患儿,Auto-PBSCT 成为最佳选择。造血刺激因子的应用使自体外周血干细胞动员及移植更加安全有效。

第二节　常规诊断

病理是 RMS 确诊的诊断方法,但影像学检查对于明确诊断与分期具有较为重要的临床意义。对于该病的检查,从影像学角度,主要有 4 个作用:① 明确肿瘤的具体部位、范围及与周围结构的关系;② 了解瘤体血供情况如何;③ 明确是单发灶,还是多发灶,有否转移灶;④ 随访评估疗效。B 超、CT、MRI 不但可以显示肿瘤部位、大小和毗邻器官的关系,而且可以辅助检查有无区域淋巴结、肺、肝、脑和骨转移。由于 RMS 恶性程度高,应常规行骨髓穿刺检查骨髓有无侵犯,对于原发于脑膜旁肿瘤应做脑脊液检查。对于肿瘤巨大、原发部位解剖结构复杂无法行手术切除的 RMS,如口咽部、脑膜旁等 RMS,局部小切口活检或带芯穿刺针穿刺是 RMS 主要的病理诊断方法。

一、实验室检测

需要做血常规,肝、肾功能,尿液分析,骨髓穿刺等化验检查。头颈部病变要做脑脊液化验。儿童横纹肌肉瘤尚无特异性血浆或尿标志物。

二、X 线

X 线应包括原发部位的检查和是否可能发生骨骼转移的检查。根据不同病变部位摄 X 线片以了解有无骨质破坏。

1. 头颈部应摄颅底片,上颌窦片,眼眶断层摄片可显示肿瘤大小及骨质有无破坏。

2. 静脉肾盂造影可发现不规则充盈缺损,以及肿瘤压迫造成的肾盂积水及输尿管扩张现象。

3. 肢体及躯干部 X 线片可了解肿瘤内有无钙化,骨质有无破坏。

4. 胸部 X 线片应视为各型横纹肌肉瘤的常规检查。

三、CT

1. RMS　发病部位不同,CT 表现也不尽相同,且有着一定的特征表现。头颈部及四肢躯干部位的 RMS 多表现为边缘清楚的低密度肿块,密度均匀,增强后轻到中度强化,强化高于肌肉组织但低于周围血管,部分病例可见"斑马纹状"强化可以提示 RMS 的诊断。邻近骨质可有溶骨性破坏。

2. 腹盆腔 RMS　一般肿块较大,约 10cm 以上,与周围组织边界欠清,肿块密度不均,内可见实质成分、低密度坏死区,偶可见钙化。增强不均匀强化,实质部分中度强化,坏死区无强化。易侵犯邻近组织,可侵犯周围骨质,造成骨质破坏。

3. 泌尿生殖系 RMS　常见于膀胱,以 2～3 岁儿童多见,男女之比为 2：1,最常见于膀胱和前列腺,占 30％～50％。多起源于膀胱三角区、颈部及尿道口附近,生长方式分为息肉型和实质型。息肉型 CT 表现为多个结节状向膀胱腔内突出的肿块影,呈"菜花状",具有特征性,不均匀强化,周围强化明显,中心密度减低。膀胱壁可局限性或弥漫性不均匀增厚,并可突破膀胱壁向尿道、直肠浸润。实质型 CT 表现为边界清楚的低密度肿块,轻度强化,从膀胱壁向外发展,侵犯膀胱邻近器官。前列腺、尿道、阴道、卵巢等器官的 RMS 多表现为实质型软组织肿块,外形欠规则,密度尚均匀,肿块较大时可见坏死,偶可见钙化,梗阻上方尿路积水或子宫腔积液,轻到中度强化。

4. 眼眶部 RMS　以眶内上部或上部多见,80％～100％表现为眼球突出,眶上部者首发症状为上睑下垂。瘤体早期多在肌锥外,与眼外肌关系密切,呈圆形或梭形,CT 呈接近眼外肌密度,MRI 上 T_1WI 为等或稍低信号,T_2WI 呈高信号,肿瘤体积小可无眼眶骨质破坏,瘤体较大者可有坏死液化灶。随着肿瘤生长,可向肌锥内及眼睑侵犯,最后累及鼻窦和颅内。增强扫描,瘤体呈中等到重度强化。当病变接近眼球可以包绕眼球呈"铸型",晚期可破坏眼眶骨质,经过眶上裂延伸到颅中窝,眶上壁延伸到颅前窝,眶下壁达上颌窦,眶下裂进入颞下窝或翼腭窝。眼外肌不会因肿块的挤压而出现增生。一般眼眶 RMS 远处转移很少见,主要因为眼眶不存在淋巴系统,但眼睑和结膜可以发生淋巴系统远处转移。

5. 四肢 RMS　四肢 RMS 在儿童少见,病理上 50％是腺泡型,比胚胎型或未分化肉瘤转移的可能性更大,因为有沿筋膜平面散播的习性。肺为最常见转移部位,其次是骨和淋巴结。临床表现为肢体部分肿胀、疼痛、触痛、发红等症状。CT 表现为等或低密度肿快,MRI 上 T_1WI 为等信号,T_2WI 呈高信号与等和(或)低信号相混杂信号影,增强扫描,可轻到中度强化。一般不侵及邻近骨骼,除手、足部外,但亦很少见。

6. 胸部 RMS　儿童相对少见,多为年长儿。瘤体多来自纵隔或胸壁,就诊时往往较大,多有坏死和液化。CT 显示瘤体为等/低混杂密度肿块,MRI 上 T_1WI 为等及低信号影,T_2WI 为混杂等/高信号,增强扫描,实体部分可轻到中度强化,坏死囊变部分无强化。胸壁 RMS 更少见,表现为胸壁增厚或局部软组织包块,常伴多处转移及胸膜增厚、积液。

四、组织学观察

1. 胚胎性横纹肌肉瘤　肿瘤主要由深染的圆形或短梭形细胞组成,类似胎儿的肌肉组织,核略有异型,可见小核仁。其外观通常与其他恶性的儿童肿瘤相似,多为边界欠清、肉质感、灰白和灰红色肿物侵入周围组织。有时可见特征性的息肉状,切面黄褐色、漩涡状。镜下可以有葡萄状和间变性等亚型的改变。间变性胚胎性横纹肌肉瘤具有大的核深染的异型性细胞。镜下观察肿瘤细胞排列紧密的致密区域和疏松的黏液样组织交替分布。肿瘤细胞可呈星状、蝌蚪形、带状和"蜘蛛"细胞,排列呈线状、束状或漩涡状,也可散在分布,胞质有横纹和(或)

胞质明显嗜酸性,提示横纹肌分化,可以应用免疫组织化学方法进一步确诊。

2. 腺泡状横纹肌肉瘤 肿瘤细胞由低分化的圆形细胞组成边界不清的团块,中央细胞缺乏黏附性,细胞团周围借以透明纤维间隔分割。大体切面上,肿瘤呈肉质感、棕灰色,其中含有数量不等的纤维组织。所有腺泡状横纹肌肉瘤均由圆形细胞构成,类似淋巴瘤,但具有原始肌母细胞性分化。根据肿瘤细胞的组成和结构特征分为3种类型:典型腺泡状横纹肌肉瘤、实性型腺泡状横纹肌肉瘤及胚胎性/腺泡状横纹肌肉瘤。

3. 梭形/硬化性横纹肌肉瘤 肿瘤细胞被大量透明变性的嗜伊红基质分割,呈小巢状、列兵状和微腺泡状。肿瘤细胞异型,胞质稀少,染色质粗糙。大体上表现为边界清楚,但无包膜,直径2～35cm,切面灰白色,漩涡状,可见坏死和出血。

五、免疫组织化学

可利用针对骨骼肌及生肌蛋白的抗体来显示肿瘤中横纹肌成分。

1. 抗结蛋白抗体(antidesmin)、多特异性肌动蛋白(multispecific actin)、肌红蛋白D(myoglobin D,MyoD)都是最敏感的标志物。

2. 波形蛋白(vimentin)、肌红蛋白、抗肌萎缩蛋白(dystrophin)、细胞角蛋白(cytokeratin)、肌酸激酶(creatine kinase)M和B、S100和神经特异性烯醇化酶用来做进一步的鉴别诊断之用。

3. 肌红蛋白D的表达在生肌前体转换为肌肉细胞中有重要意义,而在横纹肌肉瘤中这一过程是受到抑制的。

第三节 分子诊断

不同类型横纹肌肉瘤的组织学特点、遗传学特点、发病部位、年龄和预后不同,染色体异常和分子通路的改变往往是横纹肌肉瘤发病的主要原因,它们与其治疗方案的选择和预后评估有重要关系。随着细胞遗传学和分子生物学的发展,人们发现RMS有一些特殊的遗传学改变,染色体异位、杂合性缺失/印记缺失及基因突变。

一、t(2;13)和t(1;13)染色体易位

早在20世纪80年代,国外学者用细胞遗传学方法研究RMS时发现腺泡型存在特定的染色体交互式易位t(2;13)(q35;q14)和t(1;13)(p36;q14),并形成相应的融合基因PAX3-TKHR和PAX1-PKHR。随后,有学者用FISH和RT-PCR技术证实了ARMS的这两种染色体易位的存在。前一种易位的发生率约为55%,后者约22%,而ERMS却没有这两种染色体易位。由t(2;13)或t(1;13)易位产生的融合蛋白是一种高效转录因子,具有转录激活的功能。检测t(2;13)和t(1;13)易位及其相应的融合基因对于ARMS的诊断、发现微小病灶和转移灶、预后等都具有重要的临床病理意义。研究表明,ARMS预后较ERMS差,前者的5年生存率不足10%,后者为70%,两者的临床治疗方案不同,因此RMS的正确诊断和分型非常重要。近年来,人们发现一些新的RMS亚型,如缺乏腺泡样结构的实体型ARMS常被误诊为ERMS或软组织的原发恶性淋巴瘤(网状细胞肉瘤),腺泡/胚胎混合型RMS(其分子生物学特征及临床行为符合ARMS)在小样本取材时也易被误诊为ERMS。如果根据这样的诊断结果

制定治疗方案,后果会很严重。t(2;13)(q35;q14)和 t(1;13)(p36;q14)易位是 ARMS 特有的,用 FISH 或 RT-PCR 技术检测 t(2;13)(q35;q14)和 t(1;13)(p36;q14)易位可以用于补充目前的形态学诊断,有助于鉴别实体型 ARMS 和混合型 RMS,利于 RMS 的诊断和分型,能增加诊断结果的可靠性。确定易位类型有助于进一步判断预后并指导治疗。研究表明,存在 t(1;13)易位的患者一般较年轻,肿瘤更多的发生在肢体,病灶较局限,转移病灶多局限于骨和远处淋巴结。而具有 PAX3-FKHR 融合基因的患者转移灶涉及多部位:骨、骨髓、远处淋巴结、肺、皮肤、脑等。PAX7-FKHR 阳性患者长期生存率高于 PAX3-FKHR 患者;PAX3-FKHR 融合基因和融合蛋白还可作为基因治疗和免疫治疗的靶位,其临床可行性尚待进一步研究。

二、11P15.5 杂合性丢失

多数 ERMS 有染色体 11P15 区等位基因丢失,即 11P15.5 杂合性丢失(LOH)。Brinkschmidt 等联合应用 CGH、FISH、RT-PCR 技术发现了其发生过程中 3 种不同的染色体改变:①LOH 造成 11 号染色体半合子;②LOH 由于单亲多体性而获得的 11 号染色体成分;③在 11 号染色体总体无改变的情况下存在 IGF2 的丢失。此 LOH 区域长约 10Mb,含有几个与 RMS 发生有关的重要基因,包括 IGF2 和肿瘤抑制基因(如 H19、GOK、P57)。正常情况下 IGF2 母源性基因处于印记状态,只有父源性等位基因表达。在 ARMS 和 ERMS 中存在 IGF2 过表达,是由于母源性遗传信息丢失,父源性遗传信息获得双拷贝的 LOH,或者父母源性等位基因均表达的 LOI(遗传印记缺失)造成的。作为一个生长因子 IGF2 能刺激 RMS 肿瘤细胞的生长,用 IGF2 单克隆抗体阻断 IGF2 受体则抑制 RMS 的生长,证明 IGF2 在这些肿瘤的生长过程中起重要作用。GOK 在正常横纹肌中高表达,而在 RMS 中低表达或表达缺失,被认为与 RMS 的形成有关,可能为肿瘤抑制基因。H19 的表达在 RMS 中也明显受到抑制,它的表达缺失可能与 RMS 的形成有关,有研究认为这种缺失主要是由 DNA 的甲基化决定的。对于 P57,有学者认为它在 RMS 中并非肿瘤抑制基因。

三、p53 基因突变

随着肿瘤研究的深入,发现横纹肌肉瘤分子改变,即基因突变,如人类肿瘤中最常见的突变基因,如人类肿瘤中最常见的突变基因 p53、RAS,以及其他较为少见的 PIK3CA、FGFR4、PTPN11、CTNNB1 等。目前认为 p53 途径的失活对于伴有及未伴有染色体易位而有复杂核型的肉瘤是一个关键的区别因素。在各型肉瘤中,p53 信号通路的失活主要包括 p53 基因位点的点突变、CD-KN2A(编码 p14ARF 和 p16)纯合子的缺失和 MDM2 基因的多克隆扩增。在伴有特殊基因突变,比如染色体易位的肉瘤中,一般没有 p53 途径的改变,该改变一旦存在,将成为影响预后的很强烈的因素。而在缺乏特殊遗传学改变而伴有复杂核型的肉瘤中,p53 主要扮演着抑制细胞凋亡或细胞衰老的角色,p53 位点突变、CDKN2A 纯合子及 MDM2 的扩增是频发事件。

自 20 世纪 90 年代以来,国内外学者开始运用免疫组化、PCR-SSCP 与原位杂交技术研究软组织肉瘤中 p53 基因突变情况,主要涉及横纹肌肉瘤、平滑肌肉瘤、滑膜肉瘤、原始神经外胚层瘤和恶性纤维组织细胞瘤等,针对横纹肌肉瘤的 p53 基因进行大样本筛查,显示其突变率在 30% 上下,突变位点定位于第 5～第 9 外显子。此外还在腺泡状横纹肌肉瘤细胞系中通过微阵列方法检测出 N-myc 的高表达,显示 p53 可能参与了横纹肌肉瘤肿瘤发生机制并与腺泡状横纹肌肉瘤更易发生转移相关。

四、RAS 基因突变

RAS 基因突变也是诱导肿瘤发生的机制之一。自 1982 年,研究发现在很多恶性肿瘤中都有 RAS 基因为原癌基因,该基因的编码产物是一种 G 蛋白,该蛋白具有 GTP 结合作用和 GTP 酶活性,位于细胞膜内侧,因其分子量为 21kD 也被称为 P21s。与人类肿瘤有关联的 RAS 基因超家族成员主要有 H-RAS、K-RAS 和 N-RAS 三种,H-RAS 和 K-RAS 基因最初分别发现于二株肉瘤病毒 Harvey、Kirsten,并从其中克隆出转化基因,其后在人神经母细胞瘤 NIH3T3 细胞(病毒 DNA 感染)中发现了 N-RAS,H-RAS、K-RAS 和 N-RAS 和基因分别位于 1、11、12 号染色体上。RAS 基因的产物蛋白能转换 GDP/GTP 分子活性,进而来控制正常或肿瘤细胞内信号传导,在正常状态下 RAS 与 GDP 结合,此时 RAS 是失活状态,但是一旦它所编码的 G 蛋白通过多种信号转导通路转换 GDP/GTP 分子活性,使 GTPase 活性下降,使 RAS 蛋白与 GTP 结合进而保持 RAS 蛋白的持续活化状态,激活下游 MAPK 级联反应,致使正常细胞发生恶性克隆性增殖而恶性变。目前在乳腺癌、胃癌、肺癌、结肠癌、膀胱癌及白血病等肿瘤细胞中均有 RAS 超家族基因点突变的报道。

H-RAS 基因突变较罕见,其基因突变或活化,致肌分化因子(MyoD 和 myogenin)表达下调,继而抑制肌分化,有研究提示 H-RAS 基因突变可诱导胚胎性横纹肌肉瘤(ERMS)的产生,H-RAS 位于杂合性缺失高发区 11q15.5,认为 HRAS 突变及 11 号染色体抑癌基因缺失可能共同参与了与胚胎性横纹肌肉瘤肿瘤形成,另外还显示 RAS 突变与 Noonan 综合征、Costello 综合征等家族性遗传病相关,且发现显示突变患者更易发展为横纹肌肉瘤,一系列研究均表明基因突变可能与横纹肌发生有关。

五、P13K 信号通路

P13KCA 基因编码 IA 型磷脂酰肌醇 3-激酶的 p110a 催化亚基,定位于 3q26.3 蛋白。P13Ks 蛋白由 p110 与 p85 二个亚单位构成,p85 亚单位不具有酶活性,其结合于 p110 亚单位之后,可使酪氨酸蛋白激酶激活。活化后,其可作细胞内信号传导系统重要的第二信使,作用于细胞内酪氨酸激酶的下游传导信号分子,活化后的 P13Ks 蛋白参与细胞的增殖、生存、运动、黏附、分化及细胞内的物质运输等相关细胞活动的调控。PIK3CA 基因在正常情况下表达于脑、宫颈、肺、乳腺、胃肠、卵巢等组织。Giovanni 等研究显示,PIK3CA 基因很容易发生基因突变,通过序列分析 P13K 家族全部的 16 个成员的蛋白质外显子,PIK3CA 是原癌基因中唯一能发生于体细胞突变的,这些突变包括基因的表达上调、基因缺失及错义突变等,发生这些突变致 P13Ks 蛋白的催化活性增强,继而其蛋白过高表达。P13K 信号通路在人类肿瘤中的遗传异常可发生在多种水平。在约 25% 的大肠癌、胃癌、乳腺癌及脑肿瘤中,都出现了 PIK3CA 基因的体细胞突变,且在其他多型肿瘤中发生体细胞突变的频率较高,约 80% 的 PIK3CA 基因突变发生于螺旋区与激酶区 2 个热点区域。在用体外细胞培养的方法时,对这 2 个热点突变区域的进行研究,发现其突变能阻遏正常细胞凋亡,且能增强肿瘤的侵袭! 提高下游激酶 P13Ks 的活性。关于 PIK3CA 的研究发现,这 2 个突变热点区(激酶区和螺旋区)的突变可能通过完全不同的发生机制引起酶功能改变。这些不同结构域的变异,分别与 P13Ks

的不同的调节亚单位(p85 或 RAS-GTP)相互作用,而致使 P13Ks 蛋白的,螺旋区基因突变,致使基因产物获得性的机能变异,不需要与 p85 的结合,但是却要与 RAS-GTP 发生相互作用;与此相反,激酶区突变所致的基因产物功能变化,在无 RAS-GTP 参与时有效,却对 p85 有高度依赖性。

综上所述,其激酶区与螺旋区的突变的机制不同的,而且是独立的,这两种突变机制(在同一个分子中)有相互协同的作用。这些现象表明,变化可能与在基因 K-RAS 中发现的致癌突变现象相似。

随着先进的遗传学和分子生物学技术的发展,对 RMS 的研究也有了重大的进展。一系列的研究显示,RMS 的分类与研究需要整合组织学、细胞遗传学和分子进行分析。这些研究使得人们对 RMS 发生、发展相关分子通路、抑癌/致癌基因、非编码 RNA 等有了进一步的认识;对其异质性和分子多样性有了更加深刻的理解;同时也逐渐发现在某些表面上看似非常不同的肿瘤间却有着共同的特性。这些研究和技术将给 RMS 诊断、治疗和预后评估提供了重要的依据,但 RMS 具体发病机制尚不完全清楚,亟待进一步的研究。

<h2 style="text-align:center">参 考 文 献</h2>

施诚仁,徐光炜,郝希山,等.2007.小儿肿瘤.北京:北京大学医学出版社,358.

朱玉贤,李毅.2002.现代分子生物学.北京:高等教育出版社.

He LJ,Wang L,Sun N,et al.2004.Clinical pathogical study of 145 childhood rhabdomyosarcoma cases. Zhonghua Bing Li Xue Za Zhi,33(3):225-228.

La TH,WoldenSL,SuZ,et al.2011.Local therapy for rhabdomyosarcoma of the hands and feet:is amputation-necessary.A report from the Children's Oncology Group.Int J Radiat Oncol Biol Phys,80(1):206-212.

N.Mitin,K l.Rossman,C.J.Det.2005.Signaling interplay in Ras superfamily function.Curr Biol,15(14): 563-574.

Pfeifer JD,Hill DA,O'Sullivan MJ,et al.2000.Diagnostic gold stan-dard for soft tissue tumours:morphology or molecular genetics.Histopathology,37:485-500.

Raney RB,Anderson JR,Barr FG,et al.2001.Rhabdomyo-sarcoma and undifferentiated sarcoma in the First twodecades of life:a selective review of intergroup rhabdomyo-sarcoma study group experience and rationale for Inter-group Rhabdomyosarcoma Study Ⅴ.J Pediatr Hemato Oncol,23(4):215-220.

Ries LAG,Smith MA,Gurney JG,et al.1999.Cancer incidence and survival among children and adolescents. United States SEER program 1975-1995,national cancer Institute,SEER Program,NIH Pub.No.99-4649.Bethesda,MD,112-122.

SchuckA,MattkeAC,SchmidtB,et al.2004.Group Ⅱ rhabdomyosarcoma and rhabdomyosarcoma like tumours: is radiotherapy necessary.J Clin Oncol,22(1):143-149.

Sorensen PH,Lynch JC,Qualman SJ,et al.2002.PAX3-FKHR and PAX7-FKHR gene fusions are prognostic indicators in alveolar rhabdomyosarcoma:a report from the children's oncology group.J Clin Oncol,20(11): 2672-2679.

Stevens MC,Rey A,Bouvet N,et al.2005.Treatment of nonme-tastatic rhabdomyosarcoma in childhood and adolescence:third study of International Society of Peadiatric ncology-SIOPMalignant Mesenchymal Tumor 89. J Clin Oncol,23(12):2618-2628.

Sung L,Andreson JR,Arndt C,et al.2004.Neurofibromatosisin childrenwith rhabdomyosarcoma:a report from the IntergroupRhabdomyosarcom a study Ⅳ.J Pediatr,144(5):666-668.

Wexler LH,Meyer WH,Helman LJ.2006.Rhabdomyosarcoma and the undifferentiated sarcoma.Principle and prac-tice of pediatric oncology.5th ed.Philadelphia:JB Lippin-cott,971-1001.

Y.Takahashi，Y.Oda,K.Kawaguchi,et al.2004.Altered expression and molecular abnomalities of Cell-cycle-regulatory proteins in rhabdomyosarcoma.Mod Pathol,17(6):660-669.

第14章 畸胎瘤

Chapter 14

第一节 疾病概述

畸胎瘤(teratoma)是由3种原始胚层组织演变而来的先天性真性肿瘤,并可在原来没有这些组织成分的身体各部分中发生,畸胎瘤可发生于任何年龄,但以小儿,特别是新生儿和婴儿期多见,女性多于男性。

一、畸胎瘤基本情况

1. **畸胎瘤的发生** 人体胚胎发育过程中,有一种具有多能发展潜力的多能细胞,发展和分化成各胚层的成熟细胞。如果在胚胎不同时期,某些多能细胞从整体上分离或脱落下来,使细胞基因发生突变,分化异常,则可发生胚胎异常。一般认为,这种分离或脱落发生于胚胎早期,则形成畸胎;而如发生于胚胎后期,则形成了具有内胚层、中胚层和外胚层3个胚层的异常分化,即形成了畸胎瘤。

常见的发病部位为松果体、颈前部、前纵隔、腹膜后、盆腔骶前至骶尾部。尾部为原结所在处,为多能细胞集中的地方,所以骶尾部畸胎瘤最多见。卵巢、睾丸有始基组织,也是畸胎瘤的好发部位。

2. **病理** 畸胎瘤的病理特征为肿瘤组织,由外、中、内3个胚层组织构成,畸胎瘤的大小、形态和结构差别很大,但容易识别。外胚层通常包括皮肤及其附属物,以及神经组织;中胚层包括软骨、骨、脂肪、结缔组织和肌肉;少数也可含有内胚层,包括呼吸和消化道的上皮,胃黏膜、胰、肝、肾、肺、甲状腺及胸腺等组织成分。未成熟畸胎瘤包括起源于这3个胚层更加原始的成分,恶性畸胎瘤常表现为未成熟的不易定型和分辨的组织,畸胎瘤的恶变表现为神经组织或上皮组织的异常增殖而形成恶性畸胎瘤。良性和恶性畸胎瘤的比例和肿瘤的部位有关,有报道,在卵巢畸胎瘤中,恶性者仅占23%,而在睾丸占95%;一般囊性肿瘤中,绝大多数为良性,实质性肿瘤中则恶性者较多。病理检查时需要多处取组织,以免遗漏可能为恶性的未成熟组织。

(1)良性畸胎瘤:由各种分化良好的组织构成,囊性部分常多于实质部分,囊壁可有上皮、皮肤、皮脂腺等,也可有消化管结构,如肠管或胃组织,有时可以见到呼吸道组织,实性部分可有肝、肾、胰、甲状腺及各种结缔组织,如脂肪、软骨、骨、肌肉等,最多见的是中枢或周围神经组织,肿瘤内的组织细胞多数已分化成熟,其中有些组织细胞虽然尚未分化成熟,一般随小儿的身体增长,也可以逐渐成熟,故不能因肿瘤内有未分化成熟的组织,而将其视为恶性肿瘤。

(2)恶性畸胎瘤:恶性畸胎瘤常表现为未成熟的不易定型和分辨的组织,畸胎瘤的恶变多表现为神经组织或上皮组织的异常增殖而形成恶性畸胎瘤。多为实性肿物,内含数量不等的小囊,在同一肿瘤中可有恶性程度不同的组织,恶性成分的多少也不尽相同。

恶性畸胎瘤可分为几类:①未成熟畸胎瘤,可以见到分化过程中的未成熟细胞,有潜在恶性,有复发的可能;②胚胎性癌,主要成分是胚胎期未分化的上皮组织,分化程度极低,多是原始的上皮细胞,形态接近初期的胚胎组织;③卵黄囊癌,主要由胚胎的内胚层和中胚层分化而来,分化较明显处有扁平内皮样细胞形成互相沟通的空腔和管道,囊腔内有 PAS 染色阳性的透明小体,此类肿瘤分泌甲胎蛋白;④绒毛膜癌,是一种少见的恶性畸胎瘤,含有滋养层细胞,分泌绒毛膜促性腺激素,能引起性早熟。

(3)畸胎瘤的恶变、复发及扩散:畸胎瘤具有恶变的倾向,新生儿畸胎瘤 90% 为良性,随年龄增长,恶变率逐渐增加。恶性畸胎瘤的发病率与患儿的诊断时间有关,在出生 1 个月内获得诊断的畸胎瘤恶性率仅 5%,而 2～12 月龄的婴儿其恶变率可达 60%,大于 1 岁的恶性率高达 75%。

3. 病理学分级 根据畸胎瘤组织的成熟程度和未成熟神经上皮细胞的多少进行组织学分级,对判断预后和临床治疗具有非常重要的意义。0 级或 1 级畸胎瘤恶变的机会少,大多不发生转移,3 级畸胎瘤恶变的机会最大,且容易复发和远处转移(表 14-1)。

表 14-1 畸胎瘤的组织学分级

分 级	成熟程度	未成熟的神经上皮组织存在情况	低倍视野计数
0 级	全部为成熟组织	无	无
1 级	有未成熟组织	无或有	不超过 1 个
2 级	有未成熟组织	有	1 个以上,4 个以下
3 级	未成熟组织明显	明显	超过 4 个

二、骶尾部畸胎瘤

骶尾部是畸胎瘤最常见的发生部位。多出生时即存在,女性多于男性,其比例约为 3:1。

1. 病因 在胚胎发育过程中,由于某种原因使肛后肠未消失或不完全消失,成为一种多能始基细胞。也有人认为,尾骨 Henson 结是多能细胞集中的地点,这种多能细胞在胚胎时期具有多能发展的潜力,可发展和分化成 3 种胚层的成熟细胞。如果某些多能细胞在胚胎发育的早期逃逸组织原(organizer)和胚胎诱导体(inducer)的控制,从整体上分离或脱落下来,使细胞基因突变而致分化异常,则发生畸胎;当这种逃逸和分化异常发生在胚胎晚期,则能形成 3 种异常分化的胚胎组织,从而形成畸胎瘤。因此,骶尾部畸胎瘤(sacrococcygeal teratorna)是最多见的畸胎瘤。有人认为,骶尾部畸胎瘤的发生于遗传有关。Keith 报道,父母患畸胎瘤可传给下一代,男女均可发病;在 6 个家族中有 17 人患骶尾部畸胎瘤。

2. 临床表现

(1)无痛性肿块:这是畸胎瘤最常见的症状,多为圆形囊性或囊实性、边界清楚、质地软硬不均,甚至可触及骨性组织。

美国小儿外科学组将骶尾部畸胎瘤根据其所在位置分为 4 型:Ⅰ型(显型),肿瘤发生于尾骨尖端,出生时骶尾部即有肿物,主要向臀部内生长,而不向骨盆腔生长。肿物垂于两腿之间,可以偏于一侧臀部,将肛门推向前下。巨大的肿瘤可引起难产。直肠指检时,尾骨处只有很小的肿物,肿瘤基底部一般很宽,与臀部组织(包括尾骨在内)紧密相连。也有的肿瘤与婴儿体之间仅有皮肤和疏松的结缔组织相连,形成一个较细的蒂。Ⅱ型(混合型),肿瘤不但向臀部内,而且向盆腔内生长,位于直肠和骶骨之间,将直肠推向前方,尾骨向后倾并被肿瘤包绕。但未达到下腹部,直肠指检可以触及肿瘤的上极。Ⅲ型(亦为混合型),肿物进一步向腹部延伸,腹内有巨大肿物,耻骨上可以触及肿物,直肠指检不能触及肿物上极。Ⅳ型(隐型),肿瘤仅存在于骶前,可以在很长时间内无任何征兆,只有当肿瘤增长到一定程度引起并发症或偶然做直肠指检时才发现肿瘤。本型恶性居多,或为卵黄囊瘤或为胚胎性癌,可浸润骶前神经而引起疼痛。

(2)压迫和腔道梗阻症状:盆腔和骶尾部隐型畸胎瘤多因便秘、排便困难、尿潴留而就诊。

(3)肿瘤异常变化的急性症状:畸胎瘤发生继发性感染和囊内出血时,肿块可迅速增大,局部明显压痛,并同时伴有发热、贫血、休克等全身感染或失血症状。覆盖肿瘤的皮肤菲薄,如合并感染时则有红肿,也可破溃和坏死、流出黄色液体、排出毛发等,也可以向直肠内破溃。

(4)肿瘤恶变的症状:恶性畸胎瘤和良性畸胎瘤恶变时,常表现为肿瘤迅速生长,失去原有的弹性。外生性肿瘤可见浅表静脉怒张、充血、局部皮肤被浸润并伴有皮肤温度增高。经淋巴和血行转移时,可有淋巴结大,肺、肝、骨转移症状,同时出现消瘦、贫血、瘤性发热等全身症状。

3. 诊断　畸胎瘤大多数为外生性或有明显肿块可扪及,根据临床表现常能早期诊断。仔细的腹部体检和直肠指检,对腹部、盆腔、隐型骶尾部畸胎瘤的检查非常必要。

(1)实验室检查:测定血清 AFP 水平常作为判断良、恶性畸胎瘤的重要指标。但正常新生儿出生时 AFP 可高达 $5×10^4$ ng/ml,因此对于<6 月龄婴儿 AFP 高于正常值者需考虑到生理因素。用植物凝集素检测 AFP 异质体,可区别肝源性和卵黄囊来源的 AFP,从而判断瘤体内是否存在卵黄囊成分和胚胎癌成分。血清 β-AFP 的异常升高可作为判断肿瘤内是否有绒毛膜癌成分,以及术后有这种成分的恶性畸胎瘤是否复发。

(2)影像学检查

①X 线片:发现肿瘤内有骨、牙齿等异常钙化影而明确畸胎瘤,并多为成熟型畸胎瘤,同时还可了解有无脊柱裂,而与脊膜膨出鉴别。常规做胸部 X 线片检查,可明确有无恶性畸胎瘤的胸部转移。钡剂灌肠,可了解直肠受压移位的情况。

②CT、磁共振检查:对生长迅速、浸润范围较广的畸胎瘤病例应进行 CT、磁共振检查,以明确肿瘤浸润范围,以及与重要血管、脊髓神经的相邻关系。

4. 治疗

(1)治疗原则:骶尾部畸胎瘤一经确诊,无论肿瘤大小均应手术切除。第Ⅰ、Ⅱ、Ⅲ型骶尾部均有显露部分,出生后即可确诊,应在数天内手术,切不可等待,对有感染、破溃趋势者,无论年龄应行紧急手术。对于第Ⅳ型,应做到早期诊断,所以对于有轻度直肠或尿道压迫症状的患儿,应行直肠指检,以免漏检。

骶尾部畸胎瘤多为良性,早期手术切除,预后良好。如延误诊治或手术切除不彻底,一旦恶变,治疗原则为联合辅助治疗,手术切除后常规化学治疗 1.5～2 年,常用顺铂、长春新碱、博来霉素。虽经放疗、化疗及手术等综合治疗,但是预后极差,延误诊治的主要原因是非专业医师对本病的认识不足,没有做到尽早手术,或没有进行直肠指检,或手术时只切除了混合型治疗的显性部分,或没有切除尾骨,另外一个原因是第Ⅳ型肿瘤发现较晚。

(2)手术方法:对第Ⅰ、Ⅱ、Ⅲ型肿瘤。患儿取俯卧位,在骶尾部做"Λ"切口,切口顶尖超过尾骨,切口向两侧臀部延伸,使得切口远离肛门而减少污染。剥离时沿肿瘤包膜进行,要防止肿瘤破裂后种植在创腔内引发复发。分离骶前肿瘤时,助手可将手指放入直肠内作为引导,避免损伤直肠。尾骨为多能干细胞集中点,多与肿瘤紧密附着或被肿瘤包裹,术中应将尾骨切除,以防止复发,必要时可于第 4~5 骶骨处切除。骶中动脉为肿瘤的主要供应血管,应妥善缝合结扎,防止出血。对于混合型肿瘤,单纯经骶尾部不能完全切除肿瘤,应经腹部和骶部联合切除肿瘤。

5. 预后　畸胎瘤的预后与初诊年龄、肿瘤部位、恶变发生率、治疗结果等因素密切相关。初诊年龄越小,恶性发生率越低,其中隐型畸胎瘤恶性率最高,达 71.4%;混合型为 46.7%,显型仅为 9.4%。完整切除肿瘤、减少术后复发和恶变是畸胎瘤的另一个主要的预后因素,即使是恶性畸胎瘤,完成手术切除仍是长期生存的基本保证。目前恶性畸胎瘤在完整切除及综合治疗后,3 年生存率可达 50%,5 年生存率达 35%,而术中残留或复发者的生存率仅 3%。其中睾丸、卵巢等容易完整切除部位的恶性畸胎瘤生存率明显高于腹膜后和骶尾部恶性畸胎瘤,尤以隐型骶尾部恶性畸胎瘤的预后最差。

三、腹膜后畸胎瘤

腹膜后畸胎瘤生长在膈下,腹膜后间隙的上部,多位于脊柱旁的一侧,也有的跨越脊柱,甚至完全居于中线,是小儿常见的肿瘤,也是儿童腹膜后的常见肿瘤。腹膜后畸胎瘤均有包膜,为不规则囊性与实体性的混合体,囊性和实体结构相混杂,含有 3 个胚层发育的组织。囊性部分往往是多房性的,内含黄色或透明液体,有时为皮脂样物质。实体部分中多可见骨骼、牙齿、肠管、肢体样结构,高度分化时,则与寄生胎不易区分。腹膜后畸胎瘤绝大多数为良性,个别病例含未分化上皮或卵黄囊组织,发展成胚胎性癌或卵黄囊瘤。腹膜后畸胎瘤的男女发病率无显著差异。

1. 临床表现　肿瘤早期不引起任何症状,不易发现。当肿瘤发展到一定大小,腹部膨隆,或偶然触到腹部包块而就诊,少数病例因肿物过大引起胃肠道症状而就诊。检查时可于腹部一侧触到分叶状或不规则包块,边界清楚,有时可以超过中线,包块质地不均匀,有的部分呈囊性感,有的部分呈骨性,无明显压痛。少数病例肿物有一定的活动度,多数患儿全身情况良好,个别患儿发生恶变或本身为恶性,则出现贫血,甚至恶病质。

2. 诊断　全身情况良好的婴儿,有上述腹部肿物的体征,应想到畸胎瘤,B 超可以提示肿物为囊实性,X 线片或 CT 可以显示骨骼或牙齿影即可确诊,但并非所有病例都可以见到。

3. 治疗　无论畸胎瘤的体积大小。腹膜后畸胎瘤发现后均应早期手术切除,以免发生恶变,影响预后。手术宜做腹部横切口,充分显露肿瘤及周围的脏器,肿瘤与肾、胰腺、十二指肠、腹主动脉和腔静脉可有粘连,如显露不充分,有损伤其他器官的危险。分离应该沿着肿瘤的包膜进行,一般能较容易分开,有较大的囊性部分时,宜先吸净液体,以便于暴露、分离肿瘤。有时肿瘤与某些脏器粘连紧密,特别是曾发生过感染或已恶变的肿瘤,不易分开,甚至不能分开,如肿瘤与肾或其血管粘连不能分离,而肾盂造影对侧肾正常时,可连同肾一并切除,如与大血管粘连,为了保留血管,则只能做姑息切除,将部分肿瘤包膜残留在血管壁上。已恶变或恶性畸胎瘤与周围组织有粘连或浸润时,需仔细解剖,尽可能切除全部肿瘤组织,术后联合化疗。

第二节 常 规 诊 断

一、实验室检查

考虑恶性畸胎瘤可能者,均应检测患儿血清的甲胎蛋白和绒毛膜促性腺激素(HCG)水平,对诊断和预后判断有指导作用。恶性分别属于内胚窦瘤(卵黄囊瘤)和胚胎癌,而肿瘤组织中有这两种成分之一者,血清甲胎蛋白(AFP)可以升高,通常用来区别畸胎瘤的性质。约66%恶性畸胎瘤 AFP 值增高。若 AFP 值升高则表明该肿瘤是由原始胚胎的内胚层和中胚层衍化而来。新生儿存在生理性 AFP 增高期,由胎肝产生的 AFP 至小儿 8 月龄时才逐渐恢复至正常成年人水平。故在不足 9 月龄小儿的畸胎瘤诊断中遇 AFP 增高时需排除这一因素。

AFP 和 HCG 升高应考虑恶性畸胎瘤,而且在此类恶性畸胎瘤中含有卵黄囊瘤、胚胎癌、绒毛膜癌或无性细胞瘤成分。据报道,96%的良性畸胎瘤 AFP 正常,而恶性畸胎瘤则 92%有AFP 升高,恶性畸胎瘤 AFP 增高者术后复发率明显增高。术后动态测定血清 AFP 和 HCG还可判断疗效好坏和评估预后。但在判断 AFP 的结果时需注意:①部分恶性畸胎瘤所含的恶性细胞成分不分泌 AFP,如绒毛膜细胞癌、精原细胞瘤等,故 AFP 阴性不能完全排除恶性可能。②正常新生儿 AFP 可远高于正常值,新生儿 AFP 的升高并无特殊意义。③要排除其他原因导致的 AFP 升高,其原因主要有化疗后肿瘤细胞坏死时标志物释放入血;化疗、麻醉镇静药物或病毒感染、乙醇中毒等均可使肝受损而使肝原性 AFP 升高。

1. 甲胎蛋白及其亚型的应用研究 甲胎蛋白(alpha-fetoprotein,AFP)是畸胎瘤最常用的检测指标,其在未成熟畸胎瘤中高浓度局灶性聚集在未成熟腺上皮、未成熟肝样组织及神经节样细胞中;如若未成熟畸胎瘤中含有大量卵黄囊成分时,总 AFP 表达水平也可增加,这是由于卵黄囊大量表达 AFP 异质体 AFP-L2 所致。由于未成熟畸胎瘤多发生于新生儿及婴幼儿,AFP 水平通常在该时期的正常儿童中表达水平也较高,因而单纯依靠 AFP 的检测判断肿瘤性质受到质疑,为了更好的对未成熟畸胎瘤进行诊治,更加精确的 AFP 异质体逐渐应用于临床未成熟畸胎瘤的监测。AFP 有 3 种亚型(L1、L2、L3),L3 作为成年人肝癌的诊断标志物已被人们所熟知。有研究显示,在儿童肝母细胞瘤和卵黄囊瘤中,AFP 和 L3 水平都很高;在成熟畸胎瘤中,血清 AFP 水平可以很高,但是 L3 水平持续;在预后好的新生儿未成熟畸胎瘤中,AFP 表达升高但 L3 不高,且术后 L3 显著下降至正常范围。畸胎瘤中未成熟组织和 AFP表达存在显著相关性,未成熟组织的存在使得术前 L3 高表达的在 10%左右,手术切除后 L3可下降至正常水平;同时,所有新生儿正常表达 AFP-L3 的低于 0.5%,且不存在术前和术后的下降情况,因而可区别患有该类肿瘤的患儿。该研究同时指出,术前和术后 AFP 和 L3 水平表达均升高的患儿预后差。因此,AFP-L3 的表达水平可更加准确评估肿瘤的恶性潜能,AFP-L3 被认为是儿童肿瘤中非常有价值的标志物,由于其较 AFP 本身的敏感性,甚至可用于新生儿。

2. 神经组织标志物研究 由于多数未成熟畸胎瘤中含有不同分化程度的神经组织,所以临床上习惯根据神经组织的分化程度对未成熟畸胎瘤分级。但单靠病理分级无法深入了解该肿瘤的生物学特征。未成熟畸胎瘤中神经组织的分化程度与未成熟畸胎瘤的良、恶性密切相关,同时研究未成熟畸胎瘤的生物学行为特征可用于指导肿瘤的分级及预后的评估。对于未成熟畸胎瘤中神经成分分化程度的判断和未成熟畸胎瘤生物学行为特征的研究可通过对其肿瘤标志物的研究来分析。

烯醇化酶是参与糖酵解的酶，由 3 种亚基（α、β、γ）组成的二聚体同功酶。其中 ag 和 gg 烯醇化酶同工酶存在于神经元及神经来源的细胞中，也称为神经元特异性烯醇化酶（NSE）。NSE 特异性定位于神经和神经内分泌细胞，而卵巢未成熟畸胎瘤所含的未分化组织中以神经组织最为常见，提示血清 NSE 测定可能对未成熟畸胎瘤有诊断价值。冯杰雄等对 14 例儿童肌尾部未成熟畸胎瘤研究发现，NSE 的阳性率分别为 Ⅰ 级 100%、Ⅱ 级 75%、Ⅲ 级 25%。肿瘤分级越高，表达越低。Kawata 等对 8 例卵巢未成熟畸胎瘤分析显示，卵巢未成熟畸胎瘤可使血清 NSE 升高，阳性率为 50%。神经纤维细丝蛋白（NF）是神经元特异性中间丝蛋白，主要存在于神经细胞中，为神经细胞分化标志物。Kawata 等研究提示，NSE 与 NF 均在儿童未成熟畸胎瘤中分化较成熟的神经组织中表达，而在分化成熟程度较低的神经组织中表达较弱。说明 NF 与 NSE 的表达与组织的分化成熟程度密切相关，可通过联合分析 NF 与 NSE 的免疫疫组化染色结果来判定神经组织的分化程度。

3. β-HCG　β-HCG 是另一重要的肿瘤标志物，绒毛膜细胞癌常产生这种蛋白质，在血清中测定 β-HCG 含量可作为判断肿瘤内是否含有绒毛膜癌成分及术后含有这种成分的恶性畸胎瘤是否复发。但要注意在因肿瘤行双饲性腺切除及化疗后导致医源性性腺功能不足而引起黄体生成素（LH）升高，由免疫交叉反应使 HCG 升高。

4. 波形蛋白（vimentin，VM）　VM 作为一种重要的细胞骨架蛋白，与肿瘤侵袭和转移，肿瘤细胞的运动能力、轴附能力和细胞连接等因素的改变有关。VM 在未成熟畸胎瘤中的表达随肿瘤分化程度的降低而升高，提示该蛋白在肿瘤的发生发展过程中有重要作用。Kawai 等对儿童肌尾部畸胎瘤研究表明，VM 广泛存在于未成熟畸胎瘤中。VM 在未成熟畸胎瘤中的表达与病理分级有关，并且随着组织分化程度的升高，其表达反而降低。

肿瘤标志物是早期检测恶性肿瘤最有价值的指标，原因是肿瘤标志物比临床症状早 3~6 个月出现异常，临床上应对无明显病因而有肿瘤标志物升高者给予重视，甚至进行跟踪观察。虽然肿瘤标志物检测对某些肿瘤的诊断具有重要价值，但至今没有一种肿瘤标志物对未成熟畸胎瘤诊断完全特异。因此，对肿瘤标志物的联合检测是临床诊断发展的方向。细胞获得无限增殖的能力是细胞恶变的重要特征，监控细胞的增殖活性有益于发现癌前病变，也有助于了解肿瘤发生学及生物学行为的变化，已成为肿瘤研究中一个独具生命力的部分。

二、影像学诊断

1. 内胚窦瘤（卵黄囊瘤）　以实质性肿块多见，边界欠清晰，内部呈较均匀的中低回声，部分伴较小蜂窝状回声；CDFI 显示肿块内部条状，斑点状彩色血流，PD 呈地租性动脉血流频谱。内胚窦瘤能产生大量的 AFP，使得血清中 AFP 异常升高。根据声像图表现结合血清 AFP 测定的阳性结果可以直接提示病理诊断。

2. 未成熟畸胎瘤　以实质、不均质混合性回声肿块多见；内部以不规则状中高回声斑块为主，可伴带状分隔及不规则无回声区。

3. 无性细胞瘤　多呈圆形或分叶状，早期包膜完整。内部以实质性为主，回声不均匀，可见团状高回声及片状弱回声及无回声。应根据恶性生殖细胞肿瘤的声像图和临床特点，在排除内胚窦瘤和未成熟畸胎瘤后，结合患者某种性征发育不良等表现做出判断。

第三节　分子诊断

一、癌基因及抑癌基因的应用

p53 蛋白是细胞内具有转录因子功能的蛋白质，p53 作用于细胞周期 G1/S 期，抑制细胞生长、诱导凋亡。p53 功能的缺失削弱了针对 DNA 损伤的细胞周期的调节，从而导致基因型不稳定的细胞的克隆生长而导致肿瘤的产生。全身细胞内 p53 基因的突变及其表达蛋白已经在 50％的人类肿瘤中观察到。Charoenkwan 等对 29 例儿童未成熟畸胎瘤进行 p53 的免疫组化测定显示，p53 蛋白的表达在未成熟畸胎瘤中并非少见现象。p53 蛋白存在与肿瘤复发和恶性成分的存在具有相关性。p21 是 p53 的靶基因之一，其局灶性存在，反映了 p53 介导的转录激活受损。多数未成熟畸胎瘤 p53 蛋白检测阳性，但这并不代表该肿瘤 p53 基因突变，p53 蛋白的过表达是由于未知的平衡因素导致该蛋白的半衰期延长，而并非 p53 基因突变造成。Charoenkwan 等的研究还发现，29 例病例中只有 1 例 p53 免疫组化阳性与 p53 基因突变有关。Hiroshima 等研究发现，未成熟畸胎瘤 p53 基因突变发生于未成熟畸胎瘤中多能干细胞向不同组织细胞增生分化活跃期，少见于静止期肿瘤细胞。

Bcl-2 基因是一原癌基因，Bcl-2 蛋白为 Bcl-2 基因表达的癌蛋白，抑制凋亡。Bcl-2 蛋白与凋亡前蛋白 Bax 形成同二聚体或者异二聚体共同调节凋亡过程。Bcl-2 的表达在肿瘤初期发生中起到"致癌基因"的作用，后期在肿瘤的发展上作用不大。据报道，多数 Bcl 阳性的肿瘤（如非小细胞型肺癌、乳腺癌、卵巢肿瘤等）预后良好，从而普遍认为 Bcl-2 基因表达阳性的肿瘤处于非增殖状态，预后良好。成熟与未成熟畸胎瘤的上皮细胞中均可有局灶性 Bcl-2 表达，其对于畸胎瘤的良、恶性分析价值不大。Bax 高表达的肿瘤凋亡指数高，预后好，Bax 表达与肿瘤细胞凋亡相关。Hiroshima 等研究发现 Bax 广泛存在于成熟畸胎瘤中，而在未成熟畸胎瘤中存在较少。Soini 等报道通过 DNA 原位标志技术检测到 3 例未成熟畸胎瘤中平均肿瘤凋亡率仅为 0.7％。因此，未成熟畸胎瘤增殖活性高，凋亡率低。

二、细胞周期相关抗原及端粒酶的应用

细胞周期相关抗原 cyclinD1、Ki-67、p27 反映了细胞增殖活性，对预后的判断具有一定的指导意义。cyclinD1 过度表达与肿瘤的增殖活性和侵袭力密切相关，是决定预后的指标。蛋白激酶抑制因子 p27 的表达可抑制肿瘤的恶性转化。与 G/S 期的程序调控有关的 cyclinD 与细胞周期蛋白激酶（CDKs）形成复合物（cyclinD1/CDK），使 pRb 磷酸化，细胞进入增殖状态，开始 DNA 复制。p27 与 cyclinD1 竞争结合，抑制 CDK 的活性从而抑制 pRb 磷酸化，使得细胞分裂进程在起始点受阻，细胞停止在 G 期，抑制分裂和增殖。Ki-67 主要是在 G1 后期、S、G2、M 期细胞表达，可充分反映细胞增殖活性。

未成熟畸胎瘤神经上皮组织中原始神经管、未成熟的菊形团、未分化的神经母细胞结构中 cyclinD1 阳性表达、Ki-67 过表达而 p27 则显示低表达，提示此类细胞增殖能力强。分化中的神经胶质细胞形态与未分化的神经母细胞类似，但 cyclinD1 阴性表达，Ki-67 低表达或不表达，而 p27 呈过表达，表示细胞增殖能力较差。成熟的神经胶质及神经节细胞几乎没有增殖能力，cyclinD1、Ki-67 阴性表达，p27 过表达。通过对未成熟畸胎瘤中神经上皮细胞周期相关

抗原的检测,可判断肿瘤细胞的增殖活性,从而有益于预后的分析。

端粒酶是基本的核蛋白反转录酶,可将端粒 DNA 加至真核细胞染色体末端。端粒酶在保持端粒稳定、基因组完整、细胞长期的活性和潜在的继续增殖能力等方面有重要作用。端粒在不同物种细胞中对于保持染色体稳定性和细胞活性有重要作用,端粒酶能延长缩短的端粒(缩短的端粒其细胞复制能力受限),从而增强体外细胞的增殖能力。在正常人体组织细胞中端粒酶活性被抑制,在肿瘤中则被重新激活,提示端粒酶可能参与肿瘤细胞恶性转化。端粒酶的活性可以在所有恶性干细胞肿瘤中检测到,然而在成熟畸胎瘤中检测不到。这说明端粒酶活性的抑制伴随着肿瘤细胞的分化成熟。在恶性变的未成熟畸胎瘤中可以检测到端粒酶的活性增加。因此,端粒酶的活性通常可见于恶性的干细胞肿瘤,或肿瘤的未成熟组织中。Albanell 等在成熟畸胎瘤中检测到无活性端粒酶的存在,虽然无活性,仍可证明端粒酶活性的丧失发生于畸胎瘤形成的后期,这更充分表明了干细胞肿瘤的分化程度与端粒酶活性的相关性。因此,端粒酶活性的测定仍可作为畸胎瘤形成的标志和原因之一,同时也可以指导未成熟畸胎瘤恶性变的检测指标。

三、染色体核型在未成熟畸胎瘤中的应用

未成熟畸胎瘤染色体核型的分析可以有助于未成熟畸胎瘤临床预后的研究。Riopel 报道了 6 例卵巢未成熟畸胎瘤的染色体核型分析,只有 1 例为 14 号染色体三体型。染色体核型异常的未成熟畸胎瘤手术完整切除并化疗后仍有多次复发。染色体核型正常的未成熟畸胎瘤完整切除后均无复发。Silver 等报道了 5 例青少年卵巢未成熟畸胎瘤的染色体核型情况,其中 2 例分级为Ⅰ~Ⅱ级的未成熟畸胎瘤为二倍体型,预后好;3 例分级为Ⅲ级的染色体核型为非整倍体型,预后较差。Baker 等报道了 9 例青少年未成熟畸胎瘤染色体核型(分级Ⅰ~Ⅲ级)都是二倍体型,均无复发。染色体核型分析研究提示,染色体核型正常的未成熟畸胎瘤,预后好;染色体核型异常、非整倍体的增加与未成熟畸胎瘤预后较差有关。

DNA 倍型分析已广泛应用于成年人干细胞肿瘤,大量的研究表明,DNA 倍型和不同实体肿瘤临床结果存在相关性,然而关于儿童肿瘤的 DNA 分析的研究却很少。国外学者研究发现,成年人四倍体和非整倍体 DNA 存在于含有卵黄囊成分的未成熟畸胎瘤中。进一步的研究证实,含有卵黄囊成分的未成熟畸胎瘤多数组织为二倍体型,而肿瘤中卵黄囊成分为非整倍体型。Sergi 等报道 1 例巨大的新生儿肌尾部畸胎瘤瘤内卵黄囊组织倍型异质性。Kruslin 等对儿童肌尾部原发性肿瘤 DNA 倍型分析发现,排除未成熟畸胎瘤中的卵黄囊成分,所有成熟与未成熟畸胎瘤组织都表现为 DNA 二倍体型,这说明未成熟畸胎瘤中卵黄囊组织与肿瘤中其余组织的组织来源不同。

畸胎瘤是新生儿最常见的肿瘤,尽管肿瘤切除在高危险性未成熟畸胎瘤的治疗获得成功,然后该畸胎瘤仍与肿瘤复发和随后卵黄囊瘤的发生密切相关。因此,对特异性肿瘤标志物、肿瘤生物学行为,以及发生机制的进一步研究将为临床诊疗、随访、预后评估提供更多的客观指标,更全面地了解肿瘤的发生发展过程。内源性启动和控制畸胎瘤分化的因素很复杂,目前还未研究清楚。如成年人卵巢未成熟畸胎瘤是恶性的,恶性程度依据于原始组织成分而划分,然而在儿童卵巢或其他部位畸胎瘤单纯依赖组织学上神经上皮分化程度和原始组织含量对儿童未成熟畸胎瘤进行分级目前仍受到争议;且卵黄囊灶作为畸胎瘤的特异性恶性代表的分子机制目前仍不清楚。由于未成熟畸胎瘤成分复杂,对其成分的研究需要更大量的样本和更全面

深入的分析,以期全面了解未成熟畸胎瘤发生发展和生物学行为变化,从而对未成熟畸胎瘤的治疗获得更加理想的效果。

参 考 文 献

冯杰雄,李民驹,顾伟忠,等.2003.骶尾部未成熟畸胎瘤神经组织分化与增殖的免疫组织化学研究.中华小儿外科杂志,24(4):304-306.

杨文萍.2007.儿童未成熟畸胎瘤的临床病理与生物学行为分析.中华病理学杂志,36(10):666-669.

Albanell J,Bosl GJ,Reuter UE,et al.1999.Telomerase activity in germ cell cancers and mature teratomas.J Natl Cancer Inst,99(15):1321-1326.

Baker BA,Figueroa L,Hawkins E,et al.1996.Ploidy analysis in subsets of ovarian germ cell tumors. Mod Pathol,9:88.

Charoenkwan P,Senger C,Weitzman S,et al.2002. Significance of P53 expression in immature teratomas. Pediatr Dev Pathol,5(4):499-507.

Fontanini G,Vignati S,Bigibi D,et al.1995.Bcl-2 protein:a prognostic factor inversely correlated to P53 in non-small-cell lung cancer.Br J Cancer,71(5):1003-1007.

Heerema-McKenney A,Harrison MR,Bratton B,et al.2005.Congenital teratoma:a clinicopathologic study of 22 fetal and neonatal tumors.Am Surg Pathol,29(1):29-38.

Herrmann ME,Thompson K,Wojcik EM,et al.2000.Congenital sacrococcygeal teratomas:effect of gestational age on size,morphologic pattern,ploidy,P53,and ret expresssion.Pediatr Dev Pathol,3(3):240-248.

Hiroshima K,Toyozaki T,Lyoda A,et al.2001.Apoptosis and proliferative activity in mature and immature teratomas of the mediastinum.Cancer,92(7):1798-1806.

Hiroshima K,Toyozaki T,lyoda A,et al.2001.Apoptosis and proliferative activity in mature and immature teratomas of the mediastinum.Cancer,92(7):1798-1806.

Hockenbery D,Nunez G,Milliman C,et al.1990.Bcl-2 is an inner mitochondrial membrane protein that blocks programmed cell death.Nature,348(6299):334-336.

Isaacs H Jr.1985.Perinatal(congenital and neonatal)neoplasms:a report of 110 cases.Pediatr Pathol,3(2):165-216.

Kawai M,Kano T,Kikawa F,et al.1992.Seven tumor markers in benign and malignant germ cell tumors of the ovary.Gynecol Oncol,45(3):248-253.

Kawata M,Sekiya S,Hatakeyama R,et al.1989.Neuron-specific enolase as a serum marker for immature teratoma and dysgerminoma.Gynecol Oncol,32(2):191-197.

Kinoshita Y,Tajiri T,Souzaki R,et al.2008.Diagnostic value of lectin reactive alpha-fetoprotein for neoinfantile hepatic tumors and malignant germ cell tumors:preliminary study.J Pediatr Hematol Oncol,30(6):447-450.

Kruslin B, Visnjic A, Cizmic A, et al. 2000. DNA ploidy analysis and cell proliferation in congenital sacrococcygeal teratomas.Cancer,89(4):932-937.

Phi JH,Park SH,Paek SH,et al.2007.Expression of Sox2 in mature and immature teratomas of central nervous system.Mod Pathol,20(7):742-748.

Riopel MA,Spederberg A,Griffin CA,et al.1998.Genetic analysis of ovarian germ cell tumors by comparative genomic hybridization.Cancer Res,58(14):3105-3110.

Sergi C,Ehemann V,Beedgen B,et al.1999.Huge fetal sacrococcygeal teratoma with a completely formed eye and intratumoral DNA ploidy heterogeneity.Pediatr Dev Pathol,2(1):50-57.

Silver SA,Wiley JM,Perlman EJ.1994.DNA ploidy analysis of pediatric germ cell tumors.Mod Pathol,7(9)：951-956.

Soini Y,Paakko P.1996.Extent of apoptosis in relation to P53 and bcl-2 expression in germ cell tumors.Hum Pathol,27(11)：1221-1226.

Trojanowski JQ,Hickey WF.1984.Human teratomas express differentiated neural Antigens.An immunohistochemical study with antineunofilament,anti-glial filament,and anti-rayelin basic protein monoclonal antibodies.Am J Pathol,115(3)：383-389.

第15章 淋巴管瘤

Chapter 15

第一节 疾 病 概 述

淋巴管瘤是小儿的常见病之一,淋巴管瘤(lymphangioma)像血管瘤一样为先天性发育异常,属于错构瘤,是一种良性肿瘤,具有畸形和肿瘤的双重特性,在小儿中多见,据报道约每1000名新生儿中有 1.2～2.8 例发病,仅次于血管瘤居第二位,男女发病基本相等。恶性的淋巴管肉瘤在小儿极为罕见。而淋巴管瘤好发于婴幼儿,约80%的病例发生于 2 岁以下。

一、流行病学特点及发病机制

小儿淋巴管瘤发生的原因目前尚不明确,多数学者认为是由于淋巴管先天发育畸形或者某些原因引起发病部位淋巴液排出障碍造成淋巴液潴留导致淋巴管扩张、增生而形成的。

历年来,淋巴管瘤起源均用胚胎发生学解释,认为淋巴管液未能正常流入静脉系统是其致病的原因。少数学者提出部分原始淋巴组织离开正常发育过程而形成孤立状淋巴组织,生长增大形成淋巴管瘤。极少数学者认为外伤、炎症、肿瘤致淋巴管阻塞或变性致淋巴管瘤,但这些理论均未得到证实。

1. 离心生长理论 胚胎期发生一些原始血管丛,其静脉丛中胚层裂隙融合成大的原始淋巴囊,位于大静脉附近,分离出颈淋巴囊、髂淋巴囊及腹膜后淋巴囊,大的原始淋巴囊引流进入中心静脉系统,以后这些淋巴囊逐渐缩小,发展成与静脉方向一致的淋巴系统。如果原始胚胎淋巴囊不能与中心静脉系统相通,就会产生有囊腔的淋巴管瘤。原始胚胎淋巴囊发生在颈部、腹膜后及髂静脉附近,因此囊状淋巴管瘤多发生在上述部位附近。

2. 幼稚淋巴组织残留学说 胚胎发育过程中机体内的任何部位的组织中可能残留未发育成熟的幼稚淋巴组织,而由于某些原因的影响,这些幼稚淋巴组织没能发育成为正常的淋巴管道系统,而呈淋巴管组织的聚集性生长,表现为海绵状或单纯性淋巴管瘤。这也许就是出生后,甚至成年后仍有不断生长的原因。

3. 淋巴管梗阻学说 淋巴管梗阻导致淋巴管瘤似有可能,其梗阻特点是淋巴管扩张、曲折,淋巴管造影显示淋巴管畸形、发育不佳。部分年长儿及成年人的淋巴管瘤往往可发现明确的原因,可用此理论解释。

二、病理学

除淋巴管瘤多发生在原始胚胎淋巴管囊起源部位的颈部、腹膜后、髂内静脉附近外,也可侵犯骨骼系统、肌肉软组织、结缔组织和内脏器官等任何系统,甚至是周围神经系统,也可累及周围重要的组织结构而威胁生命。发生于肢体者可表现为整个肢体巨大。

目前临床上仍多采用 Wegner 分类法：①毛细淋巴管瘤；②海绵状淋巴管瘤；③囊状淋巴管瘤（囊状水瘤）；④弥漫性淋巴管瘤（淋巴管瘤性巨肢症）。

1. 毛细淋巴管瘤（capillary lymphangioma）　由不规则扩张的毛细淋巴管丛构成，间质较少，多发生在皮肤、皮下组织和黏膜层。

2. 海绵状淋巴管瘤（cavernous lymphangioma）　淋巴管扩大呈窦状，窦内充满淋巴液，呈多房性囊腔，淋巴管窦有纤维组织外膜，间质较多，多分布在皮肤、黏膜和肌肉内。

3. 囊状淋巴管瘤（cystic lymphangioma）　呈圆形或分叶状囊肿，囊内衬内皮细胞，薄而透明，囊腔较大，呈单房或多房，多相互交通，也有无交通者，囊内有大量淋巴液。

4. 弥漫性淋巴管瘤（diffuse lymphangioma）　在组织上类似海绵状淋巴管瘤类，位于肢体，面积极大，肿瘤可达肢体的所有组织，直至骨膜。

在淋巴管瘤组织中常可混合扩张的血管腔隙，说明淋巴管瘤和血管瘤在很多情况下混合存在，共同构成肿瘤，故又称为淋巴血管瘤。另外，几种类型淋巴管瘤可以混合存在，如海绵状淋巴管瘤可含有许多毛细淋巴管，囊状淋巴管瘤除有内皮细胞的大腔隙外，还可有许多海绵性和毛细管性淋巴瘤的成分。

三、生长及分布特点

淋巴管瘤可发生于全身任何部位，由于淋巴管瘤囊壁内皮细胞不断出芽，先形成实心细胞索呈指状穿插于肌束、神经、血管和毗邻的其他组织之间，再由实芽发育成腔，逐渐扩大呈囊状。位于疏松结缔组织内的多发展成囊状型淋巴管瘤，体积常较大、形态不规则、压迫邻近结构并跨区浸润是淋巴管瘤的一个特点。

四、临床表现

淋巴管瘤的类型不同，临床表现也不一样。

1. 毛细淋巴管瘤　毛细淋巴管瘤或称单纯性淋巴管瘤，相对少见，系由多数细小的淋巴囊肿密集成球组成。多位于皮肤、皮下组织或黏膜。多见于唇、口腔、舌，也可发生于头皮、胸壁和外生殖器。外表呈小疣状突起的颗粒，透明呈淡黄色。压迫时可溢出黏性的淋巴液。毛细淋巴管瘤生长缓慢。常合并局部的破溃和渗血，可产生复发性淋巴管炎或蜂窝织炎。

2. 海绵状淋巴管瘤　海绵状淋巴管瘤由许多小的多房性的腔隙组成，内含淋巴液或血液混合的液体。可发生于体表。也可见于深层组织或内脏器官。常见在上肢、颈、腋窝、臀和股上部、面颊、口腔、唇和舌等处。可呈局限性，也可呈弥漫性生长。局限性生长的肿瘤边界清楚，弥漫性生长边界不明显。海绵状淋巴管瘤的体积往往很大。在肢体者，呈畸形；在面颊部的肿瘤可使小儿容貌完全破坏，如生长于唇部的可引起巨唇，侵入舌部的可引起巨舌，口腔及咽喉部的巨大海绵状淋巴管瘤可造成饮食和说话困难，甚至呼吸困难，病变皮肤多为皮肤本色，为质软并伴有小硬结的无痛性囊性肿物。

3. 囊状淋巴管瘤　囊状淋巴管瘤又称囊状水瘤，系由单个或多个较大的淋巴囊组成。内含透明淡黄色淋巴液，伴有出血者为淡血性不凝固的液体，是临床上最多见的淋巴管瘤；最多见于颈部，占 66.7%，特别是颈后三角区。其次为腋窝、腹股沟部和腹膜后间隙，部分颈部淋巴管瘤延伸至锁骨后而侵入胸腔，或胸骨后进入前纵隔。

囊状淋巴管瘤体积变异很大，常见的大小如橘子，但也有不少体积巨大，使患侧颈部变形。

肿瘤外表光滑,部分呈分叶状。一般肿瘤张力不大,柔软,有明显波动。边界多不清晰,肿瘤壁薄。含液清亮而呈淡黄色,透光试验阳性。

多在新生儿时期发现,肿瘤体积过大可引起难产。初时颈部囊状淋巴管瘤并不引起严重症状。由于位置较浅,肿块有向外突出的倾向,且张力不高,因此较少影响颈部神经、血管、食管或气管的正常功能。只有少数病例产生气管压迫症状。

囊状淋巴管瘤极易发生出血,当囊内出血发生时,肿瘤可迅速增大,张力增加,表面呈淡红色或青紫色,透光试验可由阳性转为阴性。偶有合并囊腔感染,则容易扩散,感染较难控制。

腹部囊状淋巴管瘤由于侵袭的脏器不同,临床表现也各不相同。2%～8%发生在肠系膜及腹膜后。肠系膜囊状淋巴管瘤主要位于十二指肠系膜,也有位于回肠和右结肠肠系膜。临床上常见的肠系膜囊肿除部分来源于间皮组织外,也有相当病例实为囊状淋巴管瘤。

4. 弥漫性淋巴管瘤　肿瘤病变广泛分布在肢体的所有组织内,浸润肌肉和肌间隙其至骨膜。可占据整个肢体,从指端到肩部,或从足趾到腹股沟部,因此又称淋巴管瘤性巨肢症。肢体的形态变得非常粗大和难看,患肢的行动极为困难。皮肤有时有毛细血管斑痣,类似葡萄酒斑,但有些皮肤色泽完全正常。

五、鉴别诊断

淋巴管瘤需与腮裂囊肿、甲状舌管囊肿、囊性畸胎瘤、脓肿、肠源性囊肿、肿瘤囊变等鉴别。根据淋巴管瘤单房或多房囊性、囊壁菲薄、轻度强化、囊内呈水样密度或信号及"液-液平面"、肿瘤沿疏松组织间隙"爬行性生长"等典型征象多可明确诊断,但合并感染后鉴别诊断仍有一定困难。

六、治疗

淋巴管瘤多是一种先天性肿瘤,自愈的可能性极小,多不断地发展,或发生严重并发症,淋巴管瘤的治疗方法多种多样,繁简相差较大,疗效也不尽相同。淋巴管瘤的治疗可分为手术治疗和非手术治疗,可根据患儿的年龄、肿瘤的类型、肿瘤的生长部位及肿瘤的大小来决定治疗方案。

目前手术治疗仍是淋巴管瘤的主要治疗方法,特别是局限的毛细淋巴管瘤、海绵状淋巴管瘤及弥漫性淋巴管瘤。但在临床上经常遇到颈部、腋窝、口底等包绕神经、大血管等复杂部位的所谓难治性淋巴管瘤。由于这些部位解剖复杂及肿瘤浸润生长的特点,使手术治疗难度加大,完整切除很困难,切除后导致严重的并发症,术后也较易复发。有研究显示,淋巴管瘤术后并发症的发生率高达12%～33%,术后复发率为15%～53%。因此,安全有效的非手术治疗对于提高淋巴管瘤的治愈率显得越发重要。现已证实囊状淋巴管瘤注射治疗效果肯定,应以注射治疗为主,对部分注射后无效或未完全治愈,且手术风险不大的可考虑手术切除。

第二节　常规诊断

淋巴管瘤主要发生于儿童,80%～90%在2岁前被发现,以颈部最为常见。但随着 CT、MRI 等先进影像技术的普及应用,全身多个部位发现和诊治的病例逐渐增多,发生于胸、腹部脏器及脏器外的淋巴管瘤表现常不典型,往往以呼吸道症状、肠梗阻等继发性表现就诊,易误诊或漏诊。因此,有必要提高对淋巴管瘤影像学表现的认识。

影像学检查

1. 彩色多普勒超声检查 彩色多普勒超声检查简单快捷,损伤小,可重复,为首选方法,可以确定治疗发生的部位、数量、大小与周围的关系等。典型的淋巴管瘤的表现为低张力无定型的囊性肿物,肿块大小从数厘米至几十厘米不定,囊内可见条带状回声分隔,形成典型的蜂房样结构,不同囊液的成分,回声可有强弱不同,囊壁有钙化时表现为强回声,囊内无明显血流信号。淋巴管瘤表现为囊实性肿块,多分隔似蜂窝状结构;多普勒超声检查多房分隔型或混有血管瘤组织时,在分隔或实性部分可探及稀疏低速滋养动脉血管。

2. CT CT更容易清晰地显示肿瘤与周围脏器之间的关系,发生部位为淋巴管瘤最常见于颈、腋、腹股沟和腹膜后处,淋巴管瘤的典型表现为薄型、光滑的囊状物,形态不规则,多沿组织间隙生长,囊内密度均匀,可见分隔,囊肿和分隔可强化,囊内物质成分不同,CT值稍有差别,一般为3～35Hu。增强扫描:淋巴管瘤的包膜与分隔由疏松结缔组织构成,其内可混有脂肪、平滑肌、血管和神经组织,囊内常含淋巴液,因而含血管的囊壁、间隔可强化,囊液不强化,不含或很少含血管成分的淋巴管瘤不强化,和其他囊性病变一样,如囊状淋巴管瘤内合并感染、出血或脂质含量增加时,囊内CT值增高,容易误诊。因此,诊断需要密切结合临床。其中出血时甚至可出现液-液平面。在多发性囊状淋巴管瘤病例中,可能存在的囊肿因为合并出血,但有的囊内仅为淋巴液而表现明显的不同囊肿CT密度的差异,应引起注意。CT有利于显示深部病变及病变向纵隔蔓延的范围,提供更丰富的形态学信息,有利于临床治疗方案的选择。CT还是术后一种重要的随访手段。

3. MRI MRI能够清晰显示肿瘤部位、大小、形态和范围,是目前最好的检测诊断方法,通过计算机三维重建,能够显示肿瘤的立体图像。但价格较贵。典型淋巴管瘤的MRI表现在T_1WI与肌肉相似或稍高的信号,T_2WI为与脂肪相似或高于脂肪的信号。T_2WI上还可见瘤内低信号分隔,为多囊壁或纤维分隔。该瘤最具特征性的表现为沿疏松组织间隙"爬行性生长",并常同时跨多个间隙内生长。采取MRI设备及CT设备为疑似生成淋巴肿管肿瘤的小儿实施联合诊查能够迅速确诊或排除。在扫检成像之下能够清晰观察到包块形成的准确位置、外观形状、直径体积及影响的范围等,同时在影像中还能够观察包块内部及外部的特性,使医师可以依照扫描结果为小儿进行病症分型,再制订针对性处理方案。

第三节 分子诊断

有学者针对淋巴管瘤的发生学和病理形态的改变进行了相关分子生物学研究。对比分析正常淋巴管组织与淋巴管瘤的增殖细胞核抗原(proliferating cell nuclear antigen,PCNA)的差异。发现PCNA在正常淋巴管组织中无阳性表达,结果提示可能正常淋巴管内皮细胞无明显增生迹象或者说内皮细胞处于静止期。而小儿颈部囊状淋巴管内皮细胞中PCNA阳性表达同正常淋巴管组织相比无统计学差异。认为颈部囊状淋巴管瘤组织中内皮细胞增生活跃仍在正常范围内,尚无许多其他恶性肿瘤增殖活跃的表现,个别标本中有异倍体出现,部分S期细胞比例(SPF)、细胞增殖指数(PI)百分比比较高;提示颈部囊状淋巴管瘤组织中还有部分病例存在细胞增生的现象。这表明可能是由于淋巴管畸形,淋巴液回流障碍,大量淋巴液迅速积聚,致囊内压力急剧升高,囊腔扩大,淋巴管内皮细胞为适应病理性变化,不断修复破坏的内膜而表现为内皮细胞增生活跃。

基质金属蛋白酶 2(MMP2)主要功能是降解 I 型胶原,在细胞突破基底膜屏障和浸润转移中起重要作用,在增殖活跃的肿瘤组织中常有表达;第 8 因子相关抗原(Ⅷ-RAg)和 CD31 为内皮细胞标志,在内皮细胞增殖显著的脉管畸形如血管瘤等组织中常有较高表达。有研究对比分析了淋巴管瘤与正常淋巴管组织中三者的表达,结果显示小儿淋巴管瘤与正常淋巴管中 Ⅷ-RAg、CD31 及 MMP2 的表达无显著差异。提示淋巴管瘤与正常淋巴管的增殖活性相似,属于正常脉管内皮细胞生长范畴,提示淋巴管瘤可能只是一种淋巴管畸形。淋巴管瘤的增长可能是由于淋巴液积聚膨胀或发育所致,而不是由于淋巴管组织战略恶性增生所致。此外,在海绵状和囊状淋巴管瘤中 Ⅷ-RAg、CD31 及 MMP2 的表达也无差异,提示两者生物学特性相似。

参 考 文 献

董蒨.2009.小儿肿瘤外科学.北京:人民卫生出版社.

李正.2001.实用小儿外科学.北京:人民卫生出版社.

吴江,黄庆荣,汪根树,等.2002.小儿淋巴管瘤病理性质的探讨.中华小儿外科杂志,23(6):568-569.

吴平辉,吴江,黄庆荣,等.2005.PCNA、MMP-2 在小儿颈部囊状淋巴管瘤中的表达及意义.临床小儿外科杂志,4(1):37-39.

Charles R,Pierre M.2004.Pulmanary lymphangiectasia:Diagnosis and clinical course.Pediartr pulmonol,38:308-313.

Descamps P,Jourdain O,paillet C,er al.1997.Etiology,prognosis and management of nuchal cystic hygroma:25 new cases and literature review.Eur Jobstet Cynecol Reprod Biol,71(1):3-10.

Miranda P,Jaap JB,Florens GA,et al.2007.Recurrent and opportunistic infections in children with primary intestinal lymphangiectasis.J Paditric gastroenterology and nutrition,44:382-385.

Ogita S,Tsuto T,Nakamura K,et al.1996.OK-432 therapy for lymphangioma in children:why and how does it work? Journal of Pediatric Surgery,31(4):477-480.

R.Douglas Wilosn,Bruce P,Michael B,et al.2006.Congenited pulmonarg lymphangiectasis sequence:A rare heterogeneous,and lethal etiology for prenatal pleural effiusion.Prenat Diagn,26:1058-1061.

Sema U,Murat M,Onur K,et al.2001.Primary intestinal lymphangiectasia:A rare disease in the differenrial diagnosis of acute abdomen.J Pediatr Gastroenteral Nutr,33(4)508-510.

第16章 卵巢肿瘤

Chapter 16

第一节 疾病概述

卵巢虽小，组织复杂，是全身各脏器肿瘤类型最多的部位，可发生在任何年龄。卵巢肿瘤组织学类型多，且有良性、交界性、恶性之分。按世界卫生组织（WHO）1973年制定的卵巢肿瘤组织学分类法，分为四大类：上皮性肿瘤、性索间质肿瘤、生殖细胞肿瘤和转移性肿瘤。上皮性肿瘤占原发性卵巢肿瘤的50%～70%，其恶性类型占卵巢恶性肿瘤的85%～90%、生殖细胞肿瘤占卵巢肿瘤的20%～40%、转移性肿瘤占卵巢肿瘤的5%～10%、性索间质肿瘤约占卵巢肿瘤的5%。组织学上分为三级，恶性肿瘤分为四期。

卵巢恶性肿瘤是危及女性生命的主要疾病，是女性生殖器三大恶性肿瘤之一，发病率仅次于宫颈癌和子宫体癌而列居第三位。虽然卵巢癌在早期有一些症状，如不明确的胃肠不适、盆腔压迫感和疼痛，但大多数女性在早期症状很轻微或没有特异性症状，以致确诊时60%～70%的卵巢恶性肿瘤患者已属晚期。至今缺乏有效的早期诊断方法，卵巢恶性肿瘤的5年存活率仍很低，徘徊在40%～50%，早期卵巢癌（Ⅰ期）患者5年存活率可达90%以上，而晚期卵巢癌（Ⅲ、Ⅳ期）仅15%～20%。卵巢癌患者的病死率居各种妇科肿瘤之首。

一、卵巢肿瘤的病因

小儿卵巢肿瘤90%以上为单侧，肿瘤分类繁多，主要包含上皮性肿瘤及性腺间质肿瘤。良性肿瘤以囊性畸胎瘤最常见，其次为上皮性肿瘤的浆液性囊腺瘤和黏液性囊腺瘤。与成年人卵巢肿瘤以上皮性肿瘤为主（67%～90%）不同，儿童卵巢肿瘤的60%～90%为生殖细胞癌等，其中有以畸胎瘤最常见。儿童卵巢肿瘤20%～30%为恶性，来源于生殖细胞的恶性肿瘤常见的为未成熟畸胎瘤、无性细胞瘤、卵黄囊瘤、恶性混合性生殖细胞瘤及胚胎癌等。支持一间质细胞瘤被视为低度恶性或潜在恶性。可于手术后数年甚至几十年后出现复发和转移，应长期随诊。

关于卵巢生殖细胞肿瘤来源、形成和分化见睾丸肿瘤。卵巢的恶性生殖细胞瘤与睾丸的相似，在睾丸为精原细胞瘤，发生在卵巢为无性细胞癌。其余与睾丸相同卵巢的生殖细胞瘤与睾丸相同，亦有两个发病高峰，发病时间、主要病理组织类型也相似。

二、卵巢肿瘤的特点

1. **恶性率高** 小儿卵巢肿瘤从总体上讲大部分为良性肿瘤，但恶性率较成年人高。据文献报道，成年人卵巢肿瘤的恶性率占妇科恶性肿瘤的23%～27%，而小儿占34.5%～40%。

2. **误诊率高** 小儿卵巢肿瘤早期不易确诊，早期肿瘤较小且深埋于盆腔内，无特殊症状，下腹饱满不易被发现,当肿瘤增大,盆腔不能容纳,突入下腹部方被发现。有时发生蒂扭转,则出现急腹症症状,常误诊为急性阑尾炎,当破裂出血致急性腹膜炎,腹腔广泛转移伴腹水常误诊为腹腔结核。

3. **病理组织学特点**　卵巢的组织结构成分很复杂,因而发生肿瘤的种类也很多。按 WHO 的卵巢肿瘤学分类,上皮肿瘤最常见占卵巢肿瘤的 50%～70%,其次为生殖细胞瘤占 30%～40%,其他类型占 10%。但因年龄不同而呈现各类发病率的差异。上皮性卵巢肿瘤 50 岁以后居多,高发年龄 60～65 岁。生殖细胞肿瘤 90% 在青春期多。

4. **预后差**　小儿卵巢恶性肿瘤中,以内胚窦瘤、未成熟的畸胎瘤和无性细胞瘤最常见。前两者恶性率极高,发展迅速易早期转移,脆而易破,常有血性腹水。无性细胞瘤 25% 发生卵巢外扩散、淋巴转移、腹腔种植。

三、组织病理学

1. **卵黄囊瘤**(yolk sac tumor)　绝大多数患儿发病年龄小于 3 岁。

组织学特点:①上皮成分形成腺管-腺泡结构、小囊、乳头和实性细胞巢(多由透明细胞构成)。②上皮-血管结构,血管扩张,其外为一厚层无透明变性的纤维组织,再外为比较整齐放射状排列的上皮细胞。③间质呈纤维黏液样或腺泡状。④肾小球样结构,上皮细胞大致构成腺泡。上皮细胞来自一侧突入腺泡腔、形成不规则的细胞巢,巢中有小血管。⑤PAS 阳性的嗜酸性透明小球,可见于瘤细胞内外。⑥有许多类似卵黄囊空泡的小囊,因而此肿瘤也称为卵黄囊瘤。卵黄囊瘤具有分泌甲胎蛋白(AFP)的生物学特性,90% 以上卵黄囊瘤的患儿血清 AFP 明显升高,因而 AFP 是该肿瘤的肿瘤标志物,用于评价疗效及术后检测肿瘤残留物和复发的依据。

2. **畸胎瘤**(teratoma)　畸胎瘤是新生儿期的肿瘤,睾丸畸胎瘤一般多在 5 岁前发现。卵巢畸胎瘤多由分化良好的成熟成分的内、中、外三种胚层组织构成,多呈良性过程。仅 15% 为恶性,相对而言其预后良好。未成熟畸胎瘤亦含有内、中、外三胚层组织,但存在未成熟原始神经上皮。根据肿瘤中未成熟组织成分的数量分为 0～3 级。分级越高,越有可能含有卵黄囊成分。

3. **无性细胞瘤**　无性细胞瘤(dysgerminoma)为中度恶性的卵巢生殖细胞肿瘤,占卵巢恶性肿瘤的 2%～4%。好发于青春期及生育期妇女,75% 的无性细胞瘤发生于 10～30 岁。无性细胞瘤常为单侧性,10%～17% 为双侧性,这与未成熟畸胎瘤及卵黄囊瘤均为单侧性不同,故手术时对保留卵巢应行剖开探查及活体组织检查。肿瘤为圆形、肾形或椭圆形,多数最长径为 15～20cm,平均为 15cm。肿瘤为实性,触之如橡皮样。表面光滑,呈分叶状,包膜一般完整。切面质实而脆,呈灰淡红或棕黄色。约 50% 有坏死及出血区,偶见囊性间隙。肿瘤可黏于邻近结构,有时可见血性腹水。通过显微镜观察,瘤细胞分为大细胞型及小细胞型两类。前者瘤细胞大,呈圆形、卵形,形态较为一致,边界清楚;细胞核大,呈圆形,居中,常见核分裂象;胞质丰富,有时透亮。后者瘤细胞为密集的小圆形细胞,细胞核圆而深染,胞质少。瘤细胞常排列成巢状、片状或索状。肿瘤结缔组织内常见多少不等的淋巴细胞浸润,有时可查见朗格汉斯细胞,常见结缔组织玻璃样变或胶原化。

恶性生殖细胞肿瘤常转移到后腹膜、胸腔和颈淋巴结、肺和骨与骨髓。卵黄囊瘤主要转移至腹膜后淋巴结和腹股沟淋巴结,或经血行转移至双肺。

4. 支持-间质细胞瘤（Sertoli-Leyding cell tumor）

（1）内分泌变化：由于肿瘤细胞分泌雄激素的功能，多数患者体内激素水平检测均有变化，最明显的变化是血清中睾酮及雄烯二酮浓度明显升高。由于雄激素的影响，临床上 25% ～ 77% 的患者会出现一系列去女性化及男性化症状。性成熟期前发病，会出现异性性早熟。性成熟期后，首先会出现月经稀少、闭经、乳房萎缩等去女性化表现，随即逐渐出现多毛、声音低哑、痤疮、喉结、阴蒂肥大等一系列男性化症状。

在高、中分化间质细胞瘤患者中，由于肿瘤细胞除含较高的睾酮外，亦含有一定量的雌二醇，少数有雌激素分泌现象，临床表现为子宫异常出血。在同时有子宫内膜病理检查的病例中，子宫内膜出现息肉、囊性增生、高分化腺癌等多种雌激素刺激的病理变化。以上内分泌表现，患者血浆中激素水平检测均可有明显变化。

（2）血清 AFP 的变化：在支持间质细胞瘤中，临床出现 AFP 的确切意义尚有待进一步收集、观察。

（3）分类特征：①高分化，肿瘤由支持细胞瘤型和间质细胞瘤型两种细胞成分组成。②中分化，肿瘤主要由未成熟的支持细胞组成，疏松结缔组织内有大量间质细胞。肿瘤细胞产生雄激素，临床有男性化表现。③低分化，又称肉瘤样型，肿瘤细胞有中至重度异型性，核分裂象较多。临床有明显的男性化。④网状亚型，此类肿瘤的组织学特点，是在中、低分化的支持间质细胞瘤组织内含有多少不等的类似睾丸网的结构。⑤伴异源性成分，系指肿瘤由支持间质细胞瘤成分及异源性成分两者组成。异源性成分常见的为胃肠型黏液上皮，一般为良性，偶为交界性或恶性，还有横纹肌或软骨成分。

（4）支持细胞-间质细胞瘤分为 3 型：弥漫间质型、混合型和小管型。

5. 横纹肌肉瘤（rhabdomyosarcoma）　横纹肌肉瘤是起源于横纹肌细胞或向横纹肌细胞分化的间叶细胞的一种恶性肿瘤，是儿童软组织肉瘤中最常见的一种。横纹肌肉瘤发病率次于恶性纤维组织细胞瘤和脂肪肉瘤，居软组织肉瘤的第三位。成年人少发，男性多于女性。胚胎型横纹肌肉瘤，多发于 8 岁前儿童（平均年龄为 6 岁）；腺泡型横纹肌肉瘤见于青春期男性（平均年龄为 12 岁）；多型性横纹肌肉瘤常见于成年人，也可见于儿童。横纹肌肉瘤可分为胚胎型横纹肌肉瘤和胎儿型横纹肌肉瘤。生长迅速，易早期转移，约 50% 确诊时已有淋巴结和肺转移，预后不良。

横纹肌肉瘤发病原因不清楚，是由各种不同分化程度的横纹肌母细胞组成的软组织恶性肿瘤。本病可能与遗传因素、染色体异常、基因融合等因素有关。

HE 染色在光学显微镜下观察横纹肌肉瘤细胞，有时可因细胞分化低及横纹未形成等原因而难以确诊，免疫组织化学染色方法是确诊横纹肌肉症状瘤的可靠方法。本病例在光学显微镜下观察肿瘤细胞呈束状排列，为梭形，类似纤维肉瘤，可见少数肿瘤细胞胞质内有明显的嗜酸性细胞，即横纹肌母细胞，免疫组织化学检查中 Myoglobin 呈阳性。

一般无典型的放射学特征，无钙化现象。肿瘤可侵袭并破坏邻近骨质，尤以颅骨、前臂、手部和足部多见。应用加造影剂的 CT 和 MRI 检查，可较好地显示肿瘤的部位、体积、边缘及其与周围组织的关系。静脉肾盂造影可发现膀胱内不规则充盈缺损、肾盂积水等。其他的检查方法包括骨扫描（疑有骨转移）和淋巴管造影（疑有淋巴结转移）。

四、TNM 分期与临床分期

临床病理分期：以临床上最常见的卵黄囊瘤为例，临床上按有无转移及转移部位分为四期。

Ⅰ期：肿瘤无局部区域扩散，完整切除，无转移。胸部及腹膜后影像学检查阴性，术后甲胎蛋白（AFP）恢复正常。

Ⅱ期：肿瘤有局部区域扩散，有或无淋巴结侵犯。完整切除，无转移。

Ⅲ期：肿瘤有局部区域扩散，不能完整剔除，伴镜下或肉眼残留。无转移。

Ⅳ期：肿瘤远处转移。

临床上约80%的患儿获确诊时属Ⅰ期。小于1岁者，肿瘤恶性度低，生长缓慢，预后明显优于2岁以上患儿。

五、临床表现

小儿卵巢肿瘤的临床表现以腹痛、腹胀及腹部肿块为常见症状及体征。由于肿瘤的增大、出血、破裂及扭转，它们可引起急性或慢性腹痛。这种疼痛往往是在腹部，而不是盆腔，而且让人很难想到是性腺的疼痛。一些患者在接受治疗之前表现为急腹症的特点，从而误诊为其他疾病。另一种常见的症状是腹部膨胀。右侧卵巢肿瘤会很容易误诊为阑尾炎，所以给一例女性患者行剖腹探查术时，如果发现阑尾没有异常，则需常规检查卵巢。如果出现蒂扭转，则会引起明显的疼痛，同时伴有恶心、呕吐及内脏血管收缩症状。肿瘤有时可以分泌雌激素，患者可表现为同性假性性早熟，由于垂体促性腺激素水平的增高使第二性征（乳房发育、阴部和腋窝毛发、阴唇发育、阴道分泌物和出血）提早出现。当这些症状出现的时候需想到是性激素分泌器官出现了异常，并且应该想到有可能是卵巢。当肿瘤分泌的是雄激素，则为异性假性性早熟，表现出体格的快速生长、骨龄提前、肌肉发育、体毛出现、声音改变。总的来说，分泌性激素的肿瘤很少，不超过10%。一些患者可因为腹部膨胀而发现肿瘤。部分上皮性的肿瘤患者因为肿瘤的增大和（或）破裂而出现腹水。一些实性的或囊性的肿瘤在体格检查时可以很容易被触诊摸到。

六、卵巢肿瘤的分类

1. 非肿瘤囊肿。

2. 肿瘤囊肿

（1）生殖细胞瘤（75%～80%）：①无性细胞瘤；②畸胎瘤；③性腺母细胞瘤；④其他。

（2）性索细胞瘤（5%～10%）：①颗粒层-卵泡膜细胞瘤；②睾丸支持-间质细胞瘤；③其他。

（3）上皮细胞瘤。

七、小儿卵巢肿瘤

1. **小儿卵巢上皮性肿瘤**　卵巢上皮性肿瘤是成年人最常见的卵巢肿瘤，占原发卵巢肿瘤的50%～70%，其恶性肿瘤占卵巢恶性肿瘤的85%～90%；但在小儿却并不多见，仅占约19.3%。上皮性肿瘤来源于卵巢表面的生发上皮，它由原始的体腔上皮衍化而来，具有分化为各种苗勒上皮的潜能。如果向输卵管上皮分化，则形成浆液性肿瘤，如果向宫颈黏膜分化，则形成黏液性肿瘤。依据细胞分化程度分为良性、交界性和恶性。笔者收治过浆液性囊腺瘤和黏液性囊腺瘤，同时伴有大量胸腔积液、腹水，构成 Meigs 综合征。其中有例 14 岁女孩腹水达7000ml。主要症状就是腹部肿物，有功能者可产生相应的雌激素和雄激素过多症状。80％的卵巢上皮癌 CA125 水平升高。最后还需要病理确诊。

2. 小儿卵巢生殖细胞肿瘤　生殖细胞肿瘤是目前女性生殖腺比较常见的肿瘤，占成年人卵巢肿瘤的 20％～40％；但在儿童却是最常见卵巢肿瘤，可达到 62.2％，生殖细胞肿瘤占卵巢恶性肿瘤的 88.6％。来源于各方向、各阶段分化的肿瘤均可见到，如未分化生殖细胞来源的无性细胞瘤、多能分化细胞来源的胚胎癌、胚层结构分化的畸胎瘤、胚外结构分化的内胚窦瘤和绒毛膜癌。AFP 和 hCG 具有诊断和预后价值。生殖细胞瘤是目前女性生殖腺比较常见的肿瘤。生殖细胞的全能单倍体从外胚间质（卵黄囊或内胚窦瘤）移行至卵巢原始细胞后形成卵母细胞，然后向不同方向发生变异，形成肿瘤。未分化者为无性细胞瘤或胚胎瘤。如果它们向胚胎结构分化形成畸胎瘤（良性或恶性），向胚外结构分化则形成内胚窦瘤或绒毛膜瘤。这些肿瘤中，除了未分化的，其他如果是不成熟的或者是恶性的，均可以分泌甲胎蛋白，这对诊断和随访很有用处。有些肿瘤同时分泌 VhCG，这一特征同样有助于病程的跟踪观察。

(1)无性细胞瘤：这种肿瘤是 7 岁以上女孩常见的卵巢肿瘤之一，它的病理表现类似于睾丸的精原细胞瘤。因为它的细胞是全能的未分化生殖细胞，所以它是遗传学异常的性腺中发现的多种肿瘤之一。这种肿瘤是实性的，切面呈白色或微黄色，较结实，由圆形的大细胞组成，细胞核大，胞质丰富，细胞间有少量纤维组织间隔。其中有一些含有滋养层成分而不分泌 β-hCG。这些肿瘤在诊断出来的时候可能已经很大了，会出现压迫症状，还可能因为扭转、出血坏死和破裂而引起疼痛。因为它们不分泌激素，所以不会引起内分泌症状。部分混合性的肿瘤中含有性索细胞，可以表现出同性或异性性早熟症状。

(2)畸胎瘤：卵巢畸胎瘤的生物学行为与睾丸畸胎瘤有很大不同，且更为复杂，卵巢胚胎性肿瘤起源于已处于减数分裂期的生殖细胞，而睾丸生殖细胞瘤的有丝分裂已经停止。这种肿瘤来源于向胚胎组织分化的生发细胞，胚胎组织的性质与肿瘤的位置无明显关系。成熟的畸胎瘤可含有 3 个胚层（内胚层、中胚层和外胚层）的组织，这些胚层可能会发育成某一个器官，或某器官的一部分。不是所有畸胎瘤中都含有 3 个胚层组织，有的只含有 2 个胚层组织。畸胎瘤可以沿生殖细胞的迁移路线出现在身体的任何部位，但多数都出现在骶尾区和生殖腺。卵巢畸胎瘤差不多有 10％是双侧性的，而且比较大。它们由神经组织、胃肠道、软骨、骨头、牙齿或腺体混合组成。有一部分为囊性，内衬有皮样组织，腔内充满皮脂腺分泌物和毛发。与出生前就存在的骶尾部畸胎瘤相反，卵巢畸胎瘤较少出现在小女孩，而且要到接近青春期甚至成年后才有临床症状。临床症状与肿瘤的体积及其占位效应有关，其疼痛是由扭转、破裂或出血坏死所致。由于这些肿瘤多为囊性、不均匀的，而且常有钙化灶，所以很容易通过 B 超和影像学检查发现。手术为首选治疗方法，当肿瘤不是很大和（或）以囊性为主时，可优先考虑采取腹腔镜下肿瘤切除术，而不是开放手术。手术中需遵循这样的原则：囊内的液体不能溢出，肿瘤组织需完整切除，尽量保留正常性腺组织，为以后分泌人体所需的激素及以后的生殖提供基础。

(3)卵黄囊（内胚窦）瘤：如果生殖细胞继续向胚外组织分化，就会形成卵黄囊瘤，这种肿瘤生长很快，切面为白色或灰黄色，它们多数为囊性，很容易破碎，囊里面未分化的细胞以Schiller-Duval 小体的形式围绕在血管周围。这种肿瘤分泌一种很重要的肿瘤标志物，即甲胎蛋白(AFP),这对肿瘤患者的诊断和随访很有价值。肿瘤的快速生长可引起一系列临床症状,通过触诊、病理表现和 AFP 的测定不难做出诊断。这类肿瘤对化疗很敏感,部分患者仅需要通过化疗就可以使肿瘤消失。

(4)性腺母细胞瘤:性腺母细胞瘤是罕见的生殖细胞肿瘤,常见于性腺发育不良和男性假两性畸形的病例,这些肿瘤见于遗传学异常的性腺组织,如 XY 染色体型单倍体,或是 Y 染色体缺失(包括 Turner 综合征)。它们混有性索、生殖细胞衍生物和无性细胞瘤组织,有时候会出现钙化灶。这种肿瘤是恶性的,必须手术切除生殖器和遗传学异常的性腺组织,它们是多变的,但是很难将其与性腺组织分离。有时候性腺组织会被肿瘤完全取代。

3. 小儿卵巢颗粒细胞瘤　颗粒细胞瘤属于性索间质肿瘤,约占成年人卵巢肿瘤的 5%,这类肿瘤常有内分泌攻能,称为功能性卵巢肿瘤。在儿童颗粒细胞瘤中有一种幼年型颗粒细胞瘤(juvenilt granulose cell tumor),它可以分泌激素。颗粒细胞瘤恶性度中等。局限性肿瘤的治疗以手术切除患侧附件配合化疗为原则。儿童的颗粒细胞瘤可以在两侧卵巢同时发病,这时要注意权衡卵巢组织保存与肿瘤性质和发展预后之间的得失,综合考虑决定因素。

性索细胞瘤是来源于性索的肿瘤,其细胞可朝任何一个方向分化,它们可以伴随着同性或异性性早熟,这取决于细胞的特性(分别是颗粒层-卵泡膜细胞瘤和睾丸支持-间质细胞瘤)。颗粒层-卵泡膜细胞瘤最常见的成分是颗粒细胞,而在这些病例中,肿瘤几乎在不断地分泌雌激素,而促性腺激素水平正常。乳房初发育,出现腋窝和阴部毛发,阴道出血、身体和骨骼的超前生长是其主要症状。肿瘤通常体积较大,能触摸到,甚至在腹部视诊时都能检查到。

八、治疗对策

1. 手术方法的选择　卵巢肿瘤的手术,根据肿瘤的大小和性质,选择下腹部中线切口或耻骨上横形皮纹切口。由于术前常不知病变的良、恶性,无论选择何种切口,手术者必须做好恶性肿瘤的手术准备。如果肿瘤巨大,为避免瘤体破裂,可以延长中线切口。切除肿瘤较简易,虽然通常瘤体较大,经一侧卵巢、输卵管切除就可完整切除肿瘤。如果病变是包膜完整的畸胎瘤,则可保留同侧的输卵管。对于双侧畸胎瘤病例,至少可在一侧卵巢行肿瘤剜除术以保存生殖能力。Cass 等提倡对临床上良性倾向且肿瘤标志物正常的病例采用保存生殖能力的手术方法。对已扩散的生殖细胞瘤,应活检明确病理诊断,不切除重要的脏器。现行的化疗方案对这类肿瘤非常有效,通常在第 4 个疗程后施行二次手术以期获得最好的治疗效果。目前对患儿施行腹腔镜手术尚存争议,小儿肿瘤协作组的生殖细胞委员会不主张采用该项技术,而是强调完整切除肿瘤的重要性,认为腹腔镜手术时可能会破坏肿瘤包膜的完整性或使肿瘤破裂,而致肿瘤分期升级。卵巢畸胎瘤的治疗强调根据不同病理结果制订不同的治疗策略。良性肿瘤要切除肿瘤的同时注意保存卵巢组织和功能,多数情况下行肿瘤剜除术,而不是简单地一切了之。恶性肿瘤必须行患侧附件切除,同时注意排除对侧病理情况。

2. 化疗　任何肿瘤播散至卵巢之外时均需化疗。早期方案可用长春新碱、放线菌素 D 和环磷酰胺联合化疗(VAC 方案),但对晚期肿瘤的失败率达 68%,疗效令人失望。随后采用顺铂、长春新碱和博来霉素联合化疗,疗效有所提高。据文献报道,4 年生存率为 67%、无瘤生存率为 63%。最近采用博来霉素、依托泊苷和顺铂联合化疗方案,治疗成功率又有很大提高。

第二节 常 规 诊 断

一、实验室检查

1. 绒毛膜促性腺激素(HCG) 非妊娠妇女<7mU/ml,是存在于胎盘中的糖蛋白激素,分子量为45 000。血清HCG是诊断和监测滋养细胞肿瘤的重要指标。它是诊断早孕、监测先兆流产、异位妊娠的良好指标;早期绒毛膜上皮细胞癌、葡萄胎时,血中HCG明显高于早孕的水平,经过化疗或刮宫治疗后,如果HCG下降不明显,提示治疗效果不佳。治疗后HCG下降,以后又见升高,提示复发;在卵巢原发性绒癌HCG也升高;由于60%以上的非精原细胞瘤患者体内HCG上升,免疫学方法可测定HCG的β亚单位,可监测非精原细胞瘤的治疗及复发情况,甚至有些肿瘤复发可在临床体征出现前几周或几个月;在部分畸胎瘤和胚胎性肿瘤中HCG也可升高。对于妇科恶性肿瘤,除了测定完整的HCG、游离的单位外,还可测定尿与血中的促性腺激素的片段,称之为β核心(β-core)。联合测定尿中β-core与血中CA125可对临床卵巢癌的诊断提供有意义的信息。

2. 肿瘤标志物 卵巢肿瘤是当前病死率最高的妇科恶性肿瘤,由于临床症状不明显,加之缺乏有效的早期诊断方法,致使70%~80%患者确诊时已属晚期。尽管彻底的肿瘤减灭术,以及以顺铂为基础的联合化疗使卵巢癌的治愈率大为提高,但卵巢癌患者的5年生存率仍低于30%。女性如果在早期阶段发现卵巢癌,90%患者可以治愈。卵巢癌的早期发现、早期诊断、早期治疗是提高卵巢癌患者预后的关键。因此,探索有效的、特异的卵巢癌标志物具有非常重要的意义。

肿瘤标志物(tumor marker,TM)分为体液肿瘤标志物和细胞肿瘤标志物:①体液肿瘤标志物是指肿瘤细胞分泌或脱落到机体的体液或组织中的物质,或是宿主对体内新生物反应而产生并进入到体液或组织中的物质。这些物质有的不存在于正常人体内,只见于胚胎中;有的在肿瘤患者体内含量超过正常人体内含量,通过测定其存在或含量可辅助诊断肿瘤、分析病程、指导治疗、监测复发或转移、判断预后。②随着分子生物学技术的发展,从分子水平发现基因结构或功能的改变及具有一定生物学功能的基因产物的非正常表达均与肿瘤的发生、发展密切相关,所以测定癌基因、抑癌基因及其产物也属肿瘤标志物之列。由于这些物质存在于细胞膜上或细胞内,如激素受体、生长因子受体、白血病表型、分子基因等,故把这类物质称为细胞肿瘤标志物。由于肿瘤发生发展的原因至今不明,因此肿瘤标志物的定义还有待于进一步的完善。

肿瘤标志物在肿瘤筛查、诊断、判断预后和转归、评价治疗疗效和高危人群随访观察等方面都具有较大的实用价值。自20世纪80年代以来,随着杂交瘤技术的不断成熟和广泛应用,出现了大量的抗肿瘤的单克隆抗体,并与同时出现且日新月异的免疫学检测技术(RIA、IR-MA、ELISA、CLIA、IFA、TRFIA等)相结合,发展了众多的肿瘤标志物检测项目并不断地应用于临床,已成为肿瘤患者的一个重要检查指标。在卵巢癌的诊断和病情监测方面主要应用于血清中检测体液肿瘤标志物。

临床常规应用的卵巢肿瘤标志物如下。

(1)癌胚抗原125(cancer antigen 125,CA125):癌胚抗原(CA125)是目前研究和应用最广

泛的肿瘤标志物,也是临床常用的检测卵巢癌的指标。CA125 本质是 1 种糖蛋白,存在于上皮性卵巢癌抗原中,可与克隆抗体 OC125 结合。CA125 位于染色体 19p13.2 区域,属于 IgG。CA125 不仅可以作为卵巢癌的分子诊断标志物,在乳腺癌、宫颈癌、胰腺癌等多种癌症的早期诊断中均有所应用。目前 CA125 已用于上皮性卵巢癌诊断中,正常情况下人体中的 CA125 存在于细胞内,由于胞膜的存在无法进入血液循环,所以健康人和良性疾病患者体内的 CA125 含量较低,当人体出现恶性肿瘤时,CA125 在血液中的含量表达变高。健康成年人血清中 CA125 的含量≤35U/ml,如果患者血清中的 CA125 的含量＞70U/ml,应立即行 CT 和阴道超声。CA125 不仅可以预测患者是否患癌,还能预测肿瘤的恶性程度。CA125 在浆液性肿瘤中的诊断准确率为 65%,在黏液性肿瘤中的诊断准确率约 50%。因此,CA125 在卵巢癌的早期诊断中被广泛应用。但是 CA125 也存在一些限制,如果患者存在妊娠、妇科炎症或经期等状况,也有可能出假阳性。

(2)人类附睾蛋白 4:人类附睾蛋白 4(HE4)是由 Kirchhoff 等在人附睾上皮细胞中发现的,是由 WFDC2 基因转录翻译而来,该基因位于人染色体 20p12-p13.1 部位,分子量为25kDa,与精子的成熟有关。Hellstrom 等发现女性的正常卵巢组织不分泌 HE4,但该蛋白在卵巢癌组织中表达较高,而且患者的分期越晚,HE4 的表达程度越高。有研究显示,HE4 基因可对细胞周期进行调控,相比于 CA125,HE4 的特异性更好。朱振宁等研究显示,HE4 对早期卵巢癌的诊断意义很大,可区分良性肿瘤和恶性肿瘤,因此 HE4 在早期卵巢癌诊断意义大于 CA125。妇科良性疾病患者的血清 HE 临界值为 76.5pmol/L,此时单独检测 HE4 对卵巢癌的诊断效率最高,其灵敏度、特异度分别为 80.95% 和 85.71%。但是王清华等研究显示,HE4 存在敏感性较低的问题,诊断卵巢癌的敏感性仅有 51%。

(3)糖链抗原 19-9(carbohydrate antigen 19-9,CA19-9):CA19-9 是 Koprowski 等于 1979年用人的结肠癌细胞株免疫 BALB/c 小鼠并与骨髓瘤细胞进行杂交所得的一株单克隆抗体,该抗体能和一类与肿瘤相关的糖类抗原起反应,该单抗识别的抗原命名为糖链抗原 CA19-9。阳性临界值为血清＜37U/ml。在消化系统的恶性肿瘤中血清 CA19-9 水平明显升高。但它并非肿瘤细胞所特有,可存在于正常组织细胞上。CA19-9 与成熟畸胎瘤和卵巢黏液性肿瘤密切相关,Ito 研究了 250 例卵巢成熟畸胎瘤患者,平均手术前血清中的 CA19-9 是 79.4U/ml,术后平均 CA19-9 是 27.4U/ml。Dede 等回顾性地分析了 80 例卵巢成熟畸胎瘤患者,证明CA19-9 有可能是诊断畸胎瘤重要的肿瘤标志物。Darai 等分析了 43 例卵巢交界性肿瘤的肿瘤标志物,其中浆液性 24 例(55.8%)、黏液性 18 例(41.9%)、子宫内膜样 1 例(2.3%)。血清CA125 阳性 32.1%,CA19-9 阳性 17.4%,CEA 均正常。Ayhan 等的研究表明,在卵巢肿瘤的诊断中如果 CA19-9 和 CEA 增高,意味着肿瘤的性质为黏液性的可能性大,而在浆液性肿瘤中常为 CA125 增高。

(4)CP2(cancer protein2):CP2 为一种类似 CA125 的肿瘤标志物,与 CA125 抗原决定簇不同,但其生物学及临床特性与 CA125 极为相似。检测试剂盒由美国 Maxgene 公司生产,在卵巢上皮癌诊断中灵敏度高于 CA125,特异性略低于 GA125。有研究表明,对少数 CA125 不高的患者 CP2 具有重要的补充作用。

(5)癌胚抗原(carcino embryonic antigen,CEA):CEA 是一种分子量 22 000 的可溶性多糖复合蛋白质,早期胎儿的胃肠道及某些其他组织均有合成 CEA 的能力。正常值为 5.0μg/L,约 40% 的 Ⅰ 期卵巢癌患者升高,在 Ⅱ～Ⅲ 期亦有明显升高,而以卵巢黏液性囊腺瘤血清和囊液中 CEA 最高。但 CEA 并非特异性肿瘤标志物,一些其他器官恶性肿瘤和良性病变也有 CEA 升高,尤其消化道肿瘤较常见。其特异性较高和敏感性较低,是一种非特异性肿瘤标志物。

(6)甲胎蛋白(AFP):AFP 是与卵巢恶性生殖细胞肿瘤相关的肿瘤标志物,由胚胎的卵黄囊及不成熟的肝细胞产生的一种特异性蛋白,胚胎血清中可测出高水平的 AFP,随着胚胎发育成熟,血清内 AFP 相应减少,至出生后数日或数周即不能测出,正常血清内亦不能测出 AFP。卵巢卵黄囊瘤的组织来源是胚外结构卵黄囊,可产生大量的 AFP,故卵黄囊瘤患者血清 AFP 浓度很高,其浓度与肿瘤消长有关,是诊断和治疗检测时的重要标志物。虽然血清 AFP 和 HCG 的检测对卵巢内胚窦瘤和卵巢绒癌有明确诊断的意义,但卵巢恶性生殖细胞肿瘤的最后确诊还是依靠组织病理学的诊断。

(7)p53 蛋白:p53 基因是人类最早发现的抑癌基因,是体内重要的细胞凋亡控制因子,定位于 17 号染色体上。野生型 p53 基因位于细胞核内基因产物的正常功能是维持 DNA 的完整性,抑制细胞的增殖,使生长期的细胞阻滞于 G1 期。突变型 p53 基因却丧失了此功能,导致 DNA 异位体的产生,并使细胞增殖旺盛,进入 G2/M 期的细胞数目增加,失去其正常的抑癌功能。金秀风等研究表明,p53 阳性表达与卵巢恶性肿瘤的分级有关,分化越差,表达率越高,差异有统计学意义,是影响肿瘤预后的一个重要因素。

(8)神经细胞特异性烯醇化酶(NSE):血清正常参考值 15pg/L。血清 NSE 是神经内分泌肿瘤的特异性标志,如神经母细胞瘤、甲状腺髓质癌和小细胞肺癌(70%升高)。NSE 已作为小细胞肺癌重要标志物之一。卵巢未成熟畸胎瘤及无性细胞瘤也可使血清 NSE 值增高,其阳性率分别为 50%和 83%。卵巢未成熟畸胎瘤所含的未分化组织成分中,以神经组织最为常见,故可产生 NSE。卵巢无性细胞瘤患者血清 NSE 升高的原因目前尚不清楚。

(9)性激素的测定:卵巢性索间质瘤中的不同组织类型的肿瘤,有一部分具有分泌性激素的功能。颗粒细胞瘤、卵泡膜细胞瘤及环管状性索间质瘤可分泌雌激素,浆液性、黏液性或纤维上皮瘤有时可分泌一定量雌激素。近年来,不少研究还发现它们尚可同时分泌孕激素;卵巢支持间质细胞瘤及卵巢硬化性间质瘤可分泌雄激素,血内睾酮浓度升高,有些肿瘤还可同时分泌雌激素。这些分泌性激素的肿瘤,在切除肿瘤以后,血内激素水平随之下降。当病情复发时,激素水平又上升,故可作为监测病情的肿瘤标志物。

二、影像学诊断

1. 影像学检查 B 超广泛用于临床,正确率可达 100%。卵巢肿瘤多具有典型的声像图特点:良性肿瘤多包膜完整,活动度好,壁薄而光滑,肿瘤内部多为无回声或有细小光点及条带状分隔,壁上可有乳头状光点。实性肿瘤内部回声均匀,肿瘤表面光滑,肿瘤与周围组织及脏器多无粘连。彩色多普勒超声于瘤体、瘤壁及间隔内可探及低速高阻的血流信号,瘤内及周围有或无细小血流信号。良性肿瘤多无远处转移,因此患者多无腹水等症状。恶性肿瘤可单侧,也可为双侧,形态不规则,表面不光滑,多呈厚壁结节状,有圆形、椭圆形及分叶状,若检测到腹水,更提示恶性可能。囊性恶性肿瘤多伴有增厚的分隔及乳头状光点,有时可伴乳头状突起。实性肿瘤内部回声不均匀,呈粗大的光点回声。恶性卵巢肿瘤易发生网膜、肠壁及腹膜转移,表现为细小的结节状回声,腹腔内多伴有腹水。交界性肿瘤除周边血流外,肿瘤内部分隔、乳头上均可出现血流信号,较良性肿瘤有明显差异,而与早期恶性肿瘤无明显差异。由于恶性肿瘤的高代谢和肿瘤组织的快速生长,血管形成较多,因此肿瘤内部有无血管、丰富与否是鉴别卵巢良、恶性的重要指标,因其新生血管管壁较薄,血管壁缺乏平滑肌组织,形成大量的动静脉瘘,进而导致了低阻高速血流。

2. 经阴道彩色多普勒和脉冲多普勒　超声能动态观察卵巢肿瘤中的血管生成,并能对肿瘤的来源进行定位,提示肿瘤的性质,并能鉴别卵巢肿瘤、腹水及结核性包裹性积液。对于直径 <1 cm 的小肿瘤可行超声造影检查。在二维超声的基础上,三维超声成像可对卵巢病变的内部结构、位置及大小等提供明确的诊断信息,并能对二维超声不能显示的囊肿内壁及分隔的性状清晰显示,有助于病变性质的判断。实性团块表面凹凸不平多为恶性。三维超声成像可显示含液性结构和病变的立体形态、内部结构和内壁特征。超声造影技术是现代超声领域的第三次革命,通过外周静脉注射微泡声学对比剂,采用特殊声学造影技术检测微泡,通过其在血流中的强散射作用,血流信号大大增强,提高了传统超声对肿瘤血供的探测能力,显著提高了超声对微小血管的显示能力;在肝良、恶性肿瘤的鉴别诊断中发挥着重要作用,现已逐步应用于妇科疾病,尤其是卵巢肿瘤的诊断。CT、MRI 对判断肿瘤大小、盆腔脏器、有血管关系有一定价值。

3. 淋巴管造影　可显示髂动脉和腹主动脉旁淋巴结的转移征象,并评价临床分期。

4. 腹腔镜检查　对临床难以定性的肿块及腹水患者,行腹腔镜检做病理学检查及腹水的细胞学检查。

第三节　分子诊断

一、miRNA

miRNA 是一类长约 22nt 的单链非编码 RNA,在进化上高度保守。miRNA 主要结合于靶 mRNA 的 3′UTR 区域,通过直接降解 mRNA 或阻碍其翻译,从而达到抑制基因表达的作用。目前已经有 2500 多种人类 miRNA 被发现,这些 miRNA 可能调控 50% 以上的基因表达,并参与多种生命活动,如细胞发育、分化、能量代谢等。此外,miRNA 在肿瘤发生过程当中亦发挥重要作用。不同的肿瘤 miRNA 表达谱也不相同,在特定肿瘤细胞中,特定的miRNA 上调或下调,表现为癌基因或抑癌基因的作用。肿瘤相关 miRNA 的变化可能应用于肿瘤分型、诊断、判断预后、指导用药,疗效监测甚至辅助治疗。

与正常或良性卵巢组织相比,卵巢癌组织中 miRNA 的表达往往存在异常,这提示miRNA 可能与卵巢癌的发生发展有关,它们常通过调控下游靶基因而影响卵巢癌的生长、侵袭、转移和药物敏感性等生物学行为,而这些 miRNA 则可作为卵巢癌诊断、预后和治疗的潜在靶标。

1. miRNA 的检测　常用的检测方法包括 RNA 印迹分析方法、miRNA 基因芯片(microarray)、实时定量反转录聚合酶链反应(RT-PCR)等。RNA 印迹分析方法是研究 miRNA表达水平最可靠的技术;常用于检测肿瘤细胞中 miRNA 的表达水平。但此技术有操作复杂、费力、费时的缺点。miRNA 基因芯片技术是一种更理想的检测 miRNA 表达图谱的方法;能同时检测多个 miRNA。但是 miRNA 基因芯片技术只能分析已知的 miRNA 表达水平,不能分析未知的 miRNA。实时定量 RT-PCR 是实用价值很高的定性定量检测技术。具有用时少、灵敏度高、精确度高、重复性好、可以高通量检测、能有效区分血 RNA 前体分子及其他成熟 miRNA 同源分子等优点,已越来越多地应用于 miRNA 的检测。

2. miRNA 与卵巢肿瘤的诊断　由于 miRNA 在卵巢肿瘤组织/细胞与正常组织/细胞间的表达差异具有一定的普遍性在卵巢肿瘤诊断方面,目前未发现有特异性 miRNA。有报道认为,利用 29 种 miRNA 的表达变化情况可区分肿瘤组织和正常组织,区分率高达 89.9%。有报道,有 35 种 miRNA 可以区分卵巢上皮癌细胞和永久性卵巢表面上皮细胞($P<0.05$)。另有研究表明。miRNA 的差异与卵巢癌化疗敏感性有关。Nam 等对 20 例患者(其中 11 例化疗敏感患者,9 例化疗耐药患者)miRNA 表达谱芯片的数据分析发现。化疗耐药组 miR-199a 表达明显下调($P<0.05$)。进一步数据分析也证实,miR-199a 可以较准确地区分出化疗耐药患者。而 Laios 等对 6 例原发性和复发性卵巢浆液性乳头状癌患者差异表达的 miRNA 进行非监督聚类分析。也发现 miRNA 可以区分诊断出原发化疗敏感的患者。另外还有学者发现,let-7 可作为高分化卵巢肿瘤的标志物,从而鉴别诊断高分化和低分化卵巢肿瘤。这些结果提示,miRNA 与卵巢肿瘤的诊断、分化和化疗耐药等相关,但其在临床应用还值得进一步研究。

同在肺癌中的研究结果相似。研究认为 let-7 可以预测卵巢肿瘤患者的预后。研究发现,let-7 及其靶基因 *HMGA2* 的表达情况在判断卵巢肿瘤患者的预后方面比上皮细胞钙黏蛋白等经典的标志物更有效。有研究显示,miR-200、miR-141、miR-18a,miR-93 及 miR-429 的高表达和 let-7b 及 miR-199a 的低表达都与患者无进展生存时间和总生存时间减少明显相关($P<0.05$)。其中 miR-200a 高表达的患者总体生存时间明显低于无表达或低表达的患者($P=0.005\ 4$)。另有学者发现 14 号染色体 Dlkl-Gtl2 区域表达较低水平 miRNA 的患者,其 5 年生存率明显低于高表达组($P=0.024$)。

然而,以上报道仅局限于以肿瘤组织或细胞作为研究对象。其结果的临床应用价值也因此受到限制。最近 Taylor 等采用实时定量 RT-PCR 检测 50 例卵巢癌患者外周血清和肿瘤细胞 miRNA 的表达,发现 miRNA 在两者之间的表达差异很小。并且发现,血清 miRNA 具有良好的稳定性。4℃保存 96h 内,血清 miRNA 表达变化极小:低温-70℃保存 28d 以内,血清表达差异不明显。也有学者报道,室温 24h 内。血浆/血清 miRNA 表达变化很小。这些表明,血清 miRNA 可以方便、稳定并准确地反映肿瘤源 miRNA 的表达情况,具有重要的临床实用价值。

二、端粒、端粒酶

端粒酶在卵巢癌组织细胞中的高表达可作为卵巢肿瘤诊断的特异性标志物,在卵巢恶性肿瘤诊断、预后评价方面有重要作用。

端粒(telomere)是真核细胞染色体末端含有简单重复序列的特殊 DNA-蛋白质结构,能维持染色体的稳定和完整,保护染色体末端,避免发生降解、重组、融合。人类染色体端粒 DNA 是一段高度保守的 d(TTAGGG)n 组成的富含鸟嘌呤的重复序列,长度为 5~15kb 的帽状结构。端粒长度取决于端粒延长和缩短过程中的平衡。端粒随细胞分裂而丢失,每次分裂染色体末端将丢失 50~200 个核苷酸,端粒逐渐缩短,最终细胞衰老、凋亡。

端粒酶(telomerasc)是由 RNA 和蛋白质组成的核糖核蛋白体,是一种依赖 RNA 的反转录酶,人端粒酶主要由三部分组成,人类端粒酶 RNA、端粒酶相关蛋白和人类端粒酶催化亚单位。人端粒酶能以自身的 RNA 成分为模板,合成染色体末端的端粒,添加 TTAGGG 序列,维持染色体的动态平衡。

正常卵巢的端粒酶有活性,随年龄增长而降低。绝经前妇女正常卵巢组织的皮质卵泡端粒酶呈阳性表达,其髓质及绝经后妇女正常卵巢则为阴性。在良性卵巢肿瘤(如生殖细胞肿瘤、乳头囊腺瘤)、交界性肿瘤等可测出端粒酶活性,但在卵巢恶性肿瘤及低分化癌或有淋巴结转移者,端粒酶活性明显增高。Sakamoto 等研究发现卵巢癌的端粒酶阳性表达为 73.3%,但端粒的长度与活性无关。Kyo 等报道,有淋巴结转移组端粒酶活性显著高于无转移组,而在组织学类型、组织学分级及肿瘤分期之间差异无显著性,但在低分化癌组织端粒酶表达强阳性率高于高分化,Ⅲ~Ⅳ期肿瘤高于Ⅰ期肿瘤,揭示端粒酶活性的进行性增加与卵巢恶性上皮细胞肿瘤的恶性程度及发展有关,端粒酶活性可预见卵巢肿瘤增殖潜能、侵袭性和病期。Dater 等在 81 例卵巢癌中证实,端粒酶阳性率为 57%,交界性肿瘤为 67%,良性囊腺瘤为 32%,卵巢癌中端粒酶活性水平显著高于交界性肿瘤,高水平的端粒酶活性与卵巢癌密切相关,表明端粒酶在卵巢癌发生进展中的作用。

参 考 文 献

刘百灵,周琦,雷小莹.2008.卵巢肿瘤的超声诊断现状及进展.中国妇幼健康研究,19(5):497-499.

刘淑霞,陈荣川,刘艳丽,等.2009.卵巢肿瘤良恶性的彩色多普勒超声预测模型.中国医学影像技术,25(7):235-236.

特日格乐,苏尼尔,金焰.2014.卵巢癌分子诊断标记物的研究进展.国际遗传学杂志,37(3):109-113.

王珂,汪丽,程苏晶,等.2014.血清 CA125 和 CA199 卵巢癌诊断应用价值的探讨.中国实验诊断学,18(4):574-576.

王清华,徐风亮,王杰.2014.卵巢癌肿瘤分子标记物联合动态监测的研究与临床应用.中国临床应用医学,5(4):24-26.

易琳,黄学梅,刘预,等.2012.CA125、CA199、CEA 联合检测在卵巢诊断中的应用.重庆医学,41(32):3372-3374.

Bartel DP.2004.MicroRNAs:Genomics,Biogenesis,Mechanism,and Function.Cell,116(2):281-297.

Calin GA,Croce CM.2006.MicroRNA signatures in human cancers.Nat Rev Cancer,6(11):857-866.

Emoto M,Obama H,Horiuchi S,et al.2000.Transvaginal color Doppler ultrasonic characterization of benign and malignant ovarian cystic teratomas and comparison with serum squamous cell carcinoma antigen.Cancer,15:2298-2304.

Esquela-Kerscher A,Slack FJ.2006.Oncomirs -microRNAs with a role in cancer.Nat Rev Cancer,6(4):259-269.

Hata K,Yoshida M,Maruyama R,et al.2002.Prognostic significance of ultrasound derived intratumoral peak systolic in epithelia ovarian cancer.Ultrasound Obstet Gynecol,20:186-191.

He L,Hannon GJ.2004.MicroRNAs: small RNAs with a big role in gene regulation.Nat Rev Genet,5(7):522-531.

Ji T,Zheng ZG,Wang FM,et al.2014.Differential microRNA expression by Solexa sequencing in the sera of ovarian cancer patients.Asian Pac J Cancer Prev,15(4):1739-1743.

Koutsaki M,Spandidos DA,Zaravinos A.2014.Epithelial-mesenchymal transition-associated miRNAs in ovarian carcinoma,with highlight on the miR-200 family:prognostic value and prospective role inovarian cancer therapeutics.Cancer Lett,351(2):173-181.

Lenkala D,LaCroix B,Gamazon ER,et al.2014.The impact of microRNA expression on cellular proliferation. Hum Genet,133(7):931-938.

Li W,Liu Z,Chen L,et al.2014.MicroRNA-23b is an independent progn-ostic marker and suppresses ovarian cancerprogression by targeting runt-related transcription factor-2.FEBS Lett,588(9):1608-1615.

Lu J,Getz G,Miska EA,et al.2005.MicroRNA expression profiles classify human cancers.Nature,435(7043): 834-838.

Manikandan J,Aarthi JJ,Kumar SD,et al.2008.Oncomirs:the potential role of non-coding microRNAs in understanding cancer.Bioinfo rmation,2(8): 330-334.

Shapira I,Oswald M,Lovecchio J,et al.2014.Circulating biomarkers for detection of ovarian cancer and predicting cancer outcomes.Br J Cancer,110(4):976-983.

Yu SL,Chen HY,Chang GC,et al.2008.MicroRNA signature predicts survival and relapse in lung cancer. Cancer Cell,13(1):48-57.

第17章 睾丸肿瘤

Chapter 17

第一节 疾 病 概 述

儿童和青春期男孩睾丸肿瘤约占小儿恶性肿瘤的1%，在恶性肿瘤中排第七位。因为男孩的睾丸肿瘤发病率很低，所以缺乏适当的治疗资料。一个详尽的资料回顾和一些国家及国际协会获得的经验阐述了这些罕见肿瘤的自然病史、危险因素和最佳的治疗方案。这些协会有英国儿童肿瘤研究学组、小儿肿瘤学组，以及由美国儿科学会泌尿外科组在1980年成立的青春期前睾丸肿瘤协会。

由于睾丸肿瘤在青春期少见，往往把成年人睾丸肿瘤的治疗经验用于婴儿和儿童。儿童的自然病史与成年人有明显区别，还需要时间来了解和学习。与成年人相比，儿童肿瘤更可能是良性的。

一、病因及发病机制

小儿睾丸肿瘤病因迄今尚未完全明了，一般认为本病都是同一来源，当全能生殖细胞受致癌因素作用发生病变时，若该细胞只向原有形态变化，则形成精原细胞瘤；若向多能性方向分化并产生一系列（如胚胎发育的变化），则形成胚胎性癌；若继续沿着胚胎外组织或滋养层发展，则形成卵黄囊瘤和绒毛膜上皮癌；若沿胚胎内组织发展，向三胚叶方向分化，即形成畸胎瘤。如果致癌因素不仅促使生殖细胞向全能方向，而且向性细胞方向发展，则在一个睾丸肿瘤中同时出现两种以上成分的混合瘤。

近年来许多学者进行了不同角度的病因和发病机制的研究，认为可能与以下因素有关。

1. 隐睾 隐睾是一种常见的先天畸形，通常包括睾丸未降或下降不全及睾丸异位。在正常人群中，隐睾的发生率为0.2%。隐睾是发生睾丸肿瘤最常见的危险因素。隐睾导致恶变的原因可能与生殖细胞形态异常、性腺发育不良、血供障碍、内分泌失调及温度升高有关。

2. 遗传因素的影响 流行病学调查发现，睾丸肿瘤患儿的父亲、兄弟发病率明显上升。有学者统计，在睾丸肿瘤中，其近亲中16%有肿瘤家族史。

3. 染色体异常 睾丸生殖细胞瘤常见的遗传学特征是等臂染色体12p或i(12p)，占75%，其特征为来源于单亲的2个拷贝的12p及12q杂合子。荧光原位杂交证实i(12p)存在于小管内生殖瘤细胞，表明基因的改变出现在肿瘤发生的早期。有人发现41%和47%的肿瘤分别有12q13及12q22杂合性丢失。

4. 雌激素过量 孕妇在妊娠早期服用外源性雌激素，可以显著的增加小儿睾丸生殖细胞瘤的危险性。小儿性腺的发育会受到妊娠早期雌激素过量的影响，尤其是随着雌激素的分泌，一些原始的生殖细胞可能失去正常的生长途径。这些未能正常发育的细胞，最后成为癌前细胞,甚至在出生后很快发展为睾丸肿瘤细胞。

5. 感染　很多病毒或细菌感染引起的疾病,如麻疹、天花、流行性腮腺炎、猩红热等均可并发睾丸炎。由此可继发睾丸萎缩、细胞变性而引起睾丸肿瘤。

6. 损伤　曾一度被认为是睾丸肿瘤的主要原因,但还有待进一步深入研究。

7. 营养因素　妊娠期的激素失衡可导致癌前细胞的产生,出生后早期给婴幼儿摄入高热量的食物可能会进一步促使致癌基因的转化。

8. 其他　近年来报道的还有低出生体重、睾丸微小结石等因素也是引起疾病发生的原因。

二、睾丸肿瘤分类

青春期前睾丸肿瘤的分类见表 17-1。

表 17-1　青春期前睾丸肿瘤的分类

生殖细胞瘤	性腺母细胞瘤
·卵黄囊瘤	瘤样病变
·畸胎瘤	·表皮样囊肿
·精原细胞瘤	·继发于先天性肾上腺增生的多囊性结节
·混合性生殖细胞瘤	·单纯性囊肿
性腺间质肿瘤	附件瘤
·睾丸间质细胞瘤	·横纹肌肉瘤、纤维瘤、纤维肉瘤、平滑肌瘤
·睾丸支持细胞瘤	·平滑肌肉瘤、血管瘤、脂肪瘤
·粒层细胞瘤	继发性肿瘤
·混合性性腺间质肿瘤	·淋巴瘤及白血病

三、睾丸肿瘤分期

临床分期对于病情判断、治疗方案的确定和预后都有重要的意义。目前仍无统一的分期标准,借鉴 COG(The Children's Oncology Group)的分期标准(表 17-2)。

表 17-2　睾丸肿瘤分期

分　期	判断标准
Ⅰ期	病变局限于睾丸,完整切除,切缘及淋巴结无肿瘤浸润,血清学指标在术后经半衰期后降至正常
Ⅱ期	镜下检查有残留病灶,或腹膜后淋巴结累及,血清学指标持续升高
Ⅲ期	腹膜后淋巴结转移(>2cm),无腹腔及腹腔外转移
Ⅳ期	远处有转移,包括肺、肝、脑、骨骼、远处淋巴结及其他部位

临床上约 80% 患儿获确诊时属Ⅰ期。小于 1 岁者,肿瘤恶性度低,生长缓慢,预后明显优于 2 岁以上患儿。

四、临床表现

　　睾丸肿瘤临床表现为阴囊内无痛性睾丸肿大,小儿睾丸恶性肿瘤因多发生于 5 岁前,患儿年龄小,不会表达不适。多由家长在给患儿洗澡、更换衣服和尿布时无意中发现阴囊肿大。但早期几乎无症状,家长多忽视,当肿瘤逐渐增大后才引起家长的关注。成熟畸胎瘤可发生睾丸扭转、坏死。表现为阴囊内剧烈的疼痛和阴囊皮肤变红、阴囊肿胀、触之疼痛。间质细胞瘤有性早熟现象,出现阴茎增粗、增长、常勃起,出现阴毛,声音变粗、声嘶。恶性肿瘤晚期可侵犯被膜,向阴囊皮肤浸润,使阴囊皮肤变红,皮肤血管充盈怒张,再发展可使皮肤感染坏死。可转移至腹股沟淋巴结,淋巴结大。有时可发生原发肿瘤较小,但已有转移,甚至转移瘤较大。体格检查睾丸肿瘤多为实质性,沉重而透光试验阴性,手托起阴囊时有沉甸甸的感觉。畸胎瘤触之软硬程度不均,阴囊内活动度好。睾丸肿瘤时阴囊内虽为实性肿块,偶尔合并有积液,体格检查时常不注意阴囊内的肿块,而误认为透光试验阳性。睾丸肿瘤不宜行诊断性穿刺,以免促使肿瘤的淋巴及血行转移。

五、原发性肿瘤

　　1. 生殖细胞肿瘤　起源于原始生殖细胞或全能胚胎细胞,可能发生在生殖道的任何部位。在人体胚胎发育过程中,某些多能细胞逃逸组织导体和胚胎诱导体的控制,从整体上分离或脱落下来,使细胞基因发生突变,分化异常,则可发生生殖细胞瘤。生殖细胞肿瘤占所有儿童恶性肿瘤的 2‰～3‰。生殖细胞肿瘤的分化过程见图(图 17-1)。儿童生殖细胞瘤有两个发病高峰:第一发病高峰在婴儿和幼儿期,主要病理类型有畸胎瘤(新生儿期和婴儿期)和卵黄囊瘤(婴儿期和幼儿期);第二发病高峰在 10 岁后,主要病理组织类型有胚组织瘤和胚胎癌、卵黄囊瘤。

　　(1)卵黄囊瘤:睾丸卵黄囊瘤又称睾丸内胚窦瘤、婴儿胚胎瘤、睾母细胞瘤、透明细胞瘤等,占恶性睾丸肿瘤的 3/4,是在婴儿和儿童最常见的恶性睾丸肿瘤形式,多见于 3 岁以前。在对556 例青春期前睾丸肿瘤的详细调查后,Brosman 发现了 336例(60%)卵黄囊瘤。在临床和组织形态学上,它们最初发生于<2 岁的儿童,有明显不同的睾丸肿物。几乎所有的患者都有血清 AFP 水平升高,因而

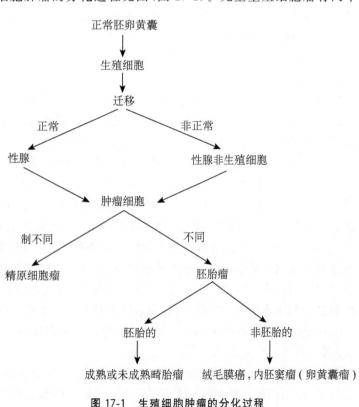

图 17-1　生殖细胞肿瘤的分化过程

AFP 是该肿瘤的肿瘤标志物,用于评价疗效及术后监测肿瘤残留和复发的依据。

病理瘤体切面呈实质性、灰黄色,可见囊泡或出血灶,组织学为未分化的细胞实质性增生,细胞质有透明颗粒,有空泡,细胞质糖原丰富,常见灶状坏死。肿瘤沿精索淋巴管转移到腹主动脉旁淋巴结,向上可达纵隔和锁骨上淋巴结,向下转移到髂窝或腹股沟淋巴结。经血行转移到肺、肝、骨、脑等脏器。

临床表现是无痛而坚硬的睾丸肿大,肿块触之坚硬有沉重感,圆形或长圆形,表面光滑或凹凸不平,透光试验阴性,常伴随着一种反应性的鞘膜积液。术前血清 AFP 水平高,并不一定预测转移或者预后差。回顾文献发现,将近 60%～90% 的儿童 AFP 水平升高,但其中有 50% 是没有发生转移的。术中卵黄囊肿瘤表现为粉灰色至黄色固体肿物,但是也能看见多囊性、坏死性或出血性病变。肉眼观察,睾丸体积增大,常为正常的 2～3 倍,肿瘤部分或全部取代睾丸组织,有完整包膜,表面较光滑,有的可有结节,呈卵圆形或分叶状,时有浸润阴囊皮肤,表面有血管行走。显微镜下,卵黄囊肿瘤有一定明显区别于其他生殖细胞肿瘤的特征。它们由上皮和间质成分组成。鲜明的特点是血管周围 Schiller-Duval 小体(S-D 小体)。这些细胞排列形成肾小球样结构,在过碘酸-希夫(PAS)染色阳性的细胞内外,有透明小滴;在固体部分可见大量的透明细胞,但各种成分在各标本中所占的比例很不一致,多数病例可找到 S-D 小体。在多数卵黄囊肿瘤的儿童中,仅行彻底的经腹股沟睾丸切除治疗即可治愈。阴囊睾丸切除术是不充分的治疗措施,是因为术后局部或腹股沟转移发生率很高,其应在彻底的睾丸切除术及单侧阴囊切除术之后进行。然而,在儿童卵黄囊瘤转移的治疗上仍有争议,特别是对腹膜后淋巴结清扫的必要性上。成年人睾丸肿瘤主要是通过淋巴系统转移到腹膜后,而青春期前睾丸肿瘤的数据显示与之相反,儿童卵黄囊肿瘤的转移趋向于血行途径(肺、肝、脑)。

(2)畸胎瘤:睾丸是在婴儿和儿童中不常见的畸胎瘤发生部位,占所有畸胎瘤的 2%～7%。小儿中畸胎瘤占生殖细胞肿瘤的相对频率是 13%～60%。睾丸畸胎瘤(teratoma of testis)在小儿基本属良性,恶性畸胎瘤多见于 8 岁以上及青春期,约占睾丸肿瘤的 35%。肿瘤来自胚胎组织,组织成分可含 3 个胚层的成熟或不成熟的组织,以毛发、皮脂、骨骼等较多见;由 3 个胚层组成:外胚层、中胚层和内胚层;几乎所有青春期前的睾丸肿瘤是纯合性的病理类型,大多数以外胚层为主,主要是鳞状上皮及皮肤附件和神经胶质;中胚层包括骨、软骨、肌肉和淋巴组织;内胚层可见胃肠和呼吸系统黏膜上皮。大体肉眼观,睾丸中度肿大,一般为椭圆形,切面常结合囊性和实性部分,偶尔仅为单一囊肿,显微镜下肿瘤由分化程度不同的多个胚层组织成分构成。治疗以单纯高位切除睾丸即可,恶性畸胎瘤(如有腹膜后淋巴结转移),需做淋巴结清扫术及放、化疗。化疗为顺铂、博来霉素和依托泊苷的联合应用。

(3)绒毛膜上皮癌:为高度恶性的生殖细胞肿瘤,在小儿睾丸肿瘤中极少见。在儿童期多数是与其他组织类型混合存在的胚胎性癌,起源于多能原始生殖细胞。肉眼见睾丸正常大小或稍偏大,伴小结节,常有出血灶,出血灶外围可有灰白色瘤组织。镜下由合体滋养层细胞和细胞滋养层细胞组成,肿瘤标志物为人绒毛膜促性腺激素(hCG)。

(4)胚胎性癌:肿瘤为原始多能性未分化的生殖细胞,高度恶性,占原发性生殖细胞肿瘤的 4.2%～37%。小儿少见。

(5)精原细胞瘤:精原细胞瘤作为一种与精子发生有关的恶性肿瘤,是成年人最常见的睾丸肿瘤,但很少在青春期前男童看到。由于精原细胞瘤是与精子发生有关,提出了是否青春期前的男孩存在精原细胞瘤。所以如何最好地处理这种肿瘤,存在着不确定性。

（6）混合性生殖细胞瘤：混合性生殖细胞瘤是指包含 1 个以上生殖细胞肿瘤病理类型的肿瘤，发生在中枢神经系统、前纵隔、卵巢和睾丸。3 种最常见的组合是卵黄囊瘤和畸胎瘤，畸胎瘤和胚胎癌和绒毛膜癌，畸胎瘤和胚胎癌。患有混合性生殖细胞肿瘤的青春期前男童中，可能最常遇到的恶性肿瘤是卵黄囊瘤与畸胎瘤。

畸胎癌是由胚胎外卵黄囊瘤及胚胎畸胎组织组成，属于混合性生殖细胞肿瘤。临床上除了 AFP 与卵黄囊瘤类似，它们可能会产生 β-hCG。与典型的卵黄囊瘤肺转移相比，畸胎癌更倾向于发生淋巴系统转移。治疗与卵黄囊瘤相类似，然而预后标志常为 β-hCG，肿瘤预后较差。

除了卵黄囊瘤组织学类型的患者之外，β-hCG 是升高的。这些肿瘤包含绒毛膜癌和畸胎瘤。

2. 性腺间质肿瘤　性腺肿瘤是指专门的性腺基质肿瘤，含有像睾丸支持细胞、睾丸间质细胞和粒层细胞，有不同的组合及分化程度。这些肿瘤占所有睾丸肿瘤的 4%～6%。这些肿瘤的病理识别是不容易的，有时与生殖细胞肿瘤或肉瘤相混淆。对恶性肿瘤的诊断定义也不清楚。恶性肿瘤的评判标准是细胞的出血、坏死和多态性，有丝分裂活动增加，血管浸润和转移。

（1）睾丸间质细胞瘤：睾丸间质细胞瘤是最常见的性腺间质肿瘤。它们占所有儿童睾丸肿瘤的 1%～4%。直到 1991 年，在儿童中约报道有 70 例。患有睾丸间质细胞瘤的男童通常为 5～10 岁，出现一个睾丸无痛肿大和性早熟的迹象，或者因肿瘤分泌异常高水平的睾丸激素而产生的其他内分泌紊乱表现。这些迹象包括生长过剩、阴茎增大、阴毛、痤疮、深沉的声音、没有遗精的频繁勃起和多种心理异常。由于雄激素和雌激素之间的不平衡，在这些患者中 10%～15% 出现女性型乳房。

睾丸间质细胞瘤患儿应对其内分泌情况进行评价，包括血清睾酮、卵泡刺激素（FSH）、促黄体生成素（LH）水平和骨龄。如果超声检查证实了一个小的不可触及的肿块，加上血清睾酮水平升高，FSH 比 HLH 水平减低或正常，那么可以初步诊断为睾丸间质细胞瘤。所有性早熟原因的鉴别诊断：先天性肾上腺增生症控制不良、肾上腺皮质癌并同性性早熟。在因 21 或 11 羟化酶缺陷引起的先天性肾上腺增生症中，地塞米松可以抑制升高的血浆促肾上腺皮质激素水平，这可以用以鉴别两种疾病。睾丸间质细胞瘤偶有报道，睾丸间质细胞瘤与其他泌尿生殖道畸形（隐睾、两性生殖器）和 Klinefelter 综合征有关。

（2）睾丸支持细胞瘤：睾丸支持细胞瘤是第二种常见的性腺间质瘤，占睾丸肿瘤的不到 1%。报道的病例中约 15% 发生在儿童。文献中约有 80 例儿童病例的报道。睾丸母细胞瘤、性腺基质瘤和管状腺瘤都被认为是睾丸支持细胞瘤。

大部分患者表现为无痛性睾丸肿块。多数的睾丸支持细胞瘤是良性的，而 10%～20% 成年人的肿瘤会发生转移，主要转移到腹膜后淋巴结。儿童很少有恶性支持细胞肿瘤病例，各种睾丸支持细胞瘤趋向于双侧和相类似的，文献报道其与性早熟、男子女性型乳房和心房黏液瘤有关联。

睾丸支持细胞瘤的治疗是经腹股沟睾丸切除术，必须由计算机断层扫描或磁共振成像检查排除腹膜后扩散。

3. 瘤样病变　表皮样囊肿占儿童睾丸肿瘤不到 2%。它们包括角化复层鳞状上皮但没有皮肤附属结构。因为它们是睾丸内的肿块，可能很难在术前做出正确的诊断。然而，超声检查可表现出混合性的异源包块,表明表皮样囊肿的可能。该病变是否应该被视为一种潜在的恶性畸胎瘤,或作为一种良性病变适合于非手术治疗仍有争论。普遍认为这些肿瘤是良性的,睾丸切除或剜除术是推荐的首选治疗方法。如果行肿瘤剜除术,则同侧睾丸活检以排除原位癌。但是,在青春期前表皮样囊肿患儿中,未见报道有原位癌症。

六、继发性睾丸肿瘤

最常见的是继发于白血病及恶性淋巴瘤的睾丸浸润,Burkitt 淋巴瘤中约 4% 的男性患儿可侵犯一侧睾丸,并以睾丸肿瘤而就诊。其次,是神经母细胞瘤、肾母细胞瘤的睾丸内转移。

七、治疗

1. 良性睾丸肿瘤的治疗　小儿睾丸的良性肿瘤少见,临床以成熟性畸胎瘤为主。如果术中病理学检查证实为良性肿瘤,可以进行肿瘤的剜除手术,但需要定期的术后随访。

2. 恶性睾丸肿瘤的治疗　小儿恶性睾丸肿瘤应以手术治疗为主,无论其病理类型和临床分期有何不同,首先应尽早进行根治性睾丸切除术。经病理诊断后,根据病理类型及临床分期决定下一步的治疗方案。

(1)手术治疗

①根治性睾丸切除术:取腹股沟切口,游离精索至内环上方离断之,然后沿精索向阴囊方向剥离,切除睾丸。如果阴囊壁浸润,则应连同浸润的部分阴囊一并切除。术时应先结扎精索及输精管,切断精索的位置越高越好。同时应避免挤压睾丸以免引起肿瘤扩散。

②腹膜后淋巴结清扫术:自从 Kocher 于 1887 年首次描述了睾丸肿瘤患儿腹膜后肿块切除术以来,外科治疗一直是睾丸生殖细胞肿瘤综合治疗的一部分。但随着近 30 年来铂类为基础的化疗方案的发展,影像诊断技术的进步和可靠肿瘤标志物的出现,腹膜后淋巴结清扫术(RPLND)在睾丸肿瘤治疗中的地位已出现了变化,尤其是在临床 I 期和 II 期睾丸卵黄囊瘤病例是否行 RPLND,目前仍有争议。传统的根治性 RPLND 手术范围广、创伤大、时间长、并发症多,特别是术后射精功能障碍发生率接近 100%,目前临床多采用改良或保留神经的 RPLND。关于腹膜后淋巴结清扫范围,同侧还是双侧,各持一说,尚有争议。一般说来,左侧睾丸的主要淋巴回流不越过腹主动脉,故左侧睾丸肿瘤从左到右转移的机会很小,而右侧睾丸淋巴回流到对侧。因此,左侧睾丸肿瘤可经左侧结肠旁沟进行单侧 RPLND;右侧睾丸肿瘤时,对侧淋巴结常受累,因而有学者主张经右侧结肠旁沟进行双侧 RPLND。L-RPLND 手术各地报道不尽相同,目前倾向于能最大限度地接近开放手术要求的手术范围。

③肿瘤残存病灶和转移灶的切除术:肿瘤原发灶切除后,若在化疗期间出现血清肿瘤标志物持续性升高,表明可能存在肿瘤的残留。若再经影像学或其他方法证实确实存在肿瘤残留或转移灶,应行补救性化疗,或再行 RPLND。远处转移灶也可酌情化疗或观察一定时间无新生病灶出现时,可考虑手术切除。

(2)化学治疗:小儿睾丸肿瘤卵黄囊瘤,为化疗可治愈的肿瘤,特别是以顺铂为中心的联合治疗已使睾丸肿瘤患儿的生存率不断提高。

(3)放射治疗:睾丸卵黄囊瘤对放疗敏感性较低,如肿瘤有转移灶且对化疗不敏感才考虑放疗。精原细胞瘤对放疗高度敏感,术后应常规进行治疗性或辅助性放疗,照射的剂量和照射范围取决于肿瘤分期。睾丸肿瘤一般不做预防性放疗,因放疗可引起小儿生长发育迟缓,抑制骨髓生长,影响对侧睾丸发育而失去生育能力,以及导致放射性肾炎和小肠结肠炎等。

第二节 常 规 诊 断

一、实验室诊断

临床上应用的睾丸肿瘤标志物主要有两类:①与胚胎发育相关的癌性物质,如 AFP、hCG;②细胞酶类,如乳酸脱氢酶(LDH)、胚胎碱性磷酸酶(PALP)、神经元特异烯酸酶(NSE)。其中 AFP 对恶性睾丸肿瘤分期、预后判断及随访监测都很重要。

AFP 是由胚胎的卵黄囊细胞产生。其在胎儿的水平较高,出生后持续升高,在 9 月龄时下降到正常水平。新生儿 AFP 的平均值为 50.00mg/ml,2 周时是 10.00mg/ml,在 1 月龄时是 2.50mg/ml,3 月龄时是 90mg/ml,在 6 月龄以后<15mg/ml。在婴儿早期 AFP 的半衰期是延长的。8 月龄时其半衰期下降到 15d,多数卵黄囊瘤的 AFP 值升高,一般可能会非常高。据估计,10%的卵黄囊癌男性患儿其 AFP 值不升高。

β-hCG 是由肿瘤中滋养细胞成分产生的。β-hCG 的水平很少在儿童卵黄囊瘤患者中升高,但含有滋养层成分的生殖细胞肿瘤,诸如绒毛膜癌可以产生高水平的 β-hCG。睾丸肿瘤患儿中 β-hCG 常规测量值应重新评估,因为它只在少数患者中升高。

LDH 广泛存在于不同组织、器官的细胞中,特异性较低,易出现假阳性,故临床检测仅作为分期或疾病评估的参考。PALP 和 NSE 则因敏感性和特异性不高临床应用较少。

二、影像学诊断

目前常用的检查方法有 B 超、CT、MRI 和淋巴造影等。由于 B 超检查迅速、清晰、无创、价廉、实时、易重复,既可直接了解睾丸形态改变,又可多次对比、动态监测。因此,是睾丸肿瘤影像学诊断与鉴别诊断的首选检查。

1. B 超检查　B 超检查对于阴囊疾病的诊断正确率高达 97%。文献报道,高频超声能够显著提高临床诊断睾丸的敏感性并减少假阳性数,对于睾丸肿瘤的敏感性甚至达到了 100%,但特异性仅有 23.5%。国内汪维等报道一组共 172 例睾丸肿块,其中睾丸肿瘤诊断正确率高达 98.3%。在睾丸肿瘤的临床分期中,B 超还可了解肿瘤有无腹腔脏器及腹膜后淋巴结的转移,其敏感性近 80%。睾丸肿瘤的 B 超表现共同点是睾丸增大或出现圆形、椭圆形结节状肿块,伴有血流;不同点则因肿瘤的病理类型不同而各有特点。例如最常见的卵黄囊瘤的声像图多表现为实质不均质型,内可有少许液性成分,血供较丰富。

2. CT 和 MRI 检查　在睾丸肿瘤的临床分期和疗效观察中,CT 和 MRI 优于 B 超,可代替淋巴造影及尿路造影成为睾丸肿瘤主要的影像学检查手段,但价格较为昂贵,不应作为常规检查方法,仅用于病情复杂时的辅助诊断检查。

腹部 CT 和 MRI 是检查腹膜后淋巴有无转移的最佳方法,诊断正确率约为 85%,已成为睾丸肿瘤临床分期的常规检查方法。其可发现直径 1.5cm 的淋巴结转移灶和淋巴造影不能发现的膈肌脚上方的后脚间隙的主动脉旁区淋巴结转移灶(重要转移部位之一),明显优于淋巴造影。CT 诊断淋巴结转移的阳性率与淋巴结大小密切相关:如淋巴结直径≥5mm,阳性率为 62%;≥10mm,为 66%;≥15mm,为 71%;≥20mm,为 86%;≥25mm,为 100%。有学者对睾丸肿瘤在腹膜后淋巴结清扫术前做了比较,超声检查及 CT 检查,将其结果和术后病理分期做了比较,超声判断准确率Ⅰ期为 67%;CT 判断准确率Ⅰ期为 81%,Ⅱ期为 92%,Ⅲ期为100%。超声和 CT 对肿大的淋巴结的检出率均为 93%。但在区分肿瘤和炎症方面,超声不如CT 准确。

精原细胞瘤:精原细胞瘤平扫一般表现为低或等密度软组织肿块,体积一般较大,肿瘤边界比较清楚,较少侵犯周围结构。较其他睾丸肿瘤,精原细胞瘤的囊变坏死一般较小。增强扫描后动脉期实质部分明显强化,部分病灶出现细小网格状分隔影,有学者认为分隔样强化及瘤旁异常血管影是精原细胞瘤的特征性表现,但也有学者对此持相反观点。腹主动脉周围淋巴结是常见的转移部位,远处转移少见。

卵黄囊瘤:CT 表现多数为睾丸内的实质性肿块,因肿瘤高度恶性,生长速度快且富于血供,因此密度较不均匀,CT 增强扫描呈明显团块状强化。

3. 淋巴造影　目的是通过分析显影淋巴结的部位、大小、数目、形态等有无变异,推断睾丸肿瘤是否已转移到腹膜后淋巴结及转移的严重程度,以便早期准确判断睾丸肿瘤的临床分期。淋巴造影属于有创性检查,X 线透视及多点穿刺也进一步增加了对患儿的创伤。所以,在许多医疗中心已被更为准确的微创影像学检查——CT 和 MRI 替代。

4. 其他检查　胸部和骨骼 X 线检查及放射性核素骨扫描有助于发现转移灶;发现转移灶的患儿,尿路造影可了解有无肿瘤压迫造成的输尿管移位或是肾盂积水。

第三节　分子诊断

对睾丸肿瘤分子生物学的研究在最近几年里也取得不少进展,尤其在肿瘤细胞的凋亡方面。虽然目前对睾丸肿瘤的化疗治愈达到了 85%,但仍有不少病例对化疗药物不敏感,促使人们对睾丸肿瘤细胞凋亡进行更加深入的研究。

一、端粒酶 RNA 成分的表达

端粒酶 hTERT 基因端粒酶是维持端粒长度的反转录酶,在多数正常人体细胞中无端粒酶活性,而在干细胞、生殖细胞和 90% 的恶性肿瘤细胞中有端粒酶活性。自身拥有模板 RNA是端粒酶区别于其他反转录 DNA 聚合酶的主要特征。作为端粒酶的组成成分,hTR 在决定端粒酶 RNA 的重复序列,参与端粒酶活化方面有重要作用。国内叶哲伟等研究发现,端粒酶hTERT 基因在睾丸肿瘤组织有极高的表达,阳性率为 92.16%(47/51)。端粒酶 hTERT 阳性表达水平与肿瘤细胞及生殖细胞的分布定位一致,癌旁组织及正常睾丸组织中端粒酶hTERT 基因的表达为弱表达,在肿瘤组织癌旁组织及正常睾丸组织中差异存在极其显著性。睾丸良性肿瘤与睾丸恶性肿瘤间差异存在显著性。Burger 等用顺铂对 F9、833K、Susa、SusaCP 四个细胞系进行处理,TRAP 法检测端粒酶活性,发现端粒酶活性的减弱与细胞的凋亡存在密切关系。但是,Cressey 等却通过三种化疗药物对 833K、Susa CP 的端粒酶活性的影响研究后,认为端粒酶并不能作为睾丸肿瘤凋亡的可靠标志。

二、癌基因和抑癌基因

1. p53 基因　p53 基因是一种肿瘤抑制基因(TSG),对肿瘤的生长有负性调节作用,与细胞凋亡密切相关。Lewis 等的研究表明,精原细胞肿瘤与非精原细胞肿瘤的 p53 表达分别为 90% 和 94%。其中两种肿瘤的 p53 基因水平均随着肿瘤的分期增加,呈下降趋势。但是,从 87 例非精原细胞肿瘤中选出 24 例进行胚胎成分 p53 染色,其染色强度为 2+ 或 >2+ 的分别是 Ⅰ 期 33%、Ⅱ 期 61%、Ⅲ 期 67%。提示,p53 基因的高表达与肿瘤的恶性程度、肿瘤患者的预后差有关。Lutzker 等发现在畸胎瘤细胞中,尽管野生型 p53 基因表达水平很高,但转录活化的能力很低;同时研究发现,药物 etoposide 可以诱导内生性 p53 的活化,这个过程的作用机制尚不明确,但在其他体外培养细胞的研究中证实,转译后修饰发挥了重要作用,如在 p53 的功能区进行磷酸化修饰。Houldsworth 等对鼠畸胎癌细胞的研究发现,p53 基因缺损的细胞对 DNA 损害类药物不敏感,但当重新转入 p53 后,敏感性恢复,提示了 p53 在睾丸肿瘤细胞凋亡过程中的重要作用。但 Kersemakers 等认为,药物诱导睾丸肿瘤细胞凋亡不能完全用 p53 存在解释,而与细胞表面受体,如维甲酸受体密切相关。

2. Bcl-2 基因 Bcl-2 基因位于 18q21.3 染色体片段,有 3 个外显子和 2 个启动子。第一个外显子不表达,第二个外显子与第三个外显子之间有长达 225kb 的内含子,正常和易位的等位基因均表达相同的 25 000 蛋白,它是一种重膜碎片上的膜结合蛋白,定位于线粒体膜,具有阻断程序化细胞死亡的作用。但并不是所有程序化死亡都可用 Bcl-2 阻止,可能还存在独立于 Bcl-2 的其他引起细胞凋亡的途径和因素。在多步骤致癌作用的过程中 Bcl-2 基因的异常表达可能赋予细胞抵抗凋亡信号的能力,这些被延长寿命的细胞可能容易遭受能够与 Bcl-2 蛋白起互补作用或协同作用的遗传学改变的影响,而这些改变将会导致一种明显的恶性表型,并且 Bcl-2 蛋白抑制细胞凋亡的功能在肿瘤细胞的扩增中起着一定作用。

目前在多种肿瘤中均发现有 Bcl-2 基因的扩增和过度表达,但在某些肿瘤中的表达意义还存在较大争议。Chresta 等发现睾丸肿瘤表达非常低的 Bcl-2 水平和相对较高的 Bax 水平,认为与睾丸肿瘤对化疗药物相对敏感有关。Eid 等发现,Bcl-2 蛋白表达多见于肿瘤分化差的细胞。Lipponen 等认为,Bcl-2 在正常肾细胞中弱表达,在恶性程度高的肿瘤中减低,Bcl-2 阳性表达与肿瘤大小、静脉侵犯及肿瘤临床分期有关。也有研究认为,Bcl-2 在肿瘤各病理级别、期别之间无显著性差异。但是,大部分认为,Bcl-2 表达随着睾丸肿瘤的恶性程度的上升阳性细胞率降低,高分化阶段表达较高,低分化阶段表达降低,各级间有显著性差异,Bcl-2 表达与肿瘤的恶性程度有关,与睾丸肿瘤的组织学类型无关。Bcl-2 蛋白在临床早期,分化好的肿瘤中高表达,而在临床晚期,恶性程度高的肿瘤中低表达,提示 Bcl-2 表达是睾丸肿瘤发生的早期事件之一,并且与肿瘤的自然病程和分化程度有关,认为 Bcl-2 表达可作为评估睾丸肿瘤自然病程、恶性程度及预后的指标。

3. mdm-2 基因 mdm-2 基因是一类细胞原癌基因,它与细胞增殖和分化有关。mdm-2 主要通过基因的扩增和染色体易位而激活。mdm-2 基因编码的蛋白产物是一种 DNA 相关性核蛋白。此蛋白过表达可能参与正常细胞向恶性肿瘤细胞的转化过程。最初人们在对 K1735 鼠黑色素瘤细胞系等的研究发现,在转移潜力低的细胞系中 mdm-2 RNA 表达低于高转移潜力细胞系。对乳腺癌、肝细胞癌等的研究证实了这一结论。Bak 等发现一组睾丸肿瘤中存在 mdm-2 基因突变。国内学者用免疫组化方法检测 27 例睾丸肿瘤,发现有 12 例为 mdm-2 蛋白产物的过表达,非精原细胞瘤表达率高于精原细胞瘤,并且 mdm-2 蛋白表达量与睾丸肿瘤病理分级有关。分化差的肿瘤 mdm-2 蛋白阳性表达率明显高于分化中等与分化好的肿瘤。并认为,mdm-2 蛋白表达与睾丸肿瘤局部浸润、淋巴结转移及远端转移呈正相关。

Datta 等研究认为,mdm-2 在侵袭性强的标本中有高表达,是睾丸肿瘤进展过程中的晚期事件,而在癌变早期却只有 7% 的表达率,可作为睾丸肿瘤预后的一项客观指标。

4. c-myc 基因　c-myc 基因定位人类染色体 8q24 区带上,与细胞增殖和分化有关,主要通过基因扩增和染色易位而激活。myc 原癌基因家族由 c-myc、n-myc、l-myc 组成。c-myc 基因编码的 p62 蛋白,是一种 DNA 相关性核蛋白,此蛋白过量表达可能参与正常细胞向恶性肿瘤细胞的转化过程。Rhuin 等研究 16 例精原细胞瘤,发现 15 例 n-myc 基因 mRNA 转录水平高表达。

5. RAS 基因　RAS 基因家族(H-RAS、K-RAS、N-RAS)的激活是人类恶性肿瘤形成的关键因素之一。RAS 基因的点突变及蛋白产物 p21 的超表达是其参与肿瘤发生的主要激活方式之一。激活的 RAS 基因可转化 NIH/3T3 细胞为肿瘤细胞。许多恶性肿瘤中有 RAS 基因点突变和蛋白表达。Ridanpaa 等用 DGGE 方法结合寡核苷酸探针杂交检测 17 例睾丸癌,发现有 2 例 K-RAS 基因的第 12 位点突变。也有应用 PCR 结合寡核苷酸探针杂交检测 27 例睾丸癌,有 3 例 H-RAS 基因的第 12 位点突变。

6. RB1　Strohmeyer 报道 RB1 的表达与睾丸生殖细胞肿瘤分化有相关性。起初认为 RB1 在人体所有正常组织中发挥细胞周期调控作用,后来研究发现 RB1 失活与一些恶性肿瘤有关,包括骨肉瘤、软组织肉瘤、小细胞肺癌,乳腺癌及膀胱癌。在睾丸生殖细胞肿瘤中 RB1 的弱表达可见于所有检测过的肿瘤类型,尤其是精原细胞瘤和胚胎癌,而该基因在 DNA 水平未见显著的改变。在 15 例畸胎瘤中,有 14 例在已分化的恶性细胞中发现了 RB1 蛋白,而在所有睾丸生殖细胞肿瘤未分化的细胞中均未发现。显然,RB1 表达水平的改变比基因突变,更与基因产物在未分化的睾丸生殖细胞肿瘤中缺失或减少有关系。

三、细胞凋亡基因

FAS/FAS-L 基因产物 FAS 蛋白是相对分子质量为 45×10^3 的跨膜糖蛋白,属于神经生长因子与肿瘤坏死因子受体超家族成员,是一种细胞凋亡信号受体。它和 FAS 配体结合后,其胞质经特殊胞内蛋白介导,直接激活凋亡基因产物,诱导 FAS 蛋白所在细胞的凋亡。细胞凋亡受 RAS,p53、Bcl-2 和 c-myc 多种肿瘤相关基因的调控。

Soini 等采用原位末端标记法对睾丸肿瘤的研究发现细胞凋亡与肿瘤的病理类型密切相关,其平均凋亡指数(AI)值在睾丸胚胎癌中最高,其次为精原细胞瘤,最低为畸胎瘤,但和临床分期无关。Hara 等应用 RT-PCR 方法研究 FAS 和 FAS 配体 mRNA 的表达亦有类似的结果。但是,Schmelz 等对睾丸肿瘤的研究发现 FAS 和 FAS 配体的表达与 AI 无明显相关。国内赖潭等对 56 例睾丸肿瘤 FAS 蛋白表达的研究认为,FAS 蛋白表达与肿瘤病理类型有关,参与了睾丸肿瘤组织中细胞凋亡的调节,并在睾丸肿瘤发生中起重要作用,但与肿瘤的临床分期和淋巴结转移无明显相关,这与 Sugihara 等和 Hara 等的研究结果较为一致。

睾丸生殖细胞的增殖凋亡是一个多基因参与的复杂过程。目前的研究尚处于起步阶段,随着研究的深入,将会对各基因在各阶段发生过程中的地位、相互关系有更加全面的理解,对睾丸肿瘤的诊断、治疗提供更科学的基础理论指导。

参 考 文 献

陈尔成.2001.小儿睾丸恶性生殖细胞瘤的回顾性分析.中华小儿外科杂志,22(4):208-209.

董蒨.2009.小儿肿瘤外科学.北京:人民卫生出版社,631-647.

高解春,王耀平.2003.现代小儿肿瘤学.上海:复旦大学出版社,611-619.

施诚仁.2006.儿童肿瘤外科学.北京:科学文献技术出版社,487-493.

宋洪城,黄橙如.2004.小儿睾丸肿瘤临床分析(附55例报告),中华泌尿外科杂志,25(1):44-46.

孙则禹,孙光,孙颖浩.2006.睾丸肿瘤外科及手术学.上海:第二军医大学出版社,41-93,107-117.

王劭亮,王玲珑,杨嗣星,等.2002.凋亡抑制基因Bcl-2产物在睾丸肿瘤中的表达及其意义.武汉大学学报,23(1):31-33.

叶哲伟,陈晓春,鲁功成,等.2001.端粒酶hTRT基因在睾丸肿瘤组织中的表达及其意义.中华实验外科杂志,18(5):418-420.

张金哲,杨启政,刘贵麟.2006.中华小儿外科学,郑州:郑州大学出版社,272-277.

Bak M,Geczi L,Institioris E,et al.1999.The clinical value of mdm-2 expression in testicular cancer,Correlation with tumor progression.OrvHetil,140(33):1837-1840.

Bhayani SB,Allaf ME.Kavoussi LR.2004.Laparoseopic RPLND for clinica stage I nonseminomatous germ cell testicalar cancer:Current status.Seminars and Original Investigation,22:145-148.

Boyle P.2004.Testicular cancer:the challenge for cancer control.LancetOncol,5(1):56-61.

Chresta CM,Masters JR,Hickman JA.1996.Hypersensitivity of human testicular tumours to etoposide induced apoptosis is associated with functionap53 and a high Bax:Bcl-2ratio.Cancer Res,56(8):1834-1841.

Ciftei AO,Kologlu MB,Senocak ME,et al.2001.Testicular tumors in children.J Pediatr Surg,36:1796-1801.

Dada R,Kumar R,Kucheria K.A.2006.2-year-old baby with Downs syndrome,cryptorchidism and testicular tumour.Eur J Med Genet,49(3):265-268.

Drut R.2003.Yolk sac tumor and testicular microlithiasis.Pediatr Pathol Mol Med,22(4):343-347.

Eid H,GulyasM,Geczi L,et al.1998.Expression of Bcl-2 in testicular carci-noma:correlation with tumor progression and MDR1/Pgp.Cancer,83(2):331-336.

Foster RS,Hermans B,Bihrle R,et al.2000.Clinical stage I pure yolk sac tumor of the testis in adults has different clinical behavior than juvenile yolk sac tumor.J Urol,164(6):1943-1944.

Frederick J Rescorla.1999.Pediatric Germ Cell Tumors.Seminars in Surgical Oncology,16:144-158.

Galani E,Alamanis C,Dimopoulos MA.2005.Familial female and male germ cell cancer:A new syndrome? Gynecol Oncol,96(1):254-255.

Houldsworth J,Xiao H,Murty VV,et al.1998.Human male germ cell tumouresistance to cisplatin is linked to Tp53 gene mutation.Oncogene,16(18):2345-2349.

Houston A,O'Connell J.2004.The Fas signalling pathway and its role in thepathogenesis of cancer.Curr Opin Pharmacol,4(4):321-326.

Kato N,Shibuya H,Fukase M,et al.2006.Involvement of adenomatous polyposis coli(APC)gene in testicular yolk sac tumor of infnts.Hum Pathol,37(1):48-53.

Kersemaekers AM,Mayer F,Molier M,et al.2002.Role of p53 and MDM-2in treatment response of human germ cell tumours.J Clin Oncol,20(6):1551-1561.

Kumar Y,Bhatia A,Kumar V,et al.2007.Intrarenal pure tumor:An extremely rare entity.Int J Surg Pathol,15(2):204-206.

Lewis DJ,Sesterhenn IA,McCarthy WF,et al.1994.Immunohistochemicalexpression of p53 tumor suppressior gene in adult germ cell testis tumors:clinical corrrelation in stage I disease.JUrol,152(2):418-423.

Lipponen P,Eskelinen M,Syrjanen K,et al.1995.Expression of tumor suppressor gene Rb,apoptosis suppressing protein Bcl-2 and c-myc have noindependent prognostic value in renal adenocarcinoma.Br J Cancer,71(4):863-867.

Lutzker SG,Mathew R,Taller DR.2001.A p53 dose-response relationship forsensitivity to DNA damage in isogenic teratocarcinoma cells.Oncogene,20(23):2982-2986.

Main KM,Jensen RB,Asklund C,et al.2006.Low birth weight and male reproductive function.Horm Res,65(3):116-122.

Mosharafa AA,Foster RS,Leibovich BC,et al.2004.Histology in mixed germ cell tumors.Is there a favorite pairing? J Urol,171(4):1471-1473.

Schmelz HU,Abend M,Kraft K,et al.2002.Fas/Fas ligand system andapoptosis induction in tesiticular carcinoma.Cancer,95(1):73-81.

Spermon JR,Witjes A,Nap M,et al.2001.Cancer incidence in relatives of patients with testicular cancer in the eastern part of the Netherlands.Urology,57:747-752.

Strohmeyer T,Reissmann P,Cordon-Cardo C,et al.1991.Correlation betweenretinoblastoma gene expression and differentiation in human testiculartumors.Proc Natl Acad Sci USA,88(15):6662-6666.

Terenziani M,Piva L,Spreafico F,et al.2002.Clinical stage I nonseminomatous germ cell tumors of the testis in childhood and adolescence:an analysis of 31 cases.J Pediatr Hematol Oncol,24(6):454-458.

Zachary Horton,Marc Schlatter,Sarah Schultz.2007.Pediatric germ cell tumors.Surgical Oncology,16:205-213.

第18章 脑肿瘤

Chapter 18

第一节 疾病概述

脑肿瘤居小儿时期恶性肿瘤类疾病第二位,仅次于白血病,其发病率为 0.24/万～0.35/万。各年龄段均可患病,但 5～8 岁是本病的发病高峰。颞叶为肿瘤最好发的部位,其次为额叶、顶叶、枕叶,亦可定于视神经和视交叉、下丘脑、丘脑、基底节和脑室等处。以 5～9 岁组和 10～14 岁组患儿居多,分别占 30%～40% 和 20%～65%。男患儿比女患儿略多,男性约占 60%,男女之比在(1.4～1.82)∶1。

一、病理类型及肿瘤部位

脑肿瘤有多种病理类型,小儿时期常见以下几种。

1. 胶质细胞瘤 最为常见,包括星形细胞瘤、室管膜瘤和多形性成胶质细胞瘤等。

2. 原始神经外胚层细胞瘤 属于未分化的原胚细胞,包括髓母细胞瘤、成松果体细胞瘤等。

3. 胚胎残余组织形成的颅内肿瘤 如脉络丛乳头状瘤、畸胎瘤、颅咽管瘤、皮样或上皮样囊肿等。

儿童脑肿瘤幕下肿瘤较幕上肿瘤多见,幕下肿瘤约占 60%,幕下多见于第 4 脑室,其次为小脑半球和小脑蚓部,以后颅窝和脑中线附近多见。幕上多见于大脑半球,其次为第 3 脑室和侧脑室。

二、临床表现

大多呈慢性或亚急性进行性加重的临床过程。可将其临床表现归类为颅内高压和肿瘤局部灶症状两类。

1. 颅内高压症状 包括头痛、呕吐和视盘水肿。婴儿不会主述头痛,主要表现前囟饱满、颅缝开裂、头围增大和头颅破壶音。头痛最初为间断性,以后可转为持续性伴阵发性加重,全脑或额、枕部分布。头痛与呕吐常于清晨更严重,呕吐以后可有头痛的短暂减轻。颅压增高还可致继发性视神经萎缩而出现视力减退。

患儿常同时有血压增高、缓脉、多动、易激惹和精神不振等表现,若有瞳孔不等大或明显意识障碍时,应考虑天幕裂孔疝。若出现呼吸节律不规则和颈项强直,要考虑并发枕骨大孔疝。

2. 肿瘤引起的局灶症状和体征 因肿瘤部位和大小而异,常见如下。

(1)肢体瘫痪:大脑半球肿瘤可引起偏瘫伴锥体束征阳性,脑干肿瘤引起交叉瘫,即病变同侧脑神经核性或核下性瘫痪,以及对侧肢体核上性麻痹。

（2）癫痫发作：见于大脑半球肿瘤，呈局灶性或全部性发作。

（3）共济失调：步态蹒跚、常伴有眼球震颤，多见于小脑肿瘤。

（4）视力减退和视野缺损：颅咽管瘤等蝶鞍区肿瘤压迫视交叉可引起视神经萎缩和视野缺失。

（5）下丘脑和垂体功能障碍：蝶鞍区或第Ⅲ脑室前角处肿瘤可引起生长发育落后、性早熟、尿并症或肥胖等症状。

三、髓母细胞瘤

髓母细胞瘤（medulloblastoma）是小儿时期最常见的颅后窝肿瘤。由 Bailey 和 Cushing 命名。一般认为，髓母细胞瘤的发生是由于原始髓样上皮未继续分化。这种来源于胚胎残余细胞的肿瘤，绝大多数生长在第四脑室顶之上的小脑蚓部，占儿童颅后窝肿瘤的 30%～40%，占儿童颅内肿瘤的 15%～20%。髓母细胞瘤是儿童颅内恶性程度最高的肿瘤之一，其高度恶性表现为生长极其迅速，肿瘤细胞有沿脑脊液产生播散性种植转移的倾向，其发病年龄高峰为 10 岁以前，约 60% 发生在 8 岁以前。

1. 病理学　66.7% 的儿童髓母细胞瘤位于小脑蚓部，它可向前突入，压迫或阻塞第四脑室引起梗阻性脑积水。有时肿瘤向后突入枕大池，少数经枕大池而伸入椎管内，偶尔通过第四脑室侧孔长入桥小脑角池，约 33.3% 病例肿瘤侵犯脑干。肿瘤细胞易于脱落，随脑脊液产生播散侵犯脑软膜，发生率非常高。颅内主要发生于外侧裂池、颅后窝沟和脑池。40% 的患者发生椎管内种植转移，常见于胸腹段，全身转移少见，骨骼转移是全身转移的常见部位。

肿瘤肉眼的特点是瘤体致密，边界较为清晰，但向周围脑组织浸润生长。血管不十分丰富，呈灰色，质地软，可见坏死小腔，内含胶冻状物，质地硬者较少。组织学上典型的肿瘤完全由未分化细胞组成，均为小圆细胞。镜检示细胞极为丰富，体积小，胞质少，包膜不清。细胞核呈圆形或卵圆形，大小不等，染色深，分裂象多。大部分肿瘤细胞无特殊排列，少部分肿瘤细胞不规则聚集成堆，或排列为菊形团结构，表明肿瘤细胞向神经母细胞分化的特征。青少年和成年人的肾母细胞瘤常发生在小脑半球；肿瘤细胞间含有间充质（角质蛋白和网硬蛋白）成分，比较硬韧，边界较清楚，称为促纤维组织增生/结节型髓母细胞瘤。世界卫生组织中枢神经系统分类（2007 年）对髓母细胞瘤重新进行界定：除经典的髓母细胞瘤外，增加了间变型髓母细胞瘤，髓母细胞瘤伴广泛结节为髓母细胞瘤新的亚型，共 4 种亚型，分别为促纤维组织增生/结节型髓母细胞瘤（desmoplastic/nodular medulloblastoma）、髓母细胞瘤伴广泛结节型（medulloblastoma with extensive nodularity）、间变性髓母细胞瘤型（anaplastic medulloblastoma）、大细胞型髓母细胞瘤（large cell medulloblastoma）。间变型髓母细胞瘤型组织学特点为细胞核多形性显著，有丝分裂高度活跃，常呈非典型性生长。虽然髓母细胞瘤都可以表现出不同程度的间变，但在间变性髓母细胞瘤中尤为突出。髓母细胞瘤伴广泛结节型，一般发生在婴儿，组织学上与促纤维增生、结节型髓母细胞瘤关系密切，所不同的是，缺乏网硬蛋白的区域大且富含神经纤维样组织，髓母细胞瘤伴广泛结节型在放疗和（或）化疗后，有时进一步成熟为神经节占优势的肿瘤。临床预后好于经典的髓母细胞瘤。

2. 临床表现　髓母细胞瘤约 40% 在 5 岁以内发病，75% 在 10 岁以内发病。患儿从出现症状到就诊时间短，有半数不到 1 个月。常见的临床症状有呕吐、头痛、躯干性共济失调。呕吐的发生率最高，可为早期唯一的症状。引起呕吐的原因除肿瘤不断生长，使第四脑室或导水管发生梗阻,导致阻塞性脑积水,除造成颅内压增高外,还可由于肿瘤直接刺激第四脑室底的迷走神经核而产生。躯干性共济失调表现为行走蹒跚,严重者甚至不能行走和坐稳,眼球震颤是眼肌共济失调的表现。其他表现有面瘫、复视、进食呛咳和锥体束征等。

3. 治疗

(1)手术治疗:对于有显著颅内压增高的患者,应先解除颅内压增高,可做肿瘤切除或脑脊液分流手术,手术尽量切除肿瘤,有人则认为广泛切除肿瘤易导致肿瘤播放,主张只切除部分肿瘤,打通第四脑室即可。手术可用枕部正中切口,咬开颅后窝骨质后,可见小脑蚓部膨隆增宽,或可在枕大池中见到肿瘤,吸引器方向指向导水管下口方向。可采用隧道式吸除的方法,上极一旦吸透,可见到大量脑脊液涌出,随之扩张的导水管开口清晰可见,此时可见到肿瘤与第四脑室底之分界,以此为标志切除肿瘤,可避免操作影响脑干。肿瘤如为硬纤维型,则可向其两侧剥离,阻断其血供来源,肿瘤常可完整取下。此外,操作时止血要彻底,肿瘤表面的血管用双极电凝,并及时冲洗冷盐水降温。肿瘤切除后,脑干侧瘤床之渗血可用棉片压迫止血。结束手术时,被肿瘤梗阻的脑脊液循环应重新恢复,一般硬膜不缝合,逐层缝合伤口。

(2)放疗:术后患者接受放疗可延长生存期。Bruce 指出,所有未经术后放疗的髓母细胞瘤均复发,且多在复发后 1 年内死亡。术后放疗,目前统计其 5 年生存率达 40%～60%,10 年生存率也达 30%～40%。早期有人主张,髓母细胞瘤患者可单纯给予放疗,但这样有两个缺点:①放疗过程中肿瘤因肿胀,使脑干受压加重,患者可能因颅内压增高,脑干受压而致命。②盲目放疗对较良性肿瘤(如星形细胞瘤)的效果不好,可能延误病情。现在多数学者主张,在手术切除肿瘤,使脑脊液循环梗阻解除,同时确切做出病理诊断后再行放疗。

一般强调术后早期放疗,多在术后 1～2 周开始。基于髓母细胞瘤易转移的特点,应对全中枢神经系统进行放疗,并在此基础上病灶局部增加放疗剂量。美国儿童肿瘤组髓母细胞瘤治疗协调委员会(MPCPOG)推荐的方案是分三部分:全脑、脊髓及颅后窝。全脑放疗应包括筛板,后达颈髓,脊髓放疗下界达骶 2 水平。剂量:全脑 40Gy(4000rad),颅后窝局部加 15Gy(1500rad),脊髓 35Gy(3500rad),每次不超过 2Gy(200rad),最好在 150～180rad。对于 3 岁以下患儿的放疗:脊髓 24Gy(2400rad),全脑 35.2Gy(3520rad),颅后窝局部加量致总量为 48Gy(4800rad)。这一方法所用放疗量大大高于 20 世纪 60 年代以前所用剂量,现已为多数人所接受,并认为是脑脊髓放疗耐受的极限。

(3)化疗:髓母细胞瘤术后单纯化疗未见明确疗效,即使在手术、放疗后应用化疗其结果亦有争议。Mazza 统计 47 例患者的 5 年存活率,手术＋放疗＋化疗组达 60%,明显高于未行化疗组(37%)。Thomas 对 8 例复发患者用 BCNU 和地塞米松及鞘内用甲氨蝶呤(methotrexate)联合化疗,其中 5 例同时瘤灶局部加低量放疗,结果所有患者均有不同程度疗效,其中 6 例明显有效,2 例疗效不显著者均为第二次复发肿瘤。但发现化疗对生存无明显影响。

对于化疗的指南,Bloom 认为化疗对肿瘤全切除患者无效,因而主要用于部分切除或仅行活检的患者,或 2 岁以下患儿。多数学者认为复发患者可加用化疗。

Grafts 试验发现亚硝基脲类药物与甲基苄肼联用时,甲基苄肼的细胞活性可在相对低的剂量下得到;若在使用亚硝基脲类药物后 12d 用甲基苄肼,可在不降低药效的条件下大大降低药物的骨髓抑制作用。因而在联合应用化疗药物时,特别要注意其药物间的相互作用,避免增加药物毒性。此外,在化疗期间应随时监测外周血象变化。一旦发现全血细胞减少应给予及时处理,甚至暂停化疗。

四、星形细胞瘤

星形细胞瘤(astrocytoma)也是儿童常见的脑内肿瘤,可发生在颅后窝,也可发生在大脑半球,25%～30%位于颅后窝,在儿童颅后窝星形细胞瘤发病率仅低于髓母细胞瘤,占颅后窝肿瘤的20%左右。

1. 病理学 病理上肉眼所见特点是肿瘤位于小脑半球,边界比较清晰,囊壁上有一实体性肿瘤结节,瘤结节较为硬韧而富于弹性。组织学特点在于呈中等程度的细胞成分,不像髓母细胞瘤那样细胞密集。细胞均匀细长,呈双极状。核呈椭圆形,富于核染质。血管不多,可见黏液变性或小空泡形成。

依据肿瘤细胞是否存在核异型性、有丝分裂、内皮细胞增生和坏死作为明确肿瘤级别的指标,WHO将肿瘤良、恶性程度分为Ⅰ～Ⅳ级:Ⅰ级,组织学上表现为相当好的分化程度,包括毛细胞型星形细胞瘤、室管膜下巨细胞型星形细胞瘤。常发于儿童和青少年。多为卵圆形边界清楚。可在小脑、室间孔等。多囊变可有钙化。水肿表现较轻或无,占位征象不明显或周围结构受压轻度向健侧移位。增强扫描轻度强化或无强化。这与肿瘤血管内皮细胞结合紧密,造影剂甚少外溢有关。治疗效果及预后均好。Ⅱ级,分化较好的星形细胞瘤,但有弥漫性浸润,包括弥漫性星形细胞瘤(包括原浆型、纤维型、肥胖细胞型亚型)、多形性黄色瘤型星形细胞瘤及毛细胞黏液型星形细胞瘤。边界尚清的圆形或椭圆形肿块,多发于大脑半球脑白质区。可囊变,无坏死,极少出血。增强扫描一般不强化,一旦有局部浸润生长,恶变组织就会不同程度强化。Ⅲ级,间变性星形细胞瘤。Ⅳ级,胶质母细胞瘤,包括其亚型巨细胞型胶质母细胞瘤及胶质细胞肉瘤。

(1)低级别的星形细胞瘤:在儿童最常见发生在小脑半球,小脑低级别星形细胞瘤占所有儿童颅内肿瘤的15%～18%。毛细胞型星形细胞瘤由2种组织组成:含有多种长纤维的双极成胶质细胞和由散在的纤维原生质星形细胞组成的纤维囊性结构。

(2)间变性星形细胞瘤:组织学特点是星形细胞瘤细胞密度大,核异质性和有丝分裂程度高,但缺少胶质母细胞瘤的特点。

(3)胶质母细胞瘤:又称成胶质细胞瘤、多形性胶质细胞瘤,目前临床上统称胶质母细胞瘤,是分化程度最低和恶性程度最高的。组织学表现为细胞高度密集,核异质性,有丝分裂程度高,有明显效果内皮细胞增生和坏死。

世界卫生组织中枢神经系统肿瘤分类(2007)将毛细胞黏液型星形细胞瘤增加为毛细胞型星形细胞瘤新的亚型,大脑胶质瘤病也归为星形细胞瘤。WHO组织学分级Ⅱ级,主要发生在婴儿和儿童,见于下丘脑视交叉区。组织学特点为同态的双极细胞位于富于黏液的基质中,常以血管为中心排列。毛细胞黏液型星形细胞瘤也可为Ⅰ型神经纤维瘤的颅内伴发肿瘤,易局部复发和脑脊液播散,预后差于毛细胞型星形细胞瘤。

2. 临床表现 病情发展较慢,平均病程2年左右,有的可长达10年。症状因部位而异,多数先出现由肿瘤直接破坏造成的定位体征和症状,以后可出现颅内压增高的症状。主要是颅内压增高及一侧小脑半球损害的症状。后者为患侧肢体动作笨拙,上肢比下肢严重,表现为持物不稳,不能系纽扣及用勺进食等精细动作障碍,影响到小脑蚓部可出现平衡障碍。70%以上的患儿可见粗大的眼球水平震颤,小脑损害严重时还可有小脑性语言(构音不清或爆发式语言）。患儿可肌张力及腱反射低下,约 14.2% 有强迫头位,晚期可出现"小脑危象"。

病程进展较为缓慢,在颅内压增高基础上出现一侧小脑损害征,应首先考虑小脑星形细胞瘤的可能性。

3. 治疗　肿瘤对放、化疗不敏感,故应首选手术切除。如瘤在囊内型切除瘤结节即可获痊愈;如为实性肿瘤应尽可能多切除;若肿瘤侵及脑干则允许残留少许以免损伤脑干,术后辅以放疗。但对残余肿瘤是否进行常规放疗目前仍有争议,有学者认为放疗能抑制肿瘤的生长,提高生存率。另有学者认为放疗并不能减少残余肿瘤体积,却使肿瘤因低剂量照射向恶性转化,而且对年幼儿产生严重的放疗副作用,故主张即使有残余肿瘤也不做放疗。笔者的倾向是对于残余肿瘤仍应采用放疗,最好能利用立体定向放射外科技术(SRS)使射线聚焦于残余肿瘤靶点,产生局灶性坏死,较普通放疗副作用小。手术切除不彻底,颅内压高未能缓解的病例,可同时行减压手术;有些大脑深部肿瘤不能手术切除的病例;也可直接行减压手术。

五、室管膜瘤

室管膜瘤(ependymoma)起源于脑室系统和中央管的室管膜细胞及其下的胶质上皮细胞。多发生在脑室系统,由于脑室系统外存在室管膜细胞,故脑室系统外也可发生室管膜瘤。幕上、幕下均可发生。男性多于女性,多见于儿童及青年。疾病描述室管膜瘤来源于脑室与脊髓中央管的室管膜细胞或脑内白质室管膜细胞巢的中枢神经系统肿瘤。在胶质瘤中占18.2%,男性多于女性,多见于儿童及青年,约 75% 位于幕下,幕上仅占 25%。肿瘤大多位于脑室内,少数瘤主体在脑组织内。

1. 病理学　室管膜瘤有覆盖脑室的室壁膜上皮长出。大脑半球的室壁膜瘤体积较大,并可有大囊腔。有时陷入脑室旁的脑实质内生长。位于第四脑室的肿瘤大多起源于脑室底延髓部分,与脑室底或脑室侧壁紧密连接,除引起脑积水外,还可经正中孔侵入小脑延髓或侧隐窝。另有少数肿瘤发生在第三脑室或脑桥小脑角。肿瘤一般为实质性,部分有囊性变或钙化,外观呈紫红色,切面为淡红色或灰白色,与周围脑组织常有清楚的边界,仅在肿瘤发生部位侵入室管壁内。

镜下的室管膜瘤结构变异很大。典型的肿瘤细胞呈菊花状或腔隙状排列。有些室管膜瘤由密集成堆的多角形细胞组成,边界清楚,有纤毛体,表现为室管膜上皮的形态特征。多数室管膜瘤内可见瘤细胞在血管周围呈放射状排列,成菊形团或假菊形团排列。

世界卫生组织中枢神经系统分类(2007 年)将室管膜肿瘤分类如下。

室管膜下瘤(Subupendymoma):主要为室管膜下胶质细胞,可呈假菊花形团样排列,有少量室管膜细胞分布。WHO 分级属于 Ⅰ 级。

黏液乳头型室管膜瘤(myxopapillary ependymoma):肿瘤细胞呈乳头状排列,围绕乳头状结构的结缔组织有黏液样变性并含有玻璃样变和血管结构。WHO 分级属于 Ⅰ 级。

室管膜瘤(ependymoma):细胞型、乳头状型、透明细胞型、脑室膜细胞型 4 种亚型。WHO 组织学分级室管膜瘤及其亚型均为 Ⅱ 级。室管膜瘤边界清楚,质地软,因有灶性出血或坏死而部分肿瘤呈囊变伴有钙化,有时邻近脑组织受肿瘤浸润。组织学上室管膜瘤的特点是包绕在血管周围,形成假菊花团或真菊花团样改变。

间变性室管膜瘤(anaplastic ependymoma):肿瘤细胞排列致密成片,细胞级核形态各异,有丝分裂相增多。间变性室管膜瘤在幕上的发生率相对较高。WHO 分级属于 Ⅲ 级。

2. **临床表现** 位于第四脑室内肿瘤因易阻塞脑脊液循环,产生颅内高压症状较早,多以头痛为首发症状,伴有呕吐、头晕及强迫头位。肿瘤增大累及小脑蚓部或半球时,可出现平衡障碍、步态不稳、肢体或躯干性共济失调、肌张力减退等症状。当肿瘤压迫脑干或脑神经时,可出现相应的脑神经障碍,如吞咽发呛、声嘶等,还可表现为眼球内斜及口角斜歪。幕上室管膜瘤常邻近侧室向脑内生长,最常见部位是额叶,其次是顶叶和颞顶叶。主要临床表现是局限性抽搐,颅内压增高症状。

3. **治疗** 手术全切肿瘤是室管膜瘤的首选治疗方案,脑室内室管膜瘤术前可先置脑室外引流以降颅内压。幕上室管膜瘤手术死亡率已降至 $0\sim2\%$,而幕下肿瘤手术死亡率为 $0\sim13\%$。对于未能行肿瘤全切除的患者,术后应行放射治疗。尽管对室管膜瘤术后放疗并未有较统一的认识,但多数学者仍建议行剂量为 $50\sim55Gy$ 放射治疗。由于绝大多数为瘤床原位复发,因此对室管膜瘤不必行脑脊髓预防性照射。成年人患者术后化疗无显著效果,但对复发或幼儿不宜行放疗的患者,化疗仍不失为一重要的辅助治疗手段。常用的化疗药物有卡莫司汀、洛莫司汀、依托泊苷(依托泊甙)、环磷酰胺与顺铂等。3岁以下婴幼儿化疗可在术后 $2\sim4$ 周开始,休息4周后开始下一个疗程,可延长患者生存期,从而使患者可在3岁以后接受放疗。间变性室管膜瘤手术仍是治疗的主要措施,术后放疗是必需的,放疗宜早,剂量应较大,$55\sim60Gy$。另需加预防性脑脊髓放疗。化疗是辅助治疗的手段之一,短期内控制肿瘤生长。手术是根治室管膜下室管膜瘤的主要措施。随着显微神经外科技术的应用,手术死亡率几乎为0。由于室管膜下室管膜瘤呈膨胀性生长,边界清晰,多数可做到肿瘤全切除。对于肿瘤生长部位深在、难以做到肿瘤全切者,次全切除亦可获得良好的治疗效果。放疗一般不常规应用。但对于肿瘤细胞核呈多形性改变的,或为混合性室管膜瘤——室管膜下室管膜瘤的患者,建议放疗。室管膜瘤的复发率较高,儿童颅后窝肿瘤的预后较差,几乎所有的病例均在术后不同的时间内复发。室管膜瘤易发生椎管内播散种植,有研究统计各年龄组室管膜瘤436例,有椎管内种植者占11%。幕下室管膜瘤椎管内种植者较幕上多见。

六、脑干肿瘤

脑干肿瘤(tumor of brain stem)指发生于中脑、脑桥和延髓的肿瘤。主要为神经胶质瘤,发生于脑桥者较多,但可累及中脑和延髓,以儿童和青少年多见,占儿童期颅内肿瘤的 $10\%\sim20\%$。脑干肿瘤的发病高峰在 $7\sim9$ 岁。

1. **病理学** 病理上肉眼所见特点是多数呈囊性,有时囊肿巨大,边界清晰,表面光滑,囊内容物呈浓稠黄褐色液体,有光亮的胆固醇结晶浮游。囊壁有钙化。实体性者较少,且发病年龄较大。组织学所见特点是囊壁由一层圆柱状上皮排列的细胞构成,扁平上皮呈同心状增殖,中心部可见坏死,囊壁可见钙化,肿瘤与周围组织粘连较牢,难以完全切除。

2. **临床表现** 脑干在解剖学上有中脑、脑桥、延髓之分。临床症状分为一般症状和局部症状。一般症状多数有头痛、呕吐及性格改变。局灶性症状随肿瘤的部位而异,但肿瘤呈浸润性生长,很难具体划分。脑干肿瘤最常见的症状和体征是多发脑神经损害、锥体束征和小脑体征。脑神经一个或多个损害是脑干肿瘤的重要特征,表现为眼球内斜及复视(展神经麻痹)、嘴歪(面神经损害)、吞咽困难、进食呛咳(吞咽神经及迷走神经损害)、眼睑下垂(动眼神经麻痹)、单侧和双侧角膜反射消失(三叉神经损害)、神舌偏向患侧(舌下神经损害)。锥体束征表现为肌张力增高、腱反射亢进、一侧肢体力弱(偏瘫或截瘫)。锥体束征多在脑神经损害对侧,这种

"交叉性瘫痪"为脑干病变所特有。小脑体征。主要表现为共济失调及眼震、步态不稳等。

3. 治疗

(1)一般治疗:加强支持和对症治疗,控制感染,维持营养和水电解质平衡。对有延髓性延髓性麻痹、吞咽困难和呼吸衰竭者,应采用鼻饲、气管切开、人工辅助呼吸等。有颅内压增高者,应给予脱水药,并加用皮质类固醇药物,以改善神经症状。

(2)手术治疗:脑干肿瘤在以往被认为是手术"禁区",这是因为脑干在很小的范围内集中有许多神经核团、传导束和网状结构等。脑干肿瘤多为浸润性生长的胶质细胞瘤,因而手术困难较大,易造成脑干内的重要结构损伤,手术致残及手术死亡率较高,预后不良。近年来随着显微神经外科技术的迅速发展,使脑干肿瘤手术效果明显改善。尽管脑干肿瘤手术仍有较大风险,但对于较局限、呈结节状或囊性变、分化较好的肿瘤,应积极采用手术切除,其预后较好。对于良性型的脑干肿瘤,采取全切除手术方式是可以获得根治效果的。

手术目的:①明确肿瘤性质;②恢复脑脊液循环;③良性肿瘤应争取获得全切除或次全切除,如星形细胞瘤Ⅰ级、血管网状细胞瘤或结核球(瘤)等,可望全切而获治愈效果;④恶性肿瘤亦应力争全切除,或行次全切除,部分切除,以达到充分的内减压效果;⑤胶质细胞瘤术后辅以放疗和化疗,可延长患者的生存期。

(3)放射治疗:长期以来,放射治疗的方法被认为是治疗脑干肿瘤的主要手段。根据临床和影像学检查可以确诊的脑干肿瘤,即可施行放射治疗。70%~90%的患者在接受第 1 个疗程放射治疗后,症状和体征多有改善。一般采用放射总量为 50~55Gy(5000~5500rad),疗程5~6 周;高于 6Gy 者,易引起脑放射性损伤。放疗可以单独进行,亦可与手术后治疗相配合。

(4)化学药物治疗:常用药物有尼莫司汀(ACNU)、卡莫司汀(BCNU)、环己亚硝脲(CCNU)等,依患者病情、年龄及体重等合理用药。

七、颅咽管瘤

颅咽管瘤(craniopharyngioma)是一种先天性肿瘤,占儿童颅内肿瘤的 5%~10%,占鞍区及鞍上肿瘤的 56%,是小儿时期最常见的非胶质细胞来源的肿瘤。颅咽管瘤的起源仍不是很清楚,组织胚胎学说认为未完全闭合的颅咽管的胚胎性鳞状细胞是颅咽管瘤的起源细胞。颅咽管瘤的两个好发高峰,第一个是 5~10 岁。第二个是 50~60 岁,一般认为 50%以上发生小儿。

1. 病理学 颅咽管瘤边界清楚,肿瘤的形状、大小有差异。多数为囊性或部分囊性,囊壁薄者为半透明膜,厚着坚韧,囊壁多有钙化。囊液呈黄褐色或暗绿色,囊液中漂浮胆固醇结晶及坏死液化的上皮碎屑。囊液量通常为 10~30ml。

镜下可见肿瘤上皮细胞构成,囊壁被覆上皮为复层鳞状上皮,有排列整齐的基底细胞层、棘细胞层和角化团块,出现角化物和钙化是本病的特点。根据组织形态将颅咽管瘤分为两型:釉质瘤型、乳头型;均为良性。小儿颅咽管瘤几乎均为釉质瘤型,都有钙化,90%伴有囊变。

2. 临床表现

(1)颅内压增高症状:小儿多见,表现为头痛、呕吐及视神经盘水肿。产生颅内压增高的原因是肿瘤向上长入第三脑室引起室间孔阻塞或由于肿瘤压迫导水管引起梗阻性脑积水,因有时肿瘤巨大引起的占位效应也是颅内压增高的原因之一。

(2)视神经受压症状:颅咽管瘤可引起视力和视野的改变。原因:肿瘤位于鞍上,压迫视神经、视交叉引起视神经萎缩；肿瘤阻塞室间孔造成颅内压增高，视盘开始水肿，久之出现视神经继发性萎缩。小儿由于主诉和表达能力欠佳，很难早期发现视力障碍，儿童对早期视野缺损多不引起注意。

（3）下丘脑症状

①尿崩症：表现为多饮、多尿，每24小时出入量可达数千毫升（ml）。尿崩的原因为肿瘤损伤视上核、视旁核、下丘脑-垂体束或神经垂体，导致抗利尿激素生成减少。

②脂肪代谢障碍：肿瘤侵犯灰结节及漏斗部所致。绝大多数患儿表现为向心性肥胖，少数患儿表现为极度消瘦。肿瘤侵犯下丘脑结节核时出现性腺功能紊乱，临床表现为肥胖和性器官不发育。

③体温调节障碍：体温常低于正常。

（4）垂体功能损害的临床表现：主要为肿瘤压迫，侵犯垂体腺和垂体柄导致垂体激素分泌不足，尤其以生长激素分泌不足导致生长发育迟缓多见，患者表现为身材矮小等。

3. 治疗　由于肿瘤对周围重要结构的浸润压迫及手术可能产生的影响，术前及术后均要检查下丘脑垂体轴、肾上腺功能，以及水、电解质平衡等。治疗原则是能够完全切除的肿瘤应尽量完整切除；体积大的肿瘤或与周围组织粘连严重时可做部分切除，术后辅以局部放射治疗；大的囊性单腔性颅咽管瘤可用核素^{32}P放疗；而对于小的2～3cm的肿瘤可行立体定向放疗。

第二节　常规诊断

一、实验室检查

脑脊液检查：部分肿瘤的患儿的脑脊液有时出现蛋白轻度增高。如脑脊液中白细胞数增高应与肿瘤细胞相鉴别。同时，检测患儿脑脊液中肿瘤标志物或其他生化物质也有助于对脑肿瘤的诊断。

二、髓母细胞瘤

1. CT检查　约50％髓母细胞瘤有典型的CT表现。CT平扫表现为位于小脑蚓部或小脑半球和蚓部边界清楚的高密度肿瘤，肿瘤密度较均匀，有时可见小斑片低密度坏死灶，肿瘤向前压迫并突入第四脑室，使第四脑室变形、前移，95％伴有梗阻性脑积水，90％肿瘤周围有轻中度的脑水肿等。CT增强扫描肿瘤呈轻中度均匀强化，小片状坏死囊变区无强化。肿瘤脑膜播散则表现为脑膜增厚及明显强化，边缘光滑或结节样。

2. MRI检查　髓母细胞瘤在MRI信号强度上无明显特点。特征性的表现是肿瘤部位，呈长T_1和长T_2信号。肿瘤位于上蚓部时常使中脑导水管受压、变窄、向前方移位，肿瘤居第四脑室顶部时，导水管被撑开并向上移位，因此正中矢状位扫描相当重要。注射Dd-DTPA后明显均一强化。出现沿脑脊液种植转移时，在脑室壁、脑池，甚至蛛网膜下腔增强扫描呈明显强化。

三、星形细胞瘤

CT 检查提示瘤体呈囊性或囊、实性混杂密度影或低密度影,边界清楚,部分伴有钙化;增强扫描显示肿瘤的实质部分显著增强,囊性部分无增强。MRI 检查显示 T_1WI 和 T_2WI 均呈高信号影;增强扫描示瘤体实质部分明显增强呈结节样,囊性部分包膜可增强。

CT、MRI 对星形细胞瘤的定位定性诊断有相当高的准确率,达到 85% 以上。对肿瘤的分级评估有很大的帮助。特别是对肿瘤的治疗方案和预后评价有非常重要的指导价值。

四、室管膜瘤

1. **CT 检查**　CT 平扫表现为颅后窝中线处等、低密度,有时可为不均匀高密度及混杂密度病灶。15%～20%肿瘤内见多发小片状低密度囊变区。约 50%见多斑点状或沙砾状高密度的钙化灶,一般为小结节状,这是室管膜瘤重要的征象,10%可见肿瘤内出血,CT 增强扫描中肿瘤实质部分一般呈中等度强化,周围脑组织无水肿,因为大多数室管膜瘤位于脑室内,当肿瘤较小时,若见后方脑脊液腔隙,此时较易做出诊断,当肿瘤较大完全占据第四脑室时,有时很难与髓母细胞瘤鉴别。若肿瘤通过第四脑室侧隐窝向桥小脑角延伸,有利于室管膜瘤的诊断。

2. **MRI 诊断**　MRI 检查不能显示钙化,限制了其诊断价值。室管膜瘤在 T_1 加权图像上呈低或等信号,在 T_2 加权图像上呈明显高信号,有时可清晰显示其内蜿蜒走向的血管流空信号,肿瘤具有明显的异常对比增强,同时可合并脑积水。

大脑半球室管膜瘤通常在顶、颞、枕三叶交界处。患儿瘤体内有较大的囊肿,在 T_1 加权图像上呈更低信号,T_2 加权图像上呈更高信号,实质部分由于钙化信号混杂。

五、脑干肿瘤

1. **CT 检查**　脑桥胶质瘤以弥漫性生长为主,CT 平扫表现为脑干增粗或外形异常,脑干周围的脑池变浅或消失,第四脑室受压变形、后移。当肿瘤向前生长时可以包埋中央的基底动脉,肿瘤外突性生长时可位于桥小脑角,可能与其他桥小脑角肿瘤混淆。肿瘤以低密度为主,有时也可为等密度,肿瘤中有时可见坏死囊变所致的斑片状更低密度区。CT 增强扫描上弥漫性胶质瘤一般无强化,而局部性胶质瘤可以不均一强化。中脑胶质瘤以局限性生长为主,肿瘤向上生长累及丘脑,CT 平扫为低密度,增强扫描表现多样,可以呈环状强化,均匀或不均匀强化,延髓胶质瘤发病率最低,由于颅后窝的伪影,CT 扫描的诊断价值不如 MRI。

2. **MRI 检查**　MRI 诊断脑干明显优于 CT,主要表现为脑干增粗,瘤组织呈长 T_1 与长 T_2 信号,在 T_1 加权像上呈低信号,在 T_2 加权像上呈高信号。

脑干肿瘤好发于脑桥,中脑、延髓少见。脑桥胶质瘤向上可侵犯中脑,经大脑角延及间脑,向下可侵入上延髓,向外侧经由小脑角进入小脑半球,位于脑桥后外侧可造成定位诊断偏差。脑桥肿瘤最初表现为正中矢状位上脑桥前后径变大。随着瘤生长,除脑桥变形、变粗外,第四脑室底部向后移位,基底动脉向前移位被肿瘤包埋,肿瘤组织在 T_1 加权图像上呈稍低信号,在 T_2 加权图像上呈高信号,注射 Dd-DTPA 后呈轻度强化。

六、颅咽管瘤

1. **实验室检查**　内分泌功能检查:测定肾上腺皮质功能和甲状腺功能以了解垂体或下视

丘功能状态,其功能障碍导致基础代谢率,糖耐量呈地平曲线,也可通过测定生长激素水平来了解下视丘功能状态。

2.影像学检查

(1)颅骨 X 线平片:蝶鞍改变,表现为蝶鞍扩大变形或破坏。钙化斑,位于鞍内或鞍上区,囊壁钙化呈弧线状或蛋壳状。颅内压增高改变表现为颅缝分离,脑回压迹增加。

(2)CT 扫描检查:大多数位于鞍上,呈圆形或椭圆形。90%以囊性为主,90%肿瘤有钙化,钙化可以是囊壁线状或蛋壳样钙化,也可以是肿瘤实质内斑块状钙化,肿瘤的囊性部分以低密度为主,少数肿瘤含蛋白成分较高,平扫呈等密度,甚至可为高密度,仅根据 CT 平扫密度值来判断肿瘤是囊性会实质性会造成误诊。CT 增强扫描肿瘤的囊壁常呈线状强化,多房囊性者可见囊内间隔强化,实质部分不均匀强化,若肿瘤增大向上压迫室间孔,可见梗阻性脑积水表现。

(3)MRI 检查:颅咽管瘤好发于鞍上,累及鞍内,但多无垂体信号异常,表现为垂体受压变小,同时可见视交叉移位。完全位于鞍内的颅咽管瘤因无法识别垂体而不易与垂体瘤鉴别。实体性肿瘤表现为长 T_1 和长 T_2 信号,囊性肿瘤因囊内液体成分不一,表现复杂,囊内液化坏死和蛋白增高者为稍长 T_1 和长 T_1 信号,囊内液体为液化胆固醇结晶的为短 T_1 和长 T_2 信号,伴有出血的表现为短 T_1 长 T_2 信号。MRI 在判断肿瘤起源部位、肿瘤与周围正常结构关系等方面优于 CT 检查,但钙化显示不如 CT。

第三节 分子诊断

近年来随着分子生物学和分子遗传学在肿瘤研究中的应用,对脑肿瘤的分子发病机制已部分阐明;但这些研究大多集中于星形细胞起源的肿瘤。已陆续发现与脑肿瘤发病相关的重要原癌基因,如表皮生长因子受体、血小板源生长因子、血管内皮生长因子、胰岛素样生长因子、碱性成纤维细胞生长因子等,以及 CycljnD、MDM 等相关蛋白。与其相关的抑癌基因有 p53、PTEN、p16、Rb、NF1、NF2、DMBT1、Mxil 等。常见的染色体改变包括 1p、9p、10p 和 10q、13q、14q、17q、19q、22q 杂合性缺失、7p(EGFR)及 12q(CDK4)扩增等。其中有些改变与已鉴定的某些致病基因所在染色体位点一致,有些则提供了寻找更多新的致病基因位点的信息。

一、髓母细胞瘤相关分子分型

髓母细胞瘤具有高度异质性。若干信号转导通路的异常参与其形成,如 WNT(Wingless)通路、SHH(Sonic Hedgehog)通路、TGF-β 信号通路、NF-κB 信号通路、酪氨酸激酶受体家族等。髓母细胞瘤主要包括四种亚型,即 WNT 型、SHH 型、3 型和 4 型。

1.WNT 型髓母细胞瘤 WNT 型髓母细胞瘤占总髓母细胞瘤的 10%,主要发生在 4~15 岁的儿童,3 岁以下婴幼儿少见,男性、女性发病率相同,其病理类型以经典型为主,极少数为大细胞型。WNT 型 MB 预后最佳,较少发生转移,5 年生存率约 95%。目前将该型进一步分为 α、β 两个亚型。WNT 信号通路的异常激活是 WNT 型髓母细胞瘤的特征。该通路的发现始于对 Turcot 综合征患者的基因研究,相对正常人群,患有该综合征的患者发生髓母细胞瘤风险高 92 倍。WNT 信号通路的异常激活使细胞内的 β-catenin 表达并蓄积,进一步激活

MYC、cyclin D1(CCNDl)、REST、TCF 等一系列在细胞增殖、分化及抑制凋亡中扮演重要作用的靶向基因,进而导致肿瘤形成。异常表达的 WNT 信号通路还存在多种突变基因和异常表达的蛋白,如 APC、TP53、WIF1、DKK1、DKK2、DKK4、LEF1、AXIN2、WNT11、WNT16、FDZ6 等。其中 DKK 家族是 WNT 信号通路的抑制因子,包含 DKK1、DKK2、DKK3、DKK4。Valdora 等对 333 例髓母细胞瘤和 22 例正常小脑组织的研究中发现 DKK1、DKK2、DKK4 在 WNT 型髓母细胞瘤中特异性高表达,而 DKK3 在四种亚型中均表达下调,并进一步说明了 DKK3 在髓母细胞瘤形成中对相关基因转录和蛋白生成具有重要调控作用。细胞遗传学方面,WNT 型 MB 主要涉及 6 号染色体异常,几乎所有儿童 WNT 型髓母细胞瘤都存在 6 号染色体异常,而成年人仅有 1/2。

2. SHH 型髓母细胞瘤　SHH 型髓母细胞瘤占总髓母细胞瘤的 30%,常发生于 3 岁以下婴幼儿及 16 岁以上,男性、女性发病率相同,病理类型以结缔组织增生型、广泛结节型多见,目前相关报道中促结缔组织增生型仅见于 SHH 型髓母细胞瘤。SHH 型髓母细胞瘤预后较 WNT 型差,但明显好于 3 型和 4 型,少有转移,5 年生存率在 80% 以上。此外 SHH 型髓母细胞瘤的预后与年龄密切相关,3 岁以下婴幼儿预后好,而成年人预后差。目前将 SHH 型 MB 分为 α、β、γ 三个亚型。SHH 型髓母细胞瘤的主要特征是 SHH 信号通路的异常激活,与 WNT 型髓母细胞瘤不同的是此型鲜有公认的特异性标志物。有研究表明 SHH 信号通路的异常与小脑发育障碍和 MB 发生相关。关于 SHH 信号通路的研究始于患有 Gorlin 综合征的患者,Gorlin 综合征是一种罕见的常染色体显性遗传病,4% 患者伴有髓母细胞瘤,主要涉及 PTCH1 基因突变。PTCHI 是 SHH 信号通路的负调节因子,对肿瘤的形成具有重要作用。Milla 等的研究中发现 Neol(一种凋亡依赖受体)基因在 SHH 型髓母细胞瘤的表达上调,而在其他亚型中表达下调,并揭示了 SHH 信号通路通过启动子的上游序列直接调节 Neol 基因的表达,如果 Neol 基因功能缺失,细胞周期将停滞在 G2 期,说明 Neol 基因具有维持髓母细胞瘤细胞周期的功能。ABC(ATP-binding cassette)转运子家族有 50 名成员,其中 ABCB1、AB-CC1、ABCC2、ABCG2 在多重耐药中扮演重要作用,通过抑制这些转运子可以降低 MB 患者的化疗耐药性,而 Ingram 等研究中发现对 ABC 转运子的抑制同样会提高 MB 患者的放疗效果,其中 ABCA1、ABCG2 扮演着重要角色,同时部分 ABC 转运子的表达与 MB 亚型特异性相关,如 ABCA8、ABCB4 表达上调及 ABCC8 表达下调与 SHH 型 MB 密切相关,该研究提示未来 ABC 转运子可能在 MB 的诊断性分型及个体化治疗方面具有重要意义。细胞遗传学方面,SHH 型 MB 存在多种染色体异常,其中常见的是 3 号、9 号和 10 号染色体。

3. 3 型髓母细胞瘤　3 型髓母细胞瘤占总髓母细胞瘤的 25%,成年人罕见,男性发病率是女性的 2 倍,病理类型以经典型和大细胞/渐变型为主,极易转移,预后最差,5 年生存率在 45% 左右,目前将 3 型髓母细胞瘤进一步分为 α、β 两个亚型。3 型 MB 与 MYC 的异常扩增密切相关,其中 α 亚型包含所有存在 MYC 异常扩增的患者,预后差,β 亚型则无 MYC 异常扩增,预后相对好,与 4 型髓母细胞瘤临床预后相似。TGF-β 信号通路的异常激活与 3 型髓母细胞瘤相关,该通路有望成为新的治疗靶点,是目前的研究热点之一。细胞遗传学方面,3 型髓母细胞瘤涉及异常染色体最多,如 1、7、8、9、10、12、17 号染色体等。目前对此型髓母细胞瘤的研究尚不多,然而由于其预后最差,未来的研究将进一步揭示此型髓母细胞瘤的分子标志物及相关致瘤机制,尤其是与 MYC 异常扩增相关的亚型。

4. 4 型髓母细胞瘤　4 型髓母细胞瘤占总髓母细胞瘤的 35%,婴幼儿罕见,男性发病率是女性的 3 倍,病理类型以经典型为主,少数为大细胞型,其预后与 SHH 型髓母细胞瘤相似。相关基因组研究揭示,4 型 MB 存在 KDM6A、MYCN、CDK6、SNCA 等基因的异常扩增或突变,存在 NF-κB 信号通路的异常激活。细胞遗传学方面,以 7 号染色体的结构异常最常见;此外,4 型髓母细胞瘤另一显著特点是 80% 的女性患者存在 X 染色体的缺失。尽管 4 型髓母细胞瘤最常见,但关于其分子机制的研究最少,目前暂无相应的动物模型,有待将来进一步探索。

二、颅咽管瘤的分子生物学检测

在过去的几十年,国内外众多学者对颅咽管瘤进行了广泛研究,但由于缺乏成熟的细胞株和动物模型,研究方法单一,研究范围主要集中在手术、术后及辅助治疗等方面,而基础研究极少,这使我们对颅咽管瘤的发生发展机制及生物学特点知之甚少。同其他肿瘤一样,颅咽管瘤的发生、发展、复发是一个多因素多步骤多基因参与的复杂生物学过程,其机制研究在基因、蛋白等水平有一定文献报道,如 B-catenin、P21WAF1/CIP1、IGF-1、TNF-α、galectin-3、维甲酸受体 p 及 7、MMP-2、MMP-9、骨桥蛋白、MCM6、DNA 拓扑异构 II、Bcl-2、趋化因子 12 及其受体 CXCR4 等,这些研究从不同方面在一定程度上探讨了肿瘤的发生发展机制,但由于这些研究范围分散,研究方向多变,缺乏系统性和连续性,尚不能为临床治疗的发展提供有效支撑。

随着肿瘤基因组学研究的高速发展和基因组测序技术的突飞猛进,二代高通量测序技术在探索肿瘤的发生发展机制上展现出无可比拟的优势,并为临床干预手段和治疗策略的发展提供了科学基础。2014 年,麻省总医院 Brastianos 研究小组应用外显子组测序(WES)检测 12 例 AdaCP 和 3 例 PapCP,发现 94% 的 PapCP 存在 BRAF V600E 突变,而 96% 的 AdaCP 存在 CTNNBl 突变,同时这些突变类型与肿瘤亚型具有专一性,相应突变存在于对应亚型肿瘤细胞中,研究认为,这些突变在颅咽管瘤早期形成中起着重要作用。2014 年,Ansorge 等采用一代基因测序技术检测了 21 例 PapCP 和 16 例 AdaCP,发现 81% 的 PapCP 中存在 BRAF V600E 突变;与 Brastianos 研究结果不同的是,12.5% 的 AdaCP 也存在这种突变。Marucc 等于 2015 年采用定点测序方式对颅咽管瘤中这两个突变位点进行验证,同样证实了这些突变的存在,但他们所检测的突变率与上述团队比较均偏低。

近年来采用微卫星分析、荧光原位杂交、比较基因组杂交等技术进行脑肿瘤分子遗传学的研究,与分子生物学的研究相辅相成,为脑肿瘤的诊断提供了很大的帮助。

参 考 文 献

儿童颅内肿瘤 254 例临床病理分析.2010.临床与实验病理学杂志,26(2):219-222.

何密斯,李昱,唐俐.2013.髓母细胞瘤的研究新视角.中国神经肿瘤杂志,11(1):47-52.

李守绒,阎青青.1991.儿童脑肿瘤的临床病理特点.山西医学院学报,22(1):38-39.

孙道开.1991.小儿颅脑肿瘤的诊断.实用儿科临床杂志,6(6):283-285.

汤磊,蒋莉.2009.小儿颅脑肿瘤 98 例.实用儿科临床杂志,24(7):548-550.

叶劲,梁有明,钟书.2009.恶性脑肿瘤的诊断与治疗特点.实用儿科临床杂志,24(19):1533-1535.

于士柱,孙翠云.2010.中枢神经系统肿瘤病理学的十年进展.中国现代神经疾病杂志,10(1):137-141.

张玄,高丽,史锡文.2008.儿童脑胶质瘤 53 例.实用儿科临床杂志,23(11):831-832.

Baeza N,Masuoka J,Kleihues P,et al.2003.AXINl mutations but notdeletions in cerebellar medulloblastomas. Oneogene,22(4):632-636.

Bale SJ,Falk RT,Rogers GR,et al.1998.Patching together the geneticsof Gorlin syndrome.J Cutan Med Surg, 3(1):31-34.

Dey J,Ditzler S,Knoblaugh SE,et al.2012.A distinct smoothenedmutation causes severe cerebellar developmental defects andmedulloblastoma in a Hovel transgenie mouse modell J 1.Mol CellBiol,32(20):4104-4115.

Duffner PK.2007.Diagnosis of brain tumors in children.Expert Rev Neurother,7:875-885.

Eberharc CG,Tihan T,Burger PC.2000.Nuclear localization andmutation of beta-eatenin in medulloblastomas.J NeuropatholExp Neurol,59(4):333-337.

Fisher JL,Schwartzbaum JA,Wrensch M,et al.2007.Epidemiology of briantumors.Neurol Clin,25:867-890.

Gajjar A,Hernan R,Kocak M,et al.2004.Clinical,histopathologic,and molecular markers ofprognosis:toward a new disease riskstratification system for medulloblastoma.J Clin Oneol,22(6):984-993.

Gottardo NG,Hansford GR,MeGlade JP,et al.2014.MedulloblastomaDown Under 2013:a report from the third annual meeting of theInternational Medulloblastoma Working Group.ActaNem'opathol,27(2): 189-201.

Hamihon SR,Liu B,Parsons,et al.1995.Themolecular basis ofTurcot'Ssyndrome.N Engl J Med,332(13): 839-847.

Huang H,Mahler-Araujo BM,Sankila A,et al.2000.APC mutations insporadicmeduloblastomas.Am J Pathol, 156(2):433-437.

Koch A,Waha A.Tonn JC,et al.2001.Somatic mutations of WNT/wingless signaling pathway components in primitive neuroectodermal tunlors.Int J Cancer,93(3):445449.

Kool M,Korshunov A,Remke M,et al.2012.Molecular subgroups ofmedulloblastoma:an international meta-aualysis of transcriptome,genetic aberrations,andelinieal data of WNT,SHH,Group3,andGroup 4 medulloblastomas.Acta Neuropathol,123(4):473-484.

Kool M,Koster J,Bunt J,et al.2008.Integrated genomics identifies fivemedulloblastoma subtypes with distinct genetic profiles,pathwaysignatures and clinicopathological features.PLos One,3(8):3088.

Louis DN,Ohgaki H,Wiestler OD,et al.2007.The 2007 WHOclassification of tumours of the central HelWOUS system.AetaNeuropathol,114(2):97-109.

Marino AM,Frijhoff J,Calero R,et al.2014.Effects of epigeneticmodificators in combination with small molecule jnhibitors ofreceptor tyrosine kinases on medulloblastoma growth.BiochemBiophys Res Commun, 450(4):1600-1605.

Northeott PA,Korshunov A,Pfister SM,et al.2012.The clinicalimplications of medulloblastoma subgroups.Nat Rev Neurol,8(6):340-351.

Packer RJ,MacDonald T,Vezina G.2008.Centralnervou system tumors.Pediatr Clin North Am,55:121-145.

Remke M,Ramaswamy V,Taylor MD.2013.Medulloblastoma molecular dissection:theway toward targeted therapy.curr Opin Oncol,25(6):674-681.

Reulecke BC,Erker CG,Fiedler BJ,et al.2008.Brain tumors in children:Initial symptoms and their influence on the time span between symptom onset and diagnosis.J Child Neurol,23:178-183.

Taylor MD,Northcott PA,Korshunov A,et al.2012.Molecular subgroupsof medulloblastoma:the eun'ent consensus.Acta Neuropathol,123(4),465-472.

Thompson MC,Fuller C,Hogg TL,et al.2006.Genomics identifiesmedulloblastoma subgroups that are enriched for specific geneticalterations.J Clin Oncol,24(12),1924-1931.

Wilne S,Collier J,Kennedy C,et al.2007.Presentation of childhood CNS tumors A system atic review and meta-analysis.Lancet Oncol,8:685-695.

Zhou D,Zhang Y,Liu H,et al.2008.Epidemiology of nervous system tumors in children A survey of 1485 cases in Beijing Tian tan Hospital from 2001 to 2005.Pediatr Neurosurg,44:97-103.

Zurawel RH,Chiappa SA,Allen C,et al.1998.Sporadic medul]oblastomas containoncogenic beta.catenin mutations.Camer Res,58(5):896-899.

第 19 章

软组织肿瘤

第一节　疾病概述

软组织肿瘤,发生于皮下组织、真皮、肌肉、肌腱、滑膜、浆膜、血管、淋巴管等间叶组织。软组织肿瘤在小儿各系统实体肿瘤中的病种种类较少,多数为良性瘤,对生命威胁性不大。恶性软组织肿瘤,以肉瘤为主,均起源于未分化的间叶组织,占 15 岁以下所有恶性实体肿瘤的5%～15%。

一、血管瘤

血管瘤是小儿的常见病、多发病,为先天性良性肿瘤或血管畸形,多见于婴儿出生时或出生后不久,它起源于残余的胚胎成血管细胞,活跃的内皮样胚芽向邻近组织侵入,形成内皮样条索,经管化后与遗留下的血管相连而形成血管瘤,瘤内血管自成系统,不与周围血管相连。发病率报道差别较大,多数资料为 3%～8%,新生儿发病率为 1.1%～2.6%,其中 55%在新生儿出生时就存在,其余的多在生后 2～4 周出现,1 岁内婴幼儿血管瘤的发病率高达 10%～12%。婴儿血管瘤发病率具有明显性别差异,女性明显多于男性,女性:男性为(2～5):1。

1. 病因及发病机制　随着分子生物学和分子病理学及试验外科学的发展,血管瘤的病因及发病机制的研究报道很多,但是到目前为止,依旧没有统一的看法,一般认为血管瘤的发生于以下因素有关。

(1)胚胎期血管发生异常:胚胎期造血干细胞分化形成血管内皮祖细胞,其增殖活跃,形成内皮细胞团块,团块中央分化为早期的血液细胞,团块外层细胞分化成为血管管腔,进一步发育交通形成血管网。如胚胎期中血管祖细胞与发育中的血管网脱离,在局部增殖形成内皮细胞条索及血管腔,相互交通进一步分化即形成各种血管瘤。

(2)血管形成性疾病:大量有关血管生成在肿瘤生长中的作用的研究提示,血管瘤可能是一种血管形成性疾病。

(3)雌激素的影响:小儿的雌激素主要由肾上腺皮质网状带分泌,其血清水平在青春期发育以前一直很低。较多研究证实血管瘤患儿血清雌二醇(E2)水平显著高于同龄儿,小型血管瘤 E2 水平低于较大体积的血管瘤。Sasaki 等的研究已显示对激素治疗敏感的杨梅状血管瘤组织存在高于正常皮肤的雌激素受体,因此推测小儿某些血管瘤的生长可能也存在雌激素依赖性。

2. 病理过程　血管瘤是胚胎性血管发育畸形。在胎儿早期,大量毛细血管形成管网集团,开始时并不与循环血管相通,无血流进入,以后机体血量增加,某些毛细血管逐渐发育扩大形成末梢血管,则可引进血液,使部分血管网充盈。胎儿出生后随着哭闹运动,静脉压不断增高,使胚胎性血管网组织迅速充盈,血量逐渐增多,临床表现为血管窦。1～2月龄患儿体表某部位由针尖大小的红色斑点迅速增大为鲜红色血管瘤;至患儿6～8月龄时,胚胎性血管网全部充盈,血管瘤即不再增大。虽然血管网有输入输出血管,血流与人体循环相通,但其流速往往低于正常循环,因而易形成血栓,使部分血管网闭塞而纤维化,临床上即见红色血管瘤表面皮肤逐渐出现多数凹入的白色斑点。随着时间的延长,栓塞血管增多,纤维化组织逐渐增多,白色斑点连接成片,红色血管瘤组织逐渐被分割、减少,以至消失,即所谓血管退化而自愈。一般皮下血管瘤表皮为正常结构的皮肤,只是受血管网撑拉变薄而透明,所以血管瘤自愈后皮肤恢复正常不留痕迹。以上是常见类型血管瘤的典型基本病理变化与自然转归。不同类型病理各有差异。

3. 分类

(1)毛细血管瘤:①平面型(红斑痣、葡萄酒斑),是由真皮浅层丰富的成熟毛细血管组成;②隆凸型(草莓状血管瘤),主要由真皮深层毛细血管窦扩张组成。

(2)海绵状血管瘤:是由充满血液的静脉窦组成,腔壁衬有内皮细胞层。

(3)蔓状血管瘤:是血管先天性畸形多发性小动静脉瘘引起。

4. 临床表现 血管瘤本身虽无症状,但可因所在部位与脏器的不同而影响脏器的功能。毛细血管瘤受损伤破溃可出血。草莓状血管瘤表皮菲薄,较易损伤。但损伤后大出血者罕见。肛门、外阴部血管瘤也很少因排便或擦拭损伤而出血。除交通性血管窦及动静脉瘘外,血管瘤一般很少发生大出血,出血多可自行停止,但可反复,最后因感染而发生难以愈合的溃疡,但溃疡愈合后血管瘤多自行消退。因感染导致败血症者也少见。四肢广泛血管瘤感染可因肿胀导致远端肢体缺血、剧痛,甚至坏死。四肢广泛血管瘤可影响工作及行走,足肿大不能正常穿鞋,上肢长期活动不便则出现局部关节挛缩,下肢则多发生跟腱短缩使足不能背屈而跛行。

血管瘤的病情严重性与肿瘤的部位及大小有关。为便于治疗,特别是外科治疗,大致可将血管瘤危害分为三类。

(1)毁容:所有体表血管瘤都有毁容问题,面部、颈部最明显而严重。四肢、外阴也有毁容问题。单纯毁容无生理影响但心理影响严重。

(2)功能障碍:肿瘤位于眼皮有碍视力;口唇、舌部肿物有吞咽障碍及语言障碍;手足、四肢肿物影响运动功能;较大或较多之动静脉瘘影响血压及心脏功能。同时具有毁容及功能障碍问题。

(3)疼痛:指、趾端球瘤可有疼痛。足底血管瘤合并球瘤多使得小儿行路疼痛与跛行,任何血管瘤并发症多有疼痛或危险。

5. 治疗 婴儿血管瘤生长迅速或累及重要器官或伴有血小板或出血倾向,可服泼尼松。药物的剂量及用法,须遵医嘱。

治疗血管瘤应考虑血管瘤类型、位置,以及患者的年龄等因素。目前的治疗方法有外科切除、放射治疗、低温治疗、激光治疗、硬化剂注射等,一般采用综合疗法。对婴幼儿的血管瘤可考虑暂时观察,有少数患者能自行消失,如生长迅速时,应及时手术切除。放射治疗效果尚不能肯定,且有致癌的可能,目前已很少应用。

婴儿或儿童的血管壁内皮细胞仍处于胚胎状态,对激素治疗较敏感。对婴幼儿生长迅速的海绵状血管瘤,可试用泼尼松龙行瘤腔注射,或口服泼尼松,有时能使肿瘤停止生长或明显缩小。成年人的血管瘤对激素不敏感。海绵状血管瘤可用3%鱼肝油酸钠或其他血管硬化剂行瘤腔注射,使瘤腔组织纤维化、瘤腔闭锁,致肿瘤缩小或消失。注射时宜暂时压迫周围组织,阻断血流,1~2周注射1次。注射剂量视肿瘤大小而定,一般鱼肝油酸钠1次不超过5ml,如疗效不好可用外科手术切除或低温治疗。面部毛细血管瘤可试用氩离子激光照射,激光或低温治疗对黏膜下海绵状血管瘤有一定疗效,但对葡萄酒斑状血管瘤疗效不佳。

能切除的血管瘤可行手术切除。切除唇、舌部血管瘤应以不影响功能为前提,如肿瘤过大则宜做分期切除,以免影响功能和外形。切除后可向残留的肿瘤内注射硬化剂,肿瘤切除后的创面可直接缝合或用局部皮瓣转移修复,大的创面要游离植皮,洞穿的缺损需行组织移植整复。蔓状血管瘤手术时应先结扎切断与肿瘤交通的动脉,有时因病变广泛,手术时需做一侧或双侧颈外动脉结扎,以减少出血。近年来,应用经导管动脉栓塞(TAE)技术,其止血效果远比颈外动脉结扎好。颌骨中心性血管瘤手术时极易出血,要充分备血,并采用低温、降血压麻醉来控制出血。手术也应结扎一侧或双侧颈外动脉,或直接结扎下牙槽动脉或颌内动脉,当然应用TAE技术更好。颌骨中心性血管瘤应尽量采用保存性手术。在有效控制出血的情况下,可仅刮除骨内病变,保留更多的骨组织以维护面部外形。骨质破坏过多过大,出血难以控制的病例也可采用切骨术。

目前,治疗血管瘤的方法虽较多,但对某些大的血管瘤的治疗问题尚未完全解决。

(1)重点手术治疗:采用外科专业手术方法将病损组织瘤切除,以达到治疗目的。对于独立且较小病灶效果良好,一般情况下病损区血管影像丰富、血量大,可能导致手术时出血量极大,常引起严重的失血性休克,术中需要大量输入全血,手术难度大,危险程度高。同时由于出血后血块往往不能全部切除即被迫终止手术,是一项术后复发率很高手术,重点切除部分瘤体后遗瘤局部畸形、缺失及功能障碍。而且手术费用昂贵,患者难以承受负担。面部皮肤毛细血管瘤可结合整容,皮肤长期移植术修复病损区。

(2)冷冻治疗:此种方法用于血管瘤自然治疗(小范围表浅病损可酌情采用),操作者利用液氮的挥发,造成的强低温将病损区皮肤血管瘤及血管瘤周围组织成功冷凝使其细胞内形成冰晶,并导致细胞破裂解体死亡,再经过机体修复过程使血管瘤消失,但此法会留下局部瘢痕,在眼、口角、鼻尖耳部治疗后常留下严重缺损性畸形及功能障碍。由于冷冻操作难控制强度和深度,同时组织对低温的抵御能力不同,容易出现治疗不彻底、复发较高而直接影响疗效评价。另外,留下的局部瘢痕缺损性畸形功能障碍也不是受术者所期待的结果。

(3)放射治疗:原理就是利用放射元素所产生的γ射线对病损区域组织细胞进行轰击使其中的DNA链、RNA链断裂,终止核蛋白的合成,造成细胞死亡和解体,再通过治疗组织修复过程达到治疗目的。临床上常用的有浅层X线照射、钴局部照射、锶胶片外贴、磷胶体局部注射等。治疗后所治部位留下放射性损伤萎缩性瘢痕,表皮有脱屑现象,对于这种由放射线照射所致的萎缩核心组织和萎缩性瘢痕,专家建议施行重点手术切除,否则将不能排除其癌变可能,专家们认为治疗医师在血管瘤治疗紧密过程中要尽量避免使用放射疗法。

(4)硬化剂注射治疗:此法其原理是将硬化剂注入到血管瘤瘤体组织中(不能注入血管中),引起无菌性炎症,肿胀消失后出现局部纤维化反应,使血管瘤血管腔缩小或闭塞。常用的药物:①鱼肝油酸钠;②枯痔灵注射;③明矾注射液;④枯矾黄连注射液;⑤碳酸氢钠注射液;⑥平阳霉素、博来霉素类;⑦沸水注射疗法;⑧尿素注射液等。

(5)激光治疗:利用专业激光治疗设备对血管瘤组织进行凝固并达到治疗血管瘤目的,但激光治疗深度一般控制在表层皮肤2mm以内,超过2mm即产生明显瘢痕,故对浅表性毛细血管瘤有一定效果,对深层血管瘤易引发出血及瘢痕畸形。

(6)光敏激光疗法:又称光动力激光疗法,是先将光敏剂注入患者血管中,然后用黑光灯或长波段激光照射血管瘤区域,光敏剂激活后产生光化学反应并导致血管瘤部血管内膜及间质出现光敏过程,使血管管腔闭塞以达到治疗目的。但此疗法在治疗过程中必须严格其强度,否则将出现严重的光敏性内炎纤维组织。

(7)超声微介导术:超声微介导术是血管瘤治疗在超声医学医疗技术的新发展。体内血管瘤在三维可视下,使药物直达体内血管瘤瘤体中心病灶,无须手术治疗,准确率、有效率高,愈合快,不复发。为临床治疗体内(肝等)、体表血管瘤开辟了一条崭新的途径。采用了微创介导治疗技术,血管瘤的治疗水平、科技含量得到了大幅的提升,成功地应用于肝血管瘤、体表各部位血管瘤的治疗。

二、纤维肉瘤

纤维肉瘤(fibrosarcoma)是来自间叶组织的恶性肿瘤,在小儿中并不多见,20岁以前极少见,男性、女性之比约为2:1。纤维肉瘤可发生于身体各个部位,好发部位是四肢,其次是头、颈部及躯干部。

1. 病理 大体见肿瘤为单个圆形或椭圆形肿块,大小不等,可自1cm以下至体积巨大,肿瘤小者可见部分包膜或包膜似乎完整,体积较大肿物则边界不清,常扩展到周围组织。切面里灰白色或黄白色,灰红色则为肿瘤出血的区域。镜下见肿瘤由小梭形细胞,胞质较少,胶原纤维及网状纤维组成,常见核分裂象。

2. 临床表现 本病多见于下肢,其次为上肢、躯干及头颈部。主要是单发性肿物,一般2~3cm大小,甚至小于1cm;但也有达10cm,甚至20cm大的肿物,肿瘤一般生长迅速,有时可在2~3周内增大1倍,表现为局部无痛性肿胀或肿块,质地较硬,肿物较小者,每于局部皮下可触及一小质硬的孤立性结节,比较光滑,边界清楚,少许活动,多无压痛,较大肿瘤常侵犯深部组织,如筋膜、腱膜与肌腱,而深部的肿瘤可包绕骨骼。如包块压迫邻近的神经可出现相应的表现。

3. 治疗 手术切除肿瘤是纤维肉瘤的主要治疗方法。手术原则是广泛切除肿瘤及假包膜外的部分正常组织。一般切除至肝瘤边缘外0.5~1cm。肿瘤浸润性生长,边界不清,应考虑更广泛的切除,包括切除所有受累的筋膜、腱膜及肌腱。然而,当肿瘤靠近并浸润大的血管、神经或距关节很近时,不宜广泛切除,迫不得已,可考虑行截肢手术。但20世纪80年代以来,随着放疗、化疗的进展,特别是介入治疗的进展,使不少以往认为应截肢的病例,其肢体得以保留。因此,对截肢手术比以往更要慎重考虑。

术后应辅以化疗,多药联合化疗,主要的药物有长春新碱、环磷酰胺、多柔比星及放线菌素D等。

三、恶性纤维组织细胞瘤

恶性纤维组织细胞瘤(malignant fibrous histiocytoma,MFH),又称纤维组织细胞肉瘤、纤维黄色肉瘤、恶性纤维黄色瘤等。本病的病因尚不清楚,有报道认为放射线与本病的发生有明显关系,太阳辐射过多可能为促发因素。

1. 病理 大体标本呈无包膜、圆形或椭圆形的实质性结节,大小不一,切面呈鱼肉状,灰白色,可有出血和坏死。镜下可见由组织细胞样细胞和纤维母细胞样细胞组成,两者之间有过渡性细胞,可演变为泡沫状细胞和多核及单核瘤细胞。典型和不典型核分裂象,多见于组织细胞样细胞。

2. 临床表现　主要表现为肿块,好发于四肢,其次为躯干、腹腔内、腹膜后、骨骼、乳房等。单个结节状,常侵犯局部深筋膜。早期发生区域淋巴结和远处转移。深部肿瘤中发生远处转移,往往早于原发病变。

3. 治疗　广泛、彻底的手术切除是唯一的治疗方法。放疗和化疗无效。

四、平滑肌肉瘤

平滑肌肉瘤(leiomyosarcoma),可发生于任何含有平滑肌的器官和组织,质地坚硬胃肠道。平滑肌肉瘤常见于成年人,在小儿较少见。

1. 病理　瘤细胞呈长梭形,大小不等,胞膜清楚,胞质染伊红色,可见肌原纤维。细胞呈平行排列或交织束状排列。可见多形性瘤细胞及有核分裂象,可与平滑肌瘤鉴别。

2. 临床表现　依原发部位的不同而有不同的表现。胃肠道肿瘤,可致呕血、便血或肠梗阻;肺部肿瘤,可引起咯血或呼吸困难;膀胱及前列腺肿瘤,可引起血尿及膀胱颈梗阻,甚至尿潴留。

3. 治疗　以完整手术切除为主,但有局部复发的可能。肿瘤对放疗不敏感,化疗药物与横纹肌肉瘤相同。

五、恶性纤维鞘瘤

恶性纤维鞘瘤(malignant schwanoma),又称神经纤维肉瘤(neurofibrosarcoma),是起源于周围神经或从神经纤维瘤转化而来的恶性肿瘤。约占小儿软组织肉瘤的 3%,多见于较大儿童,无性别差异。

1. 病理　特征性病变是在一主要的神经行经中,出现一肿块。镜下可见肿瘤细胞重演正常神经鞘细胞的形态,并出现不规则的轮廓,细胞核呈波形。

2. 临床表现　常见部位为上、下肢的近端和躯干,多与主要的大神经干相联系,如坐骨神经、臂丛神经、骶神经丛等。主要表现为逐渐增大的体表肿块,伴有不同程度的疼痛,源自神经纤维鞘者更甚。因此,对原有肿块突然增大或出现疼痛者,应考虑可能转变为恶性神经鞘瘤。

3. 治疗　应局部完整切除肿瘤,并截肢才有效果。因为肿瘤与主要神经干联系紧密,且常沿神经鞘向远处扩散,甚至进入脊髓。放疗无效。

本病容易复发,且容易转移到肺等脏器,5 年存活率仅为 30%(继发于神经纤维瘤者)至70%(自发性的)。

六、滑膜肉瘤

滑膜肉瘤(synovial sarcoma)约占小儿软组织肉瘤的 5%,男性、女性之比约为 3∶2。肿瘤由梭形细胞和间叶向滑膜分化的上皮样细胞构成。

1. 临床表现　多数有外伤史,在几周或几年后出现肿瘤。

50%~95%肿瘤发生于四肢,其中下肢占 70%,膝关节部最多,其次为足、踝、髋;上肢关节依次为腕、肩、肘。此外也可发生于胸腹壁、头颈、咽喉。仅 12%病例的肿瘤起源于解剖上有滑膜的位置。

典型表现是在关节附近的深部可触及一肿胀区或明显的无痛性肿块,约60%的病例有自发性痛及压痛,也可有轻度不适。只有在肿瘤体积较大时,才有功能障碍和全身消瘦,此种肿瘤属于分化不良型。如果神经被浸润,可出现跳痛、麻木或感觉异常。有时可发生于肌腱和筋膜上。头颈部的肿瘤科引起吞咽困难或呼吸困难,有时有声音改变。

2. 治疗 以截肢和局部广泛性切除为主,但后者极易复发。放疗和化疗的效果不肯定。因易复发,故术后应严密观察。

本病主要转移至肺,也可有区域淋巴结转移。

七、上皮样肉瘤

上皮样肉瘤(epithelial sarcoma)是源自间叶组织的恶性肿瘤。光镜下认为是组织细胞瘤的一种变异,而电镜提示来自纤维母细胞,也有认为其似纤维组织细胞瘤或滑膜肉瘤。病因不明,但观察到部分病例有局部外伤史。

1. 临床表现 肿块是主要表现。好发于肢体,以手、前臂和胫前软组织最多见。呈多个或单个坚硬结节,直径0.5~5.0cm,约25%病例伴有头痛。当肿瘤沿着神经生长时,则有剧痛或局部麻木感,甚至发生肌肉萎缩。表面皮肤常有溃疡和坏死。少数病例可有骨浸润,但X射线片上显示骨质改变少见。

2. 治疗 应早期肿瘤整块切除或截肢,并行淋巴结清扫。对本病来说,局部切除后常有早期复发,肿瘤还直接向深部筋膜、腱膜浸润,也可远处转移到其他脏器。

第二节 常规诊断

一、血管瘤

1. B超及多普勒超声 为最常用的及首选的诊断方法,用以鉴别实性肿瘤组织或是血窦为主。多普勒超声还可以显示交通的程度或范围。

2. 穿刺 为了证实血管瘤,并与其他囊肿或脓肿相鉴别,可行肿物穿刺。若抽出血性液可观察其出血畅通性及压力。血性液很快即凝固,则为全血,可诊为血管瘤。检测穿刺液血红蛋白可区别是全血或血水,检测血气可以区别交通性或非交通性血管瘤,特别是与动脉相通者。穿刺造影及穿刺活险对诊断偶有帮助。

3. 放射性核素示踪扫描 一般用^{99m}Tc注入静脉以扫描肌肉内血管瘤及内脏血管瘤。

4. 红外线摄影 对确定表浅血管瘤的皮下范围及鉴别非血管瘤性皮下软肿物有意义。近来深层红外线断层可以探测血管瘤深层情况。

5. MRI 特别是液显性MRI,对肌肉内血管瘤定位及计划手术切除有帮助。

6. 血管造影 一般常经股动脉,肱动脉,颈总动脉或肱静脉经心插入需要的供应动脉,注入泛影葡胺一类血管造影剂,快速注入,自动摄片。正常情况下动脉首先显影,然后静脉显影,很快全部消失。如果血管瘤与该动脉系统相通则肿瘤在动脉显影时间显影。如果动静脉影像消失后血管瘤影同时消失或很快消失则说明为交通性血管瘤。如果血管瘤影出现在静脉显影之后动静脉影消失后瘤影仍保留10min以上则为非交通性血管瘤。有时血管造影不显示肿瘤也为非交通性。造影时用减数技术或 CT 可为决定手术切除肿瘤提供有价值的参考。血管瘤内穿刺造影一般意义不大,一般只用于与血肿或其他出血性囊肿的鉴别。

二、纤维肉瘤

X 线片常无异常所见,深部肿瘤 X 线片有时可见骨膜与皮质骨见厚,B 超检查为实性占位病变,确诊需手术切除做病理诊断。

三、滑膜肉瘤

X 线平片可见圆形或椭圆形软组织肿块影,密度不太深,少数病例有骨膜反应或骨质侵蚀,使骨干呈线轴样变细,部分病例的软组织阴影中有小的不透明钙化沉着。CT 扫描可见展开的中心坏死区和细小钙化灶。

第三节 分子诊断

软组织是人体内分布最为广泛的组织,它一般指来自中胚层,有些来自神经外胚层的组织,主要包括除淋巴造血组织、骨组织和神经胶质组织外的非上皮性组织。软组织肿瘤大多分布于头颈部、四肢、躯干、纵隔及腹膜后等处,内脏器官发生者亦不少见,故在外科病理学中,软组织肿瘤亦较为常见。

在外科病理诊断中,由于软组织肿瘤分布广,类型多,肿瘤细胞形态及结构相似,良、恶性分界困难,分化差的恶性肿瘤组织起源的确定更为困难。因此,软组织肿瘤的诊断和鉴别诊断是阻碍软组织肿瘤外科病理发展的重要因素,而其正确诊断和早期诊断对软组织肿瘤患者的治疗及预后有相当重要的意义。

近 20 年来,各种新技术的发展为提高软组织肿瘤患者的诊断提供了重要的辅助手段。如电镜观察,在分化差的透明细胞肉瘤中若见到瘤细胞内含有黑色素小体或前黑色素小体,即可确诊为软组织的黑色素瘤。20 世纪 70 年代中期建立的免疫组织化学技术为软组织肿瘤的诊断带来了很大帮助,其在鉴别软组织恶性肿瘤的组织起源或分化表型上,具有重要的作用。由于免疫组织化学技术可以使用多种单克隆和多克隆抗体,而这些抗体又能成为上皮组织、间叶组织、纤维细胞、肌细胞、神经细胞、组织细胞等的特异性标志物。因此,运用这些抗体进行联合标志,有助于鉴别软组织恶性肿瘤的组织起源。但是电镜和免疫组织化学技术又有很大的局限性,绝大多数软组织肿瘤并无特征性的超微结构,免疫组织化学技术对软组织肿瘤的良、恶性鉴别诊断价值不大;而且,很多抗体有交叉反应,特异性不高,而且无法定量,这些都影响了它们的应用。

近 10 余年来,肿瘤的分子生物学技术研究发展很快,虽然与乳腺癌、结肠癌、白血病和淋巴瘤相比,软组织肿瘤的分子生物学研究相对滞后,但无论如何,仍取得了一些关键性的进展。具体表现:①已有可靠的证据表明,有些遗传性疾病容易并发软组织肿瘤,而且这部分遗传易感相关基因已被克隆。②细胞遗传学分析显示,某些特殊类型软组织肿瘤有特异的染色体变化,而且这种变化对其诊断,甚至对部分肿瘤的预后都有极其重要的作用。③某些软组织肿瘤的发生与一些重要功能基因的变化(如突变、缺失等引起的功能基因变化)相关,这些变化能够通过细胞遗传学和分子生物学等技术得以检测。

一、软组织肿瘤发生的分子机制

肿瘤的发生是伴有体细胞中基因改变累积的多阶段过程。肿瘤经过癌前病变进展到明显的肿瘤，然后浸润、转移，这都是控制细胞增殖和死亡的基因突变后，获得选择性生长优势的体细胞经过多轮失控性克隆性生长的结果。具有遗传易感性的细胞内基因（染色体或 DNA）常有不稳定性特性，因此某些遗传性疾病容易并发软组织肿瘤。Von Recklinghausen 神经纤维瘤病（NF1）是一典型的常染色体显性遗传性疾病，其常伴发恶性周围神经鞘瘤和其他另一些肉瘤。连锁分析显示，NF1 基因位于 17 号染色体长臂近端（17q11.2），该基因的产物-Neurofibromin，有一个 GTP 酶活化相关的蛋白决定端，在正常细胞中，它可能作为 p21ras 上游调控子来调节 p21ras 的功能作用，当 NF1 基因发生突变、缺失或插入时，会通过异常的 Neurofibromin 来调控 p21ras 的功能作用，进而影响细胞的增殖，通过多阶段累积过程，最终导致肉瘤的发生。因此，在恶性周围神经鞘瘤中检测 NF1 基因很有意义。连锁分析为确定遗传性疾病基因提供了一个重要的筛选途径，神经纤维瘤病为这种分析提供了很好的佐证。连锁分析 Li-F raumeni 综合征，Beckwith-Wiedemann 综合征，不仅可以发现伴发软组织肿瘤的特异性基因变化，而且可帮助临床病理诊断，并为发展可能的新的治疗方法奠定基础。

二、染色体异位

许多小儿肿瘤，尤其是造血和软组织肿瘤，有反复出现的、非随机特定的染色体结构异常，其中典型的就是染色体易位。非随机的染色体易位的常见结果是不同染色体的不相干的基因发生融合。这些基因融合成的结构可产生一个有功能的异常蛋白并具有转录因子或蛋白激酶的活性。这些融合蛋白可激活细胞增殖的基因或蛋白从而导致肿瘤形成。

三、滑膜肉瘤（synovial sarcoma）

滑膜肉瘤为一种临床上和细胞形态上比较容易确诊的软组织肿瘤，它比较多的出现在青少年，发病部位主要邻近大关节，尤其是膝关节区，若手术周围有不确定因素，复发率很高，约有 1/2 的患者会出现复发。准确和快速诊断对临床处理非常重要，但实际上，滑膜肉瘤的形态学诊断和分类有时仍然困难，原因是镜下形态多变，各亚型间相互交叉。双相型滑膜肉瘤比较容易诊断，而单相性纤维型必须与纤维肉瘤、恶性神经鞘瘤、上皮样肉瘤和透明细胞肉瘤相鉴别，低分化型也易与一些小圆细胞肿瘤相区别。使用 keratin 和 EM A 抗体进行免疫组织化学技术标记是一有用的技术，但是若镜下见到的为梭形细胞，标志 keratin 呈明显阳性，又无明显的上皮样结构，此时，特别需要更加客观的诊断指标。细胞遗传学上，>80 % 以上的滑膜肉瘤可见染色体（X;18）(p11.2;q11.2) 的相互转位，而且是滑膜肉瘤所特有的。t(X;18) 断裂点已被克隆，转位的结果导致位于 18q11.2 的 SY T 基因融合到 Xp11.2 上的 SSX1 或 SSX2 基因上，这种基因的重排产生了一个嵌合型 SY T-SSX 基因转录片断，这种转录片断不仅与滑膜肉瘤的发生有关，而且也是滑膜肉瘤的特异性标志物。

四、脂肪肉瘤

脂肪肉瘤是成年人常见的软组织肿瘤之一，其好发于浅层或脏器端部及后腹膜深部软组织，通常病理形态上诊断并不困难。最近的研究认为，圆形细胞脂肪肉瘤可能是黏液型的低分化形式,原因是同一病变部位基本上见不到两种亚型同时出现,而细胞遗传学又确确实实证明此两种均出现 12 和 16 号染色体的易位。超过 90 %的黏液和圆形细胞性脂肪肉瘤有染色体易位 t(12;16)(q13;p11)的特征,易位的结果导致在 12 号染色体上出现 CHOP 融合基因和在 12 号染色体上出现 TLS/FUS 基因。CHOP 基因又称 GADD153,能编码 C/EBP(CCAAT /增强子结合蛋白)家族的一种蛋白成分,在脂肪细胞的分化中起主要作用,TLS/FU SCHOP 融合蛋白在体外有转化生长作用,可能是一种转录激活因子。因此,这种融合蛋白可能会异常激活它的靶基因,而在黏液型和圆形细胞型脂肪肉瘤的发生中起重要作用。Hisaoka 等应用 RT-PCR 技术发现 18 例黏液型和圆形细胞型脂肪肉瘤石蜡包埋组织中有 16 例出现 TLS/FUSCHOP 融合基因的特异性扩增片断,这些片断并通过寡核苷酸序列分析而证实。可以做出结论,t(12;6)(q13;p11)染色体相互转位是黏液型和圆形细胞型脂肪肉瘤的一个主要特征,由此易位而形成的 TLS/FUS-CHOP 融合基因是脂肪肉瘤分子诊断的一个重要标志。

分子生物学技术不仅有助于软组织肿瘤的良、恶性和组织起源的确定,而且对某一软组织肿瘤的各个亚型的确定也有重要价值,也为软组织肿瘤的治疗提供了新的思路,染色体易位的结果是导致产生一个新的融合基因,同时,也会引起正常的功能基因的丢失,若能用基因替代疗法将有助于软组织肿瘤的治疗。另外,大量研究发现 p53 基因的变化不仅可能与软组织肿瘤的发生相关,而且可能与估计软组织肿瘤的预后有关。

参 考 文 献

Andreetta F,Baggi F,Antozzi C,et al. 1997. Acetylcholine receptor α-subunit isoforms are differentially expressed in thymuses frommyasthenie patients.Am J Pathol,150;341.

Clark J,Rocques PJ,C rew AJ,et al.1994.Identification of novelgenes,S YT and S SX,involved in the t(X;18)(p11.2;q11.2)translocation found in human synovial sarcoma.N at Genet,7;502.

Fletcher CDM,Akerman M,Dalcin P,et al.1996.Correlation betweenclincopathological features and karyotype in lipomatous tumors;Areport of 178 cases from the chromosomes and morphology(CHAM P)collaborative study group.Am J Pat hol,148;623.

Gattenlohner S,M uller-Hermelink HK,M arx A.1998.Polymerasechain reaction-based diagnosis of rhabdomyosarcomas in comparision of fetel type acetylcholine receptor subunits and myogenin.Diagn Mol Pa thol,7;129.

Hiraga H,Nojima T,Abe S,et al.1998.Diagnosis of synovial sarcomawith the reverse transcriptase-polymerase chain reaction;Analysisof 84 soft tissue and bone tumors.Diagn Mol Pathol,7;102.

Knigh t JC,Renwick PJ,Dalcin P,et al.1995. T ranslocation t(12;16)(q13;p11)in myxoid liposarcoma and round cell liposarcoma;M olecular and cytogenetic analysis.Cancer Res,55;24.